药性觅踪稽古录

主　编　梁茂新　范　颖

副主编　姜开运　张丽艳　郑曙琴

编　委（按姓氏笔画排序）

于彩娜　卢　健　乔　铁　刘　丽

刘　倩　刘立萍　李　然　张　林

张红梅　赵　磊　郝明芬　曹景诚

崔运浩

人民卫生出版社

·北京·

图书在版编目（CIP）数据

药性觅踪稽古录 / 梁茂新，范颖主编 . —北京：人民卫生出版社，2021.9

ISBN 978–7–117–32100–6

Ⅰ. ①药… Ⅱ. ①梁…②范… Ⅲ. ①中药性味 Ⅳ. ①R285.1

中国版本图书馆 CIP 数据核字（2021）第 195366 号

| 人卫智网 | www.ipmph.com | 医学教育、学术、考试、健康，购书智慧智能综合服务平台 |
| 人卫官网 | www.pmph.com | 人卫官方资讯发布平台 |

药性觅踪稽古录
Yaoxing Mizong Jigu Lu

主　　编：梁茂新　范　颖

出版发行：人民卫生出版社（中继线 010-59780011）

地　　址：北京市朝阳区潘家园南里 19 号

邮　　编：100021

E - mail：pmph @ pmph.com

购书热线：010-59787592　010-59787584　010-65264830

印　　刷：北京汇林印务有限公司

经　　销：新华书店

开　　本：787 × 1092　1/16　印张：21　插页：4

字　　数：472 千字

版　　次：2021 年 9 月第 1 版

印　　次：2021 年 11 月第 1 次印刷

标准书号：ISBN 978-7-117-32100-6

定　　价：99.00 元

主 编 简 介

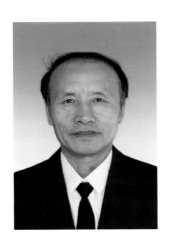

　　梁茂新，男，1949 年生，医学硕士，研究员，博士研究生导师；国务院政府特殊津贴获得者；第九届、十届国家药典委员会委员。发表学术论文 221 篇，主持、参与编写学术著作 15部，参加 2010 年、2015 年版《中华人民共和国药典》编撰及 2005 年、2010 年和 2015 年版《中华人民共和国药典临床用药须知》编撰。获辽宁省科技进步一、二、三等奖 6 项，获发明专利 5 项。

　　[研究方向]

　　（1）中医基础理论研究：对证的内涵与外延、证本质、证和病证结合动物模型、与证相关术语、辨证规范、辨证双轨制、体质学说开展系统理论研究；并探讨中医阴阳学说、五行学说、藏象学说、整体观和思维模式等理论问题。

　　（2）药性理论研究：开展中药性味、归经、七情、十八反、君臣佐使法则等文献理论研究。

　　（3）中药小复方精选系统操作技术平台研究。

　　（4）中药新功能挖掘和评价研究。

　　（5）方药数据库研究：建立了《普济方》数据库、中成药数据库等，通过个人网站（九九中医资讯网：www.99zyzx.cn）实现信息共享。

　　[代表作]

　　《中医证研究的困惑与对策》《中医学的理性选择》《〈本草衍义〉点评》《〈本草从新〉点评》

主 编 简 介

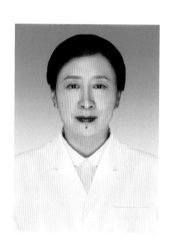

范颖,医学博士、博士后、教授、博士研究生导师。辽宁中医药大学国家中医药管理局方剂学重点学科带头人,中华中医药学会方剂学分会副主任委员,国家药典委员会委员。辽宁省教学名师,沈阳市领军人才、沈阳市优秀研究生导师、沈阳市"师德建设"先进个人。

主要从事方剂配伍规律研究,注重在中药基础上研究药物间配伍关系和配伍规律,并对君臣佐使法则等方剂配伍问题进行文献和理论研究。主持承担2项国家自然科学基金面上项目、10项省部级科研课题,获授权发明专利3项。

发表学术论文百余篇,主编《实用临床方剂学》《中药药对配方理论及应用》等学术论著5部。参加2015年和2020年版《中华人民共和国药典》和《中华人民共和国药典临床用药须知》编撰。

序

　　针对继承古代方药学遗产而言,中医界长期存在有待回答的两大问题:一是《中华人民共和国药典》(简称《药典》)和高校教材《中药学》收载的中药功能,较历代本草学记载十分有限;教材《方剂学》收录的古代方剂(加附方)仅400余首,是古代方剂存量的零头,现代文献取舍传统方药知识的依据和原则是什么? 二是中药功能的传统表述早已定格在现代文献最初归纳整理的范式之中,新增功能甚少,面对现代药学和药理学的冲击,中药功能的异化日趋严重,有限的传统功能不断被蚕食,如何拓展体现中医特色的中药新功能,建立中药新功能发现的新思路和新方法?

　　可以说,第一个问题是比较确定的。现代文献取舍传统方药知识,是由专家共识、经验决策所决定的,这是当时看来唯一可行且能获得认可的方法。倘若如此,相关问题便随之出现了。作为经验决策确定下来的东西,未必是精准的、科学的。故而不能断定没有收载的药物功能一定是过时的、可有可无的,以及没有收录的方剂是低效或无效。进而说明,《药典》《中药学》和《方剂学》的选材,应当是动态的、开放的,不断充实和调整的;古代方药知识的筛选不应停留在单一的经验决策上,还应结合其他切实可行的方法和途径。

　　于是,就涉及第二个问题。毫无疑问,古代方药学中蕴藏着大量鲜活的知识,有待学术界系统挖掘与利用。不过,如何在保持原汁原味基础上,挖掘和利用潜在的方药知识,则经历了较长的认识过程。

　　20年前,随着"《普济方》数据库管理系统"的完成,课题组便开始探讨借以挖掘古代方药应用经验的路径与方法。在检索利用时,逐步发现一个十分有趣的现象。当对某药在整个数据库跨病种检索时,可以得到该药借助复方在所有疾病的分布情况,即配伍此药复方用于所有病症的构成、各病症配伍此药的频数,进而可全面反推药物的基本功能和配伍应用的高频功能。再对高频功能针对的病症用药规律进行检索,多半印证了药物的高频功能与具体疾病的首选和常用药物高度契合。将这些高频功能与历代本草学和《药典》相对照,大多出现两种情况,即部分高频功能与之相吻合,另有部分功能则未被历代本草学和《药典》所收载。针对古代方剂大量配伍某药治疗某一或某些病症的潜在知识,而历代本草学和《药典》一部未予收载情况,可梳理出基于传统方剂群体发现中药潜在功能的完整思路与方法,即古代医家群体临床选药组方形成的对不同疾病同一药物的配伍率和同一疾病不同药物的配伍率,反映了药物干预疾病的贡献率和效应强度。药物间两种配伍率差异比较,适合两个及多个总体率或总体构成比之间有无差别的假设性检验方法。亦即,综合采用医理分析、统计分析和古今比较的方法,可以发现中药业已失载失传的潜在功能,进一步经过实验研究和临床验证,便可将这些潜在功能作为确定的知识固定下来,逐步充实到《药典》和《中药学》

教材中。

近十年来,"中药潜在功能的逻辑发现与论证"作为新开辟的研究方向,以自拟课题的方式进入运作过程。针对每一药物撰写的学术论文,已在 10 余种中医药核心期刊中发表 50 余篇。事实说明,此项研究已经得到学术界的普遍认可。在此过程中,人民卫生出版社陈东枢编审较早发现这一研究苗头,给予了大力支持,并建议我们不断扩大研究成果,系统整理,出版专著——《药性觅踪稽古录》。

现在可以说,我们已经初步建立了中药新功能发现的新思路和新方法,并且这种新思路和新方法还在不断充实完善过程中。编写此书,抛砖引玉,希望同仁能推出更加新颖、便捷、高效的挖掘和继承方式。让我们共同努力,为实现古为今用、推陈出新的目标贡献力量。

梁茂新

2017 年 6 月 25 日

凡　例

一、本书针对药物潜在功能的讨论分析,涉及的52种中药均来自《神农本草经》。所用药名,统一使用2015年版《中华人民共和国药典》的称谓。

二、所称之《药典》,为2015年版《中华人民共和国药典》一部。

三、历代本草功用考察,选取秦汉至明清时期具有代表性的主流本草著作,根据成书年代由远及近,依次叙述。对历代本草所述药物功能、主治的异同予以分析判断、归类取舍。

四、含药复方治疗病症分析。利用"九九中医资讯网"(www.99zyzx.cn)的"古代方剂查询"功能,即《普济方》数据库管理系统,检索含药复方。按照中医病证,适当结合西医学病症分类,对相同或相近病症进行归类,借以统计含此药复方在各病症配伍中应用的频数。

五、《普济方》中病症与功能(如补壮元阳、补虚益气等)常处同一层次而相提并论,故本书下篇表格和行文中凡来自《普济方》"病症"的内容,均混杂功能,文中不再注明。

六、代表方剂的选择。针对古今应用经验相同的病症和新发现的潜在功能面向的病症列出代表方剂,以供当今临床参酌使用。每个病症选列1~3首传统方剂,注明方名、出典、药物组成、剂量。入选方剂含药数量一般≤5种,原则上不含有明确安全隐患药、罕用药和现代禁用药。

七、潜在功能的确定与考察。在历代本草、古代方剂与《药典》之间比较药物功能后确认差异,提炼潜在功用;援引核心和权威期刊的报道,明确现代药效研究和临床应用证实或未证实的潜在功能。

八、潜在功用在名老中医经验中的体现。在现代名老中医、国医大师的医案、医话和临床报道中,检索紧紧围绕药物潜在功能临床应用的内容,所选处方用药少而精,且方中一般无毒性药物和生僻药。

九、正文中首次出现的检测指标,凡注明缩略语者,下文再度出现,则以缩略语表示。

十、本书所参考古籍之名称大多以简称出现。《神农本草经》简称《本草经》,《名医别录》简称《别录》,《本草经集注》简称《集注》,《本草拾遗》简称《拾遗》,《食疗本草》简称《食疗》,《四声本草》简称《四声》,《经史证类备用本草》简称《证类》,《本草图经》简称《图经》,《日华子本草》简称《日华子》,《海药本草》简称《海药》,《开宝本草》简称《开宝》,《本草衍义》简称《衍义》,《本草衍义补遗》简称《补遗》,《汤液本草》简称《汤液》,《履巉岩本草》简称《履巉岩》,《药类法象》简称《法象》,《本草纲目》简称《纲目》,《珍珠囊补遗药性赋》简称《药性赋》,《景岳全书》简称《景岳》,《本草备要》简称《备要》,《本草经疏》简称《经疏》,《本草崇原》简称《崇原》,《本经逢原》简称《逢原》,《本草发挥》简称《发挥》,《本草乘雅半偈》简称《乘雅》,《本草经解》简称《经解》,《得配本草》简称《得配》,《本草蒙筌》简称《蒙筌》,《雷公炮制药性解》简称《药性解》,《滇南本草》简称《滇南》,《神农本草经读》简称《经读》,《食物本草》简称《食物》,《食性本草》简称《食性》,《本草从新》简称《从新》,《本草求真》简称《求真》,《本草汇言》简称《汇言》,《神农本草经百种录》简称《百种录》,《本草再新》简称《再新》,《本草易读》简称《易读》,《本草正义》简称《正义》,《本草通玄》简称《通玄》,《本草新编》简称《新编》,《本草思辨录》简称《思辨录》,《本草分经》简称《分经》,《肘后备急方》简称《肘后方》,《备急千金要方》简称《要方》,《太平圣惠方》简称《圣惠方》,《太平惠民和剂局方》简称《局方》,《医学衷中参西录》简称《参西录》。

目　　录

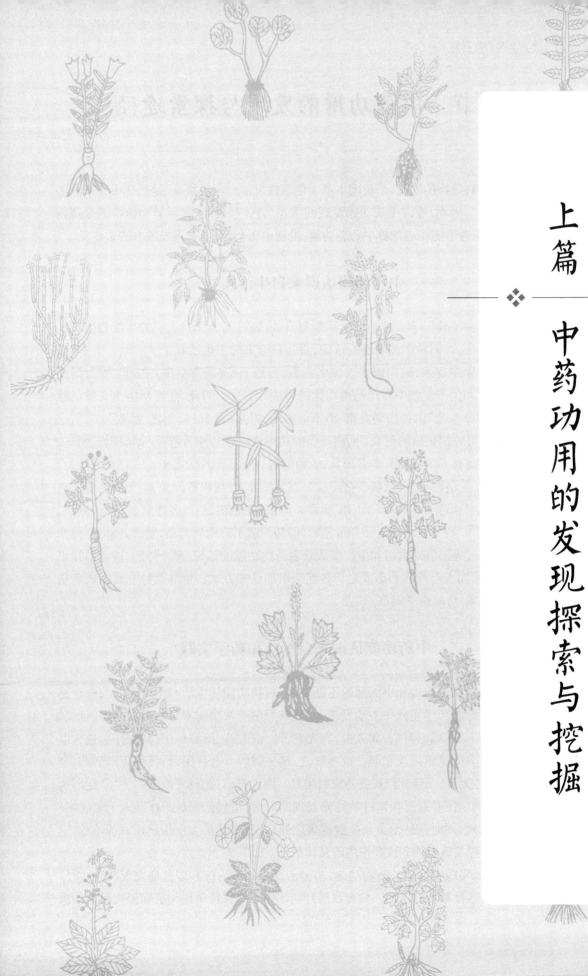

上篇　中药功用的发现探索与挖掘

第1节　中药功用的发现与探索途径

中药新功能和新药物的发现,是我国本草学创新性发展的主要特征,是当代中药学发展生生不息的原动力。因而,探讨中药功能发现的途径、方式和规律,揭示其中蕴含的合理内核和科学本质,对于时下能动地挖掘中药新功能,发展中医药学,具有重要的方法学意义。

一、中药功能认识来自生活实践

医学的发展是由经验医学向理论医学不断提升的过程,前者又与人们的生活和生产实践密切相关。实际上,人们对中药功能的认识,最初只能来源于生活和生产实践。诸如"藕皮散血,起自庖人;牵牛逐水,近出野老。饼店蒜齑,乃是下蛇(肠寄生虫)之药"[1]P33,简要记录了古人在生活和生产实践中发现药物功能的代表性事件。对此,还可从历代文献记载中得到证实。《证类》有云"山行伤刺血出,卒不可得药,但挼(葛根)叶敷之,甚效"[1]P196,这是意外发现葛根叶可外用止血的记录。而何首乌的功用认识颇具神话色彩。据《图经》所记:"何首乌者,顺州河南县人,祖能嗣,本名田儿,生而阉弱。年五十八无妻子。一日醉卧野中,见田中藤两本异生,苗蔓相交,久乃解,解合三四,田儿心异之,掘根持问乡人,无能名者。遂暴干,捣末酒服。七日而思人道,百日而旧疾皆愈。十年而生数男,后改名能嗣。又与子庭服,皆寿百六十岁。"[1]P262 所述虽具拟人和夸张色彩,但却记载了应用何首乌,发现其种子、强壮和延年益寿作用的过程。借助生活和生产实践获取药物功能的认识,属个体的、被动的知识发现,是中医学体系尚未形成前和形成之初必然采取的认知方式。依靠这种方式完成药物功能认识的规模积累,费时而又困难。

二、中药功能认识来自医疗和药学实践

随着中医理论体系的建构和中医药的不断发展,药物功能从生活和生产实践的被动感悟逐渐转变为从医疗和药学实践中主动发现,并且成为中药新功能来源的主流。如《证类》引云:"江左尝有商人,左膊上有疮,如人面,亦无它苦。商人戏,滴酒口中,其面亦赤色。以物食之,亦能食,食多则觉膊内肉胀起。或不食之,则一臂痹。有善医者,教其历试诸药,金石草木之类,悉试之无苦。至贝母,其疮乃聚眉闭口。商人喜曰:此药可治也。"[1]P205 此即说明,贝母治疗恶疮的功能是通过探试性治疗而发现的。又,清代张锡纯治疗某人下焦虚寒,用鹿角胶一味而取效,同时意外治愈其少腹积聚之兼症,爰将其扩大应用到疝癖的治疗[2]。此乃通过意向性治疗发现药物非预期作用的具体例证。

由此可知,临床实践中认识的药物功能,多半借助探试性治疗和非预期发现两种途径,因而具有一定的偶然性和不确定性。只有在医疗活动中始终保持敏锐头脑和警惕目光的医

者,才能发现和把握药物稍纵即逝的非预期功能现象,进而通过反复验证把确定的功能保留和流传下来。

与临床非预期功能发现不同,"神农尝百草,一日遇七十毒",说的是一种以发现药物为主旨的实践活动,是以人的感官体察药物性味、形态等特征的传统药学研究方式。不过,这里的"神农"显系托名,所述内容也比较夸张。一般说来,最初"尝百草"侧重认知药物生长环境、药用部位、采收季节时辰、形态、颜色、润燥、纹理和性味等,以为推知药物功用准备素材。当实现了中医理论的原始构建,确立了四气、五味、五色等与阴阳、五行的关系后,本草学家即可借助尝百草确认的上述药物特征推知药物的功能。尽管由这种推断获取的功能还需临床进一步验证。

三、中药功能认识来自中医理论分析

无论是在生活和生产实践中认识,还是通过医疗实践去感悟,都需要漫长的知识与经验的积累过程。中医理论体系建立之后,借以推断药物功能便成为普遍应用的方法和手段。

《本草经》序中早已指出"药有阴阳配合,子母兄弟"。即药物间存在阴阳、五行关系。《蜀本草》注云"凡天地万物,皆有阴阳、大小,各有色类,寻究其理,并有法象。故毛羽之类,皆生于阳而属于阴;鳞介之类,皆生于阴而属于阳"[1]P31,即是从动物生长环境的阴阳属性分析药物的阴阳属性。如血余,发者,为人之皮毛,在表,乃生于阳,其为血之余,以去瘀血为主,当属阴。再如蛤蚧,喜栖息于山岩罅隙或树洞内,故谓之生于阴,其补肺气、助肾阳、益精血等补助阳道的作用,当属阳。另外,从五行母子关系判断药物功能也有相关记载:"若榆皮为母,厚朴为子之类是也。"[1]P31 榆皮为母,厚朴为子,母子相生,则可由前者味甘推知后者味辛,辛能发散、行气、行血,且辛味入肺,与《本草经》所载厚朴治疗气血痹、腹痛胀满、胃中冷逆、消痰下气、胸中呕不止的功能主治相吻合。

在某些矿物之间也建立了五行关系,诸如"空青法木,故色青而主肝;丹砂法火,故色赤而主心;云母法金,故色白而主肺;雌黄法土,故色黄而主脾;磁石法水,故色黑而主肾"[1]P31,即由空青属木,与肝相应,推知其可治疗与肝相关的疾病,《本草经》所载空青主青盲,明目,益肝气,疗目赤痛,去肤翳,止泪出,恰与其肝木属性相合。余药准此。这是按药物法象分类,与五行建立对应关系,借以推知药性和功能的方法。此外,五芝、五参(即苦参、丹参、人参、沙参和玄参)的功能阐述亦同此类。《本草经》所云青芝味酸入肝,赤芝味苦入心,黄芝味甘入脾,白芝味辛入肺,黑芝味咸入肾,即在五芝之间建立了五行配属关系。但其合理性遭到李时珍质疑,他认为"五色之芝,配以五行之味,盖亦据理而已,未必其味便随五色也。即如五畜以羊属火,五果以杏配心,皆云味苦之义"[3]P1711。李时珍挑战由五行中色味相合推定药物功能的做法,可谓言之成理。或许正因如此,以阴阳五行推测药物功能盛行于本草学早期,中晚期则基本舍弃不用了。

在我国古代,象思维(即取类比象)是认识事物和建立事物间联系的主要方法之一,这一思维方法广泛渗透到中医理论体系及药物功能认识中。作为中医理论核心的阴阳学说和五行学说,其实都属于象思维中的意象思维,在药物功能认识方面,还有与之不同的意象思维。如《证类》所云:"湖多气,足破气之物,即姜、橘、吴茱萸之属是也。寒温不节,足疗温之药,即柴胡、麻黄之属是也。"[1]P39 其意是,湖泊多水湿之气,周边则盛产生姜、橘、吴茱萸之类破气药物;寒温交替、变化无常之地,盛产柴胡、麻黄等治疗温病药物。这是根据药物生长环境推测药物的功能。李时珍丰富了这一思维方法,认为"蛇之性上窜而引药,蝉之性外脱而退翳""浮萍不沉水,可以胜酒;独活不摇风,可以治风"[3]P64。诸如此类,意象思维在药物功能发现方面具有不同的表现形式。当然,由象思维确认的药物功能通常是或然的,还需通过临床验证加以确认。

在中医学术界,在相当长的历史时期内,象思维直接参与药物功能的确认,并且这种思维方式至今仍然在药性理论和中药功能阐述中发挥主导作用,即由原来的助发现作用转化为当今的解释功能,是非常必要的。这不仅是破解药物传统功用的需要,也是挖掘药物潜在功能的需要。

四、中药功能认识来自实验研究

通常认为,传统中药的功能多半由经验确定的,而实验研究发现药物功能只是近现代采用的研究方法。其实,类似实验意义上的功能发现在古代即已存在,只不过这些实验极为简单而又散在,没有来自实验室的严谨与条件。《证类》所云,黍米"若与小猫、犬食之,其脚便踽曲,行不正,缓人筋骨"[1]P490,此乃以黍米饲养猫和犬引起脚气病的类似动物实验研究,从而得出食米日久不能行的结论。关于凤仙子透骨软坚功能,源于"庖人烹鱼肉硬者,投数粒即易软烂,是其验也"[3]P1210;而银杏"生捣能浣油腻,则其去痰浊之功可类推矣"[3]P1802。以上都是古代通过有意或无意地实验确认药物功能的典型例证。当然,其中仍然夹杂一定程度的意象思维,是需要认真加以识别的。所用实验技术和方法虽原始而粗糙,实验条件谈不上严密可控,结论也未必正确,但其中体现的科学思想却弥足珍贵,可视为实验研究之雏形。

近现代对中药进行药理学研究,几乎遍及全部临床常用药物,观测指标广泛且不断翻新。此类研究主要由两部分构成:一是对传统功能证实性药理学研究,二是基于新作用发现的药效学研究。例如,大黄具有泻热通便、凉血解毒、逐瘀通经的功能,实验证明其有导泻、利胆、保肝、止血、抗炎等作用,验证了传统功能。而大黄的降脂作用则与传统功能无关。诸如此类,杏仁抑制呼吸中枢,产生镇咳平喘效应;广金钱草增加实验动物的尿量,有利钠作用,分别证实了两药止咳平喘、利水通淋的传统功能。而厚朴肌肉松弛作用,补骨脂光敏作用,苦参抗心律失常,牛蒡子降血糖,人参抗肿瘤,丹参抗肝纤维化等,均经药理实验确认,然与传统功能毫无关系。这些基于药效学的新功能一经发现,学术界便从多方面扩大战果。一是按药理作用配伍其他中药组方应用;二是按天然药物思路研制新药;三是收录到权威著作中。典型例子是,实验证实葛根有抗心肌缺血、扩张冠状动脉血管、增强脑和冠脉血流量、改善心肌氧代谢、抗心律失常、降血压和降血脂作用后,便单用葛根开发成愈风宁心片(胶囊),专治高血压病和冠心病心绞痛,所谓"解痉止痛"功能已与葛根传统功能相去甚远。同样,因证实薏苡仁油有抗肿瘤作用,爰将其与大豆磷脂联合开发成康莱特注射液,虽功能确定为"益气养阴,消癥散结",却与薏苡仁传统功能毫无瓜葛。时下,此类研究成果斐然,占压倒优势,大体成为"中药现代化"的主旋律。与此同时,以实验结论取代中药传统功能已成定势,这在《中华本草》[4]中体现尤为突出。

不难发现,药效学研究新成果被《中华本草》广泛收录到中药功能表述之中。或单独存在,或与传统功能并存。在功能方面,《中华本草》称树舌"消炎、抗癌",巨紫堇"镇静止痛,抗菌消炎",全部使用药效学的功能表述。而中西医功能术语混杂者更为普遍,如木耳"补气养血,润肺止咳,止血,降压,抗癌",木本猪毛菜"平肝,镇静,降压",合叶子"平肝降压,祛腐敛疮",扶桑金星蕨"止血,消炎"。关于药物的主治,云芝用于"肝炎,肝硬化,慢性支气管炎,小儿痉挛性支气管炎,咽喉肿痛,恶性癌症,类风湿关节炎,白血病",除咽喉肿痛外,均为现代医学疾病;中华蹄盖蕨主治"流感,麻疹,乙脑,流脑,钩虫病,蛔虫病";巨藻主治"高脂血症,高血压病,动脉硬化症,哮喘,气管炎,心绞痛";南粤马兜铃主治"慢性支气管炎,喘息性支气管炎,小儿肺炎,痢疾,乳腺炎,阑尾炎,皮肤化脓性感染",诸药皆用于现代医学疾病,丝毫未及中医病证。这些都是运用现代医学方法研究中药或把天然药归入中药所致的必然结果。尚可注意到,在国家《药典》中,也保留了"降脂"之类的功能表述。毋庸置疑,中药属性和功能的异化正在发生。在保持中药传统特色的前提下,如何同化实验研究成果,使中药的功能在保持特色的前提下不断推陈出新,是学术界有待探讨的问题。

事实说明,中药的传统功能主治正在发生明显变化。虽然列举诸药非主流药物,但如此以实验结论取代或充实中药传统功能,必然促使中药传统功能逐渐异化,转而直接冲击整个中医药理论体系。因而可以毫不夸张地说,这种异化态势正在迅速放大,如不妥善解决,出现颠覆性后果只是一个时间问题。客观地说,采用任何科学方法研究中药均无可厚非,然任凭中医药学基本知识结构和特色被偷换和肢解,恐怕是业内人士不愿意看到的。故而如何同化药效学研究成果和重新发现具有中医特色的药物功能,便成为亟待解决的重要课题[5]。

五、中药功能认识的基本表述形式

保持中药功能的传统特色,发现和挖掘具有传统特色的中药新功能,必须了解中药功能的基本表述形式,或称中药功能的分类特征。一般说来,中药功能大体分为两类:一是针对主治疾病基本病因、病机或称针对适应证的功能;一是针对疾病和主症的功能。例如:金银花辛凉透表、清热解毒,便是针对外感病病因风热在表而确定的;杜仲补益肝肾,是针对病机或辨证属于肝肾不足证而设立的;黄芪补中益气,则是针对脾气虚弱证的功能表述。其他如清热燥湿、清热凉血、疏肝解郁、益气养阴、活血化瘀等功能,亦皆属此类。实际上中医所谓病因、病机和证,大体是同一诊断术语的不同称谓,故而针对这些术语的中药功能并无本质区别。

至于针对疾病和主症的功能,诸如平喘、止咳、止嗽、安神、降逆、明目、开窍、固精、缩尿、通便、调经、生肌、利尿、消肿、通淋、散结、安胎、化痰、止呕、止痛、止血、止汗、止泻、止痉、止渴等,均同属此类。需要说明的是,中医把咳嗽、泄泻、水肿、呕吐、便秘、消渴等视为病名,严格说来,它们均是多种现代医学疾病共见的一个主要症状,对此必须要有明确清晰的认识。另需指出,中医术语存在个别与一般、广义与狭义混同使用的情况。如,化痰和祛痰既可理解为治疗呼吸系统疾病咳嗽而出有形的狭义之痰,也可判断为痰迷心窍之类看不到摸不着的广义之痰。而中药的利水和利尿功能,或许针对水肿而立,或许针对淋涩而设。开窍针对的是窍闭,中医所称之"窍",既包括看得见的"七窍""九窍",又涉及不可目视的心窍等,故而对这些功能术语应当区别对待,才能准确地使用这些术语,发现和提炼出相关功能。

区别中药的两种功能,通常并不困难。但要赋予中药两种功能的一种,难易程度则明显不同。显然,确定面向中药主治疾病基本病因、病机或称针对适应证的功能比较复杂,需要有一定的专业素养和临床知识才能正确把握。

六、一种新的中药功能发现方式

以上所论,都是中药功能的传统发现和认定方式,当今多半已不再使用,导致中药传统功能固化和老化而新功能难以推出的局面。

当利用《普济方》数据库管理系统[6]对某一药物跨病种进行检索时,即可得到含该药复方在所有疾病的分布情况,通过分析,可以把握此药参与干预各种病症的范围、侧重点,测度和反推药物的基本功能。于是,发现一个普遍存在的重要现象,即在获取的基本功能中,其中一部分与本草学、统编《中药学》教材和《药典》一部的记载相吻合,另有一部分则为诸书所不载,但其应用频率却相当高。以人参为例,《药典》一部记载其功能为"大补元气,复脉固脱,补脾益肺,生津,安神"。由《普济方》数据库检出人参方7 908首,分布于1 177种疾病,居于首位者竟是呕吐,有108方。而人参复方用于呕吐相关疾病者,尚有胃反42方,恶阻35方,脾胃气虚呕吐不下食23方,呕逆不下食20方,伤寒呕哕和伤寒干呕各16方,霍乱呕吐14方,虚劳呕逆12方,干呕和膈气呕逆不下食各11方,呕逆和时气呕逆各10方,呕哕和膈气呕逆9方,气呕8方,霍乱干呕、三焦吐、膈气呕吐和脾胃壅热呕哕各7方,热吐、乳石发痰饮呕逆和寒呕各5方,霍乱呕哕和热病呕逆各4方。忽略不计频次较少者,共得治疗呕吐及相关病症318方。在人参所治多种病症中占明显优势。为确认这一结果,再以呕吐为关键词检索,发现治疗呕吐人参仍为首选。呕吐用方285首,人参复方高达108方,其次含丁香复方96方,含半夏复方76方。而治疗胃反、恶阻、呕逆不下食等病,人参复方亦均居首位,明显高于常用降逆止呕药半夏。鉴此,似可推断人参本有降逆止呕功能,只是没有收录在历代本草学和现行国家《药典》中。遵循这一研究思路,还可确认其他药物的潜在功能。

事实说明,客观存在一种新的中药潜在功能的挖掘方式,即借助古代方剂文献的海量筛选和分析,由药物配伍在复方中的病症分布提炼出药物的整体功能,经过中医理论和统计分析即可确认历代不曾收载的潜在功能,再经临床和药效学研究证实,即可将该功能确定下来。借助古代方剂数据库检索的功能挖掘方式科学而便捷,有望成为中药新功能发现的重要途径,且可保持中药特色,在较深层次上实现挖掘中医学遗产的宏伟目标。本书各论中每一种药物潜在功能的挖掘,正是利用这一方法实现的[7]。

第 2 节　古代方药学文献挖掘利用的价值取向

应当说,屠呦呦因青蒿素先后获拉斯克医学奖和诺贝尔生理学或医学奖,是挖掘中医方药遗产最为成功的实践和范例,是业内引以为豪的重大学术事件。不过,对于青蒿素成果的学科归属,却有截然不同的认识。屠呦呦研究员保持一贯的表达风格,认为"青蒿素是传统中医药送给世界人民的礼物,对防治疟疾等传染性疾病、维护世界人民健康具有重要意义。青蒿素的发现是集体发掘中药的成功范例,由此获奖是中国科学事业、中医中药走向世界的一个荣誉。"她非常明确地将这一成果归功于"中医药"或"中医中药",而不是单纯的天然药。张伯礼院士也认为青蒿素的发现"是中医药为人类做出的新的贡献"。同时可以注意到,诺贝尔奖委员会成员认为 2015 年的医学奖并不是授予传统医学,而是授予从中获得灵感的人士。委员会主席朱莉安·谢拉特说,她认为传统医学能够在研制新药方面给科学家带来灵感。委员会成员扬·安德松说,获奖者获奖是因为"确认了传统药物中的特定化学化合物——这是独一无二的"(据同年美联社斯德哥尔摩 10 月 5 日电)。不难看出,诺贝尔奖委员会成员均强调:2015 年诺贝尔生理学或医学奖并非授予传统医学,而是从中获得灵感的科学家。换言之,屠呦呦因青蒿素获得诺贝尔生理学或医学奖,并非授予中医药学,而是授予从中医药学中获得灵感的屠呦呦研究员。如何具体解读来自不同方面的看法呢?

据屠呦呦研究员所述,研究团队最初经过大量反复筛选工作,将重点聚焦于中药青蒿。又经过很多次失败后,重新设计了提取方法,改用低温提取,用乙醚回流或冷浸,而后用碱溶液除掉酸性部位的方法制备样品。青蒿乙醚中性提取物对鼠疟和猴疟口服给药,两项实验均得到 100% 的抑制率。青蒿乙醚中性提取物抗疟药效的突破,是发现青蒿素的关键。这一繁复的攻关过程,是依靠药学、药理学、临床试验研究方法和手段综合实现的。

青蒿素成功的关键是提取方法的调整,其思路来自东晋葛洪《肘后方》所记治疗疟疾,从"青蒿一握,以水二升渍,绞取汁,尽服之"得到的启示,于是调整思路,改变热提取的方式,采用沸点更低的乙醚提取,终于获得活性强的青蒿素。由此可见,提取方法调整的灵感来源于中医古籍中记载的经验;而将青蒿列入治疗疟疾中药名单以供遴选,也是从中医学得到的启示。仅从这两点将青蒿素研究成果归属中医学,是没有问题的。另一方面,如果青蒿治疗疟疾继续停留在经验事实上,亦即没有获取青蒿乙醚中性提取物,没有经过药效毒理研究、结构分析和化学鉴定、临床研究,就不可能出现具有强大的生物活性的药物,也不可能获得国际医学大奖。因此,学术界特别是中医界,不必过于介意青蒿素最终是否按照中医药性理论使用,而怀疑其成果的学科归属。我们既要重视丰厚的中医传统经验的古为今用,又应注重从中医药古文献中获取灵感,通过科学、适当的研究转化为创新成果,产生更大的社会效益。

讨论和明确青蒿素及其类似成果的学科归属问题,便于学术界放开手脚,比较轻松地充分利用古代方药学文献,多角度地获取系统经验和研究灵感,促成继承和挖掘中医学遗产进入集约化、系统化、程序化研究过程。当前,古代方药学知识的挖掘与利用,总体上仍处于粗放、零散、无序的状态,在建立古代方药数据库的基础上,摸索建立继承和挖掘方药知识的方法尤为重要。我们认为,古代方药学知识的挖掘与利用,其价值取向至少包括如下六方面。

一、中医病证(症)治疗药物总体构成

明确古代中医病证(症)的总体用药经验和规律,是方药文献研究的主要内容之一。在青蒿素研究之初,首先需要获取中医治疗疟疾的药物清单。利用传统中医文献广泛查寻,可以确定抗疟(截疟)药物清单。利用古代方剂数据库,可在很短时间内获取这个清单。例如,以"疟疾"为关键词检索,从治疗疟疾的117首方剂中得到甘草、炙甘草、柴胡、乌梅肉、半夏、人参、常山、黄芩、当归、鳖甲、茯苓、知母、草果、陈橘皮、厚朴等160种药物按配伍频次构成的治疗药物群体。进入这个名单的药物,配伍使用频次高者,说明针对疟疾的功能比较稳定,已得到普遍认可;反之说明,这种经验尚属局限的、少数医家的临床体会,尚未得到广泛认同。无论配伍使用频次高低,都可能成为研究者重新审视的对象。当然,还应检索诸疟、寒疟、温疟、瘅疟、间日疟、痰疟、痎疟、久疟、劳疟、鬼疟、疟痢、疟母、山岚瘴气疟、足厥阴肝疟、足太阴脾疟、足少阴肾疟、足少阳胆疟、足阳明胃疟、足太阳膀胱疟、手少阴心疟、手太阴肺疟等用药情况,综合处理后再确认疟疾的总体用药经验和规律。文献研究到这个程度,大大提高了后续研究成功的概率。

二、中医病证(症)首选和常用药物筛选

在确定中医病证(症)总体用药经验和规律基础上,研究者比较关心和重视治疗具体中医病证(症)的首选和常用药物,古代方剂数据库应当提供这样的检索功能。通常配伍应用频次最高的药物,是治疗该病证(症)的首选药物,但紧随其后的药物未必不是首选药物。配伍频次的稍许差异,从统计学角度未必具有质的差异性。此类涉及两个率的比较,可以采用卡方检验求证配伍使用频率居首位和次位两种药物差异的显著与否。如果没有差异,可以共同视为首选药物,若差异显著,则首选药物仅有频次最高的一种,居次位的药物则属于常用药物。同样方法,还可以求证其他频次邻近药物是否为常用药物。常用药物与非常用药物同样可用此法予以求证。需要指出,采用统计分析论证首选和常用药物,旨在增加一种论证方式,提高论证的强度。如果将定性与定量的论证方法结合起来,后续配合实验和临床评价,可望把病证(症)首选和常用药物精准地筛选出来。

三、中医病证（症）首选和常用药对筛选

由于药对是沟通单药与复方的基本环节，药物间的有机组合是方剂君臣佐使关系的精髓，同时又是复方的基本单元，小复方的最精炼形式，故而病证（症）首选和常用药对的筛选理应成为基于文献研究的临床研究、新药开发研究所要解决的重要内容。利用古代方剂数据库对头痛、风头痛、偏正头痛、风眩头痛各自单药和药对应用情况的检索汇总，可非常便捷地确认川芎配甘草、甘草配石膏、川芎配石膏、甘草配防风、川芎配细辛、川芎配防风、石膏配防风、甘草配细辛、川芎配荆芥、甘草配荆芥是依次排序居前的 10 组，是古代治疗头痛的基本药对，首选和常用药对自然存在于这些药对中。如同首选和常用药物的筛选那样，通常，配伍频次最高的药对，理应是治疗该病证（症）的首选药对，亦即川芎配甘草（19.65%）是首选药对。但居其后的甘草配石膏（14.66%）与川芎配甘草的频率是否具有显著性差异，是判断甘草配石膏可否列入首选药对的重要评价指标。采用四格表的配对卡方检验进行分析，统计结果证明，川芎配甘草的使用频率显著高于甘草配石膏，因而后者不属于首选药对，当属常用药对。采用同样方法求证，确认川芎配石膏、甘草配防风、川芎配细辛、川芎配防风也属于常用药对。需要指出，在治疗某一病证（症）的所有方剂中，对使用频率较高的药对进行配对卡方检验，当出现使用率差异显著时，其下药对一般不宜视为古代治疗该病证（症）的常用药对。治疗头痛的石膏配防风、甘草配细辛等频次居后的药对即属此类。采用此法确认的首选和常用药对，结合医理判断和药对配伍频次综合考察分析，可进一步提高药对筛选的可靠性或精准性。后续再有实验和临床研究的跟进，将有利于做出综合性、权威性判断[8]。

四、中医病、证、症状同位关系建立

为了明确古代某一病证（症）的总体用药经验和规律，需要建立与之相近或相似称谓的病证（症）的同位关系。通过这些具有同位关系的病证（症）的联合检索，可以获取比单一病证（症）的用药经验和规律更具代表性的总体知识。在病名方面，如与消渴相关的病名至少包括渴疾、肺消、膈消、消中、消肾、渴利、久渴、消渴口舌干燥、消渴烦躁、虚热渴、烦渴、胃热渴、消渴小便白浊、消渴后成水病、渴利后成痈疽、渴利后发疮、暴渴、消渴饮水过度、消渴饮水腹胀、消渴后虚乏等多种称呼。在证名方面，脾胃虚冷、脾气虚冷、脾胃虚寒、中气虚寒等，顾名思义是相同的，加之各自所属症状没有本质区别，可以确认各证也具有同位关系。关于症状，心神不安与心神不定、心神不宁、神志不安、神志不宁、神志不定、神志不守、神气不安、神气不定、神思不安、神思不定等大同小异，当为同位症状。由此看来，在中医古籍中大量存在同位病、同位证和同位症状，需要通过深入考察将复杂的同位关系系统建立起来。在古代病证（症）总体用药经验和规律考察过程中，只有联合检索具有同位关系的病证（症）的用药经验和规律，才能得到完整的传统治疗总体知识，并为今日所借鉴。

需要指出,在利用古代方药文献时,对于病名咳嗽与咳逆、证名脾胃虚冷与脾胃虚寒、症状心神不安与心神不定之类显而易见的关系,迅速做出准确判断,归类后合并处理方药应用信息,是比较容易做到的。不过,对病名虚劳与虚损、证名脾虚冷与胃虚冷、肾脏虚冷与下元虚冷之类的关系,单纯从文字含义和中医理论加以诠释和区别,是有一定难度的,甚至会出现见仁见智、互有异同的分析结果。针对这种情况,引入文献计量学的方法,就会收到意想不到的效果。对两种病证的本质异同,基于用药频数和所辖症状频数的卡方检验,可以确认脾虚冷与胃虚冷两证没有本质区别。从理论上讲也是如此,两种病证各自用药群体和各药构成比没有本质区别,而各自所属症状和症状构成比同样没有本质差异,完全有理由据以认为称谓不同的两种病证本质上是相同的。建立两种病证本质异同的文献计量分析方法,并不否认和排斥传统的定性分析方法。将定性与定量分析方法有机结合起来,互相补充,彼此印证,可望深刻揭示古代方剂文献中潜藏的规律性和原创知识[9]。

五、单药借助复方在中医病证分布

通常,一种药物具有多种功能,主治多种病证。在历代本草学和现代《方剂学》中,药物多种功能主治的介绍虽然有先有后,但各种功能主治是没有轻重程度、效力大小区分的。例如,麻黄有发汗解表、宣肺平喘、利水消肿的功能,主治风寒感冒、风寒闭肺咳喘和水肿表实证。一般不会在三种功能主治之间做出比较,进而确认麻黄更适合用于三种病证的哪一种或哪几种。实际上,在临床上针对具体病证遣药组方时,对功能主治相同药物的选择还是有所区别的。同样的瘀血证,有人选用赤芍配当归,有人配伍桃仁合红花,诸如此类,临床经验在具体药物选择上发挥了重要作用。由此看来,对一种药物多种功能主治作用强度的区分是必要的,这是提高选药组方水平,提高临床疗效所需要的。

古代方剂数据库的建立,为确认药物多种功能主治的作用强度差别提供了新的研究方法和路径。在古代方剂数据库中,单药是借助复方发挥其功能主治的。由于古代中医病名划分的复杂多样性,一种药物借助复方可能用于多种疾病。在检索统计过的众多药物中,主治病证至少上百种、几百种,甚或数千种。当然,需要对含该药复方所治病证合并同类项,使主治病证缩小到适当范围,进而为探讨单药借助复方在中医病证的总体分布创造必备条件。就麦冬而言,含麦冬复方2 698首,用于743种中医病症。对相同或相似病症分类归纳,含麦冬复方所治病症依次为消渴、虚劳、惊悸、伤寒、热病、疮疡、虚损、咳嗽、呕吐、乳石发动、目赤肿痛、出血、中风、时气、喉痹、胎动不安、骨蒸、脚气、痞满、痢、头痛、目昏暗、疟疾、痉病、霍乱、痰饮、淋秘、口舌疮、便秘和黄疸等,治疗前3位疾病,体现麦冬养阴生津、清心安神功效;而用于伤寒、热病、疮疡、目赤肿痛、时气、喉痹、骨蒸、疟疾、淋秘、黄疸等感染性或传染性病症,多属火热、湿热和虚热所致病变。此外,用于虚损、咳嗽、呕吐、出血、中风、胎动不安、头痛、痢、痰饮等的复方也占可观的比重。从各病症所用含麦冬复方的数量构成,可以确认古代医家群体在临床上针对具体病症选用麦冬时的重视程度,进而可从治疗各病症含麦冬复方的分布数量和构成比,定量考察药物多种功能主治的作用强度和权重。为不同病证情况下区别选用某一药物提供有价值的参考资料和数据，或作为首选药物，委以重任而放在君药位置上，或作为常用药物配伍应用，在复方中承担臣、佐药物的职能[10]。

六、药对借助复方在中医病证分布

中医方剂中的药对，总是针对具体病证（症）而言的。客观上不存在针对多种病证（症）一概适用的通用药对。亦即，对于此病证（症）来说，两药配伍是最佳药对，但改换为彼病证（症）时，两药未必可作为药对配伍使用，更不要说最佳药对了。在《普济方》中，同时含黄连和木香两药的方剂 340 首，用于下痢、冷热痢、诸痢、血痢、滞下脓血、下赤痢白痢、疳痢、热痢、久痢、冷痢、泄痢、下痢里急后重、一切痢、赤痢、久赤白痢、伤寒下脓血痢、水谷痢等高达 112 方，如果包括治疗水泻、泄泻、吐利、濡泻等的 16 方，总计达 128 方。其次用于小儿一切疳、干疳、疳泻、惊疳、风疳、五疳出虫、疳痢、丁奚腹大等 47 方，用于一切恶疮、诸疮口不合、下注疮、疮疡、诸痈疽、诸疮生肌肉、发背等 27 方，积聚、积聚心腹胀满、积聚宿食不消、痃癖等 10 方，诸劳、脾劳、肾劳、急劳、虚劳潮热等 8 方，骨蒸 6 方，肠风下血、脏毒下血 5 方，诸热、杂病各 4 方，一切气、饮食劳倦、痔漏各 3 方，诸风杂治、脾胃不和、伤损止痛生肌、盗汗、小肠虚、咳嗽、惊风、疟疾、伤寒狐惑各 2 方，另有 60 余方分别用于单一病症。由统计数字不难看出，含黄连和木香复方治疗痢疾和泄泻高居榜首，居第二位治疗疳疾的复方为 47 首，治疗两种疾病的复方从配伍黄连和木香的频次、构成比即可判断，黄连配木香是治疗痢疾的最佳组合，当今进一步确认为治疗湿热痢疾和泄泻的最佳药对。至于含黄连和木香的复方治疗其他病症，充其量是常用药对或一般药对。如果对这一系列判断采用两个配伍率的卡方检验予以论证，毫无疑问可极大提高论证的水平和强度。

需要指出，黄连与木香作为药对使用的最佳适应病症是痢疾，而不是疳疾、疮疡等，但这并不等于说治疗痢疾的最佳药对就是黄连与木香组合。治疗痢疾的最佳药对（首选药对）还应在痢疾相关病症方药应用规律的考察中予以确认。在《普济方》中，"下痢"列方 194 首，共用药 212 种，其药对居前 8 位的依次为当归配黄连 39 次、当归配干姜 34 次、黄连配阿胶 31 次、黄连配干姜 28 次、当归配阿胶 27 次、黄连配黄柏 22 次、干姜配白术 21 次、干姜配赤石脂 20 次、黄连配木香仅 12 次。从历代医家群体治疗下痢药对应用经验的归纳总结中可明显看出，黄连配木香并非古代治疗下痢的习惯用药方式，因而谈不上是治疗下痢的最佳药对。当然，若想对此得出结论性认识，还应结合诸痢、下赤痢白痢、冷热痢、一切痢、久痢等相关病症遣方用药规律的全面考察，才能做出定性与定量分析相结合的综合判断。

建立药对借助复方在中医病证分布的考察分析方法，即可对当今和古代确认的药对进行深入研究，明确各药对针对病证精准的切入点，大幅提高精准配伍用药水平和临床疗效。

综上所述，从六个方面初步讨论了古代方药学知识挖掘利用的价值取向和借助古代方剂数据库实现这些目标的方法学。这样即可从病、证（症状）和药物、药对两个角度，分别采用频数考察、构成比分析、卡方检验、理论解析、临床和实验验证等方法，挖掘、评价蕴藏在古代方剂宝库中的原创知识，源源不断地推出具有独立自主知识产权的创新性成果，为当今临床和中药新药研制服务。

❖ 参考文献

[1] 唐慎微. 重修政和经史证类备用本草[M]. 北京:人民卫生出版社,1957.

[2] 张锡纯. 医学衷中参西录[M]. 石家庄:河北科学技术出版社,1985:343.

[3] 李时珍. 本草纲目(点校本)[M]. 北京:人民卫生出版社,1985.

[4] 国家中医药管理局《中华本草》编委会. 中华本草[M]. 上海:上海科学技术出版社,1998.

[5] 安然,梁茂新. 中药功能的发现与探索渠道[J]. 辽宁中医药大学学报,2011,13(8):160-162.

[6] 梁茂新,黄会生《普济方》数据库管理系统(计算机软件著作权登记证书,软著登字第0002781号)[DB].
国家版权局,1998.

[7] 梁茂新. 中药新功能的逻辑发现和论证方法[J]. 陕西中医学院学报,2010,33(6):99-100.

[8] 刘艳芬,梁茂新. 古代病证首选和常用药对综合分析方法研究[J]. 世界科学技术:中医药现代化,
2012,14(3):1705-1708.

[9] 梁茂新,刘艳芬,范颖. 中医病证本质异同的计量分析方法研究[J]. 中华中医药杂志,2011,26(7):
1591-1594.

[10] 曹景诚,梁茂新. 基于文献分析的麦冬潜在功效探讨[J]. 中医杂志,2016,57(2):166-169.

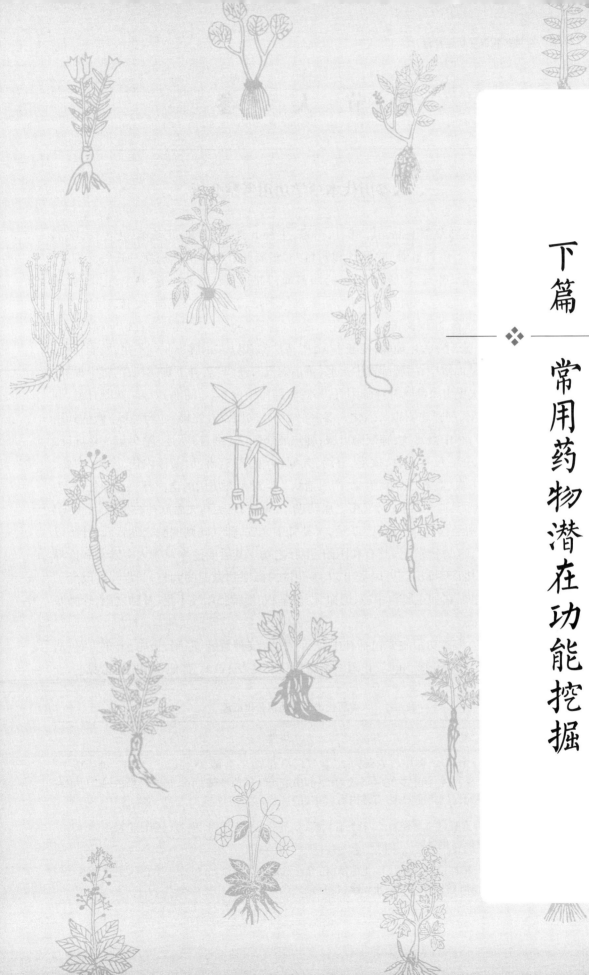

下篇 常用药物潜在功能挖掘

第1节　人　　参

一、人参历代本草学功用考察分析

人参，为《本草经》草部上品，其"味甘，微寒，主补五脏，安精神，定魂魄，止惊悸，除邪气，明目，开心益智"。除补五脏、除邪气和明目外，多属调节精神情志病症。其后，《别录》改药性微寒为"微温"，补充"治肠胃中冷，心腹鼓痛，胸胁逆满，霍乱吐逆，调中，止消渴，通血脉，破坚积，令人不忘"。《药性论》续增"主五脏气不足，五劳七伤，虚损，瘦弱，吐逆，不下食""消胸中痰，主肺萎、吐脓及痢疾"的功用。之后《海药》充实"主腹腰，消食，补养脏腑，益气安神，止呕逆，平脉，下痰，止烦躁，变酸水"诸用。《法象》以其"治脾肺阳气不足，及能补肺，气促、短气、少气。补而缓中，泻脾肺胃中火邪，善治短气"，强调"若补下焦元气，泻肾中火邪，茯苓为之使"。首次提出人参既补脾肺阳气，亦泻脾肺胃中火邪。《汤液》所云"味既甘温，调中益气，即补肺之阳、泻肺之阴也"，强化人参补脾益肺、阴阳双补之能。《药性赋》概括其用有三："止渴生津液，和中益元气，肺寒则可服，肺热还伤肺。"《纲目》所述"治男妇一切虚证，发热，自汗，眩晕，头痛，反胃吐食，疟疾，滑泻，久痢，小便频数，淋沥，劳倦内伤，中风，中暑，痿痹，吐血、嗽血、下血、血淋、血崩、胎前、产后诸病"，是对人参功用的全面补充与细化，多为首次提出。《药鉴》云其通经活血，乃气中之血药也。《景岳》充实其气血双补的功能。《得配》认为人参"入手太阴经气分，能通行十二经，大补肺中元气，肺气旺则四脏之气皆旺，补阳以生阴，崇土以制火"。《思辨录》言其有和阴阳、生脉之功。其后明清本草学大多继承和诠释以上功能，创新认识少有推出。可以看出，人参药性由微寒到微温的调整，一定程度改变了后期功用拓展的取向，诸如主肠胃中冷、通血脉、破坚积、治脾肺阳气不足、补肺之阳、疗肺寒等，均与此有关。

综合诸家本草，人参功用主要包括补中益气、补虚、安神益智、温阳、止痛、生津止渴、消食、明目、活血通经、祛痰止咳、止呕、止泻、生脉和止血（见表1-1）。其他功用则属散见。

表1-1　人参历代本草学功用分类汇总

功能	出处
补中益气	1. 补中益气、调中（《别录》）；2. 益气（《海药》）；3. 补肺、气促、短气、少气、补而缓中（《法象》）；4. 调中益气（《汤液》）；5. 和中益元气（《药性赋》）；6. 气虚（《景岳》）；7. 大补肺中元气（《得配》）；8. 劳倦内伤（《纲目》）
补虚	1. 补五脏（《本草经》）；2. 补五脏六腑，3. 五劳七伤虚损，4. 瘦弱（《药性论》）；5. 男妇一切虚证（《纲目》）
安神益智	1. 安精神，2. 定魂魄，3. 止惊悸，4. 开心益智（《本草经》）；5. 令人不忘（《别录》）；6. 保中守神（《药性论》）；7. 止烦躁（《海药》）

功能	出处
温阳	1. 肠胃中冷(《别录》);2. 脾肺阳气不足(《法象》)
止痛	1. 心腹鼓痛(《别录》);2. 头痛(《纲目》)
生津止渴	1. 止消渴(《别录》);2. 止渴生津液(《药性赋》)
消食	1. 不下食(《药性论》);2. 消食(《海药》)
明目	明目(《本草经》)
活血通经	1. 通血脉(《别录》);2. 通经活血(《药鉴》)
祛痰止咳	1. 消胸中痰,2. 主肺萎(《药性论》);3. 下痰(《海药》);4. 肺寒(《药性赋》)
止呕	1. 霍乱吐逆(《别录》);2. 吐逆(《药性论》);3. 反胃吐食(《纲目》)
止泻	1. 滑泻,2. 久痢(《纲目》)
生脉	生脉(《思辨录》)
止血	1. 吐血,2. 嗽血,3. 下血,4. 血淋,5. 血崩(《纲目》)

二、人参古代方剂配伍应用规律考察分析

人参功用在历代本草中的记载和《药典》中的记录形成较大反差。揭示这一问题的成因,对挖掘人参的潜在功用非常重要。一般来说,药物在临床应用的真实情况保留在历代方剂中,于是,借助《普济方》数据库管理系统(简称"数据库"),考察人参所在复方治疗疾病的构成和分布,由此提炼出人参在古代临床应用中的功效,再与历代本草和《药典》相对照,结合统计分析,深入考察这一问题。

1. 含人参复方治疗病症分类

以人参为关键词,在整个数据库检索,得含人参复方 7 908 首,用于 1 177 种病症,总计归类为 44 种。另有少数病症,含人参复方分布较少,参与统计分析的意义不大,故未予收录。主要病症与代表方剂列举如下(见表 1-2)。

表 1-2　含人参复方所治常见病症归类和代表方剂

病症	病症归类	代表方剂
虚劳	虚劳、热劳、血风劳气、虚劳羸瘦、虚劳食不消、虚寒热、风劳损、虚劳不思饮食、虚劳心腹痞满、心劳、脾劳、虚劳潮热、虚劳少气、风虚劳冷、脉极、虚劳咳唾脓血、伤寒后夹劳、冷劳、风劳、气劳、肉极、虚劳不足、虚劳上气、肾劳、虚劳骨热、虚劳目暗、热病后虚劳、骨极、虚劳心腹痛、虚劳唾稠黏、虚劳浮肿、劳风	1. 人参固本方(《如宜方》):人参半两,生地黄、熟地黄、天冬、麦冬各一两; 2. 五补丸(《普济方》):人参、茯苓、地骨皮、熟地黄各一两,酒适量

病症	病症归类	代表方剂
惊悸	心虚、怔忡惊悸、心健忘、风惊悸、心虚惊悸、风邪、虚劳不得眠、血风惊悸、伤寒后心虚惊悸、虚劳惊悸、心狂、风惊恐、胆虚不得眠、惊悸、伤寒后不得眠、风恍惚、伤寒谵语、惊啼、客忤、风惊邪、心烦热、鬼魇、伤寒心悸、伤寒百合、肝气逆面青多怒、风厥、五脏惊悸、煎厥	1.远志散(《要方》):远志、蒲黄、人参、茯苓等分;2.参乳丸(《直指方》):人参半两、当归一两、乳香一钱半;3.麦门冬汤(《普济方》):麦冬、前胡、人参各五钱,黄芪五两;4.茯神丸(《普济方》):茯神、人参各一两,酸枣仁五两
咳嗽	诸咳嗽、咳嗽、喘嗽、虚劳咳嗽、咳逆上气、咳嗽上气睡脓血、五脏诸嗽、久嗽、痰嗽、咳嗽失声、喘促、咳嗽呕吐、伤寒咳嗽、咳嗽喘急、热嗽、肺脏壅热咳嗽不得卧、咳嗽短气、肺实、肺脏痰毒壅滞、冷嗽、肺中寒、咳逆、肺脏伤风冷多涕、息贲、痰逆不下食、鼻塞气息不通、喘、气嗽、痰逆不思食、咳嗽面目浮肿、上气不得睡卧、上气喘急、息积	1.人参散(《医方集成》):人参、天花粉等分;2.赤茯苓散(《圣惠方》):杏仁二两,赤茯苓、贝母、人参、紫苏茎叶各一两
伤寒	伤寒、伤寒杂治、伤寒烦渴、伤寒两感、风气、伤寒虚烦、伤寒可汗、伤寒汗后余热不除、夹食伤寒、伤寒余热不退、伤寒烦喘、阳毒、伤风、温壮、伤寒厥逆、中寒、中风伤寒、寒热往来、寒热往来赢瘦、伤寒后肺痿劳嗽、伤寒下痢、伤寒狐惑、伤寒六日候、伤寒食毒、伤寒后虚损梦泄、伤寒过经不解、伤寒上气、伤寒二日候、伤寒心腹胀满、伤寒潮热、伤寒后骨节烦疼、伤寒诸病、伤寒四日候、阴阳毒	1.人参汤(《普济方》):人参、麻黄、干葛、赤茯苓、炙甘草各半两;2.前胡汤(《普济方》):前胡、白术、人参、黄芩、石膏各二两,葱白适量
诸热	风热、诸热、三焦实热、骨蒸、变蒸、中暑、劳瘵、心实、潮热、瘟病、骨热、传尸复连痈瘵、骨蒸肺痿、诸疰、尸疰、壮热、三十六黄、时气、时气劳复、时气疫疬、心热多汗、肝实、脾实热、骨蒸赢瘦、热病呕逆、热病七日、胃实热、胆实热、客热、结热、女劳疸、寒热结实、鬼疰、热病发斑、时气余热不退、时气烦躁	1.桔梗汤(《指南方》):桔梗二两,小麦面一两,人参、甘草、麦冬各半两;2.地黄丸(《普济方》):生地黄一两,人参、当归、白芍各半两,甘草一分
呕吐	呕吐、胃反、呕吐不下食、伤寒呕哕、伤寒干呕、吐呃、虚劳呕逆、干呕、膈气呕逆不下食、哕逆、时气呕逆、呕哕、热病哕、气呕、脾胃壅热呕哕、三焦吐、寒呕、冷吐、反胃呕吐	豆蔻子汤(《普济方》):豆蔻子七枚,生姜五两,炙甘草、人参各一两
中风	诸风杂治、中风、脾中风、心中风、偏风、中风半身不遂、中风偏枯、肺中风、风痹、风瘫痪、卒中风、风不仁、风偏枯、中风口噤、中风恍惚、风口眼㖞斜、胃风、肾中风、风弹曳、急风、柔风、肝风筋脉抽掣疼痛、中风百节疼痛、中风失音不语	1.人参诃子散(《普济方》):诃子、人参、甘草等分;2.竹沥饮子(《普济方》):竹沥五合、人参二合、陈酱汁半合
惊痫	一切惊风、慢惊风、惊痫、一切痫、惊热、痫、风痫、风惊、慢脾风、急慢惊风、急惊风、癫痫、破伤风、瘛病、热痫、痫痓复发、中风痓病	1.人参丸(《幼幼新书》):人参、芍药、大黄、炙甘草各一钱;2.理中汤(《普济方》):人参、白术、白僵蚕、炙甘草等分,生姜、大枣适量

病症	病症归类	代表方剂
霍乱	吐利、霍乱、霍乱吐利、霍乱心腹痛、霍乱呕吐、伤寒霍乱、霍乱心腹筑悸、霍乱逆满、霍乱转筋、霍乱烦渴、霍乱后烦躁卧不安、霍乱四逆、干湿霍乱、霍乱昏塞下利	1. 人参散(《普济方》):人参、陈皮、炙甘草、桔梗、白芷各二钱;2. 建脾膏(《普济方》):丁香、藿香叶、人参各一两,沉香、木香各半两
泄痢	下痢、冷痢、诸泻、诸痢、下赤痢白痢、泄痢、下痢烦渴、脓血痢、泄泻、下痢不能饮食、热痢、血痢、一切痢、一切痢久不瘥、久痢、白滞痢、一切痢疾、飧泄、渴利、滞下脓血	调中散(《普济方》):人参、龙骨、黄连、黄柏、阿胶各一两
痰饮	一切痰饮、风痰、寒痰、痰饮、虚劳痰饮、痰实、伤寒胸膈痰滞、热痰、痰癖、膈气痰结、痰呕	1. 退痰丸(《圣济总录》):人参一两、赤茯苓一两、干姜一两、半夏一两;2. 枇杷叶散(《圣惠方》):枇杷叶、人参、半夏、陈皮、白术一两,生姜适量
痞满	一切气、伤寒心腹胀满、奔豚、痞气、腹胀、上气腹胀、心腹胀满、厥逆气、痞结、两胁胀满、伏梁	1. 枳实丸(《杨氏家藏方》):枳实、陈皮、木香各一两半、萝卜一两、人参半两;2. 茯苓汤(《圣济总录》):赤茯苓、桔梗、陈皮各一两,人参半两,生姜适量
消渴	消渴、消肾小便白浊、消肾、消渴烦躁、虚热渴、虚渴、消渴饮水过度、消渴后虚乏、渴疾、消渴饮水腹胀、暴渴、烦渴、膈消	1. 瓜蒌丸(《普济方》):人参、瓜蒌、麦冬、苦参、知母各三分;2. 古瓦汤(《普济方》):人参、葛根、天花粉、鸡内金等分

2. 含人参复方治疗病症分类构成分析

　　将含人参复方分布于 44 类病症的构成情况列表(见表 1-3)。可以确认,人参配伍在复方中用于虚劳最为普遍,方剂数量高达 454 方,而诸虚、虚寒、眼黑暗、耳鸣耳聋、小便利多等,也多属虚损病症,合计用方 957 首。突出了人参补益诸虚的功能。含人参复方用于惊悸 444 方,居第 2 位,若把治疗惊痫(264 方)、癫狂(46 方)的 310 方计算在内,则达 754 首,人参镇静、止痉功能借助高频配伍得以确认。含人参复方用于咳嗽高达 407 方,若将用于痰饮 158 方合并统计,共计 565 方,人参化痰止咳平喘功能呼之欲出。含人参复方治疗伤寒、诸热、疟疾等外感热病,用方 734 首,说明古时人参并非专司补益,常用于外邪所致病症。含人参复方治疗霍乱、泄痢、痞满、宿食不消等,当属脾胃虚弱所致,所用方剂 627 首,凸显其补益脾胃的主要功能。此外,含人参复方治疗呕吐、中风、消渴也占较大比重。由此构成了人参配伍在复方中主治病症的基本范围。

表 1-3　古代含人参复方治疗病症一览表

病症	方数	病症	方数	病症	方数	病症	方数
虚劳	454	咳嗽	407	伤寒	341	呕吐	318
惊悸	444	诸虚	361	诸热	321	中风	312

续表

病症	方数	病症	方数	病症	方数	病症	方数
惊痫	264	宿食不消	85	眼黑暗	46	乳石发动	25
霍乱	227	疟疾	72	咽喉不利	38	耳鸣耳聋	24
泄痢	167	诸血	70	积聚	37	妇人血风	15
痰饮	158	诸痹	69	头眩	34	诸疝	12
痞满	148	大风癫病	67	痘疹	32	小便利多	12
消渴	146	噎膈	61	疝癖	31	目赤痛	12
痈疽	145	虚寒	60	诸肿	30	头痛	10
胎动不安	115	脚气	57	诸疳	27	噫酸	10
月水不调	97	癫狂	46	便秘	26	赤白带下	10

三、人参古今功用比较分析

1. 人参功用古今相同部分考察分析

总体说来,古今将人参用于虚劳得到普遍认可。历代本草学围绕《本草经》明确的"补五脏"功能不断充实具体病症,补充补五脏六腑、补肺益气、和中益元气、大补肺中元气、主五劳七伤虚损、治男妇一切虚证、治劳倦内伤、气虚血虚等。古代方剂则用于虚劳、诸虚(补益诸虚、补虚益气、虚羸、肾虚、虚损、肝虚)、虚寒等,《药典》确定人参"大补元气,复脉固脱,补脾益肺"功能,用于"体虚欲脱,肢冷脉微,脾虚食少,肺虚喘咳气血亏虚,久病虚羸",基本顺应了古本草和古方剂中确认的人参补益诸虚的功能。历代本草记载人参安精神、定魂魄、止惊悸、开心益智、保中守神、止烦躁,古代含人参方大量用于惊悸、惊痫,与《药典》"安神益智"用于"惊悸失眠"彼此相照应。在治疗消渴方面,历代本草用其止消渴、止渴生津液;古代含人参复方则治疗消渴、消肾、虚热渴、虚渴、消中、消渴烦躁、消渴后虚乏、消渴饮水过度、消渴口舌干燥、久渴等;《药典》用于"津伤口渴,内热消渴",古今没有明显区别。人参这些功用体现了古今有相当的一致性和继承性。

2. 人参功用古今差异部分考察分析

（1）稽古发隐

1）止呕:《别录》首次提出人参可以治疗霍乱吐逆,其后《药性论》补充人参可治吐逆,《纲目》明确用人参治疗反胃吐食者。尽管如此,人参止呕并未成为古代本草学家的主流认识。形成较大反差的是,人参止呕在古代方剂中应用颇多,各种呕吐配伍人参治疗高达318首之多,说明人参止呕之功得到临床医家的肯定。遗憾的是,这一功能未能得到《药典》的认同。

2）止痛:治疗疼痛相关病症,本草学用于心腹鼓痛、眩晕头痛,古代含人参复方则用于心腹痛、头痛、脾脏冷气攻心腹疼痛、腰痛、寒疝心腹痛、首风、伤寒头痛、身体疼痛、风眩头痛等,用方较多,本草、方剂所论基本吻合。《药典》未能收录此项功能。

3）壮骨：《纲目》最早明确人参治疗"痿痹"，但这一认识并未确认为人参的主流功用。古代含人参复方大量用于肾虚、肾虚漏浊遗精、补虚固精、补壮元阳等，提示人参补益虚损很大程度上与补肾有关。鉴于肾主骨，推测人参或有补肾壮骨作用。可以注意到，古代含人参复方石斛丸、牛膝丸（《圣惠方》），鹿茸丸、石斛饮、补肾汤、补骨脂丸（《圣济总录》），紫石丸（《普济方》），等等，专治肾脏虚损骨痿羸瘦者，大体支持这一推断。

4）化痰止咳：人参化痰止咳，历代本草基本没有涉及，古代方剂配伍应用却十分广泛。古代含人参复方用于诸咳嗽、咳嗽、喘嗽、虚劳咳嗽、咳逆上气、久嗽、五脏诸嗽、痰嗽、喘促、咳嗽喘急、热嗽、咳嗽不得卧、咳嗽失声、伤寒咳嗽、伤寒烦喘、咳嗽上气、咳逆短气等诸多病症。方剂数量高达 407 首，仅次于治疗虚劳和惊悸的人参复方，强力支持人参具有化痰止咳功能。《药典》在主治中提到人参可用于肺虚喘咳，却未在功能中确认。学术界通常认为，人参是借助补益肺气而实现止咳功效的。

5）明目：《本草经》首次提出人参有明目之功，后世本草学少有发挥。但古方配伍应用较为广泛，如内障眼、外障眼、目昏暗、目见黑花飞蝇、肾肝虚眼黑暗、肝虚眼、目青盲、目生肤翳等，皆配伍人参以取明目之效，而这一功能同样未能被《药典》所收录。

（2）疑问

关于人参泻火，首见于《法象》记载。从古代含人参复方广泛用于诸热、泄痢、痈疽、疟疾等，似可认为人参确有泻火功能，与《本草经》确认人参微寒并无违逆。而金元以降，多用人参除热，但与泻火不同，属"甘温除大热"；且古方配伍人参温阳驱寒，也不乏所见，迎合了《别录》更改后的微温之性。于是出现人参既可清热泻火，又能除虚热，尚能温里散寒的复杂矛盾状态。诸如此类，学术界似应给出明确的说法。

3. 人参潜在功能现代研究和应用考察

通过比较可以看出，人参古今功用差异较大。古代广泛应用，但在国家《药典》和统编教材《中药学》没有收录的情况比较突出。依据历代本草书中的记载和应用，可以归纳出人参化痰止咳、止呕、止痛和明目等潜在功能。尽管尚未得到国家《药典》认可，但人参现代实验研究和临床应用却提供了印证这些功能的重要信息。

（1）人参止呕的实验研究

大鼠常作为研究呕吐的模型动物，用顺铂可成功建立大鼠异嗜呕吐模型。研究表明，人参原粉可抑制顺铂所致的呕吐，减少大鼠异嗜高岭土的量，尤以人参原粉中、高剂量组（1.62g/kg，3.24g/kg）的效果显著，初步推断人参具有止呕的功效[1]。

（2）人参止痛的实验研究

采用醋酸扭体法、热板法、热水甩尾法观察人参镇痛活性；采用二甲苯诱导耳郭肿胀，以格里斯试验（Griess test）和酶联免疫吸附测定（enzyme-linked immunosorbent assay，ELISA）分别观察其对脂多糖（lipopolysaccharide，LPS）刺激小鼠巨噬细胞分泌一氧化氮（NO）和白介素 -1β（IL-1β）的影响，评价抗炎活性。结果：人参皂苷 Rg_1 高、中剂量（40mg/kg、20mg/kg）均能显著减少小鼠扭体反应次数。人参皂苷 Rg_1 对热板法、热水浴甩尾法中痛阈值影响不大。人参皂苷 Rg_1 高、中、低剂量（40mg/kg、20mg/kg、10mg/kg）均对二甲苯诱导的小鼠耳郭肿胀有显著抑制的作用,抑制率可达 48.0%。人参皂苷 Rg_1 高、中剂量(100μg/ml、10μg/ml)均能显著抑制 LPS 刺激巨噬细胞释放 NO 和 IL-1β。结论:人参皂苷 Rg_1 具有良好的镇痛抗炎活性[2]。研究证实,人参皂苷可明显降低醋酸所致小鼠扭体反应的扭体次数;人参皂苷高剂量与吲哚美辛的镇痛作用相当。人参皂苷镇痛作用明显、持久[3]。

（3）人参壮骨的实验研究

研究发现[4],不同浓度人参皂苷 Rb_1 对成骨细胞增殖、分化具有不同程度的促进作用。人参具有显著的防治骨质疏松的药理作用,人参皂苷、人参茎叶皂苷、人参水提物、人参须水提物均具有抗骨丢失的作用。提出本品可作为雌激素的代用品用于临床各种骨质疏松症的预防和治疗[5]。红参对环磷酰胺造成的小鼠骨量丢失有明显的预防作用[6]。人参茎叶皂苷可预防环磷酰胺造成的大鼠骨钙丢失和骨羟脯氨酸减少,显著预防环磷酰胺造成的骨量丢失[7]。环磷酰胺导致小鼠骨钙和骨羟脯氨酸含量等比例减少,运用人参可使环磷酰胺造模小鼠骨钙和骨羟脯氨酸含量增加[8]。有人[9-11]探讨了人参对去卵巢大鼠骨质疏松的预防作用,结果表明,人参皂苷能抑制破骨细胞对骨的吸收和轻微抑制骨转换,使骨量增加,骨形成增多,骨吸收和骨转换率下降,由此认为人参可以部分抑制去卵巢导致的骨丢失,防治骨质疏松。进而表明,人参具有壮骨功能。

（4）人参止咳化痰的实验研究

采用浓氨水、SO_2 引咳法观察其止咳作用;采用小鼠酚红排泌法、大鼠毛玻璃管排痰法观察其化痰作用。结果:人参能延长氨水和 SO_2 引咳咳嗽潜伏期、减少咳嗽次数、促进小鼠气管酚红排泌量及大鼠排痰量。结论:人参具有止咳、化痰作用[12]。

（5）人参明目的实验研究

研究表明,人参皂苷 Rg_1 对视神经挤压伤后视网膜神经节细胞(retinal ganglion cell,RGC)具有神经保护作用;视神经挤压伤后给予腹腔注射人参皂苷 Rg_1 治疗在一定程度上能延缓 RGC 死亡,提高 RGC 存活率,具有一定的神经保护作用[13]。另有实验证明,球周注射人参皂苷 Rg_1 在视神经损伤的病理条件下能够维持眼部与视网膜组织的正常形态结构,提高钳夹伤后 RGC 的存活率[14]。

现代实验研究进一步证明,人参、人参提取物和人参复方具有止呕、止痛、壮骨、止咳化痰、明目等功能,为现今临床扩大人参的应用范围提供了较为充分的文献、理论、实验或临床依据。至于人参清热、止血、调经、利水等功能,尚待临床和实验研究予以证实。

4. 人参潜在功用在名老中医经验中的应用

刘渡舟先生用干姜黄芩黄连人参汤治疗寒格吐逆,疗效颇佳[15]。

❖　**参考文献**

[1] 孟莉,刘小虎,向绍杰,等.人参止呕功能实验研究[J].世界科学技术:中医药现代化,2013,15(2):207-209.

[2] 胡楚璇,刘洁,郭小东.人参皂苷 Rg_1 镇痛抗炎实验研究[J].中药材,2013,36(3):464-467.

[3] 张纯武,滕红林,柳献云,等.人参皂甙对强直性脊柱炎镇痛和抗炎作用的实验研究[J].浙江中医杂志, 2005,40(9):402-403.

[4] 王伟,黄坤,郑雷蕾.不同浓度人参皂苷 Rb_1 对成骨细胞增殖和分化的影响[J].中国生化药物杂志, 2014,34(8):50-52,56.

[5] 崔燎,吴铁,刘晓青,等.人参及人参茎叶提取物防治骨质疏松症的新用途:00104283.1[P].2001-11-28.

[6] 吴铁,刘钰瑜,崔燎.红参对环磷酰胺致小鼠骨质疏松作用的研究[J].现代康复,2000,4(11):1682-1683.

[7] 吴铁,刘钰瑜,崔燎,等.不同剂量的环磷酰胺对大鼠骨药理作用探讨[J].中国药理学通报,2001,17 (3):329-333.

[8] 刘钰瑜,吴铁.环磷酰胺对小鼠骨代谢的影响及人参的防治作用探讨[J].时珍国医国药,2001(8): 678-680.

[9] 崔燎,吴铁,刘晓青,等.人参茎叶皂苷与小剂量雌激素联合用药防治去卵巢大鼠骨丢失[J].药学学报, 2002,37(7):501-505.

[10] 刘晓青,崔燎,吴铁.人参皂甙与己烯雌酚联用对去卵巢大鼠骨丢失作用的观察[J].中国老年学杂志, 2002,22(4):295-297.

[11] 刘晓青,崔燎,吴铁.人参水煎剂防治去卵巢大鼠骨量丢失的骨形态计量学观察[J].中国骨质疏松杂 志,2003,9(4):304-307.

[12] 张文风,梁茂新.人参"止咳化痰"药理实验研究[J].世界科学技术:中医药现代化,2009,11(5): 716-718.

[13] 方庆,陆卫华,赵智刚,等.人参皂苷 Rg_1 对大鼠视网膜神经节细胞的保护作用[J].实用医学杂志, 2011,27(9):1548-1550.

[14] 郭小东,胡楚璇,刘洁,等.球周注射人参皂甙 Rg_1 对大鼠视神经钳夹损伤影响的临床病理观察[J]. 中国实用眼科杂志,2013,31(11):1482-1487.

[15] 董建华.中国现代名中医医案精华[M].北京:北京出版社,1983.

第 2 节 大 黄

一、大黄历代本草学功用考察分析

大黄,《本草经》列为草部下品,"主下瘀血,血闭,寒热,破癥瘕积聚,留饮宿食,荡涤肠胃,推陈致新,通利水谷,调中化食,安和五脏"。功用以活血破癥、攻逐邪热、消食通便为特征。《别录》充实"平胃下气,除痰实,肠间结热,心腹胀满,女子寒血闭胀,小腹痛,诸老血留结"诸用,大体囿于《本草经》功用之内。《药性论》述其"消食,炼五脏,通女子经候,利水肿,能破痰实,冷热结聚宿食,利大小肠,贴热毒肿,主小儿寒热,时疾烦热,蚀脓,破留血",《日华子》以其"通宣一切气,调血脉,利关节,泄壅滞水气,四肢冷热不调,温瘴热候,利大小便,并敷一切疮疖痈毒",两书保留了主流功用,新增利水肿、消热毒痈疮、清时疾温瘴、通利关节等用途。特别需要指出,张仲景《金匮要略》中明确提出"心气不足、吐血、衄血,泻心汤主之"。此方由大黄、黄连和黄芩组成,大黄剂量是另两药剂量之和,凸显大黄凉血止血、活血止血功能,但历代本草均未予以介绍,宋代《衍义》引述此文,使大黄止血功能正式收录在本草学中。

金元以来,大黄功用范围仅有少许拓展。《纲目》增"治下痢赤白,里急腹痛,小便淋沥,实热燥结,潮热谵语,黄疸,诸火疮"。《得配》认为大黄"滚顽痰,散热毒,痘初起血中热毒盛者宜之"。《景岳》归纳其用"推陈致新,直走不守,夺土郁壅滞,破积聚坚癥,疗瘟疫阳狂,除斑黄谵语,涤实痰,导瘀血,通水道,退湿热,开燥结,消痈肿"。诸家本草所述虽有异同,但大体未能超出早期本草确定的功用范围。

综合诸家本草记载,大黄功用概括为清热泻火、清热利湿、清热解毒、泻下攻积、活血化瘀、消痞散满、利水消肿、止血、止痛、消食导滞、宁神定狂(见表2-1)。

表 2-1　大黄历代本草学功用分类汇总

功能	出处
清热泻火	1. 寒热(《本草经》);2. 小儿寒热(《药性论》);3. 时疾(《药性论》);4. 温瘴热候(《日华子》);5. 瘟疫(《景岳》);6. 实热(《纲目》)
清热利湿	1. 下痢赤白、小便淋沥、黄疸(《纲目》);2. 退湿热(《景岳》)
清热解毒	1. 热毒肿、蚀脓(《药性论》);2. 疮疖痈毒(《日华子》);3. 诸火疮(《纲目》);4. 消痈肿(《景岳》)
泻下攻积	1. 荡涤肠胃、推陈致新(《本草经》);2. 利大便(《日华子》);3. 肠间结热(《别录》);4. 实热燥结(《纲目》)
活血化瘀	1. 下瘀血、血闭、破癥瘕积聚(《本草经》);2. 诸老血留结(《别录》);3. 通女子经候、破留血(《药性论》);4. 调血脉(《日华子》);5. 导瘀血(《景岳》)
消痞散满	1. 平胃下气、心腹胀满(《别录》);2. 通宣一切气、泄壅滞(《日华子》)
利水消肿	1. 利水肿(《药性论》);2. 水气、利小便(《日华子》);3. 通水道(《景岳》)
止血	吐血、衄血(《衍义》)
止痛	1. 小腹痛(《别录》);2. 里急腹痛(《纲目》)
消食导滞	1. 留饮宿食(《本草经》);2. 消食(《药性论》)
宁神定狂	1. 除痰实(《别录》);2. 潮热谵语(《纲目》);3. 阳狂、滚顽痰(《得配》);4. 实痰(《景岳》)

二、大黄古代方剂配伍应用规律考察分析

1. 含大黄复方治疗病症分类

以大黄为关键词,在数据库中检索,查得含大黄复方4 368首,用于975种病症。为便于对含大黄复方所治病症构成进行分析,对配伍频次≥2次,相同或相近的病症做分类归纳

整理,得含大黄复方 3 791 首,用于 587 种病症。总计归类为 40 种类,另有所治病症因方剂数量过少,故不再归类。含大黄复方所治主要病症归类处理及代表方剂情况列举如下(见表 2-2)。

表 2-2 含大黄复方所治常见病症归类和代表方剂

病症	病症归类	代表方剂
癥瘕	积聚、癖气、疢癖、食癥、癥瘕、产后积聚癥块、虚劳积聚、久积癥癖、痰癖、疢气、骨蒸疢癖、月水不通腹内癥块、诸癥、瘤、血癥、癥痞、酒癖、瘀血、八瘕、寒疝积聚、癖结、血瘕、赤瘤、月水不通腹脐积聚、疢癖不能食、结瘕、寒癖、疝瘕、虚劳癥瘕、疢癖心腹胀满、蛊病、暴癥、瘿气、气瘿、食不消成癥癖、久疢癖、鱼瘕、蛇瘕	1. 破块丸(《危氏方》):大黄、荜茇各一两,麝香少许;2. 神明度命丹(《要方》):大黄、芍药各二两;3. 醋煮三棱丸(《普济方》):大黄半两,川芎二两,荆三棱四两
疮疡	一切恶疮、疮疡、毒肿、诸疔疮、发背、五色丹毒、汤火疮、热疮、痈疮、热肿、疖、诸疮肿、热毒风、丹毒、诸疮、头疮、伤寒发豌豆疮、阴肿、诸疮生恶肉、乳石发身体生疮、热病生热毒疮、诸发、下部诸疾、头面身体生疮、游肿、游肿赤痛、发背溃后、转脉瘘、追蚀一切疮肿、发脑、瘭疮、妊娠诸疮、诸疮口不合、脚气上生风毒疮、浸淫疮、唇疮等疾、气肿、手足冻疮、蚑蟮瘘、阴肿痛、浮疽瘘、蝼蛄瘘、代指、恶肉	1. 消毒丸(《济生拔萃方》):大黄、牡蛎、白僵蚕等分;2. 三黄散(《普济方》):大黄、黄连、黄柏等分,猪胆汁适量
便秘	大便秘涩不通、大便不通、风秘、大小便秘涩、大小便不通、伤寒大便不通、痈疽大小便不通、脚气大小便不通、乳石发大小便不通、大肠实、时气大便不通、热病大便不通、秘结、疮疹大小便不通	1. 大黄丸(《要方》):大黄、赤芍、厚朴各三两,枳实一两五钱,火麻仁五合;2. 麻仁丸(《圣济总录》):大黄、火麻仁各三两,厚朴二两,枳壳一两半;3. 千麻汤(《普济方》):大黄、升麻各四两,前胡、栀子仁各三两
伤寒	伤寒、伤寒两感、伤寒五日候、伤寒杂治、阳毒、伤寒谵语、伤寒后劳复、伤寒食毒、伤寒四日候、风气、伤寒六日候、伤寒潮热、伤寒九日以上候、伤寒余热不退、坏伤寒、伤寒烦渴、伤寒夹实、伤寒烦躁、夹惊伤寒、伤寒后咽喉闭塞不通、伤寒汗后余热不除、伤寒八日候、伤寒蓄血、伤寒可汗、伤寒下痢、伤寒后脚气、伤寒狐惑、夹食伤寒、伤寒余热、伤寒后骨节烦疼、伤寒心腹胀痛、伤寒下脓血痢、伤寒七日候、伤寒呕吐、伤寒后身体虚肿、中风伤寒、伤寒过经不解、阴阳毒	1. 槟榔散(《圣惠方》):槟榔一两、牵牛子一两,大黄半两、青皮半两;2. 石膏散(《圣惠方》):石膏一两、黄芩半两、炙甘草一分,大黄半两,葛根半两
目赤肿痛	目赤肿痛、目积年赤、风毒冲目虚热赤痛、肝实、伤寒后热毒攻眼、肝实眼、目赤痛、五脏风热眼、疮疹入眼、暴赤眼、丹石毒上攻眼、一切眼疾杂病、时气后患目、目睛疼痛、目睑生风粟、目赤胗痛赤肿、息肉淫肤、倒睫拳挛、目涩痛、赤脉冲贯黑睛、目生钉翳、白睛肿胀、斑痘疮入眼、时气热毒攻眼、目风肿、目内生疮、目脓漏、目飞血赤脉、乳石发目昏赤痛、眼胎赤痛、热病热毒攻眼	1. 泻肝散(《直指方》):栀子仁、荆芥根、大黄、甘草等分;2. 洗肝散(《全婴方》):大黄、羌活、防风、赤芍、甘草等分;3. 消毒散(《御药院方》):大黄半两,黄芩、黄柏各一两,白蜜适量

病症	病症归类	代表方剂
痈疽	诸痈疽、诸痈、乳痈、痈疽、产后乳结核、痈肿、瘰疬、肠痈、石痈、便毒、痈疽发背作寒热、便痈、恶核、产后乳痈、恶核肿、痈烦渴、痈疽发背发渴、痈有脓、肺痈、吹乳、久痈、胃脘痈、痈溃后、缓疽、产后妒乳	1. 牡蛎大黄汤(《普济方》):牡蛎、大黄、木香等分;2. 三物汤(《普济方》):牡蛎、大黄、栀子仁等分
痉病	一切痫、惊痫、风痫、惊热、一切惊风、热痫、截痫法、癫痫、痫、急惊风、急慢惊风、食痫、痫瘥复发、破伤风、中风口噤、风脚弓反张、胎风	1. 独活汤(《普济方》):独活半两,人参半两,大黄二两,麻黄二分;2. 茯苓钩藤汤(《普济方》):茯苓、钩藤各二分,炙甘草、大黄各一分;3. 人参丸(《幼幼新书》):人参、大黄、芍药、炙甘草各一钱
月水不调	月水不通、月水不调、月水不利、月水来腹痛、崩中漏下、血积气痛、血风劳气、热入血室、血风烦闷	1. 大黄散(《圣济总录》):大黄四两,芍药二两,土瓜根一两;2. 大黄汤(《圣惠方》):大黄、厚朴、川芎各一两一分,朴硝、当归、芍药各一两;3. 大黄散(《要方》):大黄三分,桂花、牡蛎粉、黄芩各一分,白薇半两,酒适量
痞满	诸癖结胀满、一切气、积聚心腹胀满、痞气、痞结、五膈、脚气心腹胀满、脚气肿满、肥气、伏梁、腹胀、伤寒心腹痞满、乳石发心腹胀满、三焦胀	1. 威灵仙丸(《御药院方》):威灵仙四两,大黄二两,槟榔、木香、陈皮、枳壳各一两;2. 神明度命丹(《要方》):大黄、芍药各二两;3. 厚朴三物汤(《金匮要略》):大黄四两,厚朴八两,枳实五枚
水肿	诸肿、乳石发浮肿、水肿、小便不通、血分水分肿满、十水、水气、水气遍身肿满、水蛊、水癥、涌水、乳石发痰饮、产后血风血虚浮肿、大腹水肿、水肿小便涩、结阳、卒浮肿、膜外气、身体肿胀、水饮	1. 木防己丸(《圣惠方》):木防己、大黄、人参、杏仁各八分,葶苈十分;2. 结水汤(《普济方》):大黄、黄连各二两,甘遂、葶苈各一两;3. 大黄丸(《普济方》):大黄、白术、木防己等分
热病	诸热、风热、骨蒸、壮热、三焦热、三焦实热、温壮、骨热、传尸复连殗殜、变蒸、疮疹后解余毒、虚劳骨热、热病、脾实热、心劳、疮疹壮热口渴、一切痘疹、潮热、骨蒸羸瘦、热病五日、热病头痛、热病发疱疮、热病六日、热病三日、热病烦渴、热病四日、热病二日、结热	1. 治积热方(《普济方》):大黄、黄连、黄芩、芒硝、枳实各二两,酒适量;2. 三黄丸(《三因方》):大黄、黄芩各三两,黄连六两;3. 四顺清凉饮(《直指方》):大黄、赤芍、当归、甘草等分
时气	瘟病、尸疰、鬼疰、时气六日、时气令不相染易、时气二日、诸疰、时气谵语、时气烦躁、诸尸、走疰、时气小便不通、时气劳复、时气余热不退、时气瘴疫、时气杂病、时气结胸、时气五日、时气七日、时气、时气四日、时气疫疠、时气心腹痞满、时气八九日、劳瘵、传尸羸瘦、骨蒸烦渴	1. 大黄丸(《圣惠方》):大黄、黄连、黄芩、黄柏、栀子仁、神曲等分;2. 辟瘟汤:(《圣济总录》)大黄、甘草各二两,皂荚一钱

病症	病症归类	代表方剂
疼痛	积聚心腹痛、头痛、伤寒头痛、牙齿疼痛、心腹痛、肛门赤痛、诸疝、膈气心胸中痛、腹痛、乳石发热头痛、风走注疼痛、血气心腹疼痛、卒腰痛、腰痛强直不得俯仰、腰脚疼痛、腰痛、血气小腹疼痛、血风体痛、血风走注、身体腰脚疼痛、齿风肿痛、脚痹、风湿痹、肝风毒流注脚膝筋脉、身体疼痛、膀胱气痛、两胁胀痛	1. 表里汤(《普济方》):大黄、麻黄、桂枝、炙甘草各一两;2. 宽中丸(《普济方》):大腹子、青皮、大黄等分
跌仆损伤	从高坠下、伤折腹中瘀血、诸骨蹉跌、打仆损伤、坠车落马、伤折恶血不散、疮肿伤折方、杖疮、闪肭、金疮血不止、落床损瘀、伤折疼痛、金疮所伤、金疮烦闷及发渴、颠仆伤折	1. 大黄散(《圣济总录》):大黄、当归、川芎等分,酒适量;2. 当归汤(《普济方》):当归四两,大黄二两,熟地五两;3. 二黄散(《普济方》):大黄一两,生地黄三两
黄疸	黄疸、时气发黄、伤寒发黄、三十六黄、诸黄、黄疸病、酒疸、急黄、发黄、热病发黄、内黄、黄病小便淋涩、风疸、阴黄、谷疸、黑疸、脾瘅	1. 茵陈蒿汤(《伤寒论》):大黄二两,栀子十四枚,茵陈六两;2. 大黄丸(《圣济总录》):大黄一斤,川芎半斤;3. 葶苈丸(《要方》):甜葶苈二两,大黄一两
瘰疬	瘰疬结核、瘰疬寒热、诸瘰疬、瘰疬、诸毒瘰疬、风毒瘰疬、瘰疬有脓、热毒瘰疬、瘰疬久不瘥	1. 四味大黄饮子(《普济方》):大黄、当归、赤芍、甘草等分;2. 大黄散(《圣济总录》):大黄、炙甘草、白僵蚕各一两,槟榔一分
咳嗽	肺脏壅热、伤寒咳嗽、咳嗽、热嗽、咳逆上气、上气胸膈支满、呷嗽、脚气上气、咳嗽上气、肺实、上气腹胀、诸咳嗽、热病咳嗽、因食热物饮冷水上气、久上气、久嗽、咳嗽咽喉作呀呷声、伤寒后肺痿劳嗽	1. 葶苈丸(《普济方》):大黄一分,杏仁五枚,乌梅肉一分,甜葶苈子一分;2. 肉汤丸(《全婴方》):铜青一钱,皂角二钱,大黄二钱
疟疾	疟疾、诸疟、山岚瘴气疟、寒热往来羸瘦、伤寒后发疟、寒热往来、痰疟、久疟、瘴疟、劳疟、疟病发热身黄小便不利、温疟、间日疟、鬼疟	1. 大黄散(《普济方》):大黄、陈皮、黑牵牛各一两;2. 常山散(《普济方》):常山、大黄各半两,桂心、乌梅肉各一分,炙甘草半分;3. 常山大黄汤(《普济方》):大黄、常山、炙甘草、前胡各三两
食积	积聚宿食不消、留饮宿食、宿食不消、脾胃虚冷水谷不化、饮食劳倦、伤寒后宿食不消、伤饱、痰饮食不消	1. 肉豆蔻散(《普济方》):肉豆蔻一枚,大黄一分;2. 陷胸汤(《要方》):瓜蒌实、大黄、黄连各二两,甘草一两;3. 高良姜丸(《普济方》):高良姜七两,桃仁、大黄、槟榔各六两
内外障眼	外障眼、雀目、眼生翳膜、将变内障眼、肝虚眼、内外障眼、外物伤目、内障眼、目昏暗、目生花翳、卒生翳膜、目血灌瞳仁、目生胬肉、目偏视风牵、目青盲	1. 泻肝汤(《龙木论》):大黄二两,芍药二两,桔梗二两,芒硝二两,黄芩二两,防风二两;2. 黄芩散(《圣惠方》):黄芩、决明子、防风、升麻、大黄、炙甘草等分

续表

病症	病症归类	代表方剂
疳疾	乳癖、丁奚腹大、龟背龟胸、惊疳、哺露、寒热结实、气疳、脑疳、小儿一切疳、脊疳、疳渴不止、眼疳、风疳、无辜疳	1. 芍药丸（《普济方》）：芍药、大黄各一两二分，桂花、赤茯苓各三分，柴胡一两；2. 大黄汤（《普济方》）：大黄、柴胡、防风、炙甘草各一分
恶露不尽	产后恶露不尽腹痛、产后恶露不下、产后血晕、产后儿枕腹痛、产后血晕气攻腹痛、血块攻筑疼痛、产后恶露不绝、堕胎后血不出、产后恶血冲心	1. 牡丹饮（《普济方》）：牡丹皮、大黄、桂花各一两，桃仁四十枚；2. 甘草汤（《要方》）：甘草、芍药、桂心、阿胶各三两，大黄四两；3. 大黄汤（《要方》）：大黄、楝实、芍药、马蹄草各一两
诸失血	伤寒鼻衄、吐血、热病发斑、大衄、肠风下血、伤寒发斑、疮疹发斑、伤寒吐血、热病吐血、呕血、鼻衄、吐血不止、吐血后虚热胸中痞口燥、时气发斑	1. 地黄煎（《圣惠方》）：大黄一两，生地黄汁半升；2. 苦参汤（《圣济总录》）：苦参、大黄、黄连各一两，栀子仁七枚，生地黄汁一合；3. 黄芩汤（《圣济总录》）：大黄、黄芩、蒲黄、栀子仁、荆芥穗等分
心神不安	伤寒发狂、惊啼、时气发狂、癫、热病狂言、风惊恐、怔忡惊悸、惊悸、风惊、风惊悸、风邪、热病发狂、客忤、心热、心实、阳厥、烦热、鬼魅	1. 桃核承气汤（《圣惠方》）：桃仁五十个，桂枝二两，大黄四两，芒硝一两，炙甘草二两；2. 柴胡汤（《普济方》）：柴胡、大黄、朴硝、枳壳各一两，炙甘草半两；3. 郁金散（《圣济总录》）：郁金、大黄栀子仁各三分，桂心半两，炙甘草一分，豆豉适量

2. 含大黄复方治疗病症分类构成分析

将含大黄复方分布于40类病症的情况列表（见表2-3）。可以看出，含大黄复方以治疗癥瘕独占鳌头，方达344首。若将疮疡与痈疽合计，高达508首。用于便秘者259方，处于第3位。其后所治病症中，伤寒、目赤肿痛、热病、时气、黄疸、瘰疬、疟疾、喉痹、淋秘、诸痢等多属当今感染性、传染性疾病，多为实热、湿热和热毒所致。包括癥瘕在内的月水不调、疼痛、跌仆损伤、恶露不尽等，则与瘀血阻滞有关。所治便秘、痞满、食积、疳疾等责之脾胃运化失常、气机阻滞。此外，含大黄复方还用于痉病、水肿、咳嗽、心神不安、脚气、风瘙痒、痰嗽、诸痔等，与历代本草学所述功用基本吻合。

表2-3　古代含大黄复方治疗病症一览表

病症	方数	病症	方数	病症	方数	病症	方数
癥瘕	344	便秘	259	目赤肿痛	191	痉病	162
疮疡	327	伤寒	240	痈疽	181	月水不调	136

病症	方数	病症	方数	病症	方数	病症	方数
痞满	135	咳嗽	72	脚气	53	诸痢	19
水肿	132	疟疾	70	喉痹	50	消渴	17
热病	130	食积	67	风瘙痒	45	口舌疮	16
时气	104	内外障眼	66	痰嗽	39	虚劳	15
疼痛	94	疳疾	63	诸痔	39	诸毒	14
跌仆损伤	87	恶露不尽	61	淋秘	38	脾胃虚弱	14
黄疸	86	诸失血	59	中风	36	眩晕	11
瘰疬	72	心神不安	53	呕吐	26	虫疾	10

三、大黄古今功用比较分析

1. 大黄古今功用一致性考察分析

《本草经》记载,大黄能"荡涤肠胃、推陈致新、通利水谷、调中化食",古代含大黄复方则用于便秘、痞满、食积、疳疾等病症。《药典》确定"泻下攻积"功能,用于"实热积滞便秘",与古代文献相照应。历代本草学以大黄除肠间结热、温瘴热候、疮疥痈毒、下痢赤白、里急腹痛、退火疮、消痈肿,古代含大黄复方治疗疮疡、痈疽、目赤肿痛、瘰疬、伤寒、热病、时气、疟疾、黄疸、淋秘、诸痢等病症,发挥清热泻火、清热解毒、清热利湿功能。《药典》确定"清热泻火、凉血解毒"功能,用于"目赤咽肿、痈肿疔疮、肠痈腹痛、湿热痢疾、淋证",继承了古代文献记载的相关功用。历代本草学用大黄下瘀血、血闭、破癥瘕积聚、通女子经候、破留血、调血脉,古代含大黄复方治疗癥瘕积聚、跌仆损伤、月水不调和恶露不尽等。《药典》则以"逐瘀通经"治疗"瘀血经闭,产后瘀阻",继承了这一传统功用。历代本草学用大黄"退湿热、治黄疸",古代含大黄复方治疗黄疸,《药典》则"利湿退黄"以与传统功用相照应。

2. 大黄古今功用异同部分考察分析

（1）稽古发隐

1）利水消肿:《本草经》以大黄"通利水谷",《药性论》则称"利水肿",《日华子》用来"泄壅滞水气""利大小便",《景岳》云"通水道",大黄利水消肿得到多部本草的认同。古代含大黄复方治疗诸肿、水肿、小便不通等病症,用方132首,治疗大小便不通用方82首,提示大黄确有利水消肿功能。而《药典》未能作为基本功能收载。

2）止痉:客观地说,历代本草中并无大黄主治痉病的直接记载。但古代含大黄复方却广泛用于痉、一切痉、惊痫、风痫、热痫、癫痫、惊热、一切惊风、急惊风、急慢惊风等痉病,用方高达162首。据此确认大黄或有止痉的潜在功能。《药典》对此未能予以收录。

3）平肝息风:如同止痉功能一样,历代本草并无相关功能阐述和主治病症记载。但古代含大黄复方治疗中风至少有36首,具体包括中风、口眼㖞斜、卒中风等。这不太可能是历代医家临床应用大黄的偶然现象,推测大黄或有平肝息风功能。

4）止血：自《衍义》引述张仲景泻心汤"治心气不足、吐血、衄血"之后,大黄止血功能方在后世本草学中得以流传。古代含大黄复方治疗诸失血病症 59 首,与仲景大黄应用经验和后期本草记载完全相照应。《药典》称大黄主治"血热吐衄",大黄炭"凉血化瘀止血",对生大黄"止血"的传统功能未能直接明示。

5）止痛：《别录》记载大黄治"小腹痛",《纲目》云其"治里急腹痛"。《药征》曰"治腹痛"。古代含大黄复方治疗各种疼痛（头痛、腹痛、腰痛和身痛）的方剂有 94 首,治疗跌仆损伤方剂有 87 首,充分显示大黄具有止痛作用。《药典》虽将大黄用于肠痈腹痛,但并未明确其"止痛"功能。

6）宁神定狂：可以注意到,《别录》最早用大黄"除痰实",《药性论》称"破痰实",《景岳》疗"阳狂,除斑黄谵语,涤实痰",《得配》则"滚顽痰",无论实痰还是痰实,皆属热痰。狂之为病,主要病机也为痰热。另外,古代含大黄复方治疗心神不安（包括伤寒发狂、时气发狂、癫、热病狂言）53 方,印证大黄或有宁神定狂的潜在功能。

（2）疑问

在历代本草和方剂中,大黄下瘀血、通血闭、破癥瘕、除老血、留血、调血脉的功能得到充分体现,《药典》以"逐瘀通经"确认了这一功能。但另一方面,张仲景最早用以治疗吐血衄血,并得到历代医家的效法。大黄的活血和止血作用均是用大黄而不是大黄炭所获取的。这样,大黄既活血又止血,体现出双向调节作用。尽管《药典》未能确认大黄的止血功能,但明确其主治"血热吐衄",大黄炭则明确"凉血化瘀止血"。故而,需要进一步考察的问题是,大黄确有活血和止血的功能吗？止血便于理解,活血的内涵是什么？大黄活血和止血功能与生用和制用、用量大小有何关系？

3. 大黄潜在功能现代研究和应用考察

通过对大黄古今功用比较可以看出,两者存在一定的差异,提示大黄功能尚待进一步挖掘、整理和提高,以期更好地指导临床用药。从历代本草记载和古代方剂应用中可归纳出大黄具有利水消肿、止痉、平肝息风、止血、止痛、宁神定狂等潜在功能,并且这些潜在功能已在当今实验研究及临床应用中得到验证。

（1）大黄"利水消肿"的实验研究和临床应用

研究证实,大黄能改善肾衰竭大鼠的肾功能,使肾衰竭大鼠尿蛋白明显下降,疗效与地塞米松相当[1]。大黄水煎液可降低慢性肾衰竭大鼠血清肌酐、尿素氮水平,延缓大鼠慢性肾衰竭的发展[2]。大黄水煎液可显著性降低急性肾衰竭大、小鼠血清尿素氮和血肌酐的异常增高[3]。对乙型肝炎后肝硬化腹水 38 例给予大黄治疗后,腹水明显减轻,肝功能、肿瘤坏死因子 $-\alpha$（tumor necrosis factor$-\alpha$,TNF$-\alpha$）、内毒素、NO 水平明显下降[4]。用大黄煎剂保留灌肠治疗慢性肾衰竭,患者尿素氮和血肌酐明显下降且维持在较低水平,消化道症状及水肿改善明显[5]。

（2）大黄"止痉"的实验研究和临床应用

大黄水煎液可减少小鼠电惊厥发作次数,延长小鼠惊厥的潜伏期,延长癫痫大鼠发作潜伏期,提高大鼠脑组织超氧化物歧化酶(superoxide dismutase,SOD)、谷胱甘肽过氧化物酶(glutathione peroxidase,GSH-Px)活性,降低丙二醛(malondialdehyde,MDA)水平,对癫痫有一定防治作用[6]。大黄素可减轻癫痫大鼠脑水肿,升高脑皮层 SOD、Na^+-K^+-ATP 酶活性,降低 MDA 水平,对癫痫大鼠具有脑保护作用[7]。大黄合剂治疗癫痫患者 36 例,能明显改善患者脑电图,提示大黄对中枢兴奋性有抑制作用[8]。大黄水煎液能明显减少癫痫患者的发病频率[9]。

（3）大黄"平肝息风"的实验研究和临床应用

大黄能明显减少大鼠创伤后脑水肿模型各时间点的脑含水量,且明显减轻超微结构大鼠星胶质细胞的足突肿胀[10]。生大黄可降低肝素合胶原酶制成的脑出血大鼠的神经功能缺损,减轻脑水肿[11]。大黄能有效减轻急性出血性卒中大鼠继发纤溶亢进引起的中枢神经二次损伤,作用与大黄抑制急性出血性卒中大鼠中枢组织型纤维蛋白溶酶原激活物 mRNA 及纤溶酶原 mRNA 表达有关[12]。给急性脑出血患者口服大黄水煎液,连服 1 周,结果在神经功能缺损评分和血肿吸收体积变化方面均优于对照组[13]。此外,大黄有益于促进高血压性脑出血患者神经功能的改善[14]。

（4）大黄"止血"的实验研究和临床应用

大黄水提物能显著缩短小鼠的凝血时间,且随剂量的增加作用增强[15]。大黄止血灵治疗各种鼻衄 200 例,总有效率为 94.5%。动物实验表明,大黄止血灵对家兔离体主动脉条有明显的收缩作用,其作用类似去甲肾上腺素收缩血管的作用[16]。用生大黄治疗上消化道出血患者 135 例,总有效率为 86.7%,疗效显著[17]。单味大黄粉治疗 192 例上消化道出血患者,有效率高达 95.8%,明显优于止血剂甲氰咪胍[18]。胃溃疡出血患者胃镜下喷大黄粉治疗,可有效降低患者再出血的发生率[19]。大黄粉治疗球结膜下出血患者,可加快球结膜下出血的吸收速度,缩短病程[20]。

（5）大黄"止痛"的实验研究和临床应用

采用小鼠热板法和扭体法观察酒大黄的镇痛作用,结果显示酒大黄能提高热板法疼痛模型小鼠痛阈,抑制醋酸致小鼠扭体反应,提示酒大黄具有良好的镇痛作用[21]。研究发现,大黄对急性胰腺炎患者的腹痛有明显的止痛作用[22]。临床观察证实,生大黄确能显著解除胆道括约肌、十二指肠的痉挛,使其松弛,并促进胆汁分泌、胆囊收缩,使蛔虫退出胆道,从而使腹痛缓解、消失[23]。将大黄粉与白醋调糊状敷于 30 名患者患处,48 小时后患者四肢、关节、肩背腱鞘部位的红肿疼痛症状消失[24]。

（6）大黄"宁神定狂"的实验研究和临床应用

行为药理学研究表明,大黄水提取物有抗甲苯丙胺作用,能抑制大鼠自发运动、抑制摘除嗅球鼠的攻击行为及抑制四氢大麻酚诱发的异常行为,具有抗精神病作用[25]。大黄水提物对实验大鼠或小鼠腹腔给药,开展行为药理学、神经化学研究,发现大黄治疗精神分裂症有效[26]。大黄合并无抽搐电休克治疗 100 例精神分裂症患者,其结果联合疗法可显著改善精神分裂症患者的症状和执行能力[27]。以大黄片为主合并少量抗精神病药治疗狂证患者,结果患者简明精神症状评定量表分明显减少,尤其对兴奋躁动、伤人毁物、夜不寐和喜怒无常疗效较佳[28]。

4. 大黄潜在功用在名老中医经验中的应用

（1）利水消肿

大黄 10~15g，人参 5~8g。功能泄浊排毒，益气扶正。主治正气衰败，邪毒壅滞之尿毒症[29]。

（2）止血

1）大黄 8g，生地黄 20g。功能泻热止血，凉血养阴。主治邪热夹瘀热之吐血、咯血、衄血、崩漏、尿血等。二药合用治疗血小板减少性紫癜属血有瘀热者亦效。重用大黄、生地黄，尚可治肝病血热[29]。

2）大黄 10~15g，生晒参 5~8g。主治各种血液病，正气衰败而又有火气升腾之吐血、衄血者[29]。

3）大黄 10g，代赭石 30g。功能通腑，降逆止血。主治气火上逆、肝火上冲之咯血、呕血、鼻衄、齿衄、眼底出血、颅内出血、倒经等。大黄泻下通腑，釜底抽薪以止血；代赭石平肝热，重镇降逆以止血。二药合用，上镇下泻，乃针对气火上逆、肝火上冲之血证病势发挥作用[29]。

（3）止痛

制大黄 5g，柴胡 10g，枳实 10g，白芍 20g。主治不明原因腹部胀痛[30]。

❖ **参考文献**

［1］李晓冬，马聘，朱荃．大黄对电灼所致大白鼠实验性慢性肾衰的影响［J］．南京中医药大学学报，1995，11（3）：29-30.

［2］王平，李春雨，沈晓飞．大黄水煎液治疗慢性肾功能衰竭的实验研究［J］．中药药理与临床，2010，26（5）：91-94.

［3］徐世军，马永刚，邓超．大黄保留灌肠对急性肾功能衰竭模型肝肾功能的影响［J］．中药药理与临床，2010，26（5）：69-71.

［4］黄以群，林珍辉，许正锯．大黄对肝硬化腹水及其血清中 TNF-α、内毒素、一氧化氮的影响［J］．医师进修杂志，2003，26（10）：12-13.

［5］王志红．大黄治疗慢性肾功能衰竭 172 例疗效分析［J］．中国综合临床，2005，21（4）：332-333.

［6］张文风，梁茂新．大黄"息风止痉"功能研究［J］．中药药理与临床，2009，25（5）：74-76.

［7］顾建文，郑崇勋，杨文涛．大黄素对大鼠癫痫模型的脑保护作用［J］．中华神经医学杂志，2006，7（5）：676-680.

［8］李翠莹，杨继庆，顾建文．大黄合剂对癫痫患者长时程视频脑电定量监测的影响［J］．西南国防医药，2006，16（1）：41-43.

［9］王朝侠，李宜琴，宁江颖．大黄合剂添加治疗癫痫的临床观察［J］．当代医学，2009，15（1）：153-154.

［10］段英杰，刘兴波，莫莉．大黄对大鼠实验性创伤性脑水肿的影响［J］．辽宁医学院学报，2008，29（1）：23-25.

［11］孔令越，陈汝兴，邹刚．生大黄治疗脑出血大鼠的实验研究［J］．辽宁中医学院学报，2003，5（3）：272-278.

［12］蔡定芳,戴巍,陈依萍.大黄对急性出血性卒中大鼠中枢神经二次损伤纤溶机制的影响［J］.中国中西医结合杂志,2005,25（1）:38-41.

［13］封茂燕,李爱民.单味大黄治疗急性脑出血 33 例［J］.中国药业,2012,21（8）:79-80.

［14］明淑萍,刘琼,陈克进.大黄治疗高血压性脑出血急性期 40 例［J］.中国中医药现代远程教育,2013,11（5）:13-14.

［15］林声在,张朝凤,刘晓东.大黄、虎杖、何首乌止血作用的比较研究［J］.西北药学杂志,2012,27（6）:553-555.

［16］杨学爽,范宝印,孙平旺.大黄止血灵治疗鼻衄的临床观察和实验研究［J］.天津中医,1993,2（2）:31-32.

［17］俞峻.生大黄治疗上消化道出血的临床观察［J］.临床急诊杂志,2008,9（4）:249-250.

［18］李锐,和心依,肖燕.单味大黄应用治疗上消化道出血分析［J］.时珍国医国药,2013,24（11）:2697-2698.

［19］龚伟.胃镜下喷大黄粉治疗胃溃疡出血临床效果分析［J］.临床医学,2014,34（3）:120-121.

［20］张立,张义兵,刘莎.大黄粉治疗球结膜下出血 43 例［J］.中国现代医生,2009,47（7）:96-97.

［21］王梅,陈俊荣,宋翠荣.酒大黄的镇痛抗炎作用［J］.中国实验方剂学杂志,2013,19（5）:255-257.

［22］钦丹萍,周亨德,乔焦.大黄对急性胰腺炎腹痛的止痛作用观察［J］.中国中西医结合消化杂志,2002,10（1）:56.

［23］陈毓秀,吴中卫.生大黄治疗胆蛔疼痛临床观察［J］.江苏中医,1996,17（10）:25.

［24］刘国应.大黄外敷治疗腱鞘炎 30 例［J］.浙江中医杂志,2011,46（8）:622-623.

［25］赵建新,田元祥.大黄对精神活动的影响［J］.国医论坛,1994,45（3）:48.

［26］厉彦民.大黄对精神的作用［J］.国外医学情报,1994（1）:13-14.

［27］杨永和,刘冬梅,徐进.大黄合并无抽搐电休克治疗精神分裂症的疗效与安全性分析［J］.中国实验方剂学杂志,2013,24（19）:335-337.

［28］孙玲,郭文,李华萍.大黄片为主治疗狂证 58 例［J］.实用中西医结合临床,2002,5（2）:29-30.

［29］朱良春.国医大师朱良春全集［M］.长沙:中南大学出版社,2016.

［30］李小荣,薛蓓云,梅莉芳.黄煌经方医案［M］.北京:人民军医出版社,2013.

第 3 节　山　茱　萸

一、山茱萸历代本草学功用考察分析

山茱萸,首载于《本草经》,主"心下邪气,寒热,温中,逐寒湿痹,去三虫"。由此可见,最初山茱萸以祛邪为主。其后,《别录》所述治"肠胃风邪,寒热,疝瘕,头风,风气去来,鼻塞,目黄,耳聋,面皰,下气出汗,强阴益精,安五脏,通九窍,止小便利。久服明目,强力,长年",除寒热、温中外,皆属新增,补益功用始见注录。《药性论》用治"脑骨痛,止月水不定,补肾气兴阳道,坚长阴茎,添精髓,疗耳鸣,除面上疮,主能发汗,止老人尿不节",新增止月水不定之用,细化了补肾壮阳、填精益髓之功。《日华子》称"暖腰膝,助水藏,除一切风,逐一切气,破癥结,治酒齇",亦补亦攻,所攻内容均为补充。金元以降,山茱萸功用进入拾缺补遗、归纳总结和理论升华阶段。《汤液》确认山茱萸"入足厥阴经、少阴经",《蒙筌》强调"可匀经候",《药性解》归纳为"逐风痹,破癥结,通九窍,除鼻塞,疗耳聋,杀三虫,安五脏,壮元阳,固精髓,利小便",而利小便与《别录》"止小便利"可谓截然不同。《景岳》充实"调经收血",《得配》续补"止遗泄",《参西录》补记"收敛元气,振作精神,固涩滑脱"功能。至此,历代本草对山茱萸的功用阐述已臻完善。

综合诸家本草所述,凝练山茱萸功用,包括补益肝肾、收涩固脱、祛风散寒除湿、止痛、安神、调经、行气活血、温中、驱虫、利湿退黄、发汗和利水通淋12个方面(见表3-1)。

表 3-1　山茱萸历代本草学功用分类汇总

功能	出处
补益肝肾	1. 强阴,2. 益精,3. 明目,4. 强力,5. 耳聋(《别录》);6. 补肾气,7. 兴阳道,8. 坚长阴茎,9. 耳鸣(《药性论》);10. 助水藏(《日华子》);11. 壮元阳(《药性解》)
收涩固脱	1. 止小便利(《别录》);2. 止老人尿不节(《药性论》);3. 止遗泄(《得配》);4. 收敛元气,5. 固涩滑脱(《参西录》)
祛风散寒除湿	1. 逐寒湿痹(《本草经》);2. 风气去来(《别录》);3. 逐风痹(《药性解》);4. 除一切风(《日华子》)
止痛	1. 头风(《别录》);2. 脑骨痛(《药性论》)
安神	安五脏(《别录》)
调经	1. 止月水不定(《药性论》);2. 匀经候(《蒙筌》);3. 调经收血(《景岳》)
行气活血	1. 疝瘕(《别录》);2. 逐一切气,3. 破癥结(《日华子》)
温中	1. 温中(《本草经》);2. 温中下气(《别录》)
驱虫	去三虫(《本草经》)
利湿退黄	目黄(《别录》)
发汗	1. 出汗(《别录》);2. 能发汗(《药性解》)
利水通淋	利小便(《药性解》)

二、山茱萸古代方剂配伍应用规律考察分析

1. 含山茱萸复方治疗病症分类

以山茱萸为关键词,在《普济方》数据库中检索,得含山茱萸复方677首,用于280种病症的治疗。将有统计学意义的症状归类为24种,而符合纳入标准的山茱萸复方,主要分

布于虚损、中风、痹病、疼痛、阳痿、消渴、虚寒等病症。主要病症及其代表方剂列举如下(见表 3-2)。

表 3-2 含山茱萸复方所治常见病症归类和代表方剂

病症	病症归类	代表方剂
虚损	补益诸虚、肾虚、平补、四季补益、肝虚、补虚益气、肉极、补虚驻颜色、虚损、补虚益髭发、虚热渴、补虚益血、骨极、补虚轻身延年、筋极、产后调补、小肠虚、脾胃气虚弱不能饮食、筋虚极、精极、补虚治风、脾胃气虚弱呕吐不下食、肾虚多唾、补益强力益志、补虚治小肠、脾胃气虚弱肌体羸瘦、肺虚、伤寒后虚羸、煎厥、补虚益精髓	1. 柏子仁丸(《御药院方》):山茱萸三两、远志半两、覆盆子一两、山药一两、柏子仁半两;2. 干地黄丸(《普济方》):熟地黄二两、酸枣仁一两、柏子仁一两、山茱萸一两、牛膝一两
中风	诸风杂治、风腰脚不遂、肾中风、中风、肺中风、风偏枯、中风半身不遂、偏风、风不仁、中风身体不遂、柔风、脾中风、卒中风、肝中风、风口眼喎斜、中风偏枯、风瘫痪、喑俳、风弹曳、中风失音不语、风厥	四逆汤(《普济方》):山茱萸一两、细辛一两、干姜一两、炙甘草三分、麦冬一升
痹病	肝著、五痿、鹤节、肾脏风毒流注腰脚、肝风毒流注入脚膝筋脉、风湿痹、骨痹、周痹、血痹、肝痹、肾痹、著痹、皮痹、行痹、脚痹、热痹、中湿、脚拳不展、筋痹、风冷痹、脾痹、诸痹、风湿痹身体手足不遂、肌痹	牛膝散(《圣济总录》):牛膝半两、桂花一分、山茱萸半两
疼痛	腰痛强直不得俯仰、风腰脚疼痛、腰痛、首风、风头痛、腰脚疼痛挛急不得屈伸、久腰痛、头痛、肾主腰痛、血风体痛、身体腰脚疼痛、伤寒后腰脚疼痛、五种腰痛、腰脚疼痛、牙齿疼痛、膈痰风厥头痛、膀胱气痛、鼻痛、肾脏积冷气攻心腹疼痛、脑风	牛膝散(《圣济总录》):牛膝一两、山茱萸一两、桂心半两
阳痿	补壮元阳、补虚固精、肾虚漏浊遗精、肾脏虚损阳气痿弱	补骨脂丸(《普济方》):补骨脂四两、龙骨一两、山茱萸一两、巴戟天一两
消渴	消肾、消渴、消肾小便白浊、消中、消渴后虚乏、消渴口舌干燥、痈疽发背发渴、风消、消渴饮水过度、虚渴	1. 桑螵蛸丸(《圣惠方》):桑螵蛸一两、菟丝子一两、黄连一两、生地黄一两、山茱萸三分;2. 苁蓉丸(《指南方》):苁蓉、五味子、山茱萸等分
虚寒	中寒、痼冷、三焦寒、补虚治痼冷、膀胱虚冷、胆虚寒、三焦虚寒、脾虚冷、肾脏风冷气	逐寒散(《普济方》):蛇床子一两、藁本一两、山茱萸一两、防风半两
惊悸不安	心虚、胆虚不得眠、风惊悸、风惊、风惊邪、风恍惚、惊啼、肝气逆面青多怒	山芋丸(《普济方》):山芋一两、酸枣仁一两、柏子仁三分、茯神三分、山茱萸三分

2. 含山茱萸复方治疗病症分类构成分析

现将含山茱萸复方病症前 24 类予以列表(见表 3-3)。可以确认,含山茱萸复方用于治疗虚损、虚劳最多,突出了山茱萸酸温质润、平补阴阳的作用;再者用于治疗阳痿,体现山茱萸补益肝肾之效;进而说明山茱萸功偏补益。含山茱萸复方所治中风、痹病、痈疽、脚气、诸痛等,说明山茱萸兼有祛邪治病之用。而所治消渴、耳聋、头眩等,又不离补益肝肾之功。总体说来,与历代本草所述功用大体相吻合。

表3-3　古代含山茱萸复方治疗病症一览表

病症	方数	病症	方数	病症	方数	病症	方数
虚损	117	消渴	29	目昏暗	15	骨痿	7
虚劳	75	眩晕	24	月水不调	12	痉病	6
中风	58	虚寒	23	疝气	11	小便利多	6
痹病	38	耳聋	23	痈疽	10	服石中毒	6
疼痛	37	脚气	20	惊悸不安	10	瘟疫	6
阳痿	34	疥癣瘙痒	17	伤风	8	小便不利	6

三、山茱萸古今功用比较分析

1. 山茱萸功用古今相同部分考察分析

自《别录》记载治疗"耳聋""强阴益精,安五脏""止小便利""久服明目,强力,长年",山茱萸补益肝肾、固涩功能初步确立。《药性论》增加"补肾气兴阳道,坚长阴茎,添精髓,疗耳鸣""止老人尿不节",强化了补肾壮阳、填精益髓功能。至《得配》续补"止遗泄"、《参西录》补记"收敛元气,振作精神,固涩滑脱",山茱萸收涩固脱作用才兼顾缩尿、止遗泄、固涩滑脱多个方面。这与古代含山茱萸复方主治病症提炼出来的功用、《药典》确定的"补益肝肾,收涩固脱"功能和所治病症基本相吻合。

2. 山茱萸功用古今差异部分考察分析

(1) 稽古发隐

1) 平肝息风:尽管历代本草未曾记载平肝息风功能和主治相关病症,但古代含山茱萸复方用于诸风杂治、肾中风、中风、肺中风、风偏枯、中风半身不遂、偏风、风不仁等中风病症,方达58首。又有山茱萸复方治疗痉病6首。提示山茱萸有平肝息风的作用。然而《药典》及统编《中药学》教材对于该功效主治均未收录。

2) 祛风散寒除湿:《本草经》最早明确山茱萸"逐寒湿痹"功能,后世本草用于逐风痹、除一切风;古代含山茱萸复方与之相呼应,广泛治疗风腰脚疼痛、风湿痹、腰痛、骨痹、周痹、血痹、肝痹、肾痹等痹病,方数多达38首,提示山茱萸或有祛风散寒除湿的功能。遗憾的是,《药典》对此未予确认。

3) 杀虫止痒:在《普济方》中检出山茱萸复方用于大风癞病、疥癣、诸疥、风瘙痒、风癣等疥癣瘙痒方剂共17首,提示山茱萸或有祛风止痒的功效。对于这一功效《药典》未曾提及。

4) 解毒消痈:诸家本草有山茱萸治疗面疱、除面上疮和治酒齇的记载;而古代含山茱萸复方治疗一切头面风、一切恶疮、痈内虚、诸痈疽、湿阴疮等痈疽方剂共10首,提示山茱萸或有解毒消痈的功能。《药典》对此未能顾及。

5) 安神:古代含山茱萸复方治疗风惊悸、胆虚不得眠、风惊、风惊邪、风恍惚等共10首,与《别录》所述"安五脏"功能相照应,提示山茱萸或可安神。然而《药典》却未提及这一功效。

（2）疑问

《别录》记载山茱萸治疗疝瘕,《日华子》称山茱萸"逐一切气,破癥结",提示山茱萸具有行气活血之功。根据《药典》记载,山茱萸药性酸、涩,具有收敛固涩作用。两者功效似乎相悖,对此应该如何理解或取舍呢?

3. 山茱萸潜在功能现代研究和应用考察

经过全面考察,初步确认祛风散寒除湿、平肝息风、解毒消痈、安神、杀虫止痒等为山茱萸已经失传的潜在功能。饶有意味的是,山茱萸的现代实验研究和临床应用提供了具有重要参考价值的佐证。

（1）山茱萸"平肝息风"的实验研究

文献报道,山茱萸环烯醚萜苷能够改善脑梗死大鼠的神经系统功能,减少梗死区域范围,减少 NO 含量,降低一氧化氮合酶（nitric oxide synthase,NOS）活性,增加溴脱氧尿嘧啶阳性细胞及神经上皮干细胞蛋白（nestin）阳性细胞数,提高血管内皮生长因子（vascular endothelial growth factor,VEGF）及其受体 Flk-1 的表达[1-2]。

（2）山茱萸"祛风散寒除湿"的实验研究

研究发现,山茱萸能抑制类风湿关节炎中 IL-1β 及基质金属蛋白酶 3（matrix metallo-proteinase 3,MMP3）的表达,亦可增加后肢踝关节肿胀大鼠脾细胞中 T 淋巴细胞 CD4$^+$/CD8$^+$ 表达,降低淋巴细胞转化率[3-4];山茱萸总苷能抑制炎性细胞趋化,减少炎性细胞对关节滑膜浸润[5]。

（3）山茱萸"杀虫止痒"的实验研究

山茱萸水浸剂 1∶3 体外对堇色毛癣菌、同心性毛癣菌、许兰黄癣菌、奥杜盎小芽孢菌、铁锈色小芽孢菌、羊毛状小芽癣菌、腹股沟表皮癣菌、红色表皮癣菌、考夫曼－沃尔夫表皮癣菌、星形奴卡菌等皮肤真菌均有不同程度的抑制作用[6],体现了山茱萸的杀虫止痒功能。

（4）山茱萸"解毒消痈"的实验研究

研究表明,山茱萸水煎液对溶血性葡萄球菌、金黄色葡萄球菌、表皮葡萄球菌、铜绿假单胞菌具有抑制作用[7-9],体现山茱萸的解毒消痈作用。

现代实验和临床研究,为山茱萸扩大应用到潜在功能针对的病症提供了比较充分的文献、理论、实验或临床依据;其安神功能则未见相关支撑材料,有待进一步论证。

❖　**参考文献**

［1］YAO R Q,ZHANG L,WANG W,et al. Cornel iridoid glycoside promotes neurogenesis and angiogenesis and improves neurological function after focal cerebral ischemia in rats[J]. Brain Research Bulletin,2009,79(1):69-76.

［2］李春阳,李林,李宇航,等.山茱萸提取物对脑梗死大鼠大脑皮层一氧化氮与核转录因子-κB 表达的影响[J].中国中药杂志,2005,30(21):1667-1670.

［3］李雅江,李慧玲,邬剑.山茱萸对大鼠佐剂性关节炎特异性细胞免疫功能的调节作用［J］.中国误诊学杂志,2009,9(3):530-531.

［4］RA J,CHUNG J H,LEE H,et al. Reduction of interleukin-1β induced matrix metalloproteinase-3 release by extracts of six plants:inhibitory screening of 35 traditional medicinal plants［J］. Immunopharmacology and immunotoxicology,2011,33(3):461-465.

［5］郭丽丽,周勇,王旭丹,等.山茱萸总苷对关节炎大鼠原代滑膜细胞培养上清趋化能力的影响［J］.北京中医药大学学报,2002,25(3):30-32.

［6］曹仁烈,孙在原,王仲德,等.中药水浸剂在试管内抗皮肤真菌的观察［J］.中华皮肤科杂志,1957,5(4):286-290.

［7］李仲兴,王秀华,岳云升,等.山茱萸对252株临床菌株的体外抗菌活性的研究［J］.中国中医药科技,2000,7(6):391-392.

［8］钟有添,马廉兰.中草药和常用抗生素对绿脓杆菌的抑菌实验［J］.赣南医学院学报,2001,21(3):244-245.

［9］陈美玲,王剑,周红霞,等.中药饮片对多重抗生素耐药细菌的抑菌作用［J］.中医药学报,2012,40(2):10-13.

第4节　川　　乌

一、川乌历代本草学功能主治考察分析

乌头,首载于《本草经》草部下品,"主中风、恶风,洗洗出汗,除寒湿痹,咳逆上气,破积聚、寒热"。《别录》补充"消胸上痰冷,食不下,心腹冷疾,脐间痛,肩胛痛不可俯仰,目中痛不可久视,又堕胎"。两书对乌头祛风除湿、散寒止痛论述较多,并主中风、咳嗽和堕胎之用。《药性论》记述较多,删除重复,所主"冷痰包心,肠腹疗痛,疹癖气块,益阳事,治齿痛,主强志"多属新增。依据《宝庆本草折衷》所载,以上所载乌头即为川乌头。

金元时期以来,《医学启源》总结前期本草功用:川乌"除寒疾一也,去心下坚痞二也,温养脏腑三也,治诸风四也,破积聚滞气五也,治感寒腹痛六也",其实不离寒、瘀、风三端。《法象》以其"疗风痹、血痹、寒痹,半身不遂",侧重诸风之病,《纲目》强调川乌"助阳退阴,功同附子而稍缓",《备要》取其"温脾逐风",《求真》归纳"祛恶风、顽痰、顽毒"诸用。大体阐发早期本草所述,另出新识者少。

综合历代本草文献,凝练川乌功用为祛风除湿、散寒止痛、祛痰止咳、平肝息风、消癥、堕胎、解毒、补火壮阳等(见表4-1)。

表 4-1　川乌历代本草学功用分类汇总

功能	出处
祛风除湿	1. 恶风,2. 除寒湿痹(《本草经》);3. 治诸风(《医学启源》);4. 风痹,5. 血痹,6. 寒痹(《法象》);7. 祛恶风(《求真》);8. 逐风(《备要》)
散寒止痛	1. 心腹冷疾,2. 脐间痛,3. 肩胛痛不可俯仰(《别录》);4. 肠腹疠痛(《药性论》);5. 治感寒腹痛(《医学启源》)
祛痰止咳	1. 咳逆上气(《本草经》);2. 消胸上痰冷(《别录》);3. 冷痰包心(《药性论》);4. 祛顽痰(《求真》)
平肝息风	1. 中风(《本草经》);2. 半身不遂(《法象》)
消癥	1. 破积聚(《本草经》);2. 痃癖气块(《药性论》);3. 去心下坚痞、破积聚滞气(《医学启源》)
堕胎	堕胎(《别录》)
解毒	祛顽毒(《求真》)
补火壮阳	益阳事(《药性论》)

二、川乌古代方剂配伍应用规律考察分析

1. 含川乌复方治疗病症分类

以川乌头为关键词,在数据库中检索所治病症,得含川乌复方 813 首,用治 286 种病症。总计归类为 20 种,另有一些病症,含川乌复方不符合纳入要求或分布甚少,故未采用。主要病症与代表方剂列举如下(见表 4-2)。

表 4-2　含川乌复方所治常见病症归类和代表方剂

病症	病症归类	代表方剂
中风	诸风杂治、风瘫痪、中风、中风半身不遂、中风四肢拘挛不得屈伸、卒中风、风偏枯、风口眼㖞斜、风痹手足不遂、风弹曳、中风身体不遂、风不仁、风脚软、中风不随	1. 青州白丸子(《局方》):半夏七两,天南星三两,白附子二两,川乌头半两;2. 仙桃丸(《普济方》):川乌头三两,五灵脂四两,威灵仙五两
疮疡	疮疡、诸痈疽、诸发、风毒、发背、诸疮肿、喉痹、诸疮、一切恶疮、下部诸疾、湿阴疮、内外诸疾、目内生疮、下注疮、汤火疮、马汗入疮、口疮、阴疮、诸痈、诸疔疮、诸瘰疬、瘰疬久不瘥、诸瘘、鼠瘘、阴肿痛、唇紧	1. 川乌头汤(《圣惠方》):川乌头五两,生姜五两,汉椒二两,青盐二两;2. 无名(《普济方》):川乌头一两,巴豆二分,朱砂二分
诸痛	头痛、首风、偏正头痛、牙齿疼痛、血气小腹疼痛、膈痰风厥头痛、血气心腹疼痛、伤寒头痛、偏头痛、偏风、风头痛、膀胱气痛、风入腹拘急切痛、膈气心胸中痛、脾痛、齿风肿痛、肾脏积冷气攻心腹疼痛	1. 乌灵丸(《普济方》):川乌头二两,五灵脂一两;2. 川乌丸(《鲍氏肘后方》):川乌头四两

病症	病症归类	代表方剂
痹病	历节风、中湿、风走注疼痛、风身体疼痛、风痹、风湿痹、中风百节疼痛、风冷、风湿痹身体手足不遂、血风走注、诸痹、风腰脚疼痛、风湿腰痛、肝风毒流注入脚膝筋脉、鹤膝风、腰脚冷痹、血痹、风冷痹、久腰痛、五种腰痛、身体疼痛、腰脚疼痛挛急不得屈伸	1. 应痛丸（《普济方》）：甜瓜子二两，木瓜二两，川乌头二两，五灵脂二两；2. 麝香丸（《永类钤方》）：麝香半钱，川乌头三枚，全蝎二十个，黑豆二十一个，地龙半两
癥瘕积聚	痃气、积聚、久积癥癖、食癥、息贲、痞气、痃癖、肥气、食不消成癥癖、伏梁、癖气、痃癖不能食、虚劳积聚、诸癥、癥瘕、血瘕、水癥、瘤、产后积聚癥块、积聚宿食不消、积聚心腹胀满、积聚心腹痛、久痃癖、寒癖、痃癖心腹胀满、积年厌食癥块、虚劳癥瘕	1. 狼毒丸（《圣惠方》）：狼毒一两，川乌头一两，槟榔一两，木香一两，干漆一两；2. 无名（《圣惠方》）：川乌头二两，川椒一两
跌仆损伤	接骨、打仆损伤、闪肭、金刃所伤、伤折风肿、坠车落马、颠仆伤折、瘀血、疮肿伤折、伤折疼痛、伤折腹中瘀血、金刃伤中筋骨、箭镞金刃入肉	1. 接骨丹（《卫生家宝》）：自然铜、川楝子、黑牵牛、川乌头各等分；2. 无名（《普济方》）：川乌头一个
痉病	破伤风、痫、风口噤、风脚弓反张、急惊风、急风、慢惊风、风痉、一切惊风、一切痫、惊痫、惊热、金疮中风水及痉、中风角弓反张、夹惊伤寒	1. 天麻丸（《普济方》）：天麻三钱，川乌头三钱，雄黄一钱半，草乌头一钱半；2. 大圣丹（《百一选方》）：川乌头五两，五灵脂五两，脑子少许，麝香少许
诸虚	脾胃气虚弱不能饮食、脾胃不和不能饮食、肝虚、风虚劳冷、饮食劳倦	1. 三建汤（《局方》）：天雄一两，附子一两，川乌头一两；2. 神助丹（《十便良方》）：附子二两五钱，川乌头四两，醋五升，青盐四两
脚气	脚气缓弱、干湿脚气、风脚气、一切脚气、脚气疼痛皮肤不仁、风湿脚气、一切风寒暑湿脚气、脚气肿满、脚气心腹胀满、脚气冲心、脚气痹挛	1. 夜叉丸（《澹寮》）：川乌头二两，青盐一两，苍术一两；2. 乌头锉散（《指南方》）：川乌头一两，官桂一两，川椒一两，葱白二个
伤寒	阴毒、风气、伤寒两感、伤寒一日候、中风伤寒、风热、伤寒厥逆、伤寒二日候、伤寒、风邪、中寒	1. 玉女散（《十便良方》）：川乌头一钱，青盐一钱；2. 黑圣散（《普济方》）：川乌头三个，吴茱萸六两
诸疝	诸疝、小肠气、寒疝积聚、心疝、阴疝、寒疝心腹痛、寒疝、疝瘕	1. 牡丹丸（《仁存方》）：牡丹皮四两，桃仁五两，官桂五两，川乌头一个；2. 七疝汤（《普济方》）：川乌头一两，全蝎二十八枚，青盐六钱
疥癣瘙痒	大风癞病、风瘙瘾疹、诸癣、诸疥、白秃疮、紫白癜风、湿疥、干癣、干疥、乌癞、大风眉须堕落、疥癣、白驳	1. 乌头丸（《经验良方》）：川乌头一两，荆芥穗二两；2. 无名（《圣惠方》）：川乌头七枚
泄痢	诸泻、赤痢白痢、水泻、诸痢、泄痢、下痢、下濡泻、冷痢、赤白痢、白滞痢、久痢、脾胃虚冷水谷不化	1. 立效丸（《普济方》）：铅丹半钱，川乌头一枚，巴豆三枚；2. 如神丸（《三因方》）：川乌头四两，半夏半斤，苍术半斤
痰饮	风痰、痰癖、一切痰饮、痰饮	太白散（《十便良方》）：乌蛇肉三钱，全蝎二钱，白附子三钱，川乌头二钱，天南星二钱半

病症	病症归类	代表方剂
虚劳	虚劳、虚劳吐血、血风劳气	必效散(《宣明论》):川乌头二两,天南星一两
诸痔	诸痔、痔漏、脏毒下血、血痔、肠风下血	1. 乌荆丸(《宣明论》):川乌头三两,荆芥穗四两;2. 没药丸(《普济方》):没药半两,五灵脂三两,附子一两,川乌头一两四钱
耳鸣耳聋	耳聋诸疾、肾脏风虚耳鸣、耳虚鸣、久聋、风聋	菖蒲散(《普济方》):川乌头一分,菖蒲一分

2. 含川乌复方治疗病症分类构成分析

将含川乌复方所治病症前 20 种予以列表(见表 4-3)。由表 4-3 可以看出,川乌为治风要药,所治中风、痹病、痉病、疥癣瘙痒等皆属风邪为患,尽管风邪性质各有不同。川乌在止痛方面作用也比较突出,如痹病所见疼痛、诸痛(头痛、腹痛、疝痛、牙痛、胸痛)等均为含川乌复方主治病症范围。含川乌复方用于癥瘕积聚、跌仆损伤,则属瘀血所致病症。此外,尚用于疮疡、诸虚、脚气、伤寒、泄痢、痰饮等病症。

表 4-3　古代含川乌复方治疗病症一览表

病症	方数	病症	方数	病症	方数	病症	方数
中风	166	跌仆损伤	50	诸疝	32	虚劳	13
疮疡	57	痉病	44	肾虚	32	诸痔	9
诸痛	55	诸虚	40	疥癣瘙痒	28	耳鸣耳聋	8
痹病	54	脚气	39	泄痢	16	诸气	7
癥瘕积聚	54	伤寒	36	痰饮	13	尸疰	5

三、川乌古今功用比较分析

1. 川乌古今功用一致性考察分析

《本草经》奠定了乌头祛风除湿、散寒止痛的主要功能,后代本草文献在此基础上不断补充和完善,《药典》明确指出川乌的功能为祛风除湿,温经止痛,仍不离《本草经》之窠臼。古代含川乌复方所治病症以痹病、诸痛、诸疝者较多,《药典》以川乌主治"风寒湿痹,关节疼痛,心腹冷痛,寒疝作痛及麻醉止痛"等,得以比较全面地体现。

2. 川乌功用古今差异部分考察分析

稽古发隐

1) 平肝息风:《本草经》首言乌头"主中风",古代含川乌复方治中风者多达 166 首,独占鳌头,并以风瘫痪、中风半身不遂、卒中风、风偏枯等病症为主,多为内风所致,在诸多病种中占绝对优势,说明川乌具有平肝息风功能,但《药典》对此只字未提。

2) 消癥散结:从本草文献所载川乌破积聚、治痃癖气块、去心下坚痞等,可以提炼出消藏散结功用,古代含川乌复方中治疗癥瘕积聚方有54首,数量亦较可观,因此推测川乌有消癥散结功能。《药典》同样没有提及。

3)活血化瘀:《法象》确认川乌"疗风痹、血痹、寒痹,半身不遂"后,称其为"行经药也"。所谓"行经"者,暗含活血之义也。跌仆损伤属瘀血停着,古代含川乌复方治疗跌仆损伤达50首,据以推测川乌或有活血祛瘀功能。

4)祛痰止咳:本草文献中涉及川乌祛痰止咳内容较多,如治咳逆上气、消胸上痰冷、祛顽痰等,古代含川乌复方也有用于痰饮和咳嗽(诸咳嗽、咳嗽不得卧、伤寒咳逆)者,数量不多,却与本草所论相呼应,提示川乌可能具有祛痰止咳的潜在功能,《药典》同样未予收录。

5)止痉:古代含川乌复方治痉病方剂达44首,包括破伤风、痫、急风、风口噤、风脚弓反张、急惊风等,据此可以归纳出川乌具有止痉之功。但《药典》对此并无记录。

3. 川乌潜在功能现代研究和应用考察

综上可知,古今对川乌功能主治的记载虽基本符合,但古代本草已载或方剂配伍中应用较多的功能,未被《药典》收录的情况常有发生。综合古代文献,可以归纳出平肝息风、消癥散结、活血化瘀、祛痰止咳、止痉为川乌潜在功能,并已得到实验研究或临床应用的证实。

(1)川乌"平肝息风"的临床应用

王新志教授辨证论治,灵活应用乌头(制川乌、制草乌)治疗中风,收到了较好的临床效果[1]。

(2)川乌"消癥散结"的实验研究

癥瘕积聚与肿瘤有一定的相关性。研究表明[2],生川乌水煎液可显著抑制小鼠S180实体瘤的生长,在体外对胃癌MGC-803细胞、结肠癌LoVo细胞的生长有明显抑制作用。川乌粉混悬液灌胃可使小鼠肝癌H22皮下移植动物模型肿瘤生长减缓,在体外对小鼠Lewis肺癌细胞增殖有抑制作用[3]。体外细胞增殖检测试验表明[4],生川乌、制川乌的醇提物对肺癌细胞系(A549)和宫颈癌细胞系(Hela)细胞具有明显的生长抑制作用。

(3)川乌"活血化瘀"的实验研究

制川乌能降低完全弗氏佐剂诱导关节炎模型大鼠的血浆黏度、红细胞聚集指数、全血黏度,改善血液流变学各项指标[5]。对于冰水游泳加末日腹腔注射垂体后叶素复制的大鼠寒凝胸痹模型,乌头赤石脂丸(蜀椒、制川乌、制附子、干姜、赤石脂)能促进血管内皮细胞分泌扩血管因子NO,抑制收缩血管因子内皮素(endothelin,ET)的产生,降低不同切变率的全血及血浆黏度,改善血流动力[6]。

(4)川乌"祛痰止咳"的实验研究

制川乌能促进腹腔注射苯酚红小鼠气管酚红排泄量,明显减少由氨水引起的咳嗽次数,具有一定的祛痰镇咳作用[7]。

(5)川乌"止痉"的实验研究和临床应用

含川乌方剂镇痫丸(生川乌、生半夏、生南星、白附子、海蛤粉)临床治疗癫痫32例,获得良好效果[8]。将生川乌煎剂腹腔注射,能增加家兔电痉挛阈值,但不能对抗大鼠最大电休克发作[9],该研究对川乌抗癫痫作用进行了探索,提示川乌有一定抗痉挛作用。

❖ 参考文献

[1] 王新志,朱盼龙.王新志教授运用乌头治疗中风的经验[J].中医临床研究,2012,4(23):96-97.

[2] 曾瑾,罗霞,江南,等.生川乌水煎液抗肿瘤作用的实验研究[J].四川大学学报(自然科学版),2007,44(6):1344-1348.

[3] 黄秀曼,刘迎辉,杜钢军.川乌抗肿瘤初步研究[J].河南大学学报(医学版),2014,33(2):82-84.

[4] 郑蕾,古米兰·司迪克,张彦民.乌头散的抗肿瘤活性研究[J].中药材,2013(8):1301-1304.

[5] 葛峥,王沛坚,彭秀峰,等.乌头汤及其配伍对佐剂性关节炎大鼠血液流变性的影响[J].中药药理与临床,2007,23(2):7-8.

[6] 黄仕文,戴启刚.乌头赤石脂丸对寒凝胸痹大鼠血液黏度、TXB_2、6-keto-$PGF_{1\alpha}$、ET、NO、SOD 及 MDA 的影响[J].山西中医学院学报,2012,13(3):56-58.

[7] 谭淑芳,刘春芳,王春生,等.基于均匀设计法评价制川乌与川贝、浙贝反药配伍组合的镇痛和祛痰镇咳作用[J].中国中药杂志,2013,38(16):270-2713.

[8] 西安医学院药理学教研组,西安医学院廿三期学生科研小组.镇痫丸治疗癫痫作用的初步探讨[J].西安医学院学报,1959(6):13-16.

[9] 薛国华,张东藩,杨志孝,等.天南星、乌头、天麻抗电痉挛作用的初步实验[J].西安医学院学报,1958(5):22-24.

第 5 节 天 花 粉

一、天花粉历代本草学功用考察分析

天花粉,《本草经》称栝楼根,列属草部中品,"主消渴,身热,烦满,大热,补虚安中,续绝伤"。《别录》补充"除肠胃中痼热,八疸,身面黄,唇干口燥,短气,通月水,止小便利"。据《唐本草》所言"今用根作粉,大宜服石虚热人食之",《日华子》将其功用拓展到"通小肠,排脓,消肿毒,生肌长肉,消仆损瘀血",治"热狂,时疾,乳痈,发背,痔瘘,疮疖"。至此,天花粉"清热泻火,生津止渴,消肿排脓"功能,可由前期本草学主治病症完整抽提出来。

后续本草学拾遗补缺。《药性解》所述"主肺火盛而喉痹,脾胃火盛而口齿肿痛,清心利小便,消痰除咳嗽",当属新增。《景岳》补充"解热渴""降膈上热痰""除跌仆瘀血""解酒毒""治肝火疝痛";《汇言》增加"退五脏郁热";《逢原》以其"祛酒瘅湿黄";《滇南》强化"消跌仆损伤瘀血,清化日久老痰黄痰,下气""治咳嗽带血"作用;《蒙筌》所"治偏疝",支持了《景

41

岳》"治肝火疝痛"说法;《医林纂要》进一步充实"补肺,敛气,降火,宁心,兼泻肝郁,缓肝急,清膀胱热,止热淋、小便短数,除阳明湿热"的功用。

综合诸家本草,天花粉功用主要包括清热泻火、消肿排脓、生津止渴、止咳、祛痰、活血化瘀、宁心安神、利湿退黄、利水通淋(见表5-1)。

表5-1 天花粉历代本草学功用分类汇总

功能	出处
清热泻火	1. 身热、大热(《本草经》);2. 肠胃中痼热(《别录》);3. 时疾(《逢原》);4. 退五脏郁热(《汇言》);5. 降火(《医林纂要》)
消肿排脓	1. 排脓、消肿毒、生肌长肉、发背、乳痈、痔瘘、疮疖(《日华子》);2. 痈疡(《逢原》)
生津止渴	1. 消渴(《本草经》);2. 止小便利(《别录》)
止咳	1. 咳嗽带血、下气(《滇南》);2. 敛气(《医林纂要》);3. 除咳嗽《药性解》)
祛痰	1. 降膈上热痰(《景岳》);2. 老痰、黄痰(《滇南》)
活血化瘀	1. 续绝伤(《本草经》);2. 通月水(《别录》);3. 消仆损瘀血(《景岳》);4. 消跌仆损伤瘀血(《滇南》)
宁心安神	1. 狂热(《日华子》);2. 宁心、泻肝郁(《医林纂要》)
利湿退黄	1. 八疸、身面黄(《别录》);2. 湿黄、酒瘅(《逢原》)
利水通淋	1. 通小肠(《日华子》);2. 清膀胱热、止热琳、小便短数(《医林纂要》)

二、天花粉古代方剂配伍应用规律考察分析

1. 含天花粉复方治疗病症分类

分别以天花粉和瓜蒌根为关键词,在整个数据库检索,其中含天花粉复方84首,用于50种病症,含瓜蒌根复方方剂918首,用于375种病症。总计归类为20种,少数病症未予收录。主要病症与代表方剂列举如下(见表5-2)。

表5-2 含天花粉复方所治常见病症归类和代表方剂

病症	病症归类	代表方剂
消渴	消渴、消中、消渴饮水过度、渴利、消渴烦躁、消渴口舌干燥等	1. 六神汤(《仁存方》):莲房、葛根、枇杷叶、炙甘草、瓜蒌根、黄芪等分;2. 麦门冬人参汤(《普济方》):人参、麦冬、炙甘草、瓜蒌根、生地黄、王瓜根各一两
痈疽疮疡	诸痈疽、一切恶疮、乳痈、痈疽发背、发渴、发背、诸痈等	1. 立效散(《普济方》):皂刺半斤,甘草二两,乳香、没药各半两,瓜蒌根五两;2. 黄金散(《普济方》):天花粉、黄柏、寒水石、黄芩、何首乌等分
热病	诸热、风热、胃实热、三焦实热等	玉露散(《儒门事亲》):寒水石四两,滑石、石膏、瓜蒌根各四两,甘草二两

病症	病症归类	代表方剂
伤寒	伤寒烦渴、中风伤寒、阳毒等	1. 瓜蒌牡蛎散(《要方》):牡蛎二两、瓜蒌根二两; 2. 黄连丸(《圣济总录》):黄连、瓜蒌根各一两,葛根半两
黄疸	三十六黄、黄疸病、黄疸、热病发黄、风疸、酒疸、诸黄、胃疸	1. 土瓜根(《圣惠方》):土瓜根、瓜蒌根、炙甘草、枳壳等分;2. 子芩散(《普济方》):子芩、瓜蒌根、茯神各一两,甘草、胡黄连各半两
咳嗽	喘咳、痰嗽、久嗽、热嗽、呷嗽、肺热壅盛	人参散(《医方集成》):人参、天花粉等分
出血	肠风下血、脏毒下血、吐血口干、吐血、虚劳咳唾脓血、伤寒吐血	大效丸(《普济方》):大蓟根七寸、白矾灰一两、麝香少许、瓜蒌根一根
痔瘘	诸痔、痔瘘、肠痔、脱肛	黄瓜蒌散(《圣惠方》):瓜蒌根一根、白矾灰二两
中风	中风、中风身体不遂、风眼㖞斜、风瘫痪	木香汤(《普济方》):南木香二两、瓜蒌根一钱
诸痢	洞泄注下、诸痢、热痢等	梅肉散(《医方大成》):乌梅肉、黄芪、葛根各一两,黄连、干姜、瓜蒌根各半两
心神不安	伤寒百合、癫、心胸烦热、虚劳烦热、心烦热、虚劳不得眠、伤寒发狂	瓜蒌牡蛎散(《要方》):牡蛎二两、瓜蒌根二两
痰饮	痰嗽、乳石发痰饮呕逆、一切痰饮、肺脏痰毒壅滞、痰癖	瓜蒌汤(《普济方》):瓜蒌根五枚、杏仁、山芋各三两,炙甘草一两,盐花三分
痞满	诸癖结胀满、癖结、上气胸膈烦满等	瓜蒌汤(《钱氏方》):瓜蒌根二钱、甘遂一钱
诸痛	风眩头疼等	1. 发声散(《普济方》):瓜蒌根、白僵蚕各半两,桔梗七钱半,甘草二钱,朴硝一钱比;2. 瓜蒌方(《普济方》):瓜蒌根一枚
淋涩	小便不通、小便难、热淋、石淋、膏淋、血淋	滑石散(《圣惠方》):滑石、瓜蒌根、石韦各一两
胸痹	胸痹气短、胸痹	瓜蒌汤(《圣惠方》):瓜蒌根一枚、陈皮一两、半夏一两、枳实二两、薤白五个
大小便不利	乳石发大小便不通、痈疽大小便不通、脚气大小便不通	瓜蒌瞿麦丸(《普济方》):瞿麦一分、瓜蒌根二两、附子一个、茯苓三两、山芋三两
诸毒	酒毒、蛊毒、金银铜铁石毒等	升麻汤(《圣惠方》):升麻、桔梗、瓜蒌根各一两

2. 含天花粉复方治疗病症分类构成分析

将含天花粉复方分布于前 20 类病症的构成情况列表(见表 5-3)。可以确认,天花粉配伍在复方中用于消渴病最为普遍,若把治疗热病、虚劳等也归入其中,总计达 317 方。由此明确了天花粉在古代应用的基本病症范围。此外,在痈疽疮疡、伤寒、黄疸、出血、咳嗽等方面的应用也比较普遍。

表5-3　古代含天花粉复方治疗病症一览表

病症	方数	病症	方数	病症	方数	病症	方数
消渴	233	咳嗽	26	诸痢	17	诸痛	8
痈疽疮疡	166	出血	25	心神不安	14	淋涩	7
热病	65	痔瘘	22	痰饮	12	胸痹	6
伤寒	52	虚劳	19	痞满	11	大小便不利	4
黄疸	35	中风	19	跌仆损伤	10	诸毒	4

三、天花粉古今功用比较分析

1. 天花粉古今功用一致性考察分析

天花粉在历代本草学中记载治疗消渴、消中、消渴饮水过度、渴利、消渴烦躁、消渴口舌干燥等病症,古代方剂中更是涉及方剂多达233首,《药典》确定天花粉"生津止渴",用于"热病烦渴,内热消渴",基本上因应了古本草和古方剂中确认的天花粉治疗消渴的功能。历代本草学记载天花粉治身热、大热、肠胃中腐热、五脏郁热、时疾狂热、虚热、膀胱热、阳明湿热等诸热,古代含天花粉复方则进一步推广应用到热病、伤寒、时气、疟疾等病症,《药典》确定天花粉"清热泻火"功能,基本上与古本草和古方剂中确认的天花粉治疗诸热的功能相吻合。历代本草学记载天花粉解毒排脓,治痈疡、乳痈、发背、痔瘘疮疖,古代含天花粉复方治疗痈疽疮疡的数量达166首,《药典》确定天花粉"消肿排脓"功能,基本上保留了古本草和古方剂中确认的天花粉"消肿排脓"的功能。

2. 天花粉功用古今差异部分考察分析

（1）稽古发隐

1）活血化瘀:自《本草经》记载天花粉"续绝伤",其后本草更有通月水、消仆损瘀血、消跌仆损伤瘀血的记载。体现在古代含天花粉复方中,则用于血瘕、积聚、伤折疼痛、金刃所伤、疮肿伤折、闪肭、接骨、从高坠下、坠车落马、月水不通、催生等。这些病症均与瘀血阻滞有关,据以推测天花粉或有活血化瘀功能。《药典》对此不曾收载。

2）利湿退黄:《别录》最早记载天花粉除"八疸,身面黄",《逢原》以其"祛酒瘅湿黄",传承了这一功用。古代含天花粉复方用于黄疸、热病发黄、风疸、酒疸、诸黄、胃疸、急黄、时气发黄、诸疸、阴黄、女劳疸等35首,说明天花粉具有利湿退黄的功能。

3）宁心安神:《日华子》以天花粉治疗"热狂",后世本草补充宁心、泻肝郁功能。古代含天花粉复方用于伤寒百合、癫、心胸烦热、虚劳烦热、心烦热、虚劳不得眠、伤寒发狂之类心神不安病症。由此推测,天花粉或有宁心安神功能。

4）凉血止血:历代本草学并无天花粉止血的直接记载。《滇南》只在众多功用中提到"治咳嗽带血",显然不能据此确认天花粉治疗出血性疾患。不过,古代含天花粉复方的适应病症则明显不同,用于肠风下血、脏毒下血、吐血口干、吐血、虚劳咳唾脓血、大便血、伤寒吐血等共计 25 方,提示天花粉或有凉血止血作用。《药典》未曾收录这一功能。

5)平肝息风:客观地说,历代本草学并无天花粉治疗肝风内动之类病症。但可注意到,古代含天花粉复方用于中风、中风身体不遂、口眼㖞斜、风瘫痪等,共有 19 方,提示天花粉或有平肝息风的功能。这一功能《药典》同样未予收载。

(2)疑问

《别录》言天花粉"主通月水",《日华子》称其"消仆损瘀血",《滇南》补充"消跌仆损伤瘀血",这说明历代本草肯定天花粉活血化瘀功效,而古代方剂中记载天花粉治疗肠风下血、脏毒下血、吐血、大便血、伤寒吐血等出血病症共 25 首,若此,天花粉是否具有既可活血又能止血的双向调节作用?

3. 天花粉潜在功能现代研究和应用考察

通过比较可以看出,天花粉古今功用差异较大。古代应用广泛但国家《药典》和统编教材《中药学》没有收载的情况比较突出。从历代本草记载和古代方剂应用,可以归纳出天花粉活血化瘀、平肝息风、凉血止血、祛痰止咳和利湿退黄等潜在功能,尽管尚未得到国家《药典》认可,但现代实验研究和临床应用却提供了认证这些功能的重要渠道和信息。

(1)天花粉活血化瘀的临床研究

相关实验证实,天花粉含有多量淀粉及皂苷,并含有一种叫天花粉蛋白的蛋白质,其活血化瘀的作用正是通过天花粉蛋白来实现的[1]。在治疗糖尿病合并血管并发症时,重用天花粉水煎剂可明显缓解患者症状。因天花粉属蔓藤科植物之根,具有蔓藤之性,善通行经络,据以治疗经络闭阻症状,颇多效验[2]。

(2)天花粉平肝息风的实验研究

研究发现[3],天花粉能减轻缺血再灌注后大鼠高同型半胱氨酸血症的程度,其改善脑缺血再灌注的机制可能和细胞周期蛋白 A 有关。进一步研究证实,天花粉可减轻大鼠脑缺血再灌注后神经细胞凋亡,减少细胞周期蛋白表达[4]。

(3)天花粉凉血止血的实验研究

天花粉的止血机制可能与其化学成分凝血素有关,天花粉凝血素是一种半乳糖特异性的植物凝血素,是有两种异构体的糖蛋白,分子量分别为 30 000 和 32 000[5]。临床报道[6],天花粉治疗月经淋漓不尽有明显效果,其发挥主要作用的是天花粉蛋白,此蛋白可使血浆凝血蛋白回升。

(4)天花粉利湿退黄的研究

杨媛指出[7],其在临床上运用以天花粉为君药的复方治疗黄疸型肝炎疗效确切,且进一步指出天花粉的用量在 50~100g 时效果显著。

❖ **参考文献**

[1]李永丰.天花粉有化瘀之功[J].浙江中医杂志,2001,36(5):220.

[2]李公文.天花粉有通经活络之效[J].中医杂志,2006,47(9):653.

［3］陈威,王红,张思为.天花粉对脑缺血再灌注大鼠高同型半胱氨酸血症的影响［J］.中国中医急症,
 2011,20(2):275-277.

［4］陈威,张思为,王红.天花粉对脑缺血再灌注大鼠细胞凋亡的影响［J］.现代中西医结合杂志,2011,20
 (15):1844-1845.

［5］戴良图,张华,王晨曦.天花粉蛋白治疗异位妊娠的临床应用及不良反应分析［J］.海军医学杂志,
 2013,34(5):321-324.

［6］张静,姚东云,刘清涛,等.祁天花粉化学成分及药理作用研究［J］.科技视界,2014,24(2):33-34.

［7］杨媛.天花粉善治黄疸［J］.中医杂志,2006,47(9):651.

第6节 天 南 星

一、天南星历代本草学功能考察分析

天南星,《本草经》原以虎掌相称,列为下品。"主心痛,寒热,结气,积聚,伏梁,伤筋痿
拘缓,利水道",侧重攻邪散结。《别录》补充"除阴下湿,风眩"。《拾遗》"主金疮,伤折,瘀血",
用于跌仆损伤。《药性论》则"治风眩目转,主疝瘕肠痛,主伤寒时疾,强阴"。《日华子》"主
蛇虫咬,疥癣恶疮",增解毒止痒之用。《开宝》新增"主中风,除痰,麻痹,下气,破坚积,消痈
肿,利胸膈,散血堕胎"之功。

金元时期以来,在梳理和继承天南星传统功能基础上,仍有一定发挥。《法象》补"治形
寒饮冷伤肺,风寒咳嗽"。《药性赋》认为"其用有二:坠中风不省之痰毒;主破伤如尸之身强",
强调其祛风化痰止痉功用。《纲目》概括天南星能治风散血、胜湿除涎,"故能攻积拔肿,而
治口㖞舌糜"。至此,本草学记载主治功能大体臻于完善。

综合诸家本草,天南星功能主要有10种:止痛、破坚散结、祛风除湿、解毒消肿、燥湿化
痰、平肝息风、止痉、活血疗伤、止痒、止咳(见表6-1)。此外,因历代本草偶见记载,且与其
他功用缺乏明确或潜在的关联性,故天南星用于脑动、开胸中、除喉痹、治大便燥结等,未被
归纳进来。

表6-1 天南星历代本草学功用分类汇总

功能	出处
止痛	1. 心痛(《本草经》);2. 主疝瘕肠痛(《药性论》);3. 支痛里急(《乘雅》);4. 治妇人头风攻目作痛(《逢原》)
破坚散结	1. 寒热结气、积聚、伏梁(《本草经》);2. 攻坚积(《景岳》);3. 攻积拔肿(《纲目》)

功能	出处
祛风除湿	1. 伤筋痿拘缓(《本草经》);2. 能胜湿(《纲目》)
解毒消肿	1. 主蛇虫咬、恶疮(《日华子》);2. 伤寒时疾(《药性论》);3. 消痈肿(《开宝》);4. 拔肿(《备要》)
燥湿化痰	1. 除痰(《开宝》);2. 胜湿除涎(《纲目》)
平肝息风	1. 风眩(《别录》);2. 中风,麻痹(《开宝》);3. 坠中风不省之痰毒(《药性赋》);4. 治口喝(《纲目》)
止痉	1. 主破伤如尸之身强(《药鉴》);2. 诸暴强直,筋缩软戾(《乘雅》);3. 主中风牙关紧闭(《药性解》)
活血疗伤	1. 主金疮、伤折、瘀血(《拾遗》);2. 散血(《纲目》);3. 散血堕胎(《药性解》);4. 散血堕胎(《景岳》);5. 散血(《备要》)
止痒	疥癣(《日华子》)
止咳	风寒咳嗽(《法象》)

二、天南星古代方剂配伍应用规律考察分析

1. 含天南星复方治疗病症分类

以天南星、虎掌为关键词,借助数据库检索,查得含天南星复方 1 313 首,用于 326 种病症。对含天南星复方所治病症相同或相近者进行归类,保留归类后配伍频次≥5 次者,总计归类为 27 种,另有少数病症,因数量少且分类不详,没有纳入统计范围。主要病症与代表方剂列举如下(见表 6-2)。

表 6-2　含天南星复方所治常见病症归类和代表方剂

病症	病症归类	代表方剂
痉病	一切惊风、破伤风、急惊风、急风、慢惊风、急慢惊风、胎风、惊风、风惊、中风口噤、中风痉病、风口噤、中风角弓反张、惊热、肌肉眴动、风脚弓反张、脐风撮口、夹惊伤寒、风痉	1. 白散子(《普济方》):牡蛎三两,天南星、白僵蚕、龙骨各一分;2. 清心散(《仁存方》):牛黄、钩藤、蝎梢、天南星各半两,朱砂、麝香各一钱
中风	诸风、中风、风瘫痪、卒中风、中风半身不遂、风口眼喝斜、风偏枯、慢脾风、心中风、中风四肢拘挛不得屈伸、风弹曳、中风舌强不语、肝中风、风不仁、中风百节疼痛、中风身体不遂、中风失音不语、脾中风、中风失音不能语、偏风、中风偏枯、风痱、中风筋脉挛急、中风四肢拘挛、中风不随、金疮中风水及痉、肺中风、中风口喝斜僻	1. 青州白丸子(《局方》):半夏七两、天南星三两、白附子二两、川乌头半两;2. 三倍汤(《普济方》):防风、天南星各二两,甘草一两
痰饮	风痰、一切痰饮、痰嗽、热痰、痰实、膈痰结食、寒痰、痰饮、痰厥、留饮、痰饮食不消	1. 星砂丸(《百一选方》):天南星四两,香附二两,高良姜、砂仁各一两,生

病症	病症归类	代表方剂
痰饮		姜汁适量;2. 南星半夏丸(《经效济世方》):天南星、半夏、天麻、人参、白附子等分,生姜适量
诸痛	膈痰风厥头痛、首风、风头痛、风走注疼痛、伤寒头痛、头痛、游肿赤痛、风身体疼痛、脑风、风眩头痛、偏正头痛、眼眉骨及头痛、风腰脚疼痛、鼻痛、风入腹拘急切痛、伤寒后腰脚疼痛、肝风筋脉抽掣疼痛、耳疼痛、伤寒身体疼痛、咽喉肿痛、齿风肿痛、偏头痛、小肠气	1. 天南星丸(《普济方》):天南星、白附子、半夏各一两,木香一分;2. 天香散(《圣惠方》):天南星、半夏、川乌尖、白芷等分
癫痫	一切痫、惊痫、痫、风痫、癫痫、食痫、痫瘁不能语	1. 神效丹(《普济方》):皂角、半夏各四两,天南星、白矾灰、黑牵牛各二两;2. 天南星丸(《普济方》):天南星四两、半夏二两、薄荷叶适量
咳嗽	诸咳嗽、痰嗽、喘嗽、久嗽、咳嗽咽喉作呀呷声、热嗽、冷嗽、五脏诸嗽、伤风咳嗽、咳嗽、咳逆上气	1. 化痰丸(《普济方》):天南星、生姜各一两,半夏、枯矾各一两半;2. 玉液汤(《保命集方》):天南星一两、半夏一两
疮疡	疮疡、诸疔疮、口疮、一切恶疮、疮肿伤折、下注疮、血风走注、肺脏风毒生疮、杖疮、疖、瘰疬结核、风毒瘰疬、瘰疬、诸疮肿、目内生疮、热疮、白秃疮、疮疹后余毒、妊娠诸疮、头面身体生疮、诸疮、口舌疮、疮疹已出未出、身体风毒疮、头疮、诸疮生肌肉、内外诸疾	1. 金粉散(《普济方》):黄柏、天南星、酽醋等分;2. 通圣散(《圣济总录》):谷精草、天南星、贯众、黄柏各一分,麝香半钱
痈疽	诸痈疽、诸痈、诸发、乳痈、发背、便痈、久痈、肺痈、虚劳咳唾脓血、痈疮、诸疽、瘭疽、附骨疽、缓疽、毒肿、丹毒、热肿、风毒、热毒风	万灵散(《普济方》):石膏、天南星、赤小豆、草乌头各半两,乳香四钱,白蜜适量
痹病	风湿痹、历节风、著痹、风湿痹身体手足不遂、中湿、风痹、风痹手足不遂、肾脏风毒流注腰脚、诸痹、皮痹、肌痹	趁痛丸(《仁存方》):川乌头三两,天南星、熟地黄、半夏曲、白僵蚕、乌药各二两
打仆损伤	接骨、打仆损伤、颠仆伤折、金刃所伤、金疮、闪肭、伤折风肿、金刃伤中筋骨、伤折疼痛、诸骨蹉跌、诸伤折	1. 敷药(《普济方》):天南星、黄柏、赤小豆等分,生姜汁适量;2. 天南星贴方(《圣济总录》):天南星一两、黄柏半两、生姜汁适量

2. 含天南星复方治疗病症分类构成分析

将含天南星复方所治前27类病症予以列表(见表6-3)。由表6-3可以看出,含天南星复方治疗痉病(包括惊风、破伤风)和中风者分列第1、2位,如果包括癫痫,总计达593方。所治痰饮,包含病症较多,既有广义之痰所致,也有狭义之痰所为。以上4种病症均与风、痰有关。其中干预狭义之痰者,又与咳嗽有关,含天南星复方用于咳嗽58方,体现其化痰止咳之功。疼痛和痹病相关,两者用方121首,也占较大比重。此外,用于疮疡、痈疽、伤寒、诸热等,则属热毒、外感邪气为患;而治疗打仆损伤、癥瘕积聚多为瘀血所致。由此构成了含天南星复方的主治疾病,体现了天南星配伍后的功能取向。

表 6-3　古代含天南星复方治疗病症一览表

病症	方数	病症	方数	病症	方数	病症	方数
痉病	289	痈疽	45	脚气	18	喉痹	7
中风	249	痹病	31	疥癣瘙痒	15	痔疮	6
痰饮	133	伤寒	34	惊悸	15	眩晕	6
诸痛	90	呕吐	30	虚损	14	出血	6
咳嗽	58	打仆损伤	29	疳疾	11	霍乱	5
癫痫	55	诸热	27	水肿	8	哮喘	5
疮疡	55	癥瘕积聚	19	虫兽咬伤	7		

三、天南星古今功能比较分析

1. 天南星古今功用一致性考察分析

总体说来,历代本草围绕《本草经》主"结气、积聚、伏梁、伤筋痿拘缓",《别录》用治"风眩",《开宝》"主中风,除痰,麻痹,下气,破坚积"之功,不断充实完善。古代含天南星复方所治病症中,排在前 5 位的痉病、中风、痰饮、诸痛、咳嗽等,充分体现了这些功用。《药典》确定天南星"燥湿化痰,祛风止痉,散结消肿"功能,用于"顽痰咳嗽,风痰眩晕,中风痰壅,口眼喎斜,半身不遂,癫痫,惊风,破伤风",外用治"痈肿,蛇虫咬伤",大体继承了历代本草的主流功能。

2. 天南星功用古今差异部分考察分析

（1）稽古发隐

1）止痛:《本草经》最早提出天南星治疗"心痛",《药性论》记载"主疝瘕肠痛",《乘雅》主"支痛里急",《逢原》则治"妇人头风攻目作痛"。古代含天南星复方治疗疼痛 90 方。由此可见,古代本草所论与方书所用基本相吻合,然而《药典》却未予收录。

2）活血化瘀:在历代本草学中,有天南星"主金疮,伤折,瘀血""治仆损瘀血""散血堕胎""散跌仆即凝瘀血"等记载。古代含天南星复方 29 首用于打仆损伤、19 首治疗癥瘕积聚等病症,说明天南星活血化瘀功能得到古代医家的普遍认可,《药典》同样未能收录这一功能。

3）解毒消肿:多部本草记载天南星能治蛇虫咬、消痈肿、拔肿;《崇原》云其能"清热"。数据库中有 100 首含天南星复方治疗疮疡、痈疽,34 首用于伤寒,27 首治疗诸热,据此推测天南星具有解毒消肿的潜在功能,而《药典》却未论及这一作用。

4）祛风除湿:《本草经》以天南星疗"伤筋痿拘缓"。《纲目》称天南星能治风散血、胜湿,但未明确具体病症。古代含天南星复方治疗痹病用方 31 首,故可推测天南星有祛风除湿功能,但《药典》未能收录。

5)宁心安神:古代含天南星复方中治惊悸(包括风惊邪、心虚、惊悸、风惊悸、风狂、热病发狂、风恍惚)15首,据以推测天南星或有宁心安神的功能,《药典》对此未能予以认同。

6)止痒:《日华子》明确天南星主"疥癣",《药性解》亦有"捣敷疥疮"记载。古代含天南星复方所治疥癣瘙痒病症15首,提示天南星或有止痒功能。

(2)疑问

《开宝》确认天南星"主中风除痰";《药性赋》则"坠中风不省之痰毒",两书所说之痰,大体属于广义之痰。古代含天南星复方大量用于痰饮,当属治疗狭义之痰;而用于痉病、中风、癫痫所见之痰,当属风痰、痰蒙心窍的广义之痰。《药典》确定天南星的主要功能为"燥湿化痰",所化之"痰"实际包括了狭义和广义两个方面。因未做出明确说明,可能引起一定程度的误解。

3. 天南星潜在功能的临床应用和现代研究

通过比较可以看出,天南星古今功能差异较大。古代与现代比较,应用颇为广泛,《药典》没有收载的情况比较突出。从历代本草记载和古代方书应用进行考察,可以归纳出天南星止痛、活血化瘀、解毒消肿、祛风除湿、宁心安神、止痒等潜在功能。尽管尚未得到国家《药典》认可,但天南星的现代实验研究和临床应用却提供了认证这些功能的重要渠道和依据。

(1)天南星"止痛"的实验研究和临床应用

天南星复方三生注射液镇静、镇痛作用明显,镇痛强度小于吗啡,但作用持久,并对戊巴比妥钠的催眠有协同作用[1]。研究发现[2],天南星制品有较好的镇痛效果,但毒性也大,镇痛机制可能与天南星的毒性作用有关。依据天南星消肿散结、解痉止痛的特点,临床上配伍治疗头痛、胸腹痛、癌痛、肢体关节痛、跌打肿痛、咽喉肿痛和牙痛[3],且可用于麻醉[4]。

(2)天南星"活血化瘀"的实验研究

天南星炮制品的水煎液均有促凝血作用,而水浸液则具有抗凝血作用[5]。天南星还能治疗冠心病[6]。掌叶半夏碱乙能抑制腺苷二磷酸(adenosine diphosphate,ADP)和胶原引起的血小板聚集作用,也可抑制Chandler法形成的体外血栓,延长血小板聚集、血栓形成及纤维蛋白栓形成的时间,对离体动物(猫、狗、大鼠)具有明显的扩张血管、降低系统血管阻力、扩张冠脉血管不增加耗氧量的作用[7]。凝血实验表明,天南星炮制品的水浸液有延长小鼠凝血时间的显著作用[5]。

(3)天南星"解毒消肿"的实验研究和临床应用

天南星生药和饮片的各提取物对11种供试菌均有抑菌作用,其中乙酸乙酯部位抑菌活性最强,天南星生药和饮片的各提取物具有较好的抑菌作用[8]。天南星醇提物的乙酸乙酯萃取物对一些革兰氏阴性菌和革兰氏阳性菌都有明显抑制作用,对鸡大肠埃希菌和猪大肠埃希菌抑制作用更强。其提取物能使大肠埃希菌的菌体结构遭到破坏,菌体缢缩变形,细胞质固缩,导致质壁分离,并随药物作用时间增长,细胞质解体出现空腔,部分细胞壁缺失,细胞膜破裂,成为颗粒状残体而死亡。作用机制可能是抑制细菌细胞分裂,抑菌活性成分可能为皂苷类物质[9]。生南星外敷治疗皮肤感染,效果较好[10]。用陈醋磨天南星取汁擦涂阳证热性外疡,凡属红肿高大、疼痛剧烈、皮薄光亮者,均宜用此方治疗[11]。

（4）天南星"祛风除湿"的实验研究和临床应用

大剂量制天南星治疗兔膝骨关节炎能降低关节液中白细胞介素−1的含量,减轻滑膜炎症,对软骨的退变有一定的延缓趋势[12]。天南星块茎醇提取物、乙酸乙酯提取物,天南星果实石油醚提取物均能明显抑制二甲苯致小鼠耳郭肿胀度,减轻小鼠棉球肉芽肿,且能明显降低小鼠毛细血管通透性。天南星上述提取物具有明显的抗炎作用,其抗炎作用可能与降低血管通透性有关[13]。采用辨证与辨病诊治相结合,对关节肿大、变形、疼痛剧烈者,重用制天南星（30~50g）亦常能取效[12]。对88例类风湿关节炎寒湿痹证患者给予复方南星止痛膏治疗[14],可明显改善关节疼痛症状,具有起效快、作用强、持续时间久的特点,同时对关节肿胀、行动不利、遇寒加重症状具有一定缓解作用。并能改善寒湿瘀阻型膝关节骨性关节炎伴滑膜炎疼痛症状,对关节肿胀、功能障碍有明显治疗作用,远期疗效确切[15]。

（5）天南星"宁心安神"的实验研究

虎掌南星对小鼠有镇静催眠作用,生、制品均能抑制小鼠自主活动。其可明显增加戊巴比妥钠阈下催眠剂量的入睡动物数,能明显延长戊巴比妥钠小鼠睡眠时间[16]。天南星煎剂对家兔、大鼠腹腔注射均有明显的镇静作用[17]。

（6）天南星"止痒"的临床应用

临床用陈醋浸生天南星,外擦治疗疥疮100例,86例临床痊愈[18]。

4. 天南星潜在功用在名老中医经验中的应用

止痛:久痛多瘀,则以蜈蚣、全蝎、水蛭、僵蚕、天南星、白芥子等为首选药物。其中天南星之功,甚值一提:生天南星苦辛温有毒,制则毒减,能燥湿化痰,祛风定惊,消肿散结,专走经络,善止骨痛,对各种骨关节疼痛具有佳效。又有前贤指出南星专止骨痛,其用量制南星可用15~30g[19]。

❖ **参考文献**

［1］汤建华,任雁林,刘克勤,等.天南星药理作用和临床应用研究概况[J].陕西中医,2010,31（4）:478–479.

［2］刘纯,石莉萍,焦淑萍.天南星及炮制品镇痛作用与毒性相关性的实验观察[J].北华大学学报,2001,2（6）:495–496.

［3］唐迎雪,潘小珺.天南星止痛古今应用[J].中华当代医学,2004,2（5）:32–33.

［4］钟凌云,吴皓.天南星科植物中黏膜刺激性成分的研究现状与分析[J].中国中药杂志,2006,18（9）:1561–1563.

［5］杨中林,朱谧,顾萱.天南星各种炮制品的药效学初步研究[J].中国药科大学学报,1998,29（5）:3–5.

［6］张庆生,张新娜,王春妮,等.强力消炎胶囊临床187例疗效观察[J].中成药研究,1986（6）:21–22.

［7］秦文娟,王蜀鑫,范志同,等.掌叶半夏化学成分的研究（Ⅱ）[J].中草药,1983,14（10）:11–13.

［8］李杨,罗廷顺,代欣桃,等.天南星提取物的抑菌作用研究[J].大理学院学报,2014,13（2）:9–11.

［9］王关林,蒋丹,方宏筠.天南星的抑菌作用及其机理研究［J］.畜牧兽医学报,2004,35(3):280.

［10］王光宇,马玉言.生南星、生半夏外用疗效观察［J］.赤脚医生杂志,1977(8):19.

［11］丁惠民."陈醋磨天南星"取法治阳证热性外疡的疗法［J］.中医杂志,1958(5):348.

［12］刘艳平,李晓成,李引刚.制天南星对兔膝骨关节炎关节液IL-1和关节滑膜的影响［J］.河南中医,2013,33(8):1253-1255.

［13］李杨,陆倩,钱金栿.天南星提取物的抗炎作用及机制研究［J］.大理学院学报,2013,12(9):14-16.

［14］吴军豪,李浩刚,陈永强,等.复方南星止痛膏治疗类风湿性关节炎88例临床研究［J］.新中医,2010,42(10):55-57.

［15］莫建强.寒湿淤阻型膝关节炎伴滑膜炎82例疗效观察［J］.现代医药卫生,2012,28(24):3702,3705.

［16］毛淑杰,吴连英,程丽萍.天南星(虎掌南星)生、制品镇静抗惊厥作用比较研究［J］.中国中药杂志,1994,19(4):218-220,256.

［17］于强,于洋.天南星化学成分和药理作用研究概况［J］.中医药信息,2007,24(5):26-28.

［18］邹泽春.陈醋浸生天南星治疗疥疮［J］.湖北中医杂志,2001,23(3):31.

［19］朱步先,朱胜华,蒋熙,等.朱良春用药经验集［M］.长沙:湖南科学技术出版社,2007.

第7节 木 香

一、木香历代本草学功能主治考察分析

木香,为《本草经》草部上品,"主邪气,辟毒疫温鬼,强志,主淋露。久服不梦寤魇寐",侧重避秽祛邪。《别录》以其"疗气劣,肌中偏寒,主气不足,消毒,杀鬼精物、温疟、蛊毒",为"行药之精"。《集注》则称"以疗毒肿,消恶气有验"。《药性论》多有增益,"治女人血气刺心,心痛不可忍""治九种心痛,积年冷气,痃癖,癥块,胀痛,逐诸壅气上冲,烦闷。治霍乱吐泻,心腹疞刺"。《日华子》补充"治心腹一切气,止泻、霍乱、痢疾,安胎,健脾消食,疗羸劣,膀胱冷痛,呕逆反胃"。《逢原》确认木香生用理气,煨熟止泻。

综合诸家本草,木香功用概括为行气、止痛、健脾消食、止呕、补气、止泄痢、安胎、截疟、镇静安神(见表7-1)。

表7-1 木香历代本草学功用分类汇总

功能	出处
行气	1. 行药之精(《别录》);2. 导一切气、心腹一切气(《日华子》);3. 逐诸壅气上冲(《药性论》)

功能	出处
止痛	1. 痞痛、胁风痛、九种心痛(《别录》);2. 痃癖癥块胀痛(《日华子》);3. 止心腹胁气痛(《景岳》)
健脾消食	健脾消食(《日华子》)
止呕	霍乱吐泻、呕逆反胃(《日华子》)
补气	气劣、气不足(《别录》)
止泄痢	霍乱吐泻、止泻、痢疾(《日华子》)
安胎	安胎(《景岳》)
截疟	温疟(《别录》)
镇静安神	辟毒疫温鬼(《本草经》)

二、木香古代方剂配伍应用规律考察分析

1. 含木香复方治疗病症分类

以木香为关键词,在整个数据库检索,得含木香复方4 649首,用于923种病症。总计归类32种,余下疾病均属散在,趋势不明显,故不再分类。主要病症与代表方剂列举如下(见表7-2)。

表7-2　含木香复方所治常见病症归类和代表方剂

病症	病症归类	代表方剂
一切气	一切气、五膈、心腹胀满、脚气心腹胀满、脾气虚腹胀满、虚劳心腹痞满、伤寒心腹痞满、三焦胀、膈噎	塌气丸(《医方集成》):胡椒一两、木香一钱、蝎尾半两
疼痛	心腹痛、血气心腹疼痛、小肠气、胸痛、腰脚疼痛、身体疼痛、头痛、血风体痛	枳壳丸(《普济方》):枳壳二两、木香一两
脾胃虚弱	脾胃虚冷水谷不化、脾胃不和、脾脏冷气攻心腹疼痛、脾胃不和不能饮食	君朴丸(《全婴方》):使君子、厚朴、黄连各一两,木香三钱
下痢	下痢、诸痢、下赤痢白痢、泄痢、冷痢、一切痢、血痢、气痢、冷热痢	白术散(《普济方》):白术、木香、丁香、陈皮各一分,麦冬三分
呕吐	吐利、呕吐、霍乱、胃反、脾胃气虚弱呕吐不下食、霍乱吐利、呕哕、膈气呕吐酸水	白术丸(《普济方》):白术、木香、丁香、肉豆蔻、黄连等分
疮疡	疮疡、诸痈疽、发背、毒肿、一切恶疮、久痛、下注疮	生肌长肉膏(《普济方》):清油十两,龙骨二两,木香、槟榔、黄连各三分
诸肿	水肿、水气、气肿、皮水	胡椒宣气丸(《普济方》):厚朴、羌活、木香、菌头萝子各一两,藿香半两

病症	病症归类	代表方剂
中风	中风、卒中风、中风半身不遂、肺中风、肝中风	蝎附散（《危氏方》）：全蝎七个、附子二钱，天南星、白附子、木香各一钱
咳嗽	痰实、喘嗽、咳嗽上气、支饮	防己丸（《宣明论方》）：防己、木香各二钱，杏仁三钱
脚气	江东岭南瘴毒脚气、干湿脚气、脚气冲心、一切脚气、脚气缓弱、伤寒后脚气	威灵丸（《普济方》）：威灵仙、枳壳、槟榔、木香各一两
便秘	大便秘涩不通、风秘、大便不通、脚气大小便不通、大小便秘涩、大肠实	木香丸（《圣惠方》）：木香、枳壳、诃黎勒皮各三两，大黄、牵牛子各四两
泄泻	诸泻、濡泻、洞泄注下、水泻	附子散（《普济方》）：附子、木香各半两
骨蒸	骨蒸、劳瘵、传尸复连殗殜、尸疰、骨热	四神汤（《普济方》）：木香、人参、茯苓、附子等分
安胎	胎寒、安胎、半产、漏胎	当归散（《傅氏活婴方》）：当归、桂心各一钱，甘草半钱，木香二钱，茯苓三钱
痰饮	一切痰饮、留饮、虚劳痰饮	沉香堕痰丸（《御药院方》）：木香、沉香各二钱，槟榔二枚，半夏曲二两，陈皮二钱半
诸热	风热、伤寒汗后余热不除、潮热、肺脏壅热、三焦实热	木香散（《圣惠方》）：木香、薄荷各一分，豆豉一合，葱白二个，麻黄半两

2. 含木香复方治疗病症分类构成分析

现将含木香复方分布于 32 类病症的构成情况列表（见表 7-3）。可以确认，含木香复方用于气滞最为普遍，总计达 764 方，以心腹胀满最为多见，属脾胃病变。另用于脾胃虚弱、下痢、便秘、泄泻等，说明木香侧重治疗脾胃疾病。此外，配伍用于积聚、虚劳、疼痛也相当普遍，并治疗疮疡、水肿、中风、咳嗽、脚气、骨蒸、月水不调、安胎等病症。

表 7-3　古代含木香复方治疗病症一览表

病症	方数	病症	方数	病症	方数	病症	方数
一切气	764	诸肿	137	安胎	55	淋沥	27
积聚	721	中风	129	痰饮	54	诸痔	27
虚劳	504	咳嗽	119	诸热	52	诸虫	24
疼痛	502	脚气	109	伤寒	48	诸血	22
脾胃虚弱	431	便秘	93	瘰疬	41	神志不安	16
下痢	258	泄泻	78	打仆损伤	31	消渴	14
呕吐	220	骨蒸	67	解毒	30	黄疸	9
疮疡	200	月水不调	64	诸疰	29	带下	8

三、木香古今功用比较分析

1. 木香古今功用一致性考察分析

古本草所记木香治心腹一切气、积年冷气、痃癖癥块、胀痛、逐诸壅气上冲烦闷、除肺中滞气、通壅气、导一切气、升降诸气等,体现了木香的行气功用。所记治九种心痛、胀痛、膀胱冷痛、女人血气刺心痛不可忍等,体现木香的止痛功用。以其止泻、治霍乱、痢疾,说明其善于止泻。用于虚劳、脾胃虚弱等,说明木香有健脾快胃作用。由此构成了《药典》所记木香"行气止痛,健脾消食"的总体功能,与《药典》用于"脘腹胀痛,泻痢后重,食积不消,不思饮食"诸病症的记载完全吻合。

2. 木香功用古今差异部分考察分析

（1）稽古发隐

1）止呕:《药性论》记载木香治霍乱吐泻。《日华子》取治呕逆反胃。古代含木香复方则用于吐利、呕吐、霍乱、胃反、脾胃气虚弱呕吐不下食、霍乱吐利、呕哕,古代本草所论与方书所用基本吻合,《药典》则未能收录木香止呕功能。

2）利水消肿:历代本草并无木香利水消肿的相关记载,古代含木香复方治疗诸肿、水肿、产后血风血虚浮肿、脚气肿满、血分水分肿满、水气、水气遍身肿满、乳石发浮肿、十水等不同类型水肿,提示木香有利水消肿功能,遗憾的是,这一功能同样未能得到《药典》的认同。

3）止咳:历代本草未曾论及木香有止咳之功,古代含木香复方却治疗喘嗽、咳嗽、咳逆上气、虚劳咳嗽、五脏诸嗽、诸咳嗽、咳嗽喘急、咳逆、久嗽、上气喘急、气嗽、咳嗽上气、痰嗽、伤寒咳逆、水肿咳逆上气、上气等多种咳嗽,提示木香有止咳功能,这一功能亦未能得到《药典》的认同。

（2）疑问

把止呕、利水消肿视为木香的潜在功能,或可认为此乃木香"行气止痛,健脾消食"的应有之义。亦即,木香可通过行气调中而止呕。不过,含木香古方用治呕吐、霍乱、胃反、脾胃气虚弱呕吐不下食等各类呕吐,单用行气调中很难解释清楚;或可认为木香健脾,既能消化食物,又能运化水湿,进而间接产生利水消肿功能,然从古代含木香复方治疗诸肿、水气、湿肿、皮水、脚气肿满、水气遍身肿满等不同类型的水肿,同样不能归结为木香健脾产生的间接调节作用。对此均有待验证。

3. 木香潜在功能现代研究和应用考察

（1）木香"止呕"的临床应用和实验研究

应用含木香复方[1]治疗顽固性呃逆23例,痊愈14例,好转7例,无效2例。说明木香的确能够降逆止呕。以生木香治疗手术后麻痹性肠梗阻32例,结果全部治愈,腹部膨胀、疼痛及呕吐消失,肠鸣音恢复[2]。应用在体动物实验,观察不同剂量的木香煎剂对胃肠运动的影响,结果表明,不同剂量的木香煎剂对胃排空及肠推进均有促进作用。木香可能通过促进胃排空和肠蠕动发挥止呕作用[3]。

（2）木香"止咳"的实验研究

实验研究表明[4]，木香水提液、醇提液、挥发油、生物碱对豚鼠的气管、支气管收缩有对抗作用，对麻醉犬呼吸有一定的抑制作用，腹腔注射内酯或去内酯挥发油对吸收致死量组胺或乙酰胆碱气雾剂鼠有保护作用，可延长致喘潜伏期，降低死亡率，表明其能直接扩张支气管平滑肌，与罂粟碱作用相似，说明古代用木香止咳确有道理。

现代实验和临床研究已经证明，木香、木香提取物和木香复方具有止咳、止呕等功能，为当今临床扩大应用到相关病症提供了比较充分的文献、理论、实验或临床依据。至于木香利水消肿等功能，尚待临床和实验研究予以证实。

❖　**参考文献**

［1］容兆宇.木香顺气散治疗顽固性呃逆23例［J］.河南中医，1999，19（5）：52.

［2］林金伟.生木香治疗麻痹性肠梗阻32例［J］.浙江中医学院学报，1996，20（3）：171.

［3］朱金照，冷恩仁，陈东风.木香对大鼠胃肠运动的影响及其机制探讨［J］.中国中西医结合脾胃杂志，2000，8（4）：236-238.

［4］王本祥.现代中药药理学［M］.天津：天津科学技术出版社，1997：655.

第8节　五　味　子

一、五味子历代本草学功能主治考察分析

五味子，收为《本草经》草部上品，其"主益气，咳逆上气，劳伤羸瘦，补不足，强阴，益男子精"。《别录》以其"养五脏，除热，生阴中肌"。《药性论》增补"治中下气，止呕逆，补诸虚劳，令人体悦泽，除热气，病人虚而有气兼嗽加用之"。《日华子》大幅扩大应用范围，主"明目，暖水脏，治风下气，消食、霍乱转筋、痃癖、贲豚、冷气、消水肿，反胃，心腹气胀，止渴，除烦热，解酒毒，壮筋骨"。《药性赋》总结其用有四：滋肾经不足之水，收肺气耗散之金，除烦热生津止渴，补虚劳益气强阴。《纲目》指出，五味子入补药熟用，入嗽药生用。《景岳》云其"整用者用其酸，生津解渴，止泻除烦"。《备要》首次提出涩精，敛汗。《参西录》新增治消渴小便频数，或饮一溲一，或饮一溲二。多从补益、收敛固涩而立论。

综合诸家本草，提炼出五味子功能，包括补虚、敛肺止咳、生津止渴、止汗、止泻、涩精、除热、解酒毒、止呕、利水消肿、明目和壮阳益精等（见表8-1）。

表 8-1　五味子历代本草学功用分类汇总

功能	出处
补虚	1. 劳伤羸瘦、补不足(《本草经》);2. 养五脏(《别录》);3. 暖水脏(《日华子》);4. 滋肾经不足之水、补虚劳益气(《药性赋》)
敛肺止咳	1. 咳逆上气(《本草经》);2. 宁嗽定喘、定喘止嗽(《备要》)
生津止渴	1. 止渴(《日华子》);2. 止烦渴、消渴(《经疏》)
止汗	1. 敛汗(《备要》);2. 敛阴阳之汗溢(《得配》)
止泻	泄泻(《景岳》)
涩精	涩精(《备要》)
除热	除烦热(《日华子》)
解酒毒	解酒毒(《日华子》)
止呕	1. 止呕逆(《药性论》);2. 反胃(《日华子》)
利水消肿	消水肿(《日华子》)
明目	明目(《日华子》)
壮阳益精	强阴、益男子精(《本草经》)

二、五味子古代方剂配伍应用规律考察分析

1. 含五味子复方治疗病症分类

以五味子为关键词,在整个数据库检索,得含五味子复方 1 812 首,用于 540 种病症。总计归类为 20 种,余下的病症分布甚少,故不再分类。主要病症与代表方剂列举如下(见表 8-2)。

表 8-2　含五味子复方所治常见病症归类和代表方剂

病症	病症归类	代表方剂
虚损	肾虚、补益元阳、肺虚、肝虚、大肠虚、脾胃俱虚、补益诸虚、虚劳、三焦虚寒	1. 五味子丸(《指南方》):五味子、续断各二两,干地黄、鹿茸、附子各一两;2. 紫菀丸(《指南方》):紫菀、官桂、五味子等分
咳嗽	诸咳嗽、五脏诸嗽、咳嗽上气、咳逆上气、肺病咳嗽	七宝散(《普济方》):五味子、米壳、陈皮、甘草等分
疼痛	腰痛、身体腰脚疼痛、腹痛、偏正头痛、风湿痹、月水来腹痛	又方(《圣惠方》):杜仲半斤、五味子四两、天雄二两、生姜半两、羊肾二枚
视物不清	内障眼、目昏暗、目生花翳、目赤痛、暴赤眼、目青盲	菊青丸(《杨氏家藏方》):巴戟天一两、五味子三两、枸杞子四两、肉苁蓉二两、甘菊花五两
消渴	消渴、消中、虚热渴、伤寒烦渴	1. 双补丸(《仁存方》):五味子、菟丝子等分;2. 乌梅五味汤(《圣惠方》):乌梅肉、五味子、巴戟天、甘草、百药煎等分

病症	病症归类	代表方剂
喘嗽	喘促、喘嗽、咳嗽喘急、热病喘急	五味子散（《普济方》）：五味子、炙甘草、细辛、贝母各一两，麻黄二两
失血	唾血、血妄行、鼻衄、肠风下血、月水不断、吐血不止、咳嗽上气唾脓血	紫菀丸（《指南方》）：紫菀、五味子等分
遗泄不固	诸泻、泄痢、小便利多、小便遗失、肾虚漏浊遗精、伤寒虚汗不止、伤寒后虚羸盗汗、虚汗	五味子丸（《御药院方》）：五味子、蛇床子、菟丝子、远志、肉苁蓉各四两
中风	风偏枯、中风半身不遂、卒中风、风角弓反张、瘛病	安胃汤（《普济方》）：黄连、乌梅肉、甘草、五味子各半钱，炙甘草、升麻各三分
神志不安	虚劳不得眠、胆虚不得眠、时气烦躁、风惊悸、伤寒烦躁	人参汤（《御药院方》）：人参二两，酸枣仁五两，白术、陈皮、五味子、茯神各一两，桂心五钱
温病	瘟病、尸疰、五运时行民病	甘桂汤（《普济方》）：炙甘草、官桂、五味子、黄芩各一两，柴胡四两
诸热	诸热、三焦实热	五味汤（《普济方》）：柴胡四两，黄芩、赤茯苓、五味子各一两半，半夏一两
呕吐	上气呕吐、胃反、吐利、伤寒呕哕	橘皮五味子汤（《普济方》）：五味子、人参、陈皮、紫苏叶各一两
食积	膈气宿食不消、积聚宿食不消、留饮宿食	人参丸（《普济方》）：人参、白术、厚朴各半两，细辛、五味子各一分，陈皮一两
胎动不安	堕胎、半产、安胎、子烦	干地黄散（《圣惠方》）：熟地黄、炙甘草、麦冬、五味子、黄芩、桑寄生各一两
痈疽	痈内虚、久痈、诸痈疽、渴利后成痈疽、乳痈	内护排脓散（《危氏方》）：黄芪二两，白芷、五味子、人参各一两

2. 含五味子复方治疗病症分类构成分析

　　将含五味子复方分布于 20 类病症的构成情况列表（见表 8-3）。可以确认，五味子配伍在复方中用于虚损最为普遍，总计达 619 方。而治疗咳嗽和喘嗽的五味子复方共 366 首，占较大比重。治疗疼痛（包括神志不安）、视物不清和消渴者也常配伍五味子而为用。失血、遗泄属固涩失司，含五味子复方则可收敛固涩以取其效。此外，尚可用于伤寒、瘟病、诸热等外感病，以及中风、癥瘕等。

表 8-3　古代含五味子复方治疗病症一览表

病症	方数	病症	方数	病症	方数	病症	方数
虚损	619	视物不清	98	失血	50	神志不安	40
咳嗽	316	消渴	83	遗泄不固	44	伤寒	37
疼痛	99	喘嗽	50	中风	40	温病	30

病症	方数	病症	方数	病症	方数	病症	方数
诸热	18	食积	17	痈疽	14	月水不调	9
呕吐	18	胎动不安	14	淋秘	13	疮疡	9

三、五味子古今功用比较分析

1. 五味子古今功用一致性考察分析

总体说来,古今将五味子用于虚损得到普遍认可。历代本草学围绕《本草经》明确的"益气,劳伤羸瘦,补不足,强阴"不断充实具体病症,在养五脏基础上,续增补诸虚劳、壮筋骨等病症。古代含五味子复方则进一步推广应用到肾虚、肺虚、肝虚、大肠虚、脾胃俱虚、诸虚、虚劳、三焦虚寒等众多病症。《药典》确定五味子"收敛固涩,益气生津,补肾宁心",用于"久嗽虚喘,梦遗滑精,遗尿尿频,久泻不止,自汗,盗汗,津伤口渴,短气脉虚,内热消渴,心悸失眠",基本上因应了古本草和古方剂中确认的五味子治疗虚损的功能。各本草所述下气、敛汗、咳逆上气、宁嗽定喘、固精、强阴涩精与《药典》确定的五味子收敛固涩,用于久嗽虚喘、梦遗滑精、遗尿尿频、久泻不止、自汗、盗汗相照应。

2. 五味子功用古今差异部分考察分析

（1）稽古发隐

1）止痛:通过比较可以明显看出,虽然诸家本草没有记载五味子止痛功能,但在古代方剂中得到广泛应用。古代含五味子复方用于腰痛、肾脏虚冷气攻胁腹疼痛、身体腰脚疼痛、腰脚疼痛、腹痛、心腹痛、食治腰脚疼痛、腰胯疼痛、久腰痛、卒腰痛、腰痛强直不能俯仰、肾主腰痛、身体疼痛等99首,均以疼痛为干预对象,说明五味子"止痛"功能得到古代医家的普遍认可。而《药典》一部却未予收录。

2）明目:治疗眼睛相关病症,《日华子》首用于明目,古代方剂则用于内外障眼、目昏暗、肝虚眼、目见黑花飞蝇、雀目、疳眼外障、目生肤翳、目生胬肉、远年障翳、目生花翳等,用方较多,本草、方剂所论基本吻合,《药典》同样未能收录五味子明目功能。

3）息风止痉:在治疗风动病症方面,历代本草基本无此记载。而古代含五味子复方则明显不同,广泛用于风偏枯、风腰脚不遂、中风半身不遂、中风、中风偏枯、风瘫痪、风口眼㖞斜、中风失音不语、卒中风、风掣曳、中风四肢拘挛不得屈伸、风角弓反张、急风等风动病症,提示五味子有息风止痉的功能。遗憾的是,这一功能同样未能得到《药典》的认同。

4）止血:五味子止血,历代本草未曾论及,古代含五味子复方应用比较广泛,治疗唾血、诸失血、血妄行、鼻久衄、鼻衄、吐血不止、肠风下血、血瘕、脏毒下血、崩中漏下、月水不断、血暴下兼带下、堕胎后血出不止、产后恶露不绝、吐血、血淋等各种出血病症,提示五味子或有止血功能。然《药典》对此同样未能收入。

（2）疑问

五味子明目，首见《日华子》所述，其他本草同类记载寥寥。古代含五味子复方则用于内外障眼、目昏暗、肝虚眼、雀目、疳眼外障、目生肤翳、目生胬肉、远年障翳、目生花翳等多种眼疾。从中医学角度，笼统确认五味子有明目作用，具有一定的合理性。但若聚焦到引起目不明的具体病症，则比较复杂而困难。在用于眼病的含五味子复方中，治疗目珠子突出的还睛丸（《龙木论》）、蟹目的镇肝决明丸（《龙木论》）、坠睛的犀角散（《普济方》），虽数量很少，却应引起高度重视。目珠子突出、蟹目、坠睛相当于当今的突眼症，见于甲状腺功能亢进症或肿瘤。进一步考察治疗目珠子突出、蟹目、坠睛的复方，总计 26 首，比较常用的药物依次有防风、黄芩、羚羊角屑、茺蔚子、桔梗、甘草、玄参、麦冬、大黄、细辛、五味子、黄连等。这些药物果真能改善突眼症症状，将是一项很有价值的研究课题。

3. 五味子潜在功能现代研究和应用考察

通过比较可以看出，五味子古今功用差异较大。古代应用广泛，而国家《药典》和统编教材《中药学》没有收载的情况比较突出。从历代本草记载和古代方剂应用，可以归纳出五味子止痛、明目、止血、息风止痉、活血消癥等潜在功能。尽管尚未得到国家《药典》认可，但五味子的现代实验研究和临床应用却提供了认证这些功能的基本信息。

（1）五味子"止痛"的实验研究

采用热板法、小鼠醋酸扭体法和小鼠热水缩尾法考察了不同浓度五味子水煎液（10%、30%、90%）的镇痛作用，并通过小鼠福尔马林试验研究了五味子镇痛作用机制。结果表明，一定浓度的五味子水煎液可减少醋酸所致小鼠扭体次数，延长扭体出现的潜伏期和热水所致小鼠缩尾的潜伏期，提高热板所致小鼠舔足的痛阈[1]。五味子多糖对小鼠扭体实验和大鼠甲醛实验两种不同性质的病理性疼痛都有镇痛作用[2]，进而证明古代伍用五味子治疗各种疼痛确有道理。

（2）五味子"明目"的实验研究

白内障早期形成机制之一为晶状体氧化损伤，五味子乙素对晶状体的氧化损伤有明显的防护作用，可显著减少晶状体氧化损伤反应中溶性蛋白的丢失，显著提高 SOD 和 GSH-Px 的活性，及谷胱甘肽和维生素 C 的水平，并降低丙二醛含量[3]。五味子乙素可减轻晶状体的氧化损伤，明显抑制实验性氧化损伤大鼠晶状体上皮细胞的凋亡，这可能是其预防或延缓白内障发生和发展的细胞学机制。该结果为五味子乙素作为潜在的防治白内障药物提供了科学的实验依据，也是五味子明目作用的较好佐证[4]。

◆　**参考文献**

［1］辛晓林,张桂春,黄清荣．五味子镇痛效果研究［J］.安徽农业科学,2009,37（32）:15842-15843.

［2］刘丹娜,罗晶．不同剂量五味子多糖灌胃给药镇痛作用的观察［J］.第四军医大学学报,2008,29（12）: 1115-1117.

［3］黄秀榕,祁明信,叶蕻芝,等．五味子乙素防护晶状体氧化损伤的体外实验研究［J］.中国药学杂志,

2001,36（5）:310-313.

［4］黄秀榕,祁明信,汪朝阳,等.五味子乙素对氧化损伤的晶状体上皮细胞凋亡的影响［J］.中国病理生理杂志,2002,18（12）:1502-1505.

第 9 节　车　前　子

一、车前子历代本草学功用考察分析

车前子,载于《本草经》草部上品,"主气癃,止痛,利水道小便,除湿痹"。此后,《别录》补充"主男子伤中,女子淋沥,不欲食,养肺,强阴,益精,令人有子,明目,治赤痛"的功能。《药性论》新增"去风毒,肝中风,热毒风冲眼,赤痛障翳,脑痛泪出,压丹石毒,去心胸烦热"的功效。萧炳《四声》以"车前养肝"。《日华子》续增"通小便淋涩,壮阳,治脱精,心烦下气"。《衍义》认为"此药甘滑,利小便,走泄精气",否定前期所述"益精"和"治脱精"之功。《纲目》增补"导小肠热,止暑湿泻痢"。《蒙筌》明确其"生产能催"。《药性解》充实治"阴经肿痛,湿疮,泄泻,赤白滞浊,血闭"之用。《备要》言其可"凉血去热,止吐衄,消瘕瘀",能"固精窍,精盛则有子"。《逢原》取"治目疾水轮不清"。《求真》云其"清肝肺风热,以导膀胱水邪"。《得配》则"去胸痹",并治易肠(欲大便不见粪,而清水倾流,欲小便不见尿,而稀粪前出)。《新编》否定车前子"力能种子",但可治梦遗。以后明清时期本草著作所载车前子功用,多诠释早期本草学,极少新的见地。

综合诸家本草所述,车前子功用概括为清热、利尿通淋、渗湿止泻、明目、补益、止痛、调经、催生、解毒消肿、平喘、化瘀、止血和种子(见表9-1),其他功用则属散见。

表 9-1　车前子历代本草学功用分类汇总

功能	出处
清热	1.心胸烦热,2.肝中风热(《药性论》);3.肝肺风热(《求真》)
利尿通淋	1.气癃(《本草经》);2.淋沥(《别录》);3.小肠热(《纲目》)
渗湿止泻	1.暑湿泻痢(《纲目》);2.湿疮泄泻,3.赤白滞浊(《药性解》)
明目	1.目赤痛(《别录》);2.毒风冲眼,3.障翳(《药性论》);4.目疾水轮不清(《逢原》)
补益	1.伤中,2.不欲食,3.养肺,4.强阴,5.益精(《别录》);6.壮阳,7.脱精(《日华子》)
止痛	1.湿痹(《本草经》);2.脑痛(《药性论》);3.胸痹《得配》
调经	血闭(《法象》)
催生	生产能催(《蒙筌》)

功能	出处
解毒消肿	1. 风毒，2. 丹石毒（《药性论》）；3. 阴经肿痛（《药性解》）
平喘	下气（《日华子》）
化瘀	消瘕瘀（《备要》）
止血	血热吐衄（《备要》）
种子	令人有子（《别录》）

二、车前子古代方剂配伍应用规律考察分析

1. 含车前子复方治疗病症分类

以车前子为关键词，在数据库检索，得含车前子复方690首，用于242种病症。总计归类为20种，其他病症，因含车前子复方过少，不再归类。主要病症与代表方剂列举如下（见表9-2）。

表9-2　含车前子复方所治常见病症归类和代表方剂

病症	病症归类	代表方剂
翳障	内障眼、内外障眼、将变内障眼、外障眼、内障眼针后用药、卒生翳膜、眼生翳膜、雀目、目青盲、目生钉翳、目生肤翳、目生花翳、远年障翳、疳眼外障、眼疳、目血灌瞳仁、一切眼疾杂治、眯目、目生胬肉、息肉淫肤	麦门冬丸（《普济方》）：熟地黄、麦冬、车前子等分
目赤肿痛	目赤痛、风毒冲目虚热赤痛、目赤肿痛、目积年赤、五脏风热眼、目痒急及赤痛、暴赤眼、目暴肿、目赤磣痛赤肿、风目赤、胎赤眼、目飞血赤脉、白睛肿胀、丹石毒上攻眼、目睛疼痛、目涩痛、热病热毒攻眼、伤寒后热毒攻眼、时气后患目、目风肿、倒睫拳挛、肝实眼、目睑肿硬、目脓漏、斑豆疮入眼、目睑生风粟、疮疹入眼、目内生疮、缘目生疮	麦黄丸（《普济方》）：车前子、麦冬、生地黄等分
诸淋	小便淋秘、淋秘、血淋、热淋、沙石淋、卒淋、劳淋、膏淋、淋沥、小便赤涩、膀胱实热、小肠实、子淋、乳石发小便淋涩	车前子散（《普济方》）：车前子一两、滑石一两
目昏暗	目晕、目昏暗、肝虚眼、肾肝虚眼黑暗、目见黑花飞蝇、肝壅头目不利	1. 驻景丸（《龙木论》）：车前子三两、菟丝子五两、熟干地黄三两； 2. 车前子散（《普济方》）：车前子一两、黄连一两
虚损	补虚固精、补虚益气、补壮元阳、平补、补虚轻身延年、补益诸虚、补虚益髭发、补虚驻颜色、补虚理腰膝、补虚治风、补益强力益志、须发黄白、伤寒后虚损梦泄、肾虚漏浊遗精、肾脏虚损阳气痿弱、肾虚、肾脏虚损骨痿羸瘦、肾脏风冷气、肾虚多唾、三焦虚寒、肝虚	山芋丸（《圣济总录》）：山芋一两、仙灵脾一两、车前子三两、菟丝子三两

病症	病症归类	代表方剂
小便不利	小便不通、胞转、热病小便不通、伤寒小便不通、小便难、胞转	石韦汤(《普济方》):石韦、车前子等分
诸热	风热、中暑、诸热、三焦实热、三焦热、肾实、肝实、心实、肺实、骨蒸、潮热、骨蒸羸瘦、伤寒汗后余热不除、尸疰、疮疹壮热口渴、疮疹后余毒	1. 大黄五味子丸(《圣惠方》):五味子一两、川大黄一两、车前子一两;2. 淮南丸(《普济方》):车前子、石长生、徐长卿、李根皮等分
出血	小便出血、尿血、鼻血不止、产后小便血	如神散(《普济方》):阿胶、栀子仁、车前子、黄芩、甘草等分
便秘	大小便秘涩、大小便不通、风秘、大便秘涩不通、疮疹大小便不通	车前子汤(《普济方》):车前子五两、木通四两、黄芩二两、大黄二两、郁李仁二两半
痈疮	热肿、五色丹毒、丹毒、热疮、乳痈、诸痈疽、阴疮、下部诸疾、热毒风、诸毒瘰病、诸肿、风毒	1. 秦皮汤(《圣济总录》):秦皮一两半、防风三两、车前子二两、黄连三两;2. 治乳痈疼痛方(《普济方》):车前子一两
下痢	血痢、下赤痢白痢、下痢、热痢、下痢里急后重、赤痢、诸痢、伤寒下痢、泄痢	1. 木瓜散(《普济方》):木瓜、车前子、御米壳等分;2. 和胃散(《普济方》):青皮、车前子、甘草、御米壳等分
伤寒	阴阳毒、伤寒、伤寒余热、伤寒湿温、伤寒咳嗽、风冷、伤寒后咽喉闭塞不通	香苏散(《普济方》):香苏散二钱、苍术少许、车前子少许、木瓜少许、生姜二片
泄泻	脾胃虚冷水谷不化、濡泻、诸泻、吐利	1. 车前散(《危氏方》):车前子二钱;2. 车前子散(《普济方》):车前子、茯苓、猪苓、人参、藿香叶等分
难产	产难、横产、逆产、数日不产	1. 车前子散(《普济方》):榆白皮一两、滑石半两、当归半两、瞿麦穗一两、车前子半两;2. 车前子散(《普济方》):车前子一两、滑石一两、阿胶一两半

2. 含车前子复方治疗病症分类构成分析

将含车前子复方分布病症频次≥6次以上者共计20类,予以列表(见表9–3)。由表可知,车前子配伍在复方中用于眼病(翳障、目赤肿痛、目昏暗)最为普遍,总计288方;用于小便异常(诸淋、小便不利)共121首方,由此确定了车前子古代应用的基本病症范围及其明目、利尿通淋的主导作用。此外,在虚损、虚劳、诸热、伤寒、水肿、下痢、泄泻等方面的应用也占一定比重。

表 9-3　古代含车前子复方治疗病症一览表

病症	方数	病症	方数	病症	方数	病症	方数
翳障	120	小便不利	35	痈疮	15	伤寒	8
目赤肿痛	110	诸热	26	消渴	14	泄泻	8
诸淋	86	虚劳	20	下痢	12	脚气	7
目昏暗	58	出血	17	诸痛	9	中风	6
虚损	42	便秘	16	水肿	8	难产	6

三、车前子古今功用比较分析

1. 车前子古今功用一致性考察分析

自《本草经》记载车前子"主气癃""利水道小便";《别录》和《药性论》补充主"女子淋沥""明目,治赤痛""热毒风冲眼,赤痛障翳"之用;加之古代含车前子复方广泛治疗诸淋、水肿和多种眼病,进而确立了车前子利水通淋、利水消肿和清热明目的主流功能。《药典》收载车前子"清热利尿通淋""明目"功能,用于热淋涩痛,水肿胀满,目赤肿痛,基本继承了历代相传的主流功能。但由这些功能关联的疾病则明显缩小。至《纲目》以其"止暑湿泻痢",《药性解》取治"泄泻",则有了车前子利小便以实大便的说法。古代含车前子复方也有不少用于下痢和泄泻者。《药典》所称"渗湿止泻",以其治疗暑湿泄泻,也体现了古今功能的一致性。

2. 车前子功用古今差异考察分析

（1）稽古发隐

1）补益:通过比较可以明显看出,《本草经》最早记载车前子养肺、强阴、壮阳、益精等补益功能,并在古代方剂中得到应用。检索到古代用于虚损、虚劳方剂共计 62 首,说明车前子补益功能得到古代医家的认同。而用于泄泻、下痢和水肿的方剂总计 28 首,明显少于补益方剂,然《药典》收录了车前子渗湿止泻功能,却对补益功能未予采纳。

2）解毒消肿:《药性论》记载车前子"去风毒,压丹石毒",《药性解》补充治疗"阴经肿痛、湿疮";古代含车前子复方用于痈疮者 15 首,推测车前子可能具有解毒消肿功能,《药典》却未曾收录。

3）通便:尽管古本草学文献中无车前子通便功能的记载,但在古代含车前子复方中,治疗便秘方总计 16 首,其中并有车前子单药治疗大便秘涩不通者,因此推测车前子具有通便之功。这与其渗湿止泻似有矛盾,同时提示车前子可能具有止泻、通便双向调节作用。对此,《药典》没有提及。

4）止痛:《本草经》将车前子用于"除湿痹",《药性论》用治"脑痛"。古代含车前子复方则用于血痹、行痹、筋极、筋虚极、腰痛等,本草学和方剂所论基本吻合,《药典》同样未能收录车前子止痛功能。

5）止渴：历代本草学虽无车前子止渴的功能记载，但古代含车前子复方将其广泛用于消渴、消肾、消渴烦躁、消中、虚热渴、胃热渴、暴渴、消渴后虚乏等消渴病症中，因此推测车前子有止渴之效。对此《药典》同样未曾提及。

（2）疑问

《药典》明确记载车前子具有"祛痰"功效，可用于治疗"痰热咳嗽"，然历代本草学著作无相关记载，古代方剂中也未见车前子配伍用于治疗痰热咳嗽或相关病症的方剂，令人费解。由此引出两个疑问：车前子确实具有祛痰作用吗？《药典》收录车前子"祛痰"之功的理论依据是什么？

3. 车前子潜在功能现代研究和应用考察

通过比较可以看出，车前子古今功用差异较大，尚有古代应用广泛但《药典》没有收载的情况。从历代本草记载和古代方剂应用归纳出的补益、解毒消肿、通便、止痛、止渴等潜在功能，尽管未被《药典》所收载，但已得到现代实验研究或临床应用的证实。

（1）车前子"补益"的实验研究

体外实验证明，车前子多糖能够呈剂量依赖性清除超氧化物和 1,1- 二苯基 -2- 苦基苯肼自由基，并呈现浓度依赖性的 ABTS 自由基、H_2O_2 清除活性和亚铁离子螯合效力[1]。车前子中的麦角甾苷、异类叶升麻苷和多糖，可使小鼠骨髓树突状细胞内吞作用下降、幼稚 T 细胞的刺激活性增加，从而诱导树突状细胞的成熟，显著增强机体免疫力[2]。

（2）车前子"解毒消肿"的实验研究

研究发现，车前子所含咖啡酸具有较强的抗疱疹病毒（HSV-1）和腺病毒（ADV-3）的活性[3]。车前子提取物可抑制细胞环氧合酶 -1（COX-1）及环氧合酶 -2（COX-2）的活性，减少气囊滑膜炎模型小鼠 TNF-α 和白介素 -12（IL-12）等炎症因子的分泌[4-5]，并能减轻二甲苯致小鼠耳郭肿胀和醋酸致毛细血管通透性增加，抑制棉球肉芽肿的形成[6]，有良好的抗炎消肿作用。

（3）车前子"通便"的实验研究和临床应用

实验研究证明，车前子多糖可显著增加小鼠结肠中的水分，提高墨汁推进率[7-8]。1.0% 大车前子多糖可改善阿托品诱发的小肠运动障碍，增强胃肠动力，发挥缓泻作用[9]。

临床研究表明，车前子可治疗慢性功能性便秘，且车前子生粉组比盐制组和清炒组疗效好[10]。

（4）车前子"止痛"的实验研究

实验研究发现，给小鼠以 400mg/kg 剂量大车前子甲醇提取物口服给药后，可显著抑制乙酸诱导的扭体反应[11]，表明车前子具有止痛作用。

（5）车前子"止渴"的实验研究

实验研究显示，卵形车前子外壳的热萃取液可降低正常大鼠和 2 型糖尿病大鼠的餐后血糖，并延缓肠道对葡萄糖的吸收，下调 2 型糖尿病大鼠血脂和游离脂肪酸水平[12]。

综合上述，通过对古本草和古代方剂文献的比较，发现车前子有多种潜在功能，其中补益、解毒消肿、止痛、通便、止渴功能已得到现代药理或临床研究的证实。由此可见，通过对历代本草学和古代方剂应用的梳理,与《药典》收录进行比较分析,结合现代实验研究论证,挖掘中药潜在功能,对补充中药功效、增加临床应用范围具有重要意义。

❖　参考文献

［1］YE C L,HU W L,DAI D H. Extraction of polysaccharides and the antioxidant activity from the seeds of *Plantago asiatica* L.［J］. International journal of biological macromolecules,2011,49(4):466–470.

［2］HUANG D F,TANG Y F,NIE S P,et al. Effect of phenylethanoid glycosides and polysaccharides from the seed of *Plantago asiatica* L. on the maturation of murine bone marrow–derived dendritic cells［J］. European journal of pharmacology,2009,620(1–3):105–111.

［3］CHIANG L C,CHIANG W,CHANG M Y,et al. Antiviral activity of *Plantago major* extracts and related compounds in vitro［J］. Antiviral research,2002,55(1):53–62.

［4］KIM B H,PARK K S,CHANG I M. Elucidation of anti–inflammatory potencies of Eucommia ulmoides bark and *Plantago asiatica* seeds［J］. Journal of medicinal food,2009,12(4):764–769.

［5］刘强,牟洪波,刘元禄. 中药车前子对小鼠气囊滑膜炎细胞因子 TNF–α 及 IL–12 影响的实验研究［J］. 中华中医药学刊,2007,25(4):816–818.

［6］冯娜,刘芳,郭会彩,等. 车前子多糖抗炎作用机制的实验研究［J］. 天津医药,2012,40(6):598–601.

［7］HU J L,NIE S P,MIN F F,et al. Polysaccharide from seeds of *Plantago asiatica* L. increases short–chain fatty acid production and fecal moisture along with lowering pH in mouse colon［J］. Journal of agricultural and food chemistry,2012,60(46):11525–11532.

［8］吴光杰,田颖刚,谢明勇,等. 车前子多糖对便秘模型小鼠通便作用的研究［J］. 食品科学,2007,28(10):514–516.

［9］王东,袁昌鲁,林力,等. 车前子多糖对小肠运动障碍小鼠的影响［J］. 中华中医药学刊,2008,26(6):1188–1189.

［10］刘川玉,周劲刚,何洁,等. 车前子不同炮制品对慢性功能性便秘的疗效［J］. 中国实验方剂学杂志,2011,17(16):259–261.

［11］ATTA A H,ABO EL–SOOUD K. The antinociceptive effect of some Egyptian medicinal plant extracts［J］. Journal of ethnopharmacology,2004,95(2–3):235–238.

［12］HANNAN J M,ALI L,KHALEQUE J,et al. Aqueous extracts of husks of *Plantago ovata* reduce hyperglycaemia in type 1 and type 2 diabetes by inhibition of intestinal glucose absorption［J］. British journal of nutrition,2006,96(1):131–137.

第 10 节　牛　　膝

一、牛膝历代本草学功用考察分析

牛膝,列属《本草经》草部上品,"主寒湿痿痹,四肢拘挛,膝痛不可屈伸,逐血气,伤热火烂,堕胎",专主攻逐祛邪。《别录》"疗伤中少气,男子阴消,老人失溺,补中续绝,填骨髓,除脑中痛及腰脊痛,妇人月水不通,血结,益精,利阴气,止发白",始增补益强壮之功。《药性论》"治阴痿,补肾填精,逐恶血流结,助十二经脉,病人虚羸";《日华子》"治腰膝软怯,冷弱,破癥结,排脓止痛,产后心腹痛,并血运,落死胎,壮阳",功兼攻补两端。

金元时期以来,《补遗》确认牛膝"能引诸药下行";《纲目》认为牛膝"乃足厥阴、少阴之药,所主之病,大抵得酒则补肝肾,生用则去恶血"。"其治腰膝骨痛,足痿,阴消,失溺,久疟,伤中少气诸病",与其补肝肾之功有关;主"癥瘕心腹诸痛,痈肿恶疮,金疮折伤,喉齿、淋痛,尿血,经候胎产诸病",与其去恶血之功有关。牛膝攻补集中到下焦肝肾。《药性解》归纳牛膝之用,"补精气,利腰膝,填骨髓,除脑痛,祛寒湿,破血结,通月经,堕胎孕"。《得配》云其"能引火下行,并疗喉痹、齿痛",《乘雅》疗"茎中痛,五淋癃闭,下痢"。《景岳》所谓"通膀胱涩秘",乃治淋涩之疾。《逢原》以其"解毒利窍"而治"锁喉风"。《参西录》认为牛膝除脑中痛、口疮、齿痛者,"重用牛膝引其气血下行,并能引其浮越之火下行,是以能愈也"。如此,牛膝引药、引热(火)、引血(气)下行便成为各种功用的高度概括。总体说来,明清本草学大多囿于诠释前期本草确定的牛膝功用,鲜有创新认识。

综合诸家本草所述,牛膝功能大致概括为祛风湿、壮筋骨,补益肝肾,补虚益气,活血,消癥,止痛,通经,乌须发,堕胎,通淋,清热解毒和截疟,其他功用则属散见(见表 10-1)。

表 10-1　牛膝历代本草学功用分类汇总

功能	出处
祛风湿,壮筋骨	1. 寒湿痿痹,2. 四肢拘挛(《本草经》);3. 腰膝软怯(《日华子》);4. 足痿(《纲目》)
补益肝肾	1. 益精,2. 老人失溺,3. 止发白,4. 续绝(《别录》);5. 补肾填精,6. 阴痿,7. 补精气、填骨髓(《药性论》);8. 补肝肾(《纲目》);9. 壮阳(《日华子》)
补虚益气	1. 补中(《别录》);2. 虚羸(《药性论》)
活血	1. 逐血气(《本草经》);2. 血结(《别录》);3. 逐恶血流结(《药性论》);4. 金疮折伤(《纲目》)
消癥	1. 破癥结(《日华子》);2. 癥瘕(《纲目》)
止痛	1. 膝痛(《本草经》);2. 脑中痛,3. 腰脊痛(《别录》);4. 心腹痛(《日华子》);5. 腰膝骨痛(《纲目》)
通经	1. 妇人月水不通(《别录》);2. 产后心腹痛,3. 血运(《日华子》)

功能	出处
乌须发	止发白(《别录》)
堕胎	1. 堕胎(《本草经》);2. 落死胎(《日华子》)
通淋	1. 茎中痛,2. 五淋,3. 癃闭(《乘雅》);4. 淋痛,5. 尿血(《纲目》);6. 通膀胱涩秘(《景岳》)
清热解毒	1. 伤热火烂(《本草经》);2. 排脓止痛(《日华子》);3. 痈肿恶疮(《纲目》);4. 解毒利窍,5. 锁喉风(《逢原》);6. 口疮(《参西录》)
截疟	久疟(《纲目》)

二、牛膝古代方剂配伍应用规律考察分析

1. 含牛膝复方治疗病症分类

以牛膝为关键词,在整个数据库检索,得含牛膝复方 2 081 首,用于 469 种病症。含牛膝复方所治病症大体可归为 20 类,足见古代牛膝配伍应用十分广泛。主要病症与代表方剂列举如下(见表 10-2)。

表 10-2 含牛膝复方所治常见病症归类和代表方剂

病症	病症归类	代表方剂
中风	诸风、中风、风脚软、风瘫痪、中风半身不遂、中风偏枯、风腰脚不遂、肾中风、中风四肢拘挛不得屈伸、中风身体不遂、风偏枯、柔风、偏风、肝中风、风弹曳、肝风筋脉抽掣疼痛、中风筋脉挛急、风不仁、风气、瘨病、破伤风、风口眼㖞斜、脾中风、风痹、肝风筋脉拘挛、卒中风、中风发热、肝病筋急、风角弓反张、一切惊风、风惊悸、急慢惊风、中风口噤、急风、结阳	1. 牛蒡酒(《普济方》):牛蒡根一升,生地黄、牛膝、枸杞子、酒各三升;2. 人参丸(《普济方》):人参、草乌头、牛膝各一两
痹病	风腰脚疼痛、肾脏风毒流注腰脚、历节风、腰脚冷痹、风湿痹、风痹手足不遂、风湿腰痛、白虎风、脚气痹挛、风身体痛、风冷痹、肾痹、风湿痹身体手足不遂、中湿、肝风毒流注入脚膝筋脉、血痹、风腿腿、肾著、骨痹、肝著、筋痹、行痹、脚痹、喉痹、风痹、鹤膝风、刺风、肉苛、著痹、胞痹、肝痹、痹气、肌痹、痛痹	1. 桂姜丸(《要方》):桂、干姜各半两,丹参、杜仲、续断、牛膝各三分,酒适量;2. 牛膝散(《圣济总录》):牛膝、山茱萸各一两,桂心半两;3. 地黄丸(《十便良方》):牛膝二斤,附子五两,干姜二两,酒适量
虚损	补益诸虚、平补、补虚益气、虚损、补虚轻身延年、补虚驻颜色、补虚治痼冷、虚羸、筋极、筋虚极、肝虚、精极、小肠虚、肝虚眼、补虚治小肠、补益强力益志、脾胃气虚弱机体羸瘦、补虚消痰、补虚益血	1. 楮实丸(《圣惠方》):楮实一升,桂心四两,牛膝半斤,干姜三两;2. 五补丸(《局方》):人参、茯苓、地骨皮、干地黄、牛膝各等分

病症	病症归类	代表方剂
虚劳	虚劳、虚劳羸瘦、肾劳、风虚劳冷、风劳、冷劳、虚劳不思饮食、产后蓐劳、虚劳目暗、虚劳耳聋、气劳、脾劳、风虚劳损、劳瘵、肺劳、热劳、虚劳不足、虚劳少气、心劳、虚劳呕逆、虚劳食不消	牛膝丸(《普济方》):牛膝二两、桂心、乌头各一两,乳香半两
诸痛	腰脚疼痛、身体腰脚疼痛、腰痛、伤寒后腰脚疼痛、腰痛强直不得俯仰、腰胯疼痛、五种腰痛、风走注疼痛、久腰痛、腰脚疼痛挛急不得屈伸、卒腰痛、血气心腹疼痛、肾脏积冷气心腹疼痛、中风百节疼痛、身体疼痛、首风、脚气痰壅头痛	1. 地黄丸(《十便良方》):牛膝二斤、附子五两、干姜二两;2. 玄胡索散(《海上方》):玄胡索,牛膝、当归、补骨脂等分
月经不调	月水不通、月水不调、月水不通腹内癥块、血风走注、血风劳气、月水来腹痛、月水不利	1. 地黄煎(《指南方》):牛膝半两、生地黄三两、干漆一两;2. 地髓煎丸(《杨氏家藏方》):生地黄一斤、牛膝二两
肾虚	肾虚、补壮元阳、补虚固精、肾虚漏浊遗精、肾脏虚损阳气痿弱、肾脏风冷气、肾脏风虚耳鸣、行迟、肾寒、解颅	1. 四斤丸(《医方大成》):牛膝、天麻、肉苁蓉各一斤,附子、龙骨各二两;2. 五加皮散(《直指方》):五加皮、牛膝、木瓜各一分
骨痿	补虚理腰膝、补虚壮筋骨、补虚益精髓、肾脏虚损骨痿羸瘦、骨极	1. 地黄散(《普济方》):生地黄五斤、五加皮五两、牛膝半斤;2. 菟丝子丸(《十便良方》):菟丝子二两、牛膝一两
癥瘕积聚	产后积聚癥块、癥瘕、积聚、血瘕、癖气、月水不通腹脐积聚、久积癥癖、疝瘕、血块攻筑疼痛、八瘕、癥瘕积聚、虚劳积聚、痃癖、痃癖不能食、赤瘤、痰癖、血积气痛、癥痞、痃气、痃癖羸瘦	1. 万病丸(《拔粹方》):干漆、牛膝各一斤,生地黄汁一升;2. 地黄煎丸(《普济方》):生地黄十斤、牛膝五斤、干膝半斤,酒适量;3. 大黄丸(《圣惠方》):大黄四两,土瓜根、牛膝各二两,桃仁三两
难产	胞衣不出、产难、下胎、产难子死腹中、堕胎后衣不出、催生	1. 蒲黄散(《普济方》):蒲黄、炙甘草、陈皮、桂各三分,牛膝一两;2. 瞿麦散(《普济方》):瞿麦穗、牛膝、桂、木通各一两
跌仆损伤	打仆损伤、接骨、坠车落马、诸骨蹉跌、伤折风肿	牛膝散(《普济方》):牛膝、续断、黄芪、当归各一两,乳香、没药、琥珀各半两,酒适量
乌须发	补虚益髭发、须发黄白、乌髭发、荣养髭发	草还丹(《圣济总录》):牛膝一两、熟地黄一两、枳壳一两、地骨皮一两、菟丝子二两
产后恶露不尽	产后血晕、产后恶露不尽腹痛、产后血晕气攻腹痛、血块攻筑疼痛	益母草散(《普济方》):益母草一两,桂心、当归、牛膝、大黄、桃仁、赤芍各半两,生姜适量

2. 含牛膝复方治疗病症分类构成分析

现将含牛膝复方分布居前 20 个病症的构成情况列表(见表 10-3)。可以确认,含牛膝复方用于中风者289首,位居第一,这是人们始料不及的。所治痹病、脚气、痈疽等则属外邪致病;而治虚损、虚劳、肾虚、骨痿、眼昏暗等,多为脏腑气血阴阳虚损所致;用于月经不调、难产、产后恶露不尽、癥瘕积聚等,主要为妇科病变,通常与瘀血阻滞有关。不难看出,古代含牛膝复方主要用于风、湿、热、瘀和虚所致病症。

表 10-3　古代含牛膝复方治疗病症一览表

病症	方数	病症	方数	病症	方数	病症	方数
中风	289	月经不调	126	痈疽	41	产后恶露不尽	20
痹病	230	脚气	105	难产	36	消渴	13
虚损	180	肾虚	100	跌仆损伤	27	眼昏暗	11
虚劳	165	骨痿	64	乌须发	26	虚冷	11
诸痛	138	癥瘕积聚	55	胤嗣	24	牙宣	10

三、牛膝古今功用比较分析

1. 牛膝古今功用一致性考察分析

总体说来,在《别录》牛膝"补中续绝,填骨髓,益精"基础上,历代本草学和古代含牛膝复方逐步拓展到补虚固精、补虚理腰膝,以及治疗肾脏虚损骨痿羸瘦、骨极等病症。《药典》"补肝肾、强筋骨",用于腰膝酸痛、筋骨无力,与之相照应。古代本草以其通血脉、通经活血而用于妇人月水不通和经闭,古代含牛膝复方大量用于月水不通、月水不调、月水来腹痛、月水不利等;《药典》"逐瘀通经",治疗经闭、痛经,完全继承了这一功用;本草学广泛推介的清热通淋功能,《药典》以"利水通淋"治疗淋证、水肿传承下来。《药典》所谓"引血下行",是基于象思维的功能表述,体现在治疗"头痛、眩晕、牙痛、口疮、吐血、衄血"之类上部病变。除眩晕、吐血、衄血之外,所治头痛、牙痛、口疮与传统无异(古代还用于喉痹)。基于头面病症血壅于上之病机,引血下行可谓正治。当然这些病症还有上焦壅热所致之理。故而牛膝"引火下行"(《得配》)或许更为贴切。

2. 牛膝功用古今差异考察分析

经与历代本草归纳总结出来的功能和古代含牛膝复方主治病症分布的比较分析,可以发现牛膝诸多潜在功用并未被《药典》所收录。

(1)稽古发隐

1)平肝息风:客观地说,历代本草中并无牛膝治疗中风的功用阐述。不过,古代含牛膝复方用于中风半身不遂、风瘫痪、中风偏枯等中风病症甚多,用方高达289首,居于首位。这种古代本草没有相关功用记载而古代方剂大量配伍应用的现象,虽然比较特殊,但应引起高度重视。由此看来,牛膝可能具有平肝息风的潜在功能。

2)止痛:本草文献记载牛膝用于膝痛、脑中痛、腰脊痛、心腹痛、腰膝骨痛、腰膝酸疼等多种疼痛,古代含牛膝复方广泛用于腰脚疼痛、腰痛、腰胯疼痛、五种腰痛、久腰痛等诸痛,以及痹痛和月水来腹痛等,治疗痹病和诸痛的方剂合计 368 首,由于痹病主要表现为疼痛,足以证明牛膝确有止痛作用。《药典》虽记载牛膝用于治疗腰膝酸痛、头痛,但并未对其止痛功能予以确认。

3）消癥:本草文献记载牛膝具有破癥结作用,可治癥瘕。古代含牛膝方剂则用于治疗癥瘕积聚,如癥瘕、积聚、血瘕、癖气、血癥、疝瘕、八瘕、久积癥癖等。《药典》未对其消癥功能予以收录。

4）清热解毒:根据本草文献记载,牛膝有清血热、解毒利窍、排脓止痛之功,治疗伤热火烂、痈肿、恶疮、口疮、锁喉风等;而含牛膝的古代方剂亦用于治疗痈疮、风疳、诸瘰疬、诸痈疽、发背等。本草文献对牛膝清热解毒功能的描述与含牛膝古代方剂应用相吻合,但《药典》未对其清热解毒功能予以收录。

5）截疟:本草文献及古代含牛膝复方中有治疗久疟、老疟、痎疟的记载,但现代文献有关此方面的研究未见报道。牛膝是否具有截疟功能,有待进一步考察。

6）堕胎:历代本草普遍记载牛膝通血脉、通畅血脉、通经活血的功能,古代含牛膝复方治疗月水不通、月水不调、月水来腹痛、月水不利者达 126 首,数量比较可观;本草还记载了牛膝“落死胎”“堕胎孕”作用,古代含牛膝复方治疗产难、下胎、产难子死腹中、堕胎后衣不出等有 36 首,表明牛膝具有引产堕胎作用。

7）助孕:与此同时,在古代含牛膝复方中有 24 首用于胤嗣。所谓胤嗣者,子孙后代也,即女子不孕、男子不育。具体考察 24 首方剂针对的症状,均有无子,另伴有妇人冷气、血海虚冷、子脏虚冷、绝产、月水不调、月闭等,其中仅《大全良方》七子散用于男子无子,精气衰少。由此可见,所谓胤嗣主要是指女子不孕。于是,牛膝的助孕作用便提出来了。由上可见,古代前贤对牛膝堕胎与助孕的认识截然不同,对此,尚待深入研究。

（2）疑问

历代本草记载牛膝活血通经,古代含牛膝复方多有治疗月水不通、月水不调的记载,古今临床牛膝均被视为妊娠禁忌药,支持了古代配伍牛膝“落死胎”“堕胎孕”的作用。另一方面,古代含牛膝复方还可用于胤嗣,而堕胎与助孕是彼此相反的两种作用,其中缘由,尚需研究明确。而《药典》未提到此功能,因此有理由质疑:牛膝确有堕胎和助孕两种截然不同的功能吗?

3. 牛膝潜在功用现代研究和临床应用考察

综上所述,牛膝古今功用存在一定差异。在古代本草、方剂中应用较多的功能,《药典》并未收录的情况确实存在。基于历代本草记载和古代方剂应用,可以归纳出牛膝平肝息风、止痛、消癥瘕、清热解毒、截疟等潜在功能,且大多得到实验研究和临床应用的证实。

（1）牛膝“平肝息风”的实验研究

研究发现,牛膝总皂苷可降低卒中型自发性高血压大鼠(SHR-sp)大鼠血压,改善 SHR-sp 脑卒中后的神经症状,延长卒中后存活时间,降低脑系数,降低脑卒中后大鼠死亡率,保护海马区神经元,表明牛膝总皂苷对实验性 SHR-sp 脑卒中有一定治疗作用[1]。研究还发现,局灶性脑缺血大鼠在大脑中动脉阻塞后 7 天、30 天,大鼠坐骨神经功能指数的百分率明显增加,尾静脉注射不同剂量的牛膝多肽后,大鼠坐骨神经功能指数百分率均有不同程度的下降,表明牛膝多肽对大脑中动脉阻塞引起的坐骨神经功能下降具有保护作用[2]。

（2）牛膝"止痛"的实验研究

不同剂量的牛膝总皂苷能减轻大鼠和小鼠急性炎症反应,降低大鼠琼脂肉芽肿重量,延长热板上小鼠舔足时间,改善大鼠血液流变性,表明牛膝总皂苷具有抗炎镇痛作用[3]。动物实验证实,牛膝醇提物能改善兔骨关节炎模型关节粘连,增加关节囊弹性,减轻关节腔炎症[4]。

（3）牛膝"清热解毒"的实验研究和临床应用

研究发现,牛膝多糖硫酸酯（ABPS）为牛膝多糖经硫酸酯化修饰后获得的产物,具有抗单纯疱疹病毒、柯萨奇病毒和乙型肝炎病毒等作用及其在体外和体内的抗艾滋病病毒1型（HIV-1）活性[5]。牛膝多糖对小儿反复呼吸道感染具有防治作用,临床观察研究发现,治疗组治疗后血清免疫球蛋白较治疗前明显增高,表明牛膝多糖能提高易感儿的免疫功能[6]。

（4）牛膝"消癥"的实验研究

研究表明,怀牛膝多糖在体外对肺腺癌细胞系（LTEP-a-2）的增殖具有抑制作用,并可诱导其凋亡,亦即,怀牛膝多糖在体外能抑制肺癌细胞生长,可作为一种抗肺癌药物[7]。有研究者认为,400mg/L的牛膝多糖能够促进小鼠骨髓来源树突状细胞（dentric cell,DC）的分化、成熟及表面标记CD86、CD11a的表达,增加DC致敏的T淋巴细胞增殖指数,DC诱导的细胞毒T淋巴细胞对EC9706细胞的杀伤活性增强,进而提高DC的抗肿瘤作用[8]。

（5）抗早孕、抗着床的实验研究与临床应用

研究发现,采用1 000mg/kg、500mg/kg和250mg/kg剂量的牛膝总皂苷（TSA）,对早孕期小鼠连续灌胃处理5天,然后检查小鼠的妊娠与胚胎发育情况,发现TSA中、高剂量组（500mg/kg和1 000mg/kg）能够引起小鼠子宫重量降低,尤其高剂量组抗小鼠早孕活性最好,雌鼠终止妊娠率和死胎率分别为91.75%和89.39%,表明TSA对试验鼠有较好的抗早孕活性,可作为一种新的植物源鼠类不育剂加以研究利用[9]。研究还发现,怀牛膝水煎液对小鼠的抗着床作用与其提高子宫内肥大细胞数量密切相关[10]。

要之,通过对本草和古代方剂文献的比较分析,发现牛膝有多种潜在功能,其中平肝息风、止痛、清热解毒、消癥功能得到现代临床和实验研究的证实。而古代文献记载牛膝的"助孕"功能,古今医家有不同认识,现代文献未见报道,此功能尚待进一步确认。

❖　参考文献

［1］王丽君,朱焰,廖矛川,等.牛膝总皂苷对卒中型自发性高血压大鼠的影响［J］.中国中药杂志,2011,36（9）:1239-1241.

［2］沈洪妹,朱玉忠,潘泷璐,等.牛膝多肽对局灶性脑缺血大鼠坐骨神经功能指数的影响［J］.南通大学学报（医学版）,2012,32（1）:10-12.

［3］高昌琨,高建,马如龙,等.牛膝总皂苷抗炎、镇痛和活血作用研究［J］.安徽医药,2003,7（4）:248-249.

［4］彭力平,马笃军,林栋栋,等.牛膝醇提物体内诱导兔骨关节炎模型软骨修复的病理学观察［J］.湖南中
医杂志,2013,29（2）:126-129.

［5］彭宗根,陈鸿珊,郭志敏,等.牛膝多糖硫酸酯体外和体内抗艾滋病病毒作用［J］.药学学报,2008,43
（7）:702-706.

［6］顾梯成,曹兰芳,陆伟蓉,等.牛膝多糖对小儿反复呼吸道感染的影响［J］.上海中医药杂志,2001（12）:
34-35.

［7］杨林松,李盼盼,岳婷,等.怀牛膝多糖对肺腺癌细胞系凋亡的调节［J］.河南师范大学学报（自然科学
版）,2014,42（5）:139-142.

［8］冯婷,赵明耀,孙丽莎,等.牛膝多糖对小鼠骨髓来源树突状细胞抗肿瘤能力的影响［J］.郑州大学学报
（医学版）,2010,45（3）:359-362.

［9］卜书海,郑雪莉,张宏利,等.牛膝总皂甙对早孕小白鼠的繁殖毒性［J］.西北农林科技大学学报（自然
科学版）,2008,36（10）:34-38.

［10］张文学,杨林松,裴云飞.牛膝水煎液的抗着床作用及其对子宫肥大细胞的影响［J］.河南师范大学学
报（自然科学版）,2003,31（4）:81-83.

第11节　丹　　参

一、丹参历代本草学功用考察分析

丹参,列为《本草经》草部上品,"主心腹邪气,肠鸣幽幽如走水,寒热积聚,破癥除瘕,止烦满,益气"。《别录》补充"主养血,去心腹痼疾、结气,腰脊强,脚痹,除风邪留热"。丹参益气养血之外,侧重祛除内外实邪。《集注》陶注云"酒渍饮之,疗风痹"。《药性论》认为"能治脚弱疼痹,主中恶,治百邪鬼魅,腹痛气作,声音鸣吼,能定精"。《四声》曰"酒浸服之,治风软脚,可逐奔马"。《日华子》增补甚众,"养神定志,通利关脉,治冷热劳,骨节疼痛,四肢不遂,排脓止痛,生肌长肉,破宿血,补新生血,安生胎,落死胎,止血崩,带下。调妇人经脉不匀,血邪心烦,恶疮、疥癣、瘿赘、肿毒、丹毒、头痛、赤眼、热温狂闷"。其中妇科病症之用,为《妇人明理论》所述"四物汤治妇人病,不问产前产后,经水多少,皆可通用。唯一味丹参散,主治之相同。盖丹参能破宿血,补新血,安生胎,落死胎,崩中带下,调经脉。其功大类当归、地黄、芎䓖、芍药故也"(引自《纲目》)奠定了理论基础。于是,"丹参一物而有四物之功"一直盛传下来。此后,《滇南》以其"补心生血,养心定志,安神宁心,治健忘怔忡,惊悸不寐",对安神功能进一步细化和完善。

明清时期,对丹参归经多有论述,或"入手少阴、厥阴之经,心与包络血分药"(《纲目》);

或"入手足少阴、足厥阴经"(《经疏》);或"入心、脾、肝、肾血分之药"(《本草正》);或"入心、肺、肾三经"(《再新》)。主要围绕前期确定的功用所做的药性阐述,并未增加新的功能主治。

综合历代本草所述,丹参功能大致概括为活血祛瘀、益气养血、宁心安神、凉血消痈、清热泻火、和血调经、安胎、祛风除湿、止痛、理气、平肝息风、止痒、壮骨(见表 11-1)。

表 11-1　丹参历代本草学功用分类汇总

功能	出处
活血祛瘀	1. 积聚,2. 破癥除瘕(《本草经》);3. 破宿血(《妇人明理论》);4. 去瘀、落死胎(《妇人明理论》)
益气养血	1. 益气(《本草经》);2. 补新生血,3. 生血,4. 长肉生肌(《日华子》)
宁心安神	1. 止烦满(《本草经》);2. 百邪鬼魅(《药性论》);3. 养神定志,4. 心烦,5. 狂闷(《日华子》);6. 安神宁心,7. 养心定志,8. 治健忘怔忡,9. 惊悸不寐(《滇南》)
凉血消痈	1. 恶疮,2. 肿毒,3. 丹毒(《日华子》)
清热泻火	1. 寒热(《本草经》);2. 除风邪留热(《别录》);3. 赤眼(《日华子》)
和血调经	1. 止血崩,2. 调妇人经脉不匀(《日华子》)
安胎	安生胎(《妇人明理论》)
祛风除湿	1. 脚痹(《别录》);2. 风痹(《集注》);3. 疼痹(《药性论》);4. 通利关节
止痛	1. 骨节疼痛,2. 头痛(《日华子》)
理气	1. 结气(《别录》);2. 腹痛气作(《药性论》)
平肝息风	四肢不遂(《日华子》)
止痒	疥癣(《日华子》)
壮骨	1. 脚弱(《药性论》);2. 风软脚(《四声》)

二、丹参古代方剂配伍应用规律考察分析

1. 含丹参复方所治病症分类

以丹参为关键词在数据库检索,得方剂 510 首,用于 275 种病症。为便于含丹参方剂所治病症构成的分析,对所有病症进行归类整理。总计归类 27 种,主要病症与代表方剂列举如下(见表 11-2)。

表 11-2　含丹参复方所治常见病症归类和代表方剂

病症	病症归类	代表方剂
中风	诸风、中风、肾中风、中风身体不遂、风脚软、偏风、心中风、风痹、风腿腘、中风偏枯、风口眼喎斜、中风半身不遂、风偏枯、肺中风、脾中风、肝中风、风弹曳、筋实极	三灵丹(《圣惠方》):丹参三两、雌黄一两、硫黄半两

病症	病症归类	代表方剂
痹病	风腰脚疼痛、肾脏风毒流注腰脚、腰脚冷痹、风湿痹、历节风、肾痹、著痹、诸痹、腰痛强直不得俯仰、风痹手足不遂、风痹、风湿腰痛、风腰脚不遂、风身体疼痛、热痹、筋痹、脚痹、行痹、风不仁、血风走注、肾著、肝风筋脉抽掣疼痛、腰脚疼痛挛急不得屈伸	萆薢丸（《圣惠方》）：萆薢四两，牛膝三两，丹参、附子、白术、枳壳各二两，酒
痈疽疮疡	肺脏风毒生疮、五色丹毒、阴肿痛、下部诸疾、汤火疮、恶核肿、蝼蛄瘘、口舌疮、阴蚀疮、热疮、身体风毒疮、瘑疮、诸发、手足冻疮、恶肉、诸瘘、痈溃后、诸痈疽、乳痈、毒肿、肛门赤痛、恶核、瘰疬结核、诸瘰疬、热毒瘰疬、瘰疬久不瘥	1. 丹参散（《普济方》）：丹参、槟榔、青皮、小茴香各一两；2. 白蔹汤（《圣惠方》）：白蔹、丹参、黄芩、赤芍各一两
疥癣瘙痒	大风癞病、恶风、风痦瘟、诸疥、风瘙痒、大风眉须堕落、疥癣、风瘙瘾疹、紫白癜风、身有赤处、风癣、疥、疬疡风	1. 丹参洗方（《普济方》）：丹参、苦参、蛇床子各四两；2. 丹参汤浴方（《圣惠方》）：丹参四两、蛇床子三合
脚气	脚气缓弱、脚气痹挛、脚气疼痛皮肤不仁、脚气肿满、江东岭南瘴毒脚气、风脚气、脚气冲心、一切风寒暑湿脚气、脚气春夏防发、脚气上气、脚气心腹胀满	牛膝散（《普济方》）：牛膝三两、硇砂三两、细辛三两、丹参三两、白术三两、郁李仁三两，酒
虚损	肾虚、虚损、脾虚冷、肾脏风冷气、肉苛、肾虚多唾、大肠虚、补虚轻身延年、精极、风虚劳损、三焦虚寒、平补、膀胱虚冷、四季补益、脾胃气虚弱呕吐不下食、补虚益气、胃虚冷、虚赢、风虚劳冷、补益强力益志、脾脏冷气腹内虚鸣、肉极、产后调补、筋虚极	柴胡丸（《圣济总录》）：柴胡、枳壳各一两半，白术三分，茯苓一两，丹参、黄芪各二两，粥饮
诸痛	腰脚疼痛、身体腰脚疼痛、伤寒后腰脚疼痛、五种腰痛、卒腰痛、腰痛、久腰痛、腰胯疼痛、伤寒后骨节烦疼、寒疝、血风体痛	钟乳散（《普济方》）：钟乳粉一两，防风、丹参、细辛、桂心各半两，干姜一分
痉病	惊痫、中风四肢拘挛不得屈伸、一切痫、破伤风、柔风、一切惊风、痫瘈复发、肝病筋急、肝风筋脉拘挛、痫、风脚弓反张	丹参摩膏方（《普济方》）：丹参半两、雷丸半两、猪膏二两
月水不调	崩中漏下、月水不调、血风劳气、月水不利、月水来腹痛	丹参散（《大全良方》）：丹参二钱，酒
咳嗽	气嗽、热嗽、五脏诸嗽、咳嗽上气、肺实、肺虚	1. 阿胶丸（《普济方》）：阿胶三钱、丹参半两、硼砂五分、人参三钱、龙脑三钱、炙甘草半两；2. 疗咳饮咽法（《普济方》）：钟乳粉七分、白石英七分、人参七分、丹参七分、雄黄七分、水银粉三分、羊肾脂一个
胎动不安	滑胎、胎惊	丹参膏（《普济方》）：丹参半斤、芎䓖三两、当归三两、蜀椒五合、猪膏四升、清酒；
骨痿	肾脏虚损骨痿赢瘦、骨极、骨痹	地黄煎（《圣惠方》）：防风、当归、丹参、黄芪、鹿角胶、桑寄生、狗脊、牛膝各二两，羊髓一升，生地黄汁二升

2. 含丹参复方所治病症构成分析

将归纳后居前列的病症与方剂数量列表（表11-3）。不难看出,古代配伍丹参方剂以治疗中风居于首位。治疗痹病的含丹参复方紧随其后,用方55首。居3~6位的分别是痈疽疮疡、疥癣瘙痒、脚气、虚损,各病症所用含丹参复方数量十分接近。总体来看,中风、痹病、痉病等皆属风邪为患,因风的性质各不相同,丹参或平肝息风,或祛风除湿,或息风止痉,以取其效。所治痈疽疮疡、疥癣瘙痒属皮肤外科感染类疾病,分属火热、热毒、湿热之类;治疗诸痛、癥瘕积聚、月水不调、恶露不尽,则与其活血祛瘀、和血调经功能有关。故而可以确认,丹参配伍在古代复方中,主治风、瘀、痛、毒、虚病症。

表11-3 古代含丹参复方治疗病症一览表

病症	方数	病症	方数	病症	方数
中风	59	月水不调	15	便秘	4
痹病	55	癥瘕积聚	14	中毒	4
痈疽疮疡	44	虚劳	13	喉痹	4
疥癣瘙痒	42	目昏暗	11	骨痿	4
脚气	38	惊悸	10	消渴	3
虚损	35	咳嗽	9	痰饮	3
诸热	30	水肿	9	痔疮	3
诸痛	24	恶露不尽	8	失血	3
痉病	19	胎动不安	6	难产	3

三、丹参古今功用比较分析

1. 丹参古今功用一致性考察分析

《本草经》最早记载丹参主治积聚,有破癥除瘕之功,自《日华子》以其通利关脉,破宿血,补新生血,落死胎,止血崩,调妇人经脉不匀,丹参活血化瘀功能才得以确认。并借助古代含丹参复方广泛用于痹病、痈疽疮疡、诸痛、癥瘕积聚、月水不调、恶露不尽等属瘀血阻滞的病症。此外,丹参宁心安神以多种表述形式得到历代本草的普遍认可与传承,古代含丹参复方治疗惊悸再度印证了这一功能。《药典》确认丹参"活血祛瘀,通经止痛,清心除烦,凉血消痈",用于"胸痹心痛,脘腹胁痛,癥瘕积聚,热痹疼痛,心烦不眠,月经不调,痛经经闭,疮疡肿痛",与古代本草功能认识和方剂文献具体应用相吻合。亦即,丹参的主流功用在《药典》中大体保留下来,而用于胸痹心痛,则是现代增补的主治内容。

2. 丹参古今功用差异性考察

（1）稽古发隐

1）平肝息风:古代含丹参复方主治病症中,肾中风、心中风、肺中风、脾中风、肝中风属脏腑中风;中风身体不遂、风痱、中风偏枯、风口眼㖞斜、中风半身不遂、风偏枯、偏风、风弹曳等多半属中风中经络。基本属于内风范畴。配伍丹参方剂治疗中风 59 首,居首位。加之《日华子》亦有治疗四肢不遂的记载,提示丹参有平肝息风的潜在功能。

2）止痉:历代本草并无丹参止痉的记载。古代含丹参复方多用于惊痫、一切痫、破伤风、柔风、一切惊风、痫瘈复发、肝风筋脉拘挛、痫、风脚弓反张等痉病,用方 19 首,提示丹参有止痉功能。

3）利水消肿:历代本草并无丹参治疗水肿的记载,不过,古代含丹参复方有 9 首用于诸肿、水肿、水臌、水肿咳逆上气、肺气面目四肢浮肿、卒浮肿、血分水分肿满等病症,其利水消肿作用值得关注。

4）壮骨:《药性论》最早记载丹参治"脚弱",《四声》则"治风软脚,可逐奔马"。古代含丹参复方用于肾脏虚损骨痿羸瘦、骨极、骨痹等病症,为确定其壮骨功能提供了有意义的线索。

5）祛风除湿:自《别录》记录丹参治疗腰脊强、脚痹后,《集注》补治风痹,其后本草学又用于痛痹、通利关节,为丹参祛风除湿提供了有力证据。古代含丹参复方广泛用于腰脚冷痹、风湿痹、历节风、着痹、风痹、热痹、行痹等。加之古代含丹参复方大量用于湿邪为患之脚气,再度证明丹参确有祛风除湿功能。《药典》虽称治疗"热痹疼痛",但未在功能中体现。

6）清热泻火(清热解毒):《本草经》用丹参治疗"寒热",《别录》则"除风邪留热",《日华子》主"排脓止痛,生肌长肉",用于恶疮、肿毒、丹毒、赤眼等,三书所记均属火、热、毒所致病症。古代含丹参复方因应本草所述,用于痈疽、疮疡、热病、五尸、骨蒸、瘰疬等,说明丹参具有清热泻火(清热解毒)的功能。《药典》称其"凉血消痈",难以完整概括丹参功用。

7）止咳:尽管历代本草未曾记载丹参止咳,但古代含丹参复方却用于气嗽、热嗽、五脏诸嗽、咳嗽上气、肺实、肺虚等相关病症,提示丹参或有止咳功能。

8）安胎:《日华子》即认为丹参能"安生胎",配伍丹参方剂亦用于养胎胎教、滑胎、胎惊等胎动不安。提示丹参或有安胎的功能。

（2）疑问

中药药性与功能主治是互相支撑、彼此呼应的关系。可以注意到,《本草经》确定丹参性微寒,陶弘景在《集注》注文中强调指出"时人服(丹参)多眼赤,故应性热"。此后本草尚有性平、温、微凉、微温诸说,《药典》最终厘定为微寒。尽管当今已有定论,但可看出丹参药性十分混乱,直接影响与药性有关的功能主治的考察、判断与挖掘。故而仍有必要提出来,以供思考与研究。

3. 丹参潜在功用现代研究与应用考察

（1）丹参"平肝息风"实验研究与临床应用

研究表明,丹参可延长沙土鼠双侧颈动脉结扎后的存活时间,显著降低脑缺血动物的脑指数[1],减轻脑缺血再灌注动物的脑组织损害,提高超氧化物歧化酶活力[2],对脑缺血有保护作用。临床联合丹参注射液治疗缺血性脑卒中可提高临床疗效,患者 NIHSS 评分显著降低,有效改善患者临床症状[3]。

（2）丹参"止痉"的实验研究

丹参素和丹参酮 II$_A$ 均能缓解脑组织单胺类神经递质和神经肽的紊乱,减少痫样放电,提高惊厥阈,从而减少痫发作[4]。丹参可降低癫痫鼠大脑皮质及海马区异常神经元的数目和超微结构的异常改变,提高癫痫大鼠脑热休克蛋白 70 在脑内的表达,对癫痫所致神经元损伤具有保护作用[5]。

（3）丹参"利水消肿"实验研究与临床应用

丹参能下调大鼠肾组织中水通道蛋白 2（AQP$_2$）的表达,使尿 AQP$_2$ 含量降低,促使肾小管对原尿中水的重吸收减少,从而增加尿量,减轻肾组织肿胀[6]。另外,丹参可改善肾功能,调节血肌酐、尿素氮、尿肌酐,对肾间质炎性细胞浸润、肾小管萎缩、间质纤维化均有改善作用[7]。临床联合丹参治疗糖尿病肾病,在尿 β$_2$ 微球蛋白、24 小时尿微量白蛋白水平及肾功能等方面的疗效均优于单一用药[8]。

（4）丹参"壮骨"实验研究

丹参能促进成骨细胞样细胞的分裂和增殖,合成和分泌更多的骨质基质,还能加速钙盐沉积及骨组织形成[9],提高失用性骨质疏松胫骨骨密度,尤其以预防松质骨为主[10]。丹参水提物能降低骨小梁表面破骨细胞的数目和周长,提高骨形成率[11]。丹参可能是通过促进转化生长因子 TGF-β$_1$ 的表达,从而促进骨膜间充质细胞和成骨细胞增殖、移动、聚集,抑制破骨细胞的活性,耦联骨形成和骨吸收而发挥壮骨作用[12]。

（5）丹参"祛风除湿"实验研究与临床应用

实验证实,丹参注射液可改善关节粘连模型兔的关节活动度,降低关节粘连计分、髌上囊前壁滑膜病变组织学计分及组织总胶原含量,可有效预防关节粘连[13]。临床上对类风湿关节炎手关节肿痛患者 43 例以丹参冻干粉针足三里、三阴交、外关、八邪穴位注射,治疗后指间关节周径平均值、关节压痛数均降低[14]。丹参注射液关节腔内注射也可有效治疗膝关节骨性关节炎[15]。

（6）丹参"清热泻火（清热解毒）"实验研究与临床应用

以传统工艺加水煎煮丹参所得溶液,对大肠埃希菌、金黄色葡萄球菌、白色葡萄球菌、变形杆菌、乙型链球菌均有抑菌作用[16],水溶性成分的抑菌作用强于脂溶性成分[17]。丹参醇提液对大肠埃希菌、金黄色葡萄球菌、枯草芽孢杆菌、铜绿假单胞菌、短小芽孢杆菌有抑菌作用,其中对大肠埃希菌、金黄色葡萄球菌抑菌作用较强[18]。丹参在体外可抑制艾滋病病毒 I 型逆转录酶和乙型肝炎病毒 DNA 多聚酶,在人 T 淋巴细胞和外周单核细胞培养中抑制艾滋病病毒 P24 抗原。

（7）丹参"止咳"临床应用

丹参注射液能解除支气管痉挛,具有抗变态反应作用,对祛痰有辅助作用,对肺血液循环有促进作用,可抑制炎症和提高通气功能[19]。复方丹参注射液治疗慢性咳嗽临床症状明显改善,总有效率 85%[20]。复方丹参注射液辅助治疗小儿肺炎,能有效缩短咳嗽消失时间、气促缓解时间、哮鸣音消失时间、治疗时间等,改善患儿临床症状及肺功能[21];对不同年龄支气管肺炎加用复方丹参注射液,可明显缩短发热、咳嗽、喘、肺部音及胸片阴影消失时间和住院时间[22]。

（8）丹参"安胎"实验研究与临床应用

丹参成分丹参酮、丹参醌、丹酚酸与黄芪有效成分相配合，可通过降低滋养细胞 MMP-9 mRNA 表达，防止胎盘出血，从而维持妊娠，且不但在妊娠早、中期对滋养细胞侵入及胎盘重构、蜕膜重塑过程起调控作用，晚期还可减轻胎盘组织的免疫病理损伤，阻抑母胎界面的免疫排斥反应及胎盘后出血、胎盘早剥等[23]。临床观察发现，复方丹参注射液能有效改善滋养细胞和黄体功能，调节免疫，从而在单独使用或联合绒毛膜促性腺激素、黄体酮应用时，能有效治愈抗心磷脂抗体阳性导致的反复性流产及不明原因的反复性流产[24]。

❖　参考文献

［1］牛映雪，鹿国晖，刘杨．中药丹参、川芎嗪防治脑缺血实验研究［J］.亚太传统医药,2014,10(1):8-9.

［2］陈红梅，杜昌华．丹参对大鼠脑缺血性损伤保护的研究［J］.数理医药学杂志,2013,26(5):578-579.

［3］倪海斌，汪东良，韩威威，等．丁苯酞（恩必普）联合丹参治疗缺血性脑卒中的临床疗效观察［J］.中国现代医生,2014,52(13):53-55.

［4］KUANG P G,LI Z Z,ZHANG F Y,et al. Protective effect of Radix Salviae Miltiorrhizae Composita on Cerebral ischemia［J］. Journal of traditional chinese medicine,1995,15(2):135.

［5］尚伟，迟兆富，谢安木，等．丹参对癫痫大鼠脑组织形态结构及热休克蛋白70表达的影响［J］.中成药,2000,22(2):148-151.

［6］董晓静，郭亮锋，姚锐．丹参调节肾组织 AQP$_2$ 效应与其"活血利尿"关系［J］.中国中药杂志,2014,39(16):3162-3165.

［7］吴凡玉，李红艳．丹参改善肾脏纤维化的实验研究［J］.中国医学创新,2009,6(23):15-16.

［8］王群，宰国田，陈汝红，等．前列地尔联合丹参在微量蛋白尿期糖尿病肾病治疗中的价值［J］.中国临床研究,2014,27(12):1474-1476.

［9］张晓峰，张晓云，刘宏艳．丹参注射液髋关节腔内注射促进股骨颈骨折愈合 27 例［J］.中医药信息,2001,18(3):37.

［10］亓新学．丹参对废用性骨质疏松大鼠骨密度影响的研究［J］.湖北民族学院学报（医学版）,2013,30(4):8-10.

［11］崔燎，邹丽宜，刘钰瑜，等．丹参水提物和丹参素促进成骨细胞活性和防治泼尼松所致大鼠骨质疏松［J］.中国药理学通报,2004,20(3):286-291.

［12］许碧连，吴铁，张新乐，等．复方丹参对家兔骨折愈合肾组织转化生长因子的影响［J］.时珍国医国药,2009,20(3):588-589.

［13］段戡，袁长深，姚弘毅，等．丹参注射液关节腔内注射预防关节粘连的实验研究［J］.时珍国医国药,2009,20(7):1722-1723.

［14］蔡明明，马宝东．穴位注射丹参冻干粉针治疗类风湿关节炎手关节肿痛 43 例［J］.风湿病与关节炎,2013,2(5):21,23.

［15］邓物鲜.丹参注射液关节腔内注射治疗骨性关节炎55例临床观察［J］.中医药导报,2006,12(1):47-49.

［16］孙吉兰,常云亭,宋海英,等.丹参的体外抑菌作用研究［J］.时珍国医国药,2003,14(12):725.

［17］周静,李惠芬,王洪志,等.丹参水溶性成分与脂溶性成分抑菌作用的考察［J］.时珍国医国药,2008,19(9):2130-2131.

［18］王庆银,姚庆强.丹参提取液体外抑菌活性研究［J］.食品与药品,2010,12(05):184-187.

［19］初永华,刘新华,王丽萍.复方丹参注射液的临床应用［J］.医学理论与实践,2004,17(1):35.

［20］杨士勤.复方丹参注射液治疗慢性咳嗽的临床观察［J］.中医药信息,2006,23(5):40-42.

［21］吴道荣.小儿肺热咳喘口服液联合复方丹参注射液治疗小儿肺炎的疗效分析［J］.实用心脑肺血管病杂志,2014,22(11):87-88.

［22］王太艮,段燕.复方丹参注射液对不同年龄支气管肺炎的治疗作用探讨［J］.中国现代医生,2009,47(20):59-60,62.

［23］王若光,尤昭玲,李春梅,等.黄芪丹参复方成分对模型孕鼠滋养细胞基质金属蛋白酶9 mRNA 表达及白细胞介素-10水平的影响［J］.中国中医药信息杂志,2006,13(3):41-43.

［24］王丽娜,卫爱武,刘蔚霞.复方丹参注射液治疗反复性流产30例［J］.四川中医,2006,24(5):79-80.

第 12 节 玄 参

一、玄参历代本草学功用考察分析

玄参,《本草经》列为草部中品,称其"主腹中寒热,积聚,女子产乳余疾,补肾气,令人目明"。而后,《别录》大范围扩充其功能主治,"主暴中风,伤寒,身热,支满,狂邪,忽忽不知人,温疟洒洒,血瘕,下寒血,除胸中气,下水,止烦渴,散颈下核、痈肿、心腹痛、坚癥,定五脏,久服补虚明目,强阴益精"。《药性论》以其"治暴结热,主热风头痛,伤寒复劳,散瘤瘿、瘰疬"。《日华子》续增"治头风,热毒,游风,补虚劳损,心惊烦躁,劣乏,骨蒸,传尸,邪气,止健忘,消肿毒"。《开宝》补记"酒渍饮之,疗诸毒、鼠瘘"之用。可以看出,宋代以前玄参的功用已经十分广泛,主治内外诸多病症。

金元以来,玄参功用仍有增益。《医学启源》补充"治心懊恼,烦而不得眠,心神颠倒欲绝,血滞,小便不利";《纲目》认为玄参"滋阴降火",故能"消瘰疬""解斑毒、利咽喉"等;《经疏》则从"益阴除热"立论,实与"滋阴降火"大同小异。《本草经》始称玄参"补肾气",《法象》认定为"足少阴肾经之君药",大体表示赞同。《景岳》另出新识,"本草言其惟入肾经,而不知其尤走肺脏,故能退无根浮游之火,散周身痰结热痈,逐颈项咽喉痹毒、瘰疬结核,驱男女传尸,烦躁骨蒸,解温疟寒热往来,治伤寒热斑支满,亦疗女人产乳余疾,或肠中血瘕热癥,并疗劳伤痰嗽热烦,补肾滋阴,明目解渴",进而把玄参功用与归肺经密切关联起来。此后,《正义》有所发挥,云其"疗胸膈心肺热邪,清膀胱肝肾热结,能制君相浮溢之火。疗风热之咽痛,泄肝阳之目赤,止自汗盗汗,治吐血衄血"。至此,玄参功能主治的论述基本趋于完善。

综合诸家本草所述,玄参功能大致包括清热泻火、滋阴降火、解毒消痈、疏散风热、软坚散结、活血消癥、宁心安神、退翳明目、生津止渴、凉血止血、止痛、补虚、止汗,总计 13 个方面(见表 12-1)。

表 12-1 玄参历代本草学功用分类汇总

功能	出处
清热泻火	1. 腹中寒热(《本草经》);2. 身热,3. 温疟洒洒(《别录》);4. 伤寒热斑(《景岳》);5. 胸膈心肺热邪,6. 肝阳目赤,7. 膀胱肝肾热结(《正义》)
滋阴降火	1. 滋阴降火(《纲目》);2. 骨蒸,3. 传尸(《日华子》);4. 伤寒复劳(《药性论》);5. 劳伤痰嗽(《景岳》)
解毒消痈	1. 痈肿(《别录》);2. 诸毒,3. 鼠瘘(《开宝》);4. 热毒(《日华子》);5. 热痈(《景岳》);6. 肿毒,7. 斑毒,8. 利咽喉(《纲目》)
疏散风热	1. 头风,2. 游风(《日华子》);3. 邪气,4. 风热咽痛(《正义》)
软坚散结	1. 瘰疬,2. 瘤瘿(《药性论》);3. 颈下核(《别录》);4. 痰结,5. 结核(《景岳》)
活血消癥	1. 积聚(《本草经》);2. 血瘕,3. 坚癥(《别录》);4. 热癥(《景岳》);5. 血滞(《医学启源》);6. 小便血滞(《纲目》)
宁心安神	1. 狂邪,2. 忽忽不知人,3. 定五脏(《别录》);4. 心惊烦躁,5. 健忘(《日华子》);6. 心懊恼,烦而不得眠,7. 心神颠倒欲绝(《医学启源》);8. 热烦(《景岳》)
退翳明目	明目(《本草经》)
生津止渴	1. 烦渴(《别录》);2. 解渴(《正义》)
凉血止血	1. 吐血,2. 衄血(《正义》)
止痛	1. 心腹痛(《别录》);2. 头风(《日华子》);3. 热风头痛(《药性论》)
补虚	1. 补肾气(《本草经》);2. 强阴益精(《别录》);3. 劳损,4. 劣乏(《日华子》)
止汗	1. 自汗,2. 盗汗(《正义》)

二、玄参古代方剂配伍应用规律考察分析

1. 含玄参复方治疗病症分类

分别以玄参、元参、黑参为关键词,在整个数据库检索,共得复方 962 首,用于 484 种病症。总计归类为 24 种,另有少数病症未予收录。主要病症与代表方剂情况列表如下(见表 12-2)。

表 12-2　含玄参复方所治常见病症归类和代表方剂

病症	病症归类	代表方剂
热毒炽盛	疮疡、代指、毒肿、瘑疮、疖、热疮、热肿、身体风毒疮、一切恶疮、诸疮、诸疔疮、疮疹发斑、肺脏风毒生疮、肺脏壅热、肛门赤痛、口疮、口舌疮、舌疮、舌肿、热病发疱疮、热病口疮、热病热毒攻眼、热病生热毒疮、热病咽喉肿痛、伤寒发豌豆疮、伤寒后热毒攻眼、伤寒舌肿、阳毒、时气发豌豆疮、时气烦渴、时气口疮、时气热毒攻咽喉、时气疫疠、五脏风热眼、缘目生疮、疱疹入眼、针眼、产后乳结痈、恶核、发背、发背溃后、发脑、乳痈、胃脘痈、痈疮、痈烦渴、痈疽发背发渴、痈肿贴熁、游肿赤痛、发背贴熁、诸发、诸痈、诸痈疽、疮疹后余毒、一切痘疹、痈疽发背作寒热	1. 含咽丸（《普济方》）：白药一两，黄药根一两，栝楼根一两，牛蒡子一两，马勃一两，玄参一两半，砂糖三两，白蜜三两； 2. 升麻散（《普济方》）：升麻一两，赤芍一两，甘草一两，大黄一两，玄参一两半，白芷三两，马蹄草三两，桑根白皮三两
目赤肿痛	疮疹入眼、时气后患目、时气热毒攻眼、白睛肿胀、斑豆疮入眼、暴赤眼、丹石毒上攻眼、风毒冲目虚热赤痛、风目赤、肝实眼、目暴肿、目赤碜痛赤肿、目赤痛、目赤肿痛、目飞血赤脉、目积年赤、目痒急及赤痛、眼胎赤痛、目睑肿硬、目内生疮、目脓漏、胎赤眼	玄参汤（《普济方》）：玄参一两，柴胡一两，决明子一两，石膏一两，羌活一两，细辛一两，黄芩三分，地骨皮三分，竹叶七片，芒硝半钱
咽喉不利	疮痘攻咽喉、伤寒咽喉痛、狗咽、骨鲠、喉痹、尸咽喉、咽干、咽喉不利、咽喉生疮、咽喉生谷贼、咽喉生痛、咽喉中如有物妨闷、咽喉肿塞、语声不出	玄参丸（《圣济总录》）：玄参一分，白僵蚕一分，白矾灰一分，甘草一分，鲤鱼胆
瘿瘤瘰疬	风毒瘰疬、瘰疬、瘰疬寒热、瘰疬结核、瘰疬久不瘥、瘰疬有脓、热毒瘰疬、诸毒瘰疬、诸瘰疬、赤瘤、瘤、气瘿	1. 牡蛎散（《直指方》）：牡蛎四两，玄参三两；2. 玄参汤（《普济方》）：玄参三两，升麻三两，独活三两，连翘子三两，木防己一两，菊花一两
虚劳	肝劳、产后蓐劳、肺劳、脾劳、骨极、精极、肾劳、变蒸、心劳、急劳、气劳、热劳、虚劳、虚劳不得眠、虚劳潮热、虚劳烦热、虚劳咳嗽、虚劳目暗、虚劳少气、虚劳食不消、虚羸、血风劳气	柴胡饮（《普济方》）：柴胡二两，桑白皮一两，防风一两，芍药一两，玄参一两，黄芩一两，炙甘草一两
诸热	客热、胆热多睡、肝实、脾实热、脾实热咽喉不利、结阳、热病发斑、热病发狂、瘟病、壮热、三焦实热、膀胱实热、烦热、心烦热、心热多汗、心实、心胸烦热、心脏风热、诸热	射干散（《圣惠方》）：射干二两，前胡、赤茯苓、桔梗、款冬花、人参、半夏、黄芩、炙甘草、玄参、麦冬各一两
疥癣瘙痒	疥癣、久癣、诸疥、白癜、大风癞病、风痞瘰、风瘙痒、风瘙瘾疹、疬疡风、肉苛、紫白癜风	苦参散（《圣济总录》）：苦参二两，白花蛇二两，黄连三分，当归三分，人参半两，玄参半两，丹参半两，沙参半两，芍药半两，蒺藜子半两，防风半两
目昏暗	肝虚眼、目昏暗、目见黑花飞蝇、目青盲、雀目、肾肝虚眼黑暗、目风泪出、目风眼寒	五参散（《圣济总录》）：苦参一两，沙参一两，丹参一两，枳壳一两，玄参一两，紫参一两，蒺藜子二两

续表

病症	病症归类	代表方剂
疼痛	鼻痛、伤寒后腰脚疼痛、伤寒头痛、肾著、时气头痛、脚气痰壅头痛、风头痛、眼眉骨及头痛、五种腰痛、诸疝	玄参散(《普济方》):玄参二升半,大黄二升半,菊花、决明子各二升,车前子、升麻、黄连、枳壳各二两,栀子仁、防风各一两半,苦参半两
喘嗽	喘、喘嗽、肺实、肺脏痰毒壅滞、咳嗽、咳嗽上气、热嗽、热病咳嗽、时气咳嗽、伤寒咳嗽	生干地黄散(《圣惠方》):生地黄、升麻、玄参、赤芍、紫菀、柴胡、天冬、麦冬各二两,贝母一两五钱
痔漏	风瘘、久瘘、蛴螬瘘、鼠瘘、转脉瘘、气痔、痔漏、诸痔	洗贴药(《普济方》):乌柏根、玄参
耳鸣耳聋	耳聋有脓、耳聋诸疾、耳虚鸣、耳肿、风聋、久聋	羌活丸(《圣济总录》):羌活、玄参、木通、乌头、防风各一分
痹病	风腰脚疼痛、风走注疼痛、历节风、皮痹、热痹、腰脚疼痛、中风百节疼痛、诸痹、著痹	天麻丸(《圣济总录》):天麻二两,玄参一两,没药一两,地榆一两,乌头一两,麝香一分

2. 含玄参复方治疗病症分类构成分析

现将含玄参复方分布于 24 类病症予以列表(见表 12-3)。由表 12-3 可知,玄参配伍在复方中主要用于热证,如热毒炽盛、诸热、时气等,总计达 242 方;此外,目赤肿痛也属热邪为患,而伤寒、咽喉不利、喘嗽、出血等,也有一部分与热邪有关,进而确定玄参清热解毒、滋阴降火的主导作用。

表 12-3 古代含玄参复方治疗病症一览表

病症	方数	病症	方数	病症	方数	病症	方数
热毒炽盛	190	虚劳	50	虚损	23	喘嗽	14
目赤肿痛	78	惊悸	46	疼痛	23	痔漏	13
咽喉不利	67	诸热	42	消渴	21	耳鸣耳聋	11
瘿瘤瘰疬	55	疥癣瘙痒	27	伤寒	16	时气	10
外感风邪	52	中风	27	水肿	16	出血	9
内外障眼	50	目昏暗	25	脚气	15	痹病	9

三、玄参古今功用比较分析

1. 玄参古今功用一致性考察分析

自《别录》确立玄参清"身热",治"温疟洒洒"功用后,历代本草不断增加治疗痈肿、诸毒、热毒、骨蒸、传尸诸病和滋阴降火、养阴除热等功能。古代含玄参复方则应用到诸热、目赤肿痛、咽喉不利、外感风邪、瘿瘤瘰疬等。"十二五"规划教材《中药学》确定玄参"清热,解毒,养阴"功能,用于"温热病热入营分、血热壅盛、咽喉肿痛、瘰疬痰核"。《药典》确定玄参的功用为"清热凉血,滋阴降火,解毒散结",用于"热入营血,温毒发斑,热病伤阴,舌绛烦渴,津伤便秘,骨蒸劳嗽,目赤,咽痛,白喉,瘰疬,痈肿疮毒"。体现了玄参古今功用的一致性。

2. 玄参古今功用差异性考察

（1）稽古发隐

1）疏散外风:《别录》直言玄参"主暴中风,伤寒",张景岳认为玄参"尤走肺脏",可"解温疟寒热往来""治伤寒""疗风热之咽痛"。由含玄参复方52首用于外感风邪所致的病症,尚有16首治疗伤寒,推测玄参或有疏散外风的功用。对此,《药典》并未提及。

2）退翳明目:尽管《本草经》有言玄参能"令人明目",但自《本草经》以来均认为玄参明目是通过补肾而实现的,未直接确认玄参具有"明目"之功,至《药性解》方才明确玄参"明眼目"。古代含玄参复方50首用于内外障眼,推测玄参尚有"退翳"之功。《药典》确认玄参主治"目赤",是因其具有"清热"的作用,而非"退翳明目"之意。

3）宁心安神:早在《别录》中已记载玄参主治"狂邪,忽忽不知人""定五脏",后世本草对此多有认同。共有46首含玄参复方用于癫痫、惊悸、发狂、谵语等,进一步证实了这一作用。《药典》并未论及宁心安神功能。

4）止痛:《别录》首先记载玄参治疗"心腹痛",《日华子》用于"头风",《药性论》治疗"热风头痛";古代含玄参复方则用于腰脚疼痛、头痛、诸疝和痹痛,提示玄参有止痛作用。

5）活血化瘀:历代本草陆续有玄参治疗积聚、血瘕、坚癥、热癥、血滞等病症的记载,这些病症均与瘀血阻滞有关。尽管古代含玄参复方所治病症中,并无典型的属于血瘀的病症,但不能排除玄参具有活血化瘀作用。

（2）疑问

通常,《中药学》将玄参归类于清热剂中的清热凉血药,但从古今配伍应用可以看出,玄参尚有滋阴降火、清热解毒之功,进而使玄参的功能分类在清热凉血、滋阴降火和清热解毒三者之间游移不定。如此,玄参究竟归属何类,还应做出明确的判断。

3. 玄参潜在功能现代研究和应用考察

从历代本草记载和古代方剂应用,归纳出玄参疏散外风、退翳明目、宁心安神、止痛、活血化瘀等潜在功能。现代研究表明,玄参的这些潜在功能得到实验研究和临床应用的认证。

（1）玄参"疏散外风"的临床应用

卢长瀛效法彭静山,使用单味玄参煎浓汁治风热头痛50例,均获良效[1]。崔应珉尊家传之法,重用玄参组方,专治风火上攻所致牙痛,收效显著[2]。

（2）玄参"退翳明目"的实验研究

玄参中环烯醚萜Epibueropyridinium A对D-半乳糖性白内障形成具有一定的干预作用,能够通过升高大鼠糖性白内障晶体中SOD活性,降低MDA及山梨醇含量以降低白内障大鼠的晶体混浊度[3]。

（3）玄参"宁心安神"的实验研究与临床应用

实验研究表明,苦玄参苷具有明显的中枢镇静和安定作用。给予昆明种BLC57/1小鼠腹腔注射苦玄参苷能明显延长硫喷妥钠的睡眠时间,减少小鼠格斗试验次数[4]。

临床发现,玄参治疗心悸、心烦、不寐疗效颇佳[5]。玄参配伍肉桂治疗高血压伴发失眠病症,多收良效[6]。重用玄参 30~180g 治疗狂证,疗效显著[7]。

(4)玄参"止痛"作用的实验研究

玄参色素提取物能显著提高热板致痛小鼠的痛阈值,减少冰醋酸刺激致痛小鼠的扭体次数;对二甲苯致小鼠耳郭肿胀、冰醋酸致腹腔毛细血管通透性升高有明显的抑制作用,表明玄参色素提取物具有抗炎镇痛的活性[8]。

(5)玄参"活血化瘀"的实验研究与临床应用

玄参醚、醇、水提取物均能显著抑制血小板聚集性,降低纤溶酶原激活剂抑制剂 –1(PAI-1)活性,具有抗血小板聚集、增强纤维蛋白溶解活性作用[9]。玄参乙醇提取物能明显增加离体兔心冠脉流量、耳灌流量,对氯化钾和肾上腺素所致兔主动脉血管痉挛有一定的缓解作用[10]。

深入探讨玄参的"活血化瘀"作用机制,发现玄参提取物具有非内皮依赖性血管舒张作用,其作用机制可能与影响血管平滑肌上钾通道、阻断钙通道、调节细胞内钙离子浓度相关[11]。

彭才圣认为玄参有祛瘀之功,将其鲜品捣碎外敷来治疗跌打扭伤肿痛,12 小时即可收效,痛消肿退[12]。在辨证论治基础上,配伍玄参治疗闭塞性周围动脉硬化及血栓性静脉炎,疗效显著[13]。

❖ 参考文献

[1]卢长瀛 . 单味玄参治风热头痛有良效[J]. 新中医,1992,33(3):6.

[2]崔应珉 . 重用玄参疗风火上扰型牙痛[J]. 中医杂志,2010,51(5):57.

[3]黄才国,魏善建 . 玄参中环烯醚萜 Epibueropyridinium A 预防 D- 半乳糖性白内障的实验研究[J]. 第二军医大学学报,2006,27(11):1204–1206.

[4]张银娣,刘小浩,沈建平 . 绵毛黄芪苷和苦玄参苷的中枢抑制作用[J]. 南京医学院学报,1990,10(1):17–19,87–88.

[5]范新发,刘彩霞 . 玄参治疗心悸不寐[J]. 中医杂志,2010,51(4):344.

[6]苏慧敏 . 玄参佐肉桂治疗高血压病伴失眠[J]. 中医杂志,2010,51(2):150.

[7]李美萍 . 大剂量玄参治狂病有效[J]. 中医杂志,2010,51(2):921.

[8]王珲,陈平,张丽萍,等 . 玄参总色素提取物抗炎镇痛活性的研究[J]. 中国医院药学杂志,2008(17):28–30.

[9]倪正,蔡雪珠,黄一平 . 玄参提取物对大鼠血液流变性、凝固性和纤溶活性的影响[J]. 中国微循环,2004(5):79.

[10]龚维桂,钱伯初,许衡钧,等 . 玄参对心血管系统药理作用的研究[J]. 浙江医学,1981,3(1):11–14.

[11]李亚娟,刘云,华晓东,等 . 玄参提取物舒张血管作用及机制研究[J]. 上海中医药杂志,2014,48(1):

68–73.

［12］彭才圣. 玄参外用治疗跌打扭伤肿痛［J］. 中医杂志，2010，51（3）：249.

［13］张太华. 以玄参为主治疗周围血管疾病［J］. 中医杂志，2010，51（5）：441.

第 13 节　半　　夏

一、半夏历代本草学功能主治考察分析

半夏，《本草经》列为草部下品，"主伤寒寒热，心下坚，下气，喉咽肿痛，头眩，胸胀，咳逆，肠鸣，止汗"。《别录》扩充到"消心腹胸膈痰热满结，咳嗽上气，心下急痛，坚痞，时气呕逆，消痈肿，堕胎，治痿黄，悦泽面目。生令人吐，熟令人下"。《药性论》增补"开胃健脾"和"除瘤瘿气"。《日华子》新添"霍乱转筋，肠腹冷，痰疟"。《图经》强调半夏为"胃冷呕哕，方药之最要"。《衍义》注云半夏"益脾，盖能分水故也"，故治"湿胜则泻"。

金元以降，半夏功用仍有补充。《法象》认为"治寒痰及形寒饮冷，伤肺而咳；大和胃气，除胃寒进食；治太阴经痰厥头痛，非此药不能除"。《医学启源》补充"消肿散结"，显然是对前期确认的"消痈肿""除瘤瘿气"的功能概括。《发挥》释曰"辛以散结气，辛以发音声"，故有散结、开音之用。《药性解》用以"开郁散表邪"。《纲目》以半夏辛温之性，诠释"主痰饮及腹胀""行湿而通大便，利窍而泄小便"，除"目不得瞑，白浊、梦遗、带下"诸用，多属新知新识。《景岳》综述其用，"下肺气，开胃健脾，消痰饮痞满，止咳嗽上气，心痛胁痛，除呕吐反胃，霍乱转筋，头腹胀，不眠气结，痰核肿突，去痰厥头痛，散风闭喉暗，治脾湿泄泻，遗精带浊，消痈疽肿毒，杀蜈蚣蜂虿虫毒"，可谓新旧功用参半。《得配》将其"研末吹鼻，治五绝，并治产时子肠先出、产后不收者，名盘肠产"，至此，半夏功用基本臻于完备。

综合诸家本草所述，半夏功用主要包括 12 种：燥湿化痰、降逆止呕、止咳平喘、消痞散结、健脾和胃、解毒疗疮、祛风解表、止痛、开音、安神、截疟、堕胎等（见表 13–1），其他功用则属散见。

表 13–1　半夏历代本草学功用分类汇总

功能	出处
燥湿化痰	1. 胸中膈痰热满结（《别录》）；2. 消痰涎、去胸中痰满（《药性论》）；3. 寒痰（《法象》）；4. 化痰涎（《药性赋》）；5. 去膈上痰（《珍珠囊》）；6. 化痰（《主治秘要》）；7. 开寒湿痰、气郁结痰（《经疏》）；8. 泻痰（《蒙筌》）；9. 除湿化痰涎（《药性解》）；10. 痰核（《景岳》）；11. 散肠胃湿痰（《求真》）

功能	出处
降逆止呕	1. 下气(《本草经》);2. 时气呕逆(《别录》);3. 止呕吐(《药性论》);4. 吐食反胃(《日华子》);5. 胃冷呕哕(《图经》);6. 下气止呕吐(《药性解》);7. 胃气厥逆(《参西录》)
止咳平喘	1. 咳逆(《本草经》);2. 咳嗽上气(《别录》);3. 下肺气、伤肺而咳(《医学启源》)
消痞散结	1. 胸胀、心下坚(《本草经》);2. 除瘤瘿气(《药性论》);3. 心下急痛坚痞、消胸中痞(《珍珠囊》);4. 除腹胀(《纲目》);5. 痞满(《景岳》);6. 散结气(《发挥》);7. 开郁(《备要》)
健脾和胃	1. 开胃健脾(《药性论》);2. 益脾(《衍义》);3. 大和胃气、进饮食(《法象》);4. 大和脾胃气(《药性赋》);5. 益脾胃之气(《主治秘要》);6. 实脾(《经疏》);7. 和胃(《得配》)
解毒疗疮	1. 喉咽肿痛(《本草经》);2. 消痈肿(《别录》);3. 消肿(《主治秘要》);4. 消痈疽肿毒、杀蜈蚣蜂虿虫毒(《景岳》)
祛风解表	1. 伤寒寒热,2. 散表邪(《药性解》);3. 发表(《备要》)
止痛	1. 治眉棱骨痛(《纲目》引丹溪);2. 痰厥头痛(《法象》);3. 心痛、胁痛(《景岳》)
开音	1. 发音声(《发挥》);2. 喉喑(《景岳》)
安神	1. 目不得瞑(《纲目》);2. 夜不眠(《纲目》引《甲乙经》);3. 不眠、惊悸(《得配》)
截疟	止疟疾(《得配》)
堕胎	胎堕(《别录》)

二、半夏古代方剂配伍应用规律考察分析

1. 含半夏复方治疗病症分类

以半夏为关键词,利用数据库检索,得含半夏复方 3 381 首,用于 768 种病症。为便于对含半夏复方所治病症构成进行分析,对相同或相近病症做归类处理,并列举符合纳入标准的代表方剂(见表 13-2)。

表 13-2　含半夏复方所治常见病症归类和代表方剂

病症	病症归类	代表方剂
痰饮	一切痰饮、风痰、寒痰、痰嗽、痰实、痰饮、痰癖、热痰、留饮宿食、虚劳痰饮、膈痰结食、留饮、伤寒胸膈痰滞、支饮、痰逆不下食、痰饮食不消、上气喉中水鸡声、肺脏痰毒壅滞、中湿、水饮、悬饮、补虚消痰、溢饮、痰厥、痰逆不思食、膈气痰结	1. 小半夏汤(《御药院方》):茯苓四两、半夏五两;2. 紫芝丸(《百一选方》):五灵脂、半夏等分;3. 半夏丸(《十便良方》):半夏、生姜等分
喘咳	诸咳嗽、喘咳、咳逆上气、咳嗽、五脏诸嗽、上气、上气胸膈支满、伤寒咳嗽、伤寒上气、肺虚、热嗽、短气、久嗽、虚劳咳嗽、咳嗽呕吐、咳嗽咽喉作呀呷声、咳嗽上气唾脓血、呷嗽、冷嗽、伤风咳嗽、咳嗽上气、咳嗽喘急、伤寒烦喘、肺实、肺中寒、哮响、水肿咳逆上气、肺	1. 胡椒半夏丸(《普济方》):半夏、干姜各一两,胡椒、丁香各一分;2. 款肺散(《十便良方》):半夏、杏仁各三十六枚

病症	病症归类	代表方剂
喘咳	痹、肺气喘急、三焦咳、咳逆、肺胀、上气腹胀、咳逆短气、肺脏伤风冷多涕、卒上气、久上气、上气不得睡卧、上气咳逆、咳嗽不得卧、暴咳嗽、时气咳嗽、气嗽、喘满、伤寒咳逆、咳嗽失声、热病喘急、咳嗽短气、喘、咳嗽痰唾黏稠	
呕吐	呕吐、胃反、吐利、虚劳呕逆、呕逆不下食、伤寒干呕、伤寒呕哕、脚气呕逆、寒呕、呕哕、霍乱、霍乱吐利、霍乱呕吐、上气呕吐、干呕、三焦吐、夹惊吐、膈气呕逆不下食、热呕、气呕、冷吐、霍乱呕哕、膈气呕吐酸水、伤寒呕吐、时气呕逆、乳石发痰饮呕逆、痰呕、霍乱四逆、吐呃、霍乱逆满、热吐、哕逆、热病哕、脾胃壅热呕哕、热病呕逆、脾胃气虚弱呕吐不下食、噫酸	1. 半夏丸（《普济方》）：半夏一两、干姜半两、陈皮适量；2. 枇杷叶散（《本事方》）：半夏、枇杷叶、人参各一钱，白茅根二两、茯苓半两；3. 胡椒丸（《澹寮方》）：胡椒二十一枚、丁香十四枚、半夏七枚、大枣一枚、米饮
诸痛	首风、膈痰风厥头痛、头痛、伤寒头痛、风眩头痛、脚气痰壅头痛、寒疝心腹痛、心腹痛、身体疼痛、风头痛、腰痛、寒疝、风身体疼痛、积聚心腹痛、偏正头痛、卒疝、风走注疼痛、诸疝、膈气心胸中痛、心痛、腰痛强直不得俯仰、癫疝、眼眉骨及头痛、伤寒后骨节烦疼、霍乱心腹痛、心疝、小肠气、偏头痛、中风百节疼痛、伤寒身体疼痛、腰脚疼痛、耳疼痛、脾脏冷气攻心腹疼痛、心腹痛啼	1. 天香散（《圣惠方》）：天南星、半夏、川乌尖、白芷等分，生姜汁适量；2. 半夏丸（《十便良方》）：半夏四两、甘草一两、生姜汁适量
痞满	一切气、伤寒心腹痞满、痞气、厥逆气、诸癖结胀满、积聚心腹胀满、腹胀、心腹胀满、时气心腹痞满、脚气心腹胀满、三焦胀、两胁胀满、霍乱心腹胀满、伤寒心腹胀满、虚劳心腹痞满、乳石发痞结羸瘦、热病心腹胀满、膈气心腹痞满、痞结、霍乱心下痞逆	1. 四七汤（《三因方》）：半夏五两，茯苓四两，紫苏叶一两，厚朴三两，生姜、大枣适量；2. 七气汤（《医方集成》）：人参、肉桂、炙甘草各半两，半夏五两，生姜适量
脾胃虚弱	脾胃虚冷水谷不化、脾胃不和不能饮食、饮食劳倦、脾胃俱虚、脾胃气虚不能饮食、胃痛冷、脾胃冷热不和、脾虚冷、脾脏冷气腹内虚鸣、脾胃气虚弱肌体羸瘦、脾胃不和、胃寒肠热、脾气虚腹胀满、热病后脾胃虚不思饮食	1. 半夏饮（《普济方》）：半夏、厚朴各二两，人参、陈橘皮、白术各一两，生姜、大枣适量；2. 温白丸（《普济方》）：半夏二两，白术、丁香各一分
疟疾	疟疾、诸疟、山岚瘴气疟、久疟、伤寒后发疟、痰疟、寒疟、足阳明胃疟、劳疟、足太阴脾疟、寒热往来、疟母、足少阴肾疟、瘅疟、足厥阴肝疟、疟发作无时、温疟	1. 加减柴胡汤（《卫生方》）：柴胡二两，半夏、黄芩、人参、甘草各三分，生姜、大枣适量；2. 瓜蒌实丸（《澹寮方》）：瓜蒌实、枳壳、半夏、桔梗各一两，生姜适量
心神不安	心虚、惊悸怔忡、虚劳不能眠、伤寒心悸、伤寒百合、伤寒后不得眠、胆虚不得眠、惊悸、霍乱后烦躁卧不安、产后闷烦、风狂、风惊恐、心健忘、风惊邪、虚劳惊悸、风恍惚、风邪、胆热多睡、伤寒发狂、热病狂言、霍乱心烦、热病发狂、心烦热、产后血邪攻心狂语、心狂、客忤、惊啼、鬼魇、脚气风惊五脏惊悸、伤寒后心虚惊悸、风惊悸、风邪癫狂、阳厥、肝气逆面青多怒	1. 半夏麻黄丸（《肘后方》）：麻黄、半夏等分；2. 半夏汤（《普济方》）：半夏二两、茯苓四两、糯米一合；3. 橘皮汤（《普济方》）：陈皮一两、川芎一分半分、半夏五钱、炙甘草一分、生姜半分

病症	病症归类	代表方剂
喉痹	咽喉中如有物妨碍、喉痹、咽喉肿痛、咽喉生痛、咽喉肿塞、伤寒咽喉痛、咽喉生疮、时气热毒攻咽喉、狗咽、伤寒后咽喉闭塞不通、咽喉生谷贼	1. 半夏桂甘汤(《普济方》):半夏、辣桂、甘草等分;2. 桔梗汤(《圣济总录》):桔梗、半夏等分;3. 四味汤(《圣济总录》):半夏、厚朴、陈皮各一两,赤茯苓二两
泻痢	诸泻、冷痢、诸痢、脾脏虚冷泻痢、下赤痢白痢、血痢、飧泄、水谷痢、一切痢、滞下脓血、下痢、久痢羸瘦、泄痢、水泻、濡泻、热痢、痢兼渴、泄泻、赤痢	1. 如神丸(《三因方》):川乌头四两,半夏、苍术各半斤,米饮;2. 半夏丸(《普济方》):半夏、乌头、炙甘草等分

2. 含半夏复方治疗病症分类构成分析

现将含半夏复方分布病症居前 36 位者予以列表(见表 13-3)。由表 13-3 可知,含半夏复方治疗痰饮高居榜首,用方 495 首。由所属咳嗽、痰涎、痰盛、痰逆等病症可知,此属狭义之痰饮。含半夏复方用于咳喘位居其次,用方 355 首。呕吐、痞满、脾胃虚弱、噎膈、泻痢、食积均为中焦脾胃气机升降失常所致病症,用方 600 余首,说明半夏治疗中医肺、脾病证占主导地位。尚需指出,含半夏复方治疗中风、惊风、痓病等动风病症也占较大比重,计 347 方。此外,含半夏复方还用于伤寒、疮疡痈疽、疟疾、诸热、时气、喉痹等外感病,以及诸痛、虚损、虚劳、心神不安、脚气、诸肿、出血等内伤杂症。而与瘀血有关的积聚、跌仆伤损、恶露不尽也用方 116 首。由此构成了含半夏复方治疗病症的基本状况。

表 13-3　古代含半夏复方治疗病症一览表

病症	方数	病症	方数	病症	方数	病症	方数
痰饮	495	疮疡痈疽	92	噎膈	48	跌仆伤损	21
喘咳	355	虚损	91	月经不调	41	恶露不尽	20
呕吐	295	疟疾	89	喉痹	40	虫毒	20
伤寒	223	心神不安	87	泄痢	32	消渴	19
中风	173	诸热	78	胎动不安	29	肺痨	18
诸痛	136	积聚	75	诸肿	29	黄疸	17
痞满	134	虚劳	70	出血	27	胸痹	17
脾胃虚弱	110	痓病	68	食积	27	痹病	16
惊风	106	脚气	60	时气	22	瘿瘤	15

三、半夏古今功用比较分析

1. 半夏古今功用一致性考察分析

历代本草明确半夏消痰热、痰疟、寒痰、痰厥、痰饮,行湿、脾湿,古代含半夏复方则治疗疟疾、头痛、痰饮、泄痢等,包括广义、狭义之痰所致病症,《药典》立燥湿化痰之功,主治"湿痰寒痰,咳喘痰多,痰饮眩悸,风痰眩晕,痰厥头痛",与古时所用相应。历代本草用于呕逆、呕哕、呕吐、反胃,古代含半夏复方治疗各种呕吐,《药典》以其降逆止呕之能,用于呕吐、反胃。历代本草用于心下坚、坚痞、除瘤瘿气、腹胀、痞满、气结,古代含半夏复方用于各种痞满,《药典》立消痞散结之法,用于胸脘痞闷和梅核气。《药典》所称"外治痈肿、痰核",也与古代含半夏复方大量用于疮疡、痈疽一脉相承。由此可见,《药典》基本传承了古代本草所记和方剂所用。

2. 半夏功用古今差异部分考察分析

(1) 稽古发隐

1)止咳平喘:《本草经》《别录》分别记载半夏主"咳逆""咳嗽上气",《药性论》增添"下肺气""主咳结"。古代含半夏复方主治喘咳复方高达355首,仅次于痰饮。故止咳平喘似应确认为半夏的潜在功能。《药典》主治虽有咳喘,但功能中未能明确。

2)健脾和胃:自《药性论》确立半夏"开胃、健脾"功效后,后世陆续有"益脾""进饮食""大和脾胃气""和胃"的论述。古代含半夏复方针对脾胃虚弱复方有110首,而痞满、食积、疳积皆因脾胃虚弱、气机阻滞所致。故健脾和胃可能是半夏的潜在功能。《药典》根本没有相关记载。

3)解毒疗疮:《别录》始有半夏"消痈肿"之说,《医学启源》称其"消肿散结",《景岳》用其"杀蜈蚣蜂虿虫毒",古代含半夏复方治疗疮疡痈疽者92方,虫毒者20方。《药典》虽"外治痈肿痰核",但功能表述并未予以体现。

4)祛风解表:《本草经》即以半夏治"伤寒寒热",后世本草学又有"散表邪"(《药性解》)、"发表"(《备要》)的认知。古代含半夏复方治疗伤寒223首,其中不乏用于风寒在表者,提示半夏有祛风解表之功。

5)止痛:《别录》认为半夏主"心下急痛"。《医学启源》用其治疗"痰厥头痛"。《景岳》则以半夏治"心痛、胁痛"。古代含半夏复方治疗诸痛达136首。故推测半夏具有止痛作用。

6)开音:《发挥》《得配》均有半夏"发音声"或"发声音"的记载。《景岳》亦言半夏"散风闭喉喑"。古代含半夏复方治疗语音不利者8首。提示半夏或有开音作用。

7)安神:《灵枢·邪客》最早使用半夏秫米汤治疗"目不瞑"属"胃不和则卧不安"者,《纲目》用治"目不得瞑",当取此意。《得配》亦有半夏治不眠、惊悸之说。古代含半夏复方治疗心神不安者达87首。推测半夏或有安神之功。

8)截疟:《日华子》以半夏治"痰疟",《得配》用以"止疟疾"。古代含半夏复方治疗疟疾者达89首之多。说明半夏可能有截疟之用。

9)堕胎:《别录》言半夏"胎堕";《蒙筌》曰"孕妇忌用,恐堕胎元",后世医家多从之。古代含半夏复方治疗难产8首,从治疗角度确认半夏的堕胎作用。《药典》对此未予记载。

(2) 疑问

中医学看来,痰饮既是病理产物,又是致病因素。如痰饮随气流于经络,可致肢体麻木、屈伸不利,甚至半身不遂,或形成瘰疬痰核、阴疽流注;或痰饮阻肺,可致胸闷短气、咳喘痰鸣;或痰饮停胃,恶心呕吐;或痰浊痹阻,致胸痹心痛;或痰浊蒙蔽心窍,导致头目眩晕,精神不振、神昏谵语等,自然涉及狭义和广义之痰。《药典》确认半夏具有"燥湿化痰"之功,其针对的是狭义之痰,还是广义之痰? 抑或两者兼顾? 对此应当有比较明确的回答。

3. 半夏潜在功能现代研究和应用考察

研究发现,半夏功用古今认识确有不同。有些古本草记载、古方剂广泛使用的功能,《药典》并未收录。从本草著作和古代复方应用中,可以归纳出半夏尚有止咳平喘、健脾和胃、解毒疗疮、祛风解表、止痛、开音、安神、截疟、堕胎等潜在功能,其中一些潜在功能已经得到实验研究和临床试验的证实。

（1）半夏"止咳平喘"的实验研究

研究证明,清半夏可明显延长氨水所致小鼠咳嗽模型及枸橼酸所致豚鼠咳嗽模型的咳嗽潜伏期、减少咳嗽次数;与半夏药材相比,作用强度无显著性差异[1]。复方半夏水提取物可剂量依赖性地延长引喘潜伏期,降低肺溢流量,显著延长咳嗽潜伏期并减少咳嗽次数,表明复方半夏水提取物具有平喘、镇咳作用[2]。野生陈半夏、野生新半夏和栽培新半夏均可使咳嗽潜伏期延长和咳嗽次数减少,野生新半夏镇咳作用优于野生陈半夏和栽培新半夏[3]。

（2）半夏"健脾和胃"的实验研究

生半夏能明显促进肠胃运动,但胃液中前列腺素 E_2 的含量明显减少[4]。

（3）半夏"解毒疗疮"的临床研究

以生半夏外敷或外涂可治疗鸡眼、乳腺炎、寻常疣及跖疣等痛肿疮疖[5]。以半夏重剂治疗痰湿、血瘀、阳郁、积滞、湿热、浊壅、毒结等所致口腔溃疡,只要配伍得当,均可获良效[6]。

（4）半夏"止痛"的实验和临床研究

以半夏配生姜治疗眉棱角痛,疗效显著[7]。生半夏捣碎浸酒后,以棉球蘸药液塞于龋齿洞中,或涂擦痛牙周围以治疗牙痛,疗效显著[5]。半夏重剂用于止痛,疗效尤著[8]。采用扭体法考察半夏镇痛作用,发现半夏对小鼠疼痛的抑制率在 50% 以上,对减缓小鼠疼痛起到一定作用[9]。

（5）半夏"安神"的实验研究

大剂量生半夏醇提取物(12g/kg)有明显的镇静催眠作用,其强度与安定(0.5mg/kg)相当[10]。采用连续溶剂提取法制备半夏不同溶剂提取物,发现半夏浓度 95% 乙醇提取物和浓度 60% 乙醇提取物能显著抑制小鼠的自主活动;对戊巴比妥诱导的睡眠表现出协同作用,不仅显著增加催眠剂量戊巴比妥小鼠的入睡只数,而且显著缩短了睡眠剂量戊巴比妥小鼠的入睡潜伏期,延长其睡眠时间,具有明显镇静、催眠作用[11-12]。

（6）半夏"截疟"的临床研究

将生半夏捣烂置于胶布上,于疟疾发作前 3~4 小时贴脐部,可控制疟疾发作[5]。

（7）半夏"堕胎"的实验和临床研究

实验发现[13],半夏蛋白 30mg/kg 对小鼠具有明显的抗早孕作用,抗早孕率可高达100%。给药后 24 小时可见血浆黄体酮水平下降,在光镜下子宫内膜变薄,大部分区域已见不到蜕膜反应,胚胎停止发育并死亡。若同时皮下注射黄体酮 1mg 每只或绒毛膜促性腺激素 10IU 每只，均能有效对抗半夏蛋白的抗早孕作用。给怀孕小鼠皮下注射 250μg 半夏蛋白，50% 小鼠发生流产；半夏蛋白有很强的抗兔胚泡着床作用，子宫内注射 500μg，抗着床率达 100%[14]。

❖ 参考文献

[1] 熊玥.清半夏饮片止咳化痰作用及质量标准研究[D].南京：南京中医药大学，2010.

[2] 单靖珊，李军霞，江平.复方半夏水提取物的镇咳、祛痰、平喘作用研究[J].天津中医药，2009，26（4）：338-340.

[3] 高景莘，张绿明，卢先明.野生与栽培半夏的镇咳祛痰作用对比研究[J].湖南中医药大学学报，2010，30（7）：25-27.

[4] 吴皓，蔡宝昌，荣根新，等.半夏姜制对动物胃肠道功能的影响[J].中国中药杂志，1994，29（9）：535-537.

[5] 许颖富.半夏的临床新用[J].光明中医，2006，21（11）：43-44.

[6] 杨丽华，黄和.重剂半夏治疗口腔溃疡经验[J].中医研究，2014，27（11）：44.

[7] 邓朝纲.大剂生姜半夏汤治眉棱角痛效好[J].新中医，1991（5）：56.

[8] 黄和，钱英，杨慧敏.重剂半夏疼痛证治[J].中华中医药学刊，2010，28（12）：2638-2639.

[9] 官清，张珩.祛风湿单味中药抗炎和镇痛作用分析[J].临床合理用药杂志，2012，5（7）：6-7.

[10] 詹爱萍，王平，陈科力.半夏、掌叶半夏和水半夏对小鼠镇静催眠作用的比较研究[J].中药材，2009，29（9）：964-965.

[11] 赵江丽，赵婷，张敏，等.半夏不同溶剂提取物镇静催眠活性比较[J].安徽农业科学，2011，39（35）：21627-21628.

[12] 赵江丽.半夏、夏枯草镇静催眠物质基础和作用机制研究[D].镇江：江苏大学，2011.

[13] 夏林纳，李超荆.半夏蛋白对小鼠的抗生育作用及抗早孕的机理探讨[J].上海第一医学院学报，1985，12（3）：193-197.

[14] 陶宗晋，徐琴枉，吴克佐，等.半夏蛋白的分离、结晶、生物活力和一些化学性质[J].生物化学与生物物理学报（英文版），1981，13（1）：77.

第 14 节 石 斛

一、石斛历代本草学功用考察分析

石斛，为《本草经》草部上品，"主伤中，除痹，下气，补五脏虚劳羸瘦，强阴，久服厚肠胃，轻身延年"，早期侧重"补益"。此后，《别录》"主益精，补内绝不足，平胃气，长肌肉，逐皮肤邪热痱气，脚膝疼冷，痹弱，久服定志除惊"，增加"长肌肉，逐皮肤邪热痱气，定志除惊"之用。《集注》强调"最以补虚，疗脚膝"为宜。《药性论》所记"益气除热，主治男子腰脚软弱，健阳，逐皮肌风痹，骨中久冷，虚损，补肾，积精，腰痛，养肾气，益力"，除外"益气除热"，不离补肾蠲痹之功。《日华子》称其"治虚损劣弱，壮筋骨，暖水藏，轻身，益智，平胃气，逐虚邪"，新增"益智"功能。《衍义》以其清"胃中虚热"。《纲目》用于"发热自汗，痈疽排脓"。《经疏》指出石斛"皆益脾、益胃、益肾、益心之功力""兼能除脾胃二经之湿"。明确了石斛功用的脏腑定位。《乘雅》称石斛针对"五中之伤，外以形骸之痹，内以伏匿之气，故外消肌肉，而内乏阴精""能去内外之因，而致内外之益，则五中不伤，是为之补"。《药性解》认为石斛"入胃、肾二经。补虚羸……填精髓"。《景岳》用以"除脾胃之火，去嘈杂善饥，及营中蕴热。其性轻清和缓，有从容分解之妙，故能退火养阴除烦，清肺下气，亦止消渴热汗"，皆属清虚热、虚火之患。《备要》以其"甘淡入脾而除虚热；咸平入肾而涩元气""疗风痹脚弱，发热自汗，梦遗滑精，囊涩余沥"。《逢原》释云"咸能益肾，故益精气而补虚羸""骨痿痹弱，囊湿精少，小便余沥者宜之"。《崇原》指出石斛可"除皮、脉、肉、筋、骨、五脏外合之痹证"。《得配》指出石斛"入足太阴、少阴，兼入足阳明经。清肾中浮火，而摄元气""止烦渴。清中有补，补中有清，但力薄必须合生地奏功"。《经解》认为石斛"益阴""益血""气平肺清"。《经读》指出，石斛可通过"补脾而荫及五脏，则五脏之虚劳自复，而肌肉之消瘦自生矣"。《百种录》认为"石斛味甘而实淡，得土味之全，故其功专补脾胃，而又和平不偏也"。明确石斛"主伤中，培脾土"而"使中气不失守"，从而确认石斛补脾阴之效。

综合诸家本草所述，石斛功用大致有七，包括补虚益气、补肾、祛风除湿、养阴生津、清热、定惊、消痈排脓（见表14-1），其他功用则属散见。

表 14-1　石斛历代本草学功用分类汇总

功能	出处
补虚益气	1. 伤中，2. 厚胃肠，3. 五脏虚劳羸瘦（《本草经》）；4. 内绝不足，5. 长肌肉（《别录》）；6. 益气，7. 益力（《药性论》）；8. 虚损（《日华子》）；9. 自汗（《纲目》）；10. 益血（《经解》）；11. 补脾胃（《百种录》）
补肾	1. 强阴（《本草经》）；2. 益精（《别录》）；3. 补肾，4. 养肾气，5. 健阳，6. 积精（《药性论》）；7. 壮筋骨，8. 益智（《日华子》）；9. 梦遗滑精（《备要》）；10. 小便余沥（《逢原》）
祛风除湿	1. 除痹（《本草经》）；2. 脚膝疼冷，3. 痹弱（《别录》）；4. 腰痛，5. 皮肌风痹，6. 骨中久冷（《药性论》）；7. 痹证（《崇原》）
养阴生津	1. 胃中虚热（《衍义》）；2. 脾胃之火，3. 嘈杂善饥，4. 退火养阴，5. 消渴（《景岳》）；6. 清肾中浮火（《崇原》）
清热	1. 皮肤邪热痱气（《别录》）；2. 除热（《药性论》）；3. 发热（《纲目》）；4. 清肺，5. 营中蕴热（《景岳》）
定惊	定志除惊（《别录》）
消痈排脓	痈疽排脓（《纲目》）

二、石斛古代方剂配伍应用规律考察分析

1. 含石斛复方治疗病症分类

以石斛为关键词，在数据库中检索，得含石斛复方 784 首，用于 243 种病症的治疗。含石斛复方所治病症大体归为 16 类。余下病症分布甚少，不再分类。主要病症与代表方剂列举如下（见表 14-2）。

表 14-2　含石斛复方所治常见病症归类和代表方剂

病症	病症归类	代表方剂
虚损	补益诸虚、补虚益气、虚损、平补、补虚治风、肝虚、补虚益血、虚羸、肉极、脾虚冷、四季补益、三焦虚寒、产后蓐劳、补虚进饮食、筋虚极、产后调补、风消、伤寒后虚羸、脾胃气虚弱机体羸虚、伤寒后虚损梦遗、补虚消痰、脾气虚腹胀满、食治养老	1. 石斛散（《普济方》）：石斛、巴戟天、菟丝子各一两，杜仲、桑螵蛸各一两半；2. 钟乳丸（《局方》）：菟丝子一两、石斛一两、钟乳粉二两、吴茱萸五钱
肾虚	肾虚、补虚治痼冷、补壮元阳、肾脏虚损骨痿羸瘦、补虚益精髓、肾脏风冷气、补虚壮筋骨、补虚理腰膝、补虚固精、肾虚漏浊遗精、肾脏虚损阳气痿弱、补虚驻颜色、精极、骨极、补虚轻身延年	1. 无名（《普济方》）：巴戟天、石斛、黄芪等分；2. 无名（《普济方》）：龙骨三两、石斛二两、韭子五合
痹病	肾脏风毒流注腰脚、肝风毒流注入脚膝筋脉、风腰脚疼痛、风脚软、风湿痹、风冷、腰脚冷痹、脚气疼痛皮肤不仁、五种腰痛、腰痛、骨痹、风湿痹、身体手足不遂、风湿腰痛、腰脚疼痛、身体腰脚疼痛、腰痛强直不得俯仰、久腰疼、著痹、血痹、脾痹、诸痹、风冷痹、肾痹、周痹、风腿腿、伤寒后腰脚疼痛、腰脚疼痛挛急不得屈伸、腰胯疼痛、风走注疼痛、身体疼痛、卒腰疼、肝风筋脉抽掣疼痛、肝痹、筋痹、风痹手足不遂、肝著、肾著、血风走注	杜仲丸（《要方》）：杜仲一两，石斛二分，干姜、干地黄各三分
中风	诸风、中风、肾中风、风偏枯、中风身体不遂、中风半身不遂、中风四肢拘挛不得屈伸、风瘫痪、风痱、偏风、风腰脚不遂、筋极、风不仁、柔风、中风偏枯、脾中风、肝中风、肝风筋脉拘挛、风弹曳、筋实极	秦艽散（《圣济总录》）：秦艽、白术、桂心、附子、石斛各一两
脚气	脚气缓弱、脚气瘃挛、一切脚气、脚气春夏防发、脚气肿满、风湿脚气、脚气冲心、风脚气、干湿脚气、一切风寒暑湿脚气、脚气言语謇涩、江东岭南瘴毒脚气	钟乳丸（《普济方》）：钟乳粉三两、石斛二两、吴茱萸三两、菟丝子二两
目昏暗	肾肝虚眼黑暗、目昏暗、目见黑花飞蝇、雀目、肝虚眼、内外障眼、将变内障眼	石斛散（《圣济总录》）：石斛一两、仙灵脾一两、苍术半两

2. 含石斛复方治疗病症分类构成分析

将含石斛复方分布于 16 类病症的构成情况列表（见表 14-3）。可以确认，含石斛复方治疗虚损最多，突出了石斛补虚之功。由于含石斛复方治疗肾虚较多，故从虚损中分离出来，

计 128 首,居于次位。治疗痹病含石斛复方 110 首,表明石斛有祛风除湿止痛作用。余下则治疗中风、脚气、月水不调、目昏暗、痈疮、消渴等,所治比较散乱,缺乏规律性。由此确定了古代石斛所治病症的大体范围。

表 14-3　古代含石斛复方治疗病症一览表

病症	方数	病症	方数	病症	方数	病症	方数
虚损	221	脚气	43	消渴	16	出血	9
肾虚	128	月水不调	25	诸痛	15	耳聋	7
痹病	110	目昏暗	20	服食炼丹	14	泄痢	7
中风	69	痈疮	17	胤嗣	11	疥癣瘙痒	7

三、石斛古今功用比较分析

1. 石斛古今功用一致性考察分析

自《本草经》明确石斛“强阴,久服厚肠胃”,《别录》补充“平胃气,长肌肉”,《药性论》用以“益气除热”,《衍义》则清“胃中虚热”。后世本草又有“退火养阴”“补脾阴”“清胃中虚火”“脾胃之火”等类似的功能阐述,石斛“养阴生津、滋阴清热”功能最终在《药典》得以确立,体现了石斛传统功能一脉相承的一面。基于这一功能,《药典》“用于热病津伤,口干烦渴,胃阴不足,食少干呕,病后虚热不退,阴虚火旺,骨蒸劳热,目暗不明,筋骨痿软”。历代本草用于热汗、嘈杂善饥、消渴、胃中虚火;古代含石斛复方用于虚损、目昏暗、消渴、肾虚中的肾脏虚损骨痿羸瘦等,古今所治病症大体相当。

2. 石斛功用古今差异部分考察分析

（1）稽古发隐

1）滋补强壮:《本草经》记载石斛“主伤中”“补五脏虚劳羸瘦”,《别录》称其“益精”,后世医家也多次提及石斛补虚益气、补肾精等补益功能。古代含石斛复方用于治疗虚损、肾虚的方剂合计 349 首,提示石斛有滋补强壮的功效。但《药典》对这一功效主治未予收录。

2）祛风除湿:本草学关于石斛祛风除湿的功效主治记载颇丰,古代含石斛复方用于风腰脚疼痛、风脚软、风湿痹等痹病者多达 110 首,提示石斛有祛风除湿的功效。《药典》所治筋骨痿软与古代用于痹病显然有所不同。

3）平肝息风:客观地说,历代本草学中确无石斛治疗中风的记载,但古代含石斛复方用于中风者竟达 69 首,居主治病症的第 4 位,数量比较可观。故而推测石斛可能具有平肝息风功能,但《药典》并未收录这一功能。

4）止痛:本草学记载石斛可以治疗腰痛、脚膝疼冷及多种痹病,古代含石斛复方亦用于治疗肾脏虚冷气攻腹胁疼痛、脾脏冷气攻心腹疼痛、肾脏冷积气攻心腹疼痛、血气心腹疼痛、偏正头痛等诸痛,而痹病也以疼痛为主要临床表现,用方 110 首,足见历代本草与古代方剂所用完全吻合。由此推测石斛具有止痛功能,但这一作用未被《药典》所收录。

5）调经种子：尽管历代本草未曾提及石斛调经种子的功效及相关主治病症。通过检索数据库，古代含石斛复方有 11 首用于胤嗣，加之含石斛复方尚可治疗月水不调、血风劳气、月水不断、月水不利等，共用方 25 首，提示石斛或有调经种子作用。

6）解毒消肿：《纲目》首次提出石斛用治"痈疽排脓"。古代含石斛复方治疗痈疮者 17 首，提示石斛有解毒消肿功能，对此《药典》未曾提及。

（2）疑问

石斛治疗消渴，首见于《景岳》记载，古代方剂虽有配伍，总计仅有 16 首。含石斛复方治疗虚损、肾虚、痹病、中风、脚气等病症数量明显多于消渴方数量。然而《药典》仅确认石斛用于消渴，对其他应用未予理会。如此处理基于什么考虑？

3. 石斛潜在功能现代研究和应用考察

通过比较发现，石斛古今功用存在一定差异。石斛在古代广泛应用，《药典》和统编《中药学》收载内容比较有限。从历代本草记载和古代方剂应用，可以归纳出石斛尚有滋补强壮、祛风除湿、平肝息风、止痛、调经种子、解毒消肿等潜在功能。深入考察即可发现，一些潜在功能已得到当今实验研究和临床应用的证实。

（1）石斛"滋补强壮"的实验研究

研究表明，石斛能升高环磷酰胺模型小鼠外周血白细胞数，增加胸腺或脾脏指数，增强巨噬细胞吞噬功能，促进淋巴细胞增殖[1-2]；石斛还能提高衰老家兔的 SOD 水平，降低过氧化脂质水平，抑制单胺氧化酶活性，延缓家兔衰老[3]，提示石斛可以增强免疫、延缓衰老，具有滋补强壮的作用。

（2）石斛"平肝息风"的实验研究

易卒中型自发性高血压大鼠（SHR-sp）模型的脑出血部位、病理改变和脑血管症状与人类脑卒中相似。实验证明，石斛多糖能降低 SHR-sp 模型大鼠血压，改善中风情况，延长大鼠生存天数[4]；石斛总碱能改善脑缺血大鼠皮质和海马神经元形态改变，减少脑梗死体积，减少 MDA、NO 的含量，降低 NOS 的活性，升高 SOD 的活性，减少胱天蛋白酶 -3（caspase-3）、胱天蛋白酶 -8（caspase-8）基因的表达，保护急性脑缺血大鼠的脑组织[5]。

（3）石斛"祛风除湿"的实验研究

在类风湿关节炎（rheumatoid arthritis，RA）滑膜组织中，黏附分子表达的增高是 RA 滑膜病变的关键环节[6]。研究证实，石斛提取物能促进骨关节炎成纤维样滑膜细胞内 MicroRNA-146a 表达，抑制细胞核因子 -κB（nuclear factor-κB，NF-κB）活性，减少促炎性细胞因子释放，降低由 IL-1β 诱导的细胞间黏附分子 -1（intercelluar adhesion molecule-1，ICAM-1）和血管细胞黏附分子 -1（vascular cell adhesion molecule-1，VCAM-1）表达，减少白细胞渗透，治疗 RA[7]。

（4）石斛"止痛"的实验研究

实验证明，石斛鲜榨汁能提高小鼠痛阈值，减少醋酸致痛小鼠的扭体次数，延长小鼠对热板的耐受时间，达到止痛效果[8]。

（5）石斛"解毒消肿"的实验研究

文献报道，葡萄球菌和链球菌是引起乳腺炎的主要致病菌[9]。实验证明，石斛提取物对金黄色葡萄球菌、白色葡萄球菌、铜绿假单胞菌等具有抑制作用[10-11]，提示石斛能够治疗乳腺炎，具有解毒消肿的作用。

❖　参考文献

［1］高建平，金若敏，吴耀平，等．铁皮石斛原球茎与原药材免疫调节作用的比较研究［J］．中药材，2002，25（7）：487-489.

［2］ZHAO W，YE Q，TAN X，et al. Three new sesquiterpene glycosides from *Dendrobium nobile* with immunomodulatory activity［J］. Journal of natural products，2001，64（9）：1196-1200.

［3］施红，黄玲．石斛抗衰老作用的实验研究［J］．中华老年医学杂志，1994，13（2）：104.

［4］吴人照，杨兵勋，李亚平，等．铁皮石斛多糖对 SHR-sp 大鼠抗高血压中风作用的实验研究［J］．中国中医药科技，2011，18（3）：204-210.

［5］刘俊，吴芹，龚其海，等．金钗石斛生物总碱对大鼠急性脑缺血的保护作用［J］．中国新药与临床杂志，2010，29（8）：606-610.

［6］孙铁铮，吕厚山．IL-1β 和 TNF-α 诱导 RA 成纤维样滑膜细胞 ICAM-1 和 VCAM-1 表达调控的机制研究［J］．中华风湿病学杂志，2005，9（3）：133-137.

［7］CHIA R Y，KAO S S，JING P L，et al. Denbinobin upregulates miR-146a expression and attenuates IL-1β-induced upregulation of ICAM-1 and VCAM-1 expressions in osteoarthritis fibroblast-like synoviocytes［J］. Journal of molecular medicine，2014，92（11）：1147-1158.

［8］侯少贞，李焕彬，郭建茹，等．铁皮石斛镇痛与抗炎作用研究［J］．动物医学进展，2012，33（10）：49-52.

［9］林炜明，王轶敏，王志东，等．奶牛隐性乳腺炎病原菌的分离鉴定［J］．中国草食动物，2004，24（2）：23-24.

［10］张周英，杨成密，蓝忠，等．石斛多糖的抗菌作用研究［J］．中国医药指南，2012，10（33）：439-440.

［11］王琳，王涛，杨敏，等．齿瓣石斛提取物体外抗菌作用初步研究［J］．安徽农业科学，2012，40（17）：9338-9339.

第 15 节　龙　胆

一、龙胆历代本草学功用考察分析

龙胆，《本草经》列为草部上品，"主骨间寒热，惊痫邪气，续绝伤，定五脏，杀蛊毒"。《别录》进一步明确龙胆"除胃中伏热,时气温热,热泄下痢,去肠中小蛊,益肝胆气,止惊惕",主要用于多种热病和惊惕,而"益肝胆气"尚待明确。《药性论》认为龙胆"主小儿惊痫入心,壮热骨热,痈肿;治时疾热黄,口疮",增加了热病种类、惊痫和痈疮。《日华子》补充"治客忤,疳气,热病狂语,疮疥,明目,止烦,益智,治健忘"之功用,首提用于眼病明目。此后《法象》指出龙胆"治赤目肿痛,睛胀,瘀肉高起,疼痛不可忍,此柴胡为主,治眼中疾必用之药也",强调在多种眼病中的治疗作用。这一认识得到后世多部本草学的反复确认。《蒙筌》甚至认为龙胆"胬肉必加,翳障通用"。《药性赋》概括龙胆功用有二,"退肝经之邪热;除下焦之湿肿"。《纲目》对《别录》所记"益肝胆气"予以诠释,"相火寄在肝胆,有泻无补,故龙胆之益肝胆之气,正以其能泻肝胆之邪热也",并扩大到"疗咽喉痛,风热盗汗"病症。《药鉴》总结其用有四,"除下部风湿,一也。除下焦湿热,二也。除脐以下至足肿痛,三也。除寒湿脚气,四也",作用部位侧重下焦。《履巉岩》增加止血功能,用龙胆"治酒毒便血,肠风下血"。《得配》补记"杀蛔虫""愈惊疳""消疮痈"。明代《景岳》对龙胆功用概述最全,云其"大能泻火,但引以佐使,则诸火皆治。故能退骨蒸疳热,除心火惊痫狂躁、胃火烦热、黄疸、咽喉肿痛、肝肾膀胱伏火、小水淋闭、血热泻痢、下焦湿热痈肿、疮毒疼痛、妇人血热崩淋、小儿热疳客忤,去目黄睛赤肿痛,杀蛊毒、肠胃诸虫及风热盗汗",凡火热为患,无论心火、胃火、肝肾膀胱伏火、下焦湿热、血热和风热诸疾,皆其所宜。以其清泻肝胆实热之力,《参西录》将其用于"吐血、衄血、二便下血"。《药性解》谓其"杀疳虫"。

综合诸家本草,龙胆功用主要有清热泻火、清热燥湿、清热解毒、清肝明目、凉血止血、安神定惊、消疳、杀虫等(见表15-1)。

表 15-1　龙胆历代本草学功用分类汇总

功能	出处
清热泻火	1. 主骨间寒热(《本草经》);2. 主除胃中伏热,3. 时气温热(《别录》);4. 壮热骨热(《药性论》)
清热燥湿	1. 热泄下痢(《别录》);2. 下部风湿及湿热(《主治秘诀》)
清热解毒	1. 痈肿,2. 口疮(《药性论》)
清肝明目	1. 明目(《日华子》);2. 治赤目肿痛,睛胀,瘀肉高起,疼痛不可忍,治眼中疾必用之药(《法象》);3. 胬肉必加,翳障通用(《蒙筌》)
凉血止血	1. 酒毒便血,2. 肠风下血(《履巉岩》)
安神定惊	1. 惊痫(《本草经》);2. 止惊惕(《别录》);3. 小儿惊痫入心(《药性论》)
消疳	疳气(《日华子》)
利水退黄	1. 时疾热黄(《药性论》);2. 利水,消湿,除黄疸(《新编》)
杀虫	1. 疮疥(《日华子》);2. 洗疮疥毒肿(《滇南》)
除烦安神	1. 热病狂语,2. 止烦(《日华子》)
止痛	1. 心痛,2. 四肢痛(《医学入门》);3. 咽喉痛(《滇南》)

二、龙胆古代方剂配伍应用规律考察分析

1. 含龙胆复方治疗病症分类

因古代文献中龙胆有龙胆草根和草龙胆之别名,故以龙胆草、龙胆草根、草龙胆为关键词在数据库中检索,得含龙胆复方 468 首,用于 264 种病症。总结归类为 18 种,余下病症分布甚少,不再分类。主要病症与代表方剂列举如下(见表 15-2)。

表 15-2　含龙胆复方所治常见病症归类和代表方剂

病症	病症归类	代表方剂
疳疾	小儿一切疳、脑疳、疳痢、惊疳、干疳、蛔疳、疳渴不止、疳泻、风疳、急疳、疳痢久不瘥、鼻疳、无辜疳	龙胆丸(《局方》):龙胆草,黄连,青皮,使君子
热病	诸热、骨热、三焦实热、变蒸、壮热、热劳、温壮、热病五日、热病烦渴、热病、烦热、病四日、热嗽、热病发斑、疮疹壮热、时气六日、时气余热不退、风热、热痰、热毒风	1. 龙胆草散(《普济方》):龙胆草一两,防风一两;2. 龙胆草丸(《直指方》):龙胆草、黄连、使君子、青皮等分
目赤肿痛	目赤肿痛、疮疹入眼、风毒冲目虚热赤痛、五脏风热眼、目赤痛、目积年赤、暴赤眼、肝实眼、缘目生疮、目风肿、风目赤、治眼胎赤痛、目涩痛、目赤烂、目暴肿、时气热毒攻眼	1. 聚宝散(《普济方》):龙胆草、薄荷各二两,黄连、荆芥根、鼠粘子、大黄各一两;2. 还睛散(《卫生家宝》):川芎、龙胆草、楮桃儿、木贼各一两,甘草三分,仙灵脾一两半,淡竹叶半两
黄疸	伤寒发黄、女劳疸、热病发黄、黄疸病、黄疸、谷疸、内黄、三十六黄、阴黄、诸黄、急黄、诸疸、时气发黄	谷疸丸(《危氏方》):苦参三两,龙胆草一两,人参三分,栀子仁半两
神志不安	热病狂言、伤寒谵语、惊悸、风惊悸、伤寒后心虚惊悸、伤寒发狂、伤寒烦躁、时气发狂、热病烦躁、心脏风热、风恍惚、心中风、心虚、虚劳不得眠、胎惊、惊啼、夜啼	1. 大黄丸(《圣惠方》):大黄、大青、朴硝各二两,龙胆草、苦参各一两,黄芩、栀子仁各一两五钱;2. 必效散(《普济方》):生地黄、龙胆草、菠菱各一两,龙脑二钱,牛黄一钱
疮疡	瘑疮、诸疮、头疮、疳疮、疮疹大盛、疮疡、诸疮肿、疮肿伤折、疮疹后解余毒、头面身体生疮、痈疽等疮、耳内生疮、发背	如圣黑膏(《普济方》):豆豉半斤,龙胆草一分,芜荑仁一分,清油半斤
骨蒸	骨蒸、骨蒸羸瘦、骨蒸烦渴、劳瘵、传尸复连、痷殢、诸疰	1. 龙胆丸(《普济方》):黄连、黄柏、大黄、赤芍、栀子仁、人参、炙甘草各一两,龙胆草一两一分,黄芩三分;2. 龙胆丸(《普济方》):龙胆草二两,黄连、苦参、大黄、黄芩、芍药、青葙子、瓜蒌根、芒硝各一两,栀子仁二十枚
惊风	一切惊风、惊热、急惊风、慢惊风、天瘹惊风、风痉、急慢惊风	1. 凉肝丸(《危氏方》):龙胆草三钱,大黄、当归、川芎、羌活、防风、栀子仁各五钱;2. 龙胆丸(《普济方》):龙胆草三分,龙齿三分,牛黄一分,麝香二钱

病症	病症归类	代表方剂
口疮	口疮、伤寒口舌生疮、乳石发口舌生疮、唇生核、伤寒舌肿、热病口疮、唇疮等疾、口舌疮、时气口疮	龙胆丸（《普济方》）：龙胆草、大黄、茵陈蒿各一分，人参、朴硝、郁李仁、栀子仁半两
虚劳	虚劳、急劳、脾劳、肺劳、虚劳惊悸、虚劳寒热、气劳、血风劳气、羸瘦、热劳	1. 柴胡丸（《圣济总录》）：柴胡、黄连、知母、赤芍、龙胆草、地骨皮、麦冬、茯神、炙甘草各一两，槟榔三分；2. 退热汤（《普济方》）：柴胡、青蒿灰、炙甘草、知母、龙胆草、麦冬各一两，桃仁五枚，童子小便适量
瘿瘤积聚	瘿病咽喉噎塞、瘿气、五瘿、瘤、积聚、癥痞、疝癖不能食、疝气	1. 半夏散（《普济方》）：半夏、海藻、龙胆草、昆布、土瓜根、射干各一分，小麦面一分；2. 昆布丹（《普济方》）：昆布、海藻、龙胆草、甜葶苈各一两，槟榔、牛蒡子各半两
多汗	虚汗、盗汗、伤寒后虚羸盗汗、阴汗	1. 人参散（《普济方》）：人参、芍药、炙甘草、龙胆草各一两；2. 香甲丸（《普济方》）：沉香、龙胆草、鳖甲、当归、黄芩各一两，大黄、黄连各半两
中风	中风、卒中风、中风身体不遂、风偏枯	泻青丸（《普济方》）：当归、龙胆草、川芎、栀子仁、羌活、大黄、防风等分
消渴	消渴口舌干燥、久渴、消中、消渴、热渴、虚热渴、口渴、伤寒烦渴	1. 麦门冬散（《普济方》）：麦冬、龙胆草各一两，炙甘草、黄芩各三分，葛根一两半；2. 龙胆丸（《普济方》）：龙胆草、定粉、乌梅肉、黄连等分
喉痹	脾实热咽喉不利、咽喉肿痛、咽喉生疮	龙胆膏（《普济方》）：龙胆草一两，胆矾一分，乳香一分

2. 含龙胆复方治疗病症分类构成分析

现将含龙胆复方分布于18类病症的构成情况列表（见表15-3）。从表15-3可以看出，古代含龙胆复方常用于治疗疳疾、热病和目赤肿痛。而热病与目赤肿痛，包括后续的黄疸、疮疡、骨蒸、惊风、口疮、伤寒、瘰疬、喉痹、淋涩、疟疾、诸痢、诸瘘等，多与热毒或湿热致病有关，由此构成了龙胆功能主治的主体。当然，含龙胆复方在神志不安、癫痫、虚劳、瘿瘤积聚、多汗、中风、消渴等病症也有一定程度的应用。

表 15-3　古代含龙胆复方治疗病症一览表

病症	方数	病症	方数	病症	方数
疳疾	54	神志不安	21	惊风	15
热病	46	癫痫	19	口疮	14
目赤肿痛	36	疮疡	18	虚劳	14
黄疸	28	骨蒸	18	伤寒	14

病症	方数	病症	方数	病症	方数
瘿瘤积聚	14	中风	6	消渴	6
多汗	7	瘰疬	6	喉痹	5

三、龙胆古今功用比较分析

1. 龙胆古今功用一致性考察分析

《药典》确定,龙胆功能"清热燥湿,泻肝胆火",用于"湿热黄疸,阴肿阴痒,带下,湿疹瘙痒,肝火目赤,耳鸣耳聋,胁痛口苦,强中,惊风抽搐"等病症。与古代本草方剂文献提炼的清热泻火、清热燥湿、清肝明目功能,即以清热作用为主导大体相吻合。从主治病症来看,《药典》所治黄疸、湿疹瘙痒和惊风等病症,与古代文献记载基本一致。

2. 龙胆功用古今差异部分考察分析

（1）稽古发隐

1）消疳:自《日华子》提出龙胆"治疳气"以来,多部本草书记载龙胆用于惊疳、疳热、热疳和杀疳虫。《普济方》含龙胆复方用于小儿一切疳、脑疳、惊疳和干疳等,共计54首,是其所治24种主要病症中配伍龙胆频次最高的。由此可见,消疳和治疗疳疾,是古代医家对龙胆功用比较确定的认识。但《药典》并未收载该功用。

2）镇静安神:《别录》首载龙胆"止惊惕",《日华子》则扩增到"治热病狂语,止烦",龙胆镇静安神功能在本草学中逐渐得以确认。由数据库检得治疗神志不安含龙胆复方共21首,具体面向热病狂言、惊悸、伤寒发狂、风恍惚、热病烦躁等病症的治疗。古代本草学功用记载与方剂学配伍应用的高度契合,提示龙胆镇静安神功能是客观存在的。遗憾的是,《药典》未予记述。

3）凉血止血:龙胆用于出血,在唐《外台秘要》里就有记载,龙胆一味组成单方,即"治卒下血不止方"。其后,宋代《履巉岩》用其治酒毒便血和肠风下血,《参西录》用治"吐血、衄血、二便下血"。由数据库检得治出血的含龙胆方剂虽仅有3首,但其中单方2首,龙胆与黄连配伍之方1首,可见龙胆确有止血之功。然《药典》也未收录。

4）清热解毒:《药性论》最早记录龙胆治疗痈肿;《滇南》称其治疗毒肿。古代含龙胆复方用于疮疡18首、瘰疬6首,提示龙胆有清热解毒之用。《药典》确认龙胆能清热燥湿、泻肝胆火,尚不能代替清热解毒功能。

（2）疑问

追溯关于龙胆泻肝胆火的功能,可见于《药性赋》,记载该药能"退肝经之邪热",《纲目》也认为"龙胆之益肝胆之气,正以其能泻肝胆之邪热也"。需要指出,虽古今均称其泻肝胆之火,但古代本草学亦将之广泛用于胃中伏热、肝肾膀胱伏火和心火等;含龙胆古方则通治三焦实热和多种外感热病。说明古今在龙胆清热泻火范围方面存在明显差异。《药典》不论清热解毒及其应用,古代本草、方剂文献则用于治疗疮疡、痈肿、疮毒和诸疮等。由此引出疑问:龙胆用于火热病症,是否仅局限于泻肝胆之火? 如何认识龙胆复方治疗热病所体现的清热解毒之用?

3. 龙胆潜在功用现代研究和应用考察

近年来,关于龙胆单方和复方的现代药理学和临床应用研究已经证实了上述部分潜在功能存在的可能性。

(1)龙胆"消痞"的实验研究

龙胆苦苷是龙胆的主要活性成分之一,具有刺激胃液和胃酸分泌的作用[1]。龙胆总苷能显著提高大鼠固体、液体胃排空肠推进功能,对抗阿托品引起的胃排空延迟,促进胃肠推进功能,增强大鼠在体胃收缩活动[2];还具有提高胃排空活动、促进小肠推进活动、促进胃液分泌、提高胃蛋白酶活性及增加胃蛋白酶排出量的作用,可以认为龙胆总苷可用于治疗消化不良及便秘等胃肠道疾病[3]。这些研究证明了龙胆确有"消痞"功能。

(2)龙胆"镇静安神"的实验和临床研究

研究发现,龙胆碱能减少小鼠自主活动次数,增加阈下剂量戊巴比妥钠致小鼠入睡的只数,并延长小鼠睡眠时间,能够增加脑内 γ-氨基丁酸含量,推测其镇静和催眠作用与增加脑内 γ-氨基丁酸含量有关[4]。口服龙胆泻肝汤治疗 79 例失眠患者,以症状改善和睡眠时间延长为有效标准,有效率为 91.14%,疗效优于口服阿普唑仑片[5]。

(3)龙胆"止血"的临床研究

临床上用龙胆泻肝汤加减分别治疗上消化道出血和泌尿系出血,疗效满意[6]。对 33 例肝火上炎鼻出血患者,采用综合措施(鼻腔填塞、止血药物和抗生素应用,有休克征象者补充血容量、输血)加龙胆泻肝汤加减剂辅助治疗,较单纯用综合措施治疗的出血时间明显缩短[7]。此外,龙胆泻肝汤对支气管扩张咯血和蛛网膜下腔出血均有一定的治疗作用[8]。

(4)龙胆"清热解毒"的实验研究

脆弱拟杆菌常导致深部组织的化脓性感染,有研究采用平板打洞法和琼脂对倍稀释法测定了 16 种中草药对脆弱拟杆菌的抑菌作用,结果表明,龙胆对脆弱拟杆菌抗菌活性最强[9]。铜绿假单胞菌也可引起皮肤和皮下组织感染,采用琼脂板扩散法对 22 种中草药的醇提物进行了铜绿假单胞菌的敏感性实验,结果显示,龙胆对铜绿假单胞菌表现出较强的抑菌活性[10]。这些研究提示,龙胆具有清热解毒功用,可用于治疗疮疡痈肿。

综上所述,对龙胆功能主治的把握,不但要以《药典》的记述为依据,还要结合古代文献中对该药和配伍该药的方剂的记载,才能获取更为全面的认识。在对古代文献的知识挖掘中所揭示的龙胆潜在功效,已被现代药理学实验和临床应用研究所证实,对于扩大龙胆的临床适用范围和提高临床疗效具有重要指导意义。

❖ **参考文献**

[1] 刘涛,才谦,付玉芹,等. 中药龙胆的研究进展[J]. 辽宁中医杂志,2004,31(1):85.

［2］孙文基,高海,卫筱榆,等.促进肠胃消化功能的药物:97108434.3［P］.2002-08-21.

［3］侯洁文,姚烁,黄黎明,等.秦艽地上部分中龙胆总苷对大鼠胃肠活动的影响［J］.中药药理与临床,2007,23（5）:105-107.

［4］刘学伟,刘树民,柳长凤.龙胆碱镇静催眠作用及对小鼠脑内 5-HT、GABA 含量的影响［J］.时珍国医国药,2012,23（2）:394-396.

［5］刘齐林,张静术.龙胆泻肝汤治疗失眠 79 例临床观察［J］.中国医药指南,2011,9（32）:174-175.

［6］郭月平.龙胆泻肝汤治疗血证验案 2 则［J］.山西中医,2010,26（8）:20.

［7］夏艳萍.龙胆泻肝汤加减剂治疗鼻出血的临床观察［J］.内蒙古中医药,2011,30（14）:20.

［8］薛礼美,朱泾清.龙胆泻肝汤治血证 3 则［J］.陕西中医,2001,22（1）:46-47.

［9］黄晓歌,欧录明,黄煌,等.脆弱类杆菌对 16 种中草药的敏感性研究［J］.衡阳医学院学报,1999,1（1）:10-12.

［10］蒋丹,王关林.22 种中草药抑菌活性的研究［J］.辽宁高职学报,2003,5（4）:140-146.

第16节 白 芍

一、白芍历代本草学功用考察分析

芍药,《本草经》列为草部中品,"主邪气腹痛,除血痹,破坚积,寒热,疝瘕,止痛,利小便,益气"。此间赤白芍不分,功用混而论之。《别录》补充"主通顺血脉,缓中,散恶血,逐贼血,去水气,利膀胱大小肠,消痈肿,时行寒热,中恶,腹痛腰痛"。两书侧重活血破坚、通脉止痛、清热解毒、利水之用。《药性论》取"治肺邪气,腹中疞痛,血气积聚,通宣脏腑拥气,治邪痛败血,主时疾,骨热,强五脏,补肾气,治心腹坚胀,妇人血闭不通,消瘀血,能蚀脓"诸疾。《日华子》增补功用最多,"治风、补劳,主女人一切病,并产前后诸疾,通月水,退热,除烦,益气,天行热疾,瘟瘴,惊狂,妇人血运,及肠风泻血,痔瘘,发背,疮疥,头痛,明目,目赤胬肉。赤色者多补气,白者治血",值得注意的是,此书赤白芍功用开始分述,至《开宝》则确认芍药"有两种,赤者利小便,下气,白者止痛,散血",两书所记并不相同。

宋代以后,芍药功用进入归纳总结阶段,赤、白芍功用也进一步分化。《补遗》补充补血、清热功用;《法象》明确补中焦之用。《药性赋》以歌诀总结其用:扶阳气大除腹痛,收阴气陡健脾经。坠其胎能逐其血,损其肝能缓其中。《景岳》补充"补血热之虚,泻肝之火实,固腠理,止热泻",尚"除眼疼,退虚热,缓三消""白者安胎热不宁"。《得配》以其"除烦止渴"。《本经疏证》则称开阴结。《新编》称芍药"能泻能散,能补能收",《分经》认为,可"治一切血病,脾热易饥"。至此,芍药功用臻于完善。

综合历代本草所述,剔除确属赤芍的功用,白芍功能大致概括为养血调经、缓急止痛、活血化瘀、行气散结、清虚热、清热泻火、清热解毒、平抑肝阳、安神、利尿、安胎、生津止渴、益气补虚、明目、止泻痢、敛阴等(见表16-1)。

表 16-1　白芍历代本草学功用分类汇总

功能	出处
养血调经	1. 和血脉(《得配》);2. 补血(《补遗》);3. 女人一切病,4. 产前后诸疾,5. 通月水,6. 妇人血运(《日华子》);7. 治一切血病(《分经》)
缓急止痛	1. 邪气腹痛(《本草经》);2. 头痛(《日华子》);3. 邪痛,4. 腹中绞痛(《药性论》);5. 补中止痛(《法象》);6. 大除腹痛(《药性赋》);7. 缓中止痛,8. 血虚腹痛(《得配》);9. 缓中(《分经》)
活血化瘀	1. 除血痹,2. 破坚积(《本草经》);3. 通顺血脉,4. 散恶血,5. 逐贼血(《别录》);6. 妇人血闭不通,7. 血气积聚,8. 消瘀血(《药性论》)
行气散结	1. 疝瘕(《本草经》);2. 通宣脏腑拥气,3. 心腹坚胀(《药性论》);4. 散结(《经解》)
清虚热	1. 骨热(《药性论》);2. 退虚热(《药解》);3. 补血热之虚(《景岳》)
清热泻火	1. 寒热(《本草经》);2. 时行寒热(《别录》);3. 时疾骨热(《药性论》);4. 天行热疾,5. 瘟瘴(《日华子》)
清热解毒	1. 消痈肿(《别录》);2. 蚀脓(《药性论》);3. 痔瘘,4. 发背,5. 疮疥(《日华子》)
平抑肝阳	1. 泻肝(《备要》);2. 伐肝(《经解》);3. 泻肝火(《分经》);4. 泻木中之火(《药性解》);5. 泻肝之火实(《景岳》);6. 泻肝胆之热(《参西录》)
安神	1. 除烦,2. 惊狂(《日华子》);3. 退热除烦(《参西录》)
利尿	1. 利小便(《本草经》);2. 去水气(《别录》);3. 利膀胱(《开宝》)
安胎	1. 安胎热不宁(《景岳》);2. 胎热不安(《得配》)
生津止渴	1. 除烦止渴,2. 治脾热易饥(《得配》);3. 缓三消(《景岳》)
益气补虚	1. 补劳(《日华子》);2. 强五脏,3. 补肾气(《药性论》);4. 补中焦(《法象》);5. 健脾经(《药性赋》);6. 益气(《经解》)
明目	1. 目赤胬肉(《日华子》);2. 除眼疼(《景岳》);3. 疗目疾肿疼(《参西录》)
止泻痢	1. 热泻(《景岳》);2. 泻痢后重(《得配》);3. 除痢疾后重(《参西录》)
敛阴	1. 涩敛阴(《备要》);2. 收阴气(《药性赋》)

二、白芍古代方剂配伍应用规律考察分析

1. 含白芍复方所治病症分类

以白芍为关键词,在数据库检索,得方剂 3 301 首,用于 1 197 种病症。为了便于含白芍方剂所治病症构成的分析,对所治病症进行归类整理,并介绍符合纳入标准的代表方剂(见表 16-2)。

表 16-2　含白芍复方所治常见病症归类和代表方剂

病症	病症归类	代表方剂
月水不调	崩中漏下、月水不调、月水不通、月水来腹痛、月水不利、月水不断	当归散(《普济方》):当归、白芍、香附草、棕榈皮等分
痈疽疮疡	痈疽、乳痈、诸痈、产后乳结痈、疮疡、诸疮、发背、口疮、诸疮生肌肉、诸疮肿、耳肿	1. 当归黄芪汤(《济生拔萃方》):黄芪、当归、生地黄、川芎、地骨皮、芍药等分;2. 又方(《普济方》):黄芪三两、白芍二两、甘草一两
诸虚	虚损、肾虚、脾胃俱虚	建中汤(《简易方》):芍药一两、官桂三两、粉草二两
虚劳	虚劳、血风劳气、虚劳少气、虚劳吐血、虚劳寒热、冷劳、虚劳咳嗽、热劳	炙肝散(《指南方》):牡丹皮一两、芍药一两、柴胡一两、白术三两、猪肝一片
中风	中风、诸风、中风四肢拘挛不得屈伸、中风半身不遂	甘草汤(《普济方》):甘草五两、芍药五两、羊肉三斤、通草三两
诸痢	下痢、下赤痢白痢、泄痢、热痢、一切痢	芍药柏皮丸(《普济方》):芍药一两,黄柏一两,当归、黄连各半两
诸痛	头痛、腰痛、腹痛、身体腰脚疼痛	当归芍药散(《局方》):当归、茯苓、白术各二两,泽泻、川芎各四两,白芍半两
积聚	癖气、积聚、贲豚、久积癥癖	神明度命丹(《要方》):大黄二两、芍药二两
出血	肠风下血、吐血衄血、诸血、脏毒下血、虚劳吐血、鼻衄	桂枝茯苓丸(《普济方》):茯苓、桂枝、牡丹皮、桃仁、芍药等分
诸痹	诸痹、中湿、历节风、风湿痹	乌头汤(《永类钤方》):乌头五枚,甘草、麻黄、芍药、黄芪各五钱
惊悸	心虚惊悸、怔忡惊悸、心虚	小定心汤(《要方》):茯苓四两,桂心三两,炙甘草、白芍、干姜、远志、人参各二两,大枣五十枚
痉病	一切痫、伤寒阴阳刚柔痉、惊痫	牛黄散(《普济方》):牛黄一分,人参半两,大黄、当归、芍药、炙甘草各一两
脚气	一切脚气、风湿脚气、脚气缓弱、风脚气	芍药丸(《普济方》):芍药、木香、枳壳各三两,槟榔、大黄各半两
跌仆损伤	闪肭、跌仆损伤、接骨、伤折腹中瘀血	排脓散(《普济方》):枳实六枚,芍药六分,桔梗二分、鸡子黄一枚
胎动不安	安胎、养胎胎教、恶阻、胎寒	竹茹寄生汤(《圣惠方》):竹茹、桑寄生、阿胶、艾叶、芍药、白术等分
骨蒸	虚热、骨蒸、骨蒸疳癖、潮热	大腹汤(《普济方》):大腹皮四两,芍药、桔梗、桃仁、赤茯苓各一两半,木香、诃黎勒皮各一两
血风	血风劳气、血风体痛、血风走注	气力加散(《大全良方》):白术、白茯苓、白芍各一两,甘草半两
时气	时气疫疠、瘟病、时气头痛	清凉散(《普济方》):大黄、芍药、麻黄各一两
目赤肿痛	一切眼疾、目赤肿痛、暴赤眼	洗目方(《普济方》):槐枝、荆芥根、芍药等分
带下	赤白带下、赤白浊	土瓜根散(《全阳方》):土瓜根、芍药、桂枝、䗪虫各三分

2. 含白芍复方治疗病症分类构成分析

将含白芍复方分布于前 40 个病症的构成情况列表(见表 16-3)。显而易见,含白芍复方用于月水不调者 314 首,高居首位。若将用于恶露不尽、血风计算在内,与妇科经血有关病症的治疗方剂达 446 首。治伤寒白芍复方居第 3 位,包括其他外感病,诸如诸热、骨蒸、时气、目赤肿痛、疟疾、伤风、咽喉肿痛等,总计 490 方,尚未包括诸痢、诸淋、霍乱所用诸方。治疗痈疽疮疡用方 277 首,也占较大比重,加之瘰疬和痔漏,用方 300 余首。含白芍复方用于诸虚 195 方,包括虚劳计 375 方。总体说来,白芍补益诸虚具备一定优势,但未处于主导地位。含白芍复方治疗诸痛、诸痹、跌仆损伤、诸疝等疼痛类疾病 266 方,可以确认其止痛作用。此外,含白芍复方在中风、出血、积聚、惊悸、痉病等病症也均派上用场。

表 16-3　古代含白芍复方治疗病症一览表

病症	方剂数	病症	方剂数	病症	方剂数	病症	方剂数
月水不调	314	出血	76	时气	41	水肿	21
痈疽疮疡	277	诸痹	72	目赤肿痛	40	一切气	21
伤寒	246	惊悸	72	带下	33	便秘	19
诸虚	195	痉病	70	咳嗽	32	内外障眼	19
虚劳	180	诸热	70	痰饮	30	疥癣瘙痒	17
中风	162	脚气	58	乳石发	25	消渴	17
诸痢	133	跌仆损伤	57	疟疾	23	痔漏	16
诸痛	115	胎动不安	51	诸淋	23	胤嗣	15
恶露不尽	91	骨蒸	42	瘰疬	22	伤风	15
积聚	77	血风	41	诸疝	22	咽喉肿痛	13

三、白芍古今功用比较分析

1. 白芍古今功用一致性考察分析

《药典》确认白芍具有"养血调经,敛阴止汗,柔肝止痛,平抑肝阳"功能,与历代本草提炼出来的养血调经、缓急止痛、平抑肝阳和敛阴功能基本相吻合。而《药典》"用于血虚萎黄,月经不调,自汗盗汗,胁痛,腹痛,四肢挛痛,头痛眩晕",则与古代含白芍复方治疗月水不调、虚劳、补虚、诸痛(腹痛、头痛、诸痹、诸疝等)、中风等病症大体相照应。由此可见,《药典》继承了历代本草的主流功用。不过,《药典》确定白芍止汗,用于自汗和盗汗,并非历史上认可的基本功用。

2. 白芍古今功用差异性考察

(1) 稽古发隐

经与历代本草归纳总结出来的功能和古代含白芍复方主治病症分布的比较分析,可以发现白芍诸多潜在功用并未被《药典》所收录。

1）活血化瘀：《本草经》最早用芍药"除血痹"，《别录》以其"主通顺血脉，散恶血，逐贼血"，《药性论》则"治邪痛败血""妇人血闭不通、消瘀血"，白芍活血化瘀的功用得到大多本草的认同。古代含白芍复方治疗月水不调、积聚、出血、诸痹、恶露不尽、跌仆损伤、血风等病症，均与瘀血阻滞有关，提示白芍确有活血化瘀功能。而《药典》未能收载。

2）清热泻火：《本草经》首载芍药除"寒热"，《别录》补治"时行寒热"，《日华子》以其疗"天行热疾，瘟瘴"，用于多种外感热病。古代含白芍复方用于伤寒、诸热、骨蒸、时气、疟疾等病症，用方 400 余首，提示白芍当有清热泻火功能。《药典》对此未予注录。

3）清热解毒：《日华子》用以治"发背"，《药性论》认为"能蚀脓"，《景岳》则"消痈肿"。古代含白芍复方治疗疮疡、痈疽、瘰疬等病症，用方近 400 首，提示白芍当有清热解毒功能。而《药典》亦未收录。

4）安神：《日华子》以其除烦、惊狂，明清本草多有除烦记载。古代含白芍复方治疗惊悸至少用方 72 首，具体包括怔忡惊悸、心虚惊悸、风惊悸等。这不太可能是历代医家临床应用白芍的偶然现象。故而推测白芍或许具有安神的潜在功能。

5）利尿：《本草经》有"利小便"之用，《别录》则"去水气，利膀胱"。明清时期部分本草传承了这一功能。古代含白芍复方治疗水肿者 20 余首，提示白芍或有利尿功能。

6）安胎：《景岳》记载白芍"安胎热不宁"，《求真》称治"胎热不安"。古代含白芍复方治疗胎动不安用方 51 首，提示白芍或有安胎功能。

7）益气补虚：《本草经》及《经解》均有芍药"益气"记载，《药性论》以其"强五脏、补肾气"，《日华子》载"补劳"，《法象》和《发挥》明确提出补中焦。古代含白芍复方治疗诸虚、虚劳等病症，用方 375 首，提示白芍有益气补虚功能。而《药典》对此未予收录。

8）生津止渴：《得配》用以"除烦止渴，治脾热易饥"，《景岳》记载"缓三消"。古代含白芍复方治疗消渴等病症，用方 17 首，提示白芍或有生津止渴功能。

9）止泻止痢：《景岳》取白芍"止热泻"，《得配》则"治泻痢后重"，《参西录》亦"除痢疾后重"。古代含白芍复方治疗诸泻痢病症，用方 133 首，提示白芍应有止泻止痢的潜在功能。

（2）疑问

《药典》确认白芍具有"敛阴止汗"的功能，在历代本草和古代含白芍复方中，均未见治疗自汗、盗汗或相关病症的记载，《药典》确定白芍"止汗"依据何在？是治疗自汗抑或盗汗？

3. 白芍潜在功能现代研究和应用考察

通过对白芍古今功用比较可以看出，两者存在一定的差异，提示白芍功能尚待进一步挖掘、整理和提高，以期更好地指导临床用药。从历代本草记载和古代方剂应用中可归纳出白芍活血化瘀、清热泻火、清热解毒、安神、利尿、安胎、益气补虚、生津止渴、止泻止痢等潜在功能，经现代文献考察发现，其部分潜在功能已在实验研究及临床应用中得到验证。

（1）白芍"活血化瘀"的实验研究

研究发现，白芍水提物对大鼠血瘀模型的血液流变学异常改变有良好的改善作用，能使血清中 NO 增加、ET 降低[1]。白芍总苷（TGP）能缩短大鼠体外血栓长度、降低血栓湿重和干重,改善血瘀大鼠血液黏度[2]。白芍对血小板聚集也有较好调节作用[3]。

（2）白芍"清热泻火"的实验研究

研究发现,TGP对小鼠正常体温和人工发热的小鼠均有一定的降温和解热作用[4]。TGP对小鼠和大鼠有呈剂量依赖式降温作用,大鼠侧脑室微量注射TGP（2.4mg/kg）有明显的降温作用[5]。

（3）白芍"清热解毒"的实验研究

研究发现,TGP和白芍煎剂均有促诱生干扰素（IFN）作用,且TGP较白芍煎剂好,具有较强的促诱生IFN_γ的活性,可提高IFN效价1~2倍,具有直接抗病毒作用,TGP 250mg/L能使水疱性口炎病毒效价下降2.22个数值[6]。白芍对金黄色葡萄球菌、大肠埃希菌、枯草芽孢杆菌有抑制作用,采用牛津杯法测定抑菌圈直径,抑制圈均可达到10mm以上[7]。TGP能降低脓毒血症大鼠的IL-1、IL-6及TNF-α水平,减轻脓毒血症大鼠的炎症反应及肺组织的损伤程度,降低病死率[8]。

（4）白芍"安神"的实验研究

TGP 50mg/（kg·d）静脉注射连续7天,可延长正常大鼠慢波睡眠的持续时间,并能使咖啡因诱导的失眠大鼠,睡眠各参数恢复到接近正常水平。还可明显延长游泳大鼠慢波睡眠和异相睡眠的总时间[9]。12mg/kg芍药苷可使脑脊液中内源性物质峰面积增高10.2倍,表明其促进脑脊液中内源性物质的分泌,从而达到改善睡眠作用[10]。

（5）白芍"利尿"的实验研究

研究发现,当归芍药散可增加肝硬化腹水大鼠尿量,促进腹水排泄。这种作用可能是通过抑制精氨酸升压素（arginine vasopressin,AVP）的合成与释放、抑制AVP与肾脏基底膜远端集合管的血管升压素2型受体的结合,从而降低AQP2的表达,发挥利水作用[11]。TGP不仅能够降低糖尿病肾病大鼠肾小管-间质中的葡萄糖调节蛋白（GRP78）、磷酸化的蛋白激酶样内质网激酶（p-PERK）的表达,还能够降低肾小球、肾小管-间质中磷酸化的真核细胞翻译起始因子（p-eIF2α）的表达,抑制内质网应激（ERS）反应,对糖尿病肾病大鼠的肾脏起到保护作用[12]。TGP对糖尿病大鼠肾小管-间质损伤有明显保护作用,其机制可能与抑制糖尿病肾小管-间质过高骨桥蛋白（OPN）与α-平滑肌肌动蛋白（α-SMA）表达有关[13]。

（6）白芍"安胎"的临床应用

白芍总苷胶囊与参归养血片合用,能够治疗抗生殖抗体阳性的免疫性复发性流产,取得较好疗效[14]。临床应用白芍总苷胶囊联合中药复方治疗原发不孕2例、自然流产1次者3例、连续自然流产2次者6例、连续自然流产3次者4例、异位妊娠1例,均达到治愈效果[15]。

（7）白芍"益气补虚"的实验研究

白芍醇提物对小鼠滋补强壮作用的实验研究发现,白芍醇提物能延长小鼠游泳时间和小鼠缺氧存活时间,有一定的强壮作用[16]。白芍中含有抗氧化有效成分PGG,对1,1-二苯基-2-三硝基苯肼（DPPH）自由基均有较强的清除作用,其抗氧化清除自由基的作用远大于维生素C[17]。

（8）白芍"生津止渴"的实验研究

白芍水提物具有一定的 α- 葡萄糖苷酶抑制作用[18-20]。白芍 50% 乙醇洗脱部分在体外有明显抑制 α- 葡萄糖苷酶作用,且强于阿卡波糖[21]。TGP 能显著提高 2 型糖尿病大鼠的胰岛素敏感性,同时明显改善糖尿病大鼠的糖、脂代谢的紊乱,与二甲双胍有类似的作用[22]。TGP 能一定程度地降低高脂诱导胰岛素抵抗 - 脂肪肝模型大鼠的血糖,能够降低胰岛素抵抗,其作用机制可能与其提高胰岛素敏感性有关[23]。

（9）白芍"止泻止痢"的实验研究

研究显示,TGP 可能通过抑制转录因子如核因子(NF-κB)p65 活化,减少 TNF-α 和前列腺素 E_2(PGE$_2$)等炎症因子表达有效缓解结肠炎大鼠结肠炎症状态[24]。

❖　参考文献

[1] 王飞,伍文彬,徐世军,等.赤、白芍对血瘀证动物模型内皮功能及血液流变学的影响[J].中药药理与临床,2009,25(4):40.

[2] 杨煜,吕文伟,宋瑛士,等.白芍总苷抗血栓形成作用[J].中草药,2006,37(7):1066.

[3] 杨琪伟,杨莉,熊爱珍,等.赤芍与白芍抗血小板凝集作用的 UPLC-MS 代谢组学初步研究[J].中国中药杂志,2011,36(6):698.

[4] 高木敬次郎.不同产地白芍中芍药苷和丹皮酚的含量测定比较[J].药学杂志,1987(7):87.

[5] 王永祥,徐叔云,陈鹏.白芍总甙降低小鼠和大鼠体温作用及其机理初步探讨[J].中国药理学通报,1988,4(3):154.

[6] 陈丽华,陈建光,张成义,等.疬痛康煎剂在抗菌及调节免疫功能方面的作用[J].北华大学学报,2001,2(6):498-503.

[7] 方芳,张恒,贾建波,等.7 种美容中药水煎液的抑菌作用[J].江苏农业科学,2013,41(2):265-268.

[8] 谢长江,谢富华,张珊珊,等.白芍总苷对脓毒症大鼠模型的抗炎作用研究[J].新医学,2012,43(8):576-578.

[9] 张安平,陈敏珠,徐叔云.白芍总甙对大白鼠睡眠节律的影响[J].中国药理学通报,1993,9(6),454.

[10] 李越峰,张泽国,徐福菊,等.白芍改善睡眠作用的药效物质基础研究[J].中国实验方剂学杂志,2014,20(15):127-130.

[11] 潘永福,许钒,王成业,等.基于水通道蛋白研究当归芍药散对肝硬化腹水大鼠的干预作用[J].中国实验方剂学杂志,2015,21(8):111-115.

[12] 武晓旭,章超群,许坤,等.白芍总苷对糖尿病大鼠肾组织中内质网应激的影响[J].安徽医科大学学报,2014,49(6):768-772.

[13] 方芳,吴永贵,董婧,等.白芍总苷对糖尿病大鼠肾小管 - 间质损伤的保护作用及机制[J].中国药理学通报,2008,24(3):369-373.

[14] 李世梅,王黎明.参归养血片合白芍总苷胶囊治疗免疫性复发性流产的临床体会[J].中国美容医学,2012,21(12):282.

[15] 李世梅,王黎明,李旭光.白芍总苷治疗相关抗体阳性不孕的临床观察[J].第四军医大学学报,2008, 29(11):977.

[16] 周丹,韩大庆,刘静,等.白芍、赤芍及卵叶芍药滋补强壮作用的研究初探[J].吉林中医药,1993,2 (41):38-39.

[17] 夏颖,殷志爽,石晨,等.白芍提取物及其有效成分抗氧化活性的研究[J].首都医科大学学报,2013, 34(1):120-125.

[18] 林玉桓,王栩林,王颖,等.34种中药对α-葡萄糖苷酶活性的抑制作用[J].大连轻工业学院学报, 2004,23(4):270.

[19] 高小平,张蔚瑜,邹文俊,等.中药提取物中α-葡萄糖苷酶抑制剂的筛选[J].天然产物研究与开发, 2003,15(6):536.

[20] 司晓晶,霍世欣,施雅,等.中药提取物对酵母和鼠肠α-葡萄糖苷酶的抑制作用[J].上海大学学报(自然科学版),2009,15(4):432.

[21] 孙佳明,杜延佳,宗颖.白芍降血糖和抗氧化的有效部位筛选研究[J].时珍国医国药,2014,25(9): 2113-2114.

[22] KOOPMANS S J,MROZ Z,DEKKER R,et al. Association of insulin resistance with hyperglycemia in streptozotocin-diabetic pigs:effects of metformin at isoenergetic feeding in a type 2-like diabetic pig model[J]. Metabolism,2006,55(7):960.

[23] 陈晓兴,朱勇.白芍总苷对胰岛素抵抗模型大鼠高血糖高血压作用分析[J].内蒙古中医药,2013,32 (62):37-39.

[24] 肖娴,李秀琼,刁建新,等.白芍总苷对葡聚糖硫酸钠致大鼠实验性结肠炎作用机制研究[J].佛山科学技术学院学报,2012,30(2):78-81.

第17节　白　　芷

一、白芷历代本草学功能考察分析

白芷,列属《本草经》草部中品,云其"主女人漏下赤白,血闭,阴肿,寒热,风头侵目,泪出,长肌肤,润泽,可作面脂"。由此确立了白芷止带、活血、消肿、祛风散寒止痛、明目和泽面的基本功能。此后,《别录》补充"疗风邪,久渴,吐呕,两胁满,风痛,头眩,目痒"等病症。唐代《药性论》新增"心腹血刺痛,除风邪,主女人血崩及呕逆,明目,止泪出,疗妇人沥血腰痛,能蚀脓"。《日华子》充实"治目赤胬肉及补胎漏滑落,破宿血,补新血,乳痈,发背,瘰疬,肠风,痔瘘,排脓,疮痍,疥癣,止痛,生肌,去面䵟、疵瘢"。通过考察不难看出,宋代以前对白芷功用的认识大体接近完备。

金元以降,白芷功用续有补充。《法象》以其"治手阳明头痛"。《药性赋》概括"其用有二：去头面皮肤之风,除皮肤燥痒之症,止足阳明头痛之邪,为手太阴引经之剂"。李杲认为"白芷其气芳香,能通九窍",首提白芷通窍作用。《纲目》用治"鼻渊鼻衄,齿痛,眉棱骨痛,大肠风秘,小便出血,妇人血风眩运,翻胃吐食"。《食物》则"治口臭"。《百种录》取其"和利血脉"。至此,历代本草学对白芷功用的认识已臻完善。

综合诸家本草所述,白芷功用主要有 14 个方面：疏风散寒、止痛、止带、消肿排脓、止呕、泽面、活血化瘀、明目、通鼻窍、止血、祛瘢、止痒、安胎和通便(见表 17-1)。此外,偶见白芷治久渴、口臭等记载。

表 17-1　白芷历代本草学功用分类汇总

功能	出处
疏风散寒	1. 寒热(《本草经》);2. 风邪(《别录》)
止痛	1. 风头(《本草经》);2. 风痛(《别录》);3. 心腹血刺痛,4. 妇人沥血腰痛(《药性论》);5. 手阳明头痛(《法象》);6. 眉棱骨痛,7. 齿痛(《纲目》)
止带	女人漏下赤白(《本草经》)
消肿排脓	1. 阴肿(《本草经》);2. 蚀脓(《药性论》);3. 乳痈发背,4. 瘰疬,5. 痔瘘,6. 排脓疮痍(《日华子》)
止呕	1. 吐呕(《别录》);2. 呕逆(《药性论》);3. 翻胃吐食(《纲目》)
泽面	1. 长肌肤,2. 润泽(《本草经》);3. 可作面脂(《本草经》)
活血化瘀	1. 血闭(《本草经》);2. 破宿血(《日华子》);3. 和利血脉(《百种录》)
明目	1. 侵目,2. 泪目(《本草经》);3. 目赤胬肉(《日华子》);4. 明目,5. 止泪出(《药性论》)
通鼻窍	鼻渊(《纲目》)
止血	1. 肠风(《日华子》);2. 女人血崩(《药性论》);3. 鼻衄,4. 小便去血(《纲目》)
祛瘢	去面皯疵瘢(《日华子》)
止痒	1. 目痒(《别录》);2. 疥癣(《日华子》);3. 去头面皮肤之风,4. 除皮肤燥痒之症(《药性赋》)
安胎	胎漏滑落(《日华子》)
通便	风秘(《纲目》)

二、白芷古代方剂配伍应用规律考察分析

1. 含白芷复方治疗病症分类

以白芷为关键词,在整个数据库检索,得含白芷复方 1 915 首,用于 562 种病症。为便于对含白芷复方所治病症构成进行分析,首先对相同或相近的病症做分类归纳整理,并介绍符合纳入标准的代表方剂(见表 17-2)。

表 17-2　含白芷复方所治常见病症归类和代表方剂

病症	病症归类	代表方剂
疮疡	疮疡、诸痈疽、诸肿、乳痈、一切恶疮、诸发、诸痈、诸疮、下注疮、诸疮生恶肉、诸疔疮、发背、诸瘰疬、热疮、痈溃后、面疮、下部诸疾、汤火疮、诸疮口不合、口疮、头疮、蚍蜉瘘、身体风毒疮、手足诸疮、便毒、肠痈、痈有脓、灸疮、诸疮肿、发背溃后、痈肿、毒肿、喉痹、游肿赤痛、诸瘘、阴疮、口舌疮、唇紧、风肿、肺痈、下阴疮蚀、五色丹毒、吻疮、螵疽、湿阴疮、舌肿、丹毒、肺脏风毒生疮、妊娠诸疮、追蚀一切疮肿、痈内虚、疳疮、㾦疮	1. 春用木通膏（《普济方》）：木通三两、白芷二两、细辛二两、摩勒香二两；2. 夏用木通膏（《普济方》）：木通三两、续断三两、白芷三两半、黄芪二两、芍药二两
中风	诸风、风瘫痪、中风、中风半身不遂、卒中风、风口眼㖞斜、偏风、中风四肢拘挛不得屈伸、中风身体不遂、风弹曳、风偏枯、肺中风	1. 枳壳散（《普济方》）：枳壳三两、牛黄一两、白芷一两；2. 夺命散（《永类钤方》）：甜葶苈、白芷、天南星、半夏、巴豆等分
跌仆损伤	疮肿伤折、接骨、颠仆伤折、打仆损伤、伤折风肿、金疮止痛生肌、伤折疼痛、坠车落马、诸骨蹉跌、金刃所伤、闪肭、外物伤目、伤折恶血不散、伤折腹中瘀血、从高坠下、杖疮	1. 神效点金丹（《普济方》）：苍术、红曲、香附子、白芷、草乌头各一两；2. 筋骨药（《普济方》）：草乌头一两、苍术五两、青皮、白芷各二两
月水不调	杂病、月水不调、崩中漏下、月水不通、月水不利、月水不断、心腹痛、血暴下兼带下、月水来腹痛	1. 芳香散（《普济方》）：白芷一两半、龙骨一两、刺芥叶一两；2. 白芷散（《圣济总录》）：白芷半两、当归一两半、侧柏叶二两
头痛	首风、头痛、伤寒头痛、风头痛、偏正头痛、风眩头痛、脑风	1. 太阳丹（《海上方》）：石膏一斤、川芎、白芷、甘草各一两，脑子二两；2. 川芎丸（《本事方》）：川芎、甘菊花、细辛、白术、白芷等分
面瘢	面黯黵、面皯疱、泽面、灭瘢痕、面粉渣、鼻疱酒齄	无名（《普济方》）：当归、白芷各一两，猪脂三斤，酒二盏
伤寒	风气、伤寒、冷气、伤寒过经不解、风热、伤寒身体疼痛、伤寒后骨节烦疼、伤寒二日候、伤寒两感、风冷、伤寒五日候、阴阳毒	1. 白芷散（《百一选方》）：白芷一两、荆芥根一钱；2. 无名（《普济方》）：干姜、葛根、白芷、甘草等分
风瘙痒	大风癞病、头风白屑、风瘙瘾疹、疥癣、诸疥、诸癣、大风眉须堕落、紫白癜风、风瘙痒	1. 天麻饼（《圣济总录》）：天麻、川芎、白芷等分；2. 又方（《普济方》）：白芷五两、鸡子白三枚、芒硝三两
风湿痹痛	风走注疼痛、中湿、风毒、腰痛、风身体疼痛、风痹、血风走注、历节风、白虎风、诸痹、血风体痛、鹤膝风、腰脚疼痛、风湿痹、风不仁	无名（《普济方》）：白芷、红曲各二钱半
牙痛	牙齿疼痛、齿风肿痛、虫蚀牙齿、骨槽风	1. 无名（《本事方》）：鹤虱、细辛、白芷、甘松等分；2. 姜黄散（《海上方》）：姜黄、细辛、白芷等分
脱发	须发黄白、荣养髭发、乌髭发、须发堕落、生发令长、补虚益髭发、眉发须不生	1. 甜瓜子散（《圣惠方》）：甜瓜子一升，白芷一两，当归、川芎、炙甘草各二两；2. 令白发还黑方（《要方》）：旋覆花、秦椒、白芷各一升，桂心一两

续表

病症	病症归类	代表方剂
牙宣	揩齿、齿龈宣露、牙齿黄黑、牙齿脱落	1. 黄工部牙刷（《普济方》）：白芷、细辛、藁本各二两，白矾灰四两，生姜六两；2. 牢牙散（《普济方》）：瓜蒌根、白芷、鸡舌香、白檀香、麝香等分
出血	肠风下血、金疮血不止、吐血、小便出血、诸血、脏毒下血、虚劳吐血、鼻衄	1. 香梅丸（《医方大成》）：乌梅肉、白芷、百药煎等分；2. 黄连散（《圣济总录》）：黄连、槟榔、木香、白芷等分
诸痔	诸痔、痔漏、肠痔、牡痔、血痔、久痔	1. 龙骨散（《普济方》）：龙骨、白芷、黄丹、寒水石等分；2. 贯众散（《普济方》）：贯众一个、萆薢二两、白芷二两
鼻齆鼻渊	鼻塞气息不通、鼻流清涕、鼻渊、鼻痛、鼻塞不闻香臭、鼻中生息肉、鼻塞不通、鼻齆	1. 二黄散（《普济方》）：硫黄、黄丹、白芷等分；2. 无名（《普济方》）：白芷一两
痉病	破伤风、一切惊风、慢惊风	1. 无名（《普济方》）：白芷、天南星、防风等分；2. 无名（《儒门事亲》）：白芷、草乌头等分
眩晕	风头眩、风头旋、头目眩晕、目晕	1. 芎辛汤（《十便良方》）：川芎四两、细辛一分、甘草一两、白芷一分；2. 芎劳汤（《普济方》）：川芎、当归、白芷、甘草等分
泄泻	诸泻、冷热痢、霍乱吐利、泄痢、水泻、霍乱、吐利、下痢、伤寒下脓血痢	1. 藿香汤（《圣济总录》）：藿香半两、丁香一分、白芷一两、缩砂仁一两；2. 防己丸（《普济方》）：防己、白芷等分
虚损	虚羸、虚损、补益诸虚、补虚益气	四君子汤（《圣济总录》）：人参、炙甘草、茯苓、白芷等分
体臭	口臭、腋臭	丁香丸（《普济方》）：丁香三钱、炙甘草一钱、川芎二钱、白芷半钱
目昏暗	一切眼疾、外障眼、目青盲、肝虚眼、目昏暗	1. 川芎散（《海上方》）：川芎、白芷、细辛、龙脑叶、皂角子等分；2. 泻肝散（《海上方》）：大黄二两、黑牵牛二两、白芷一两
时气	时气疫疠、时气瘴疠、时气令不相染易、瘟病、时气谵语、五运时行民病	1. 圣僧散（《经验良方》）：白芷二两、甘草五钱、生姜三片、大枣五枚、葱白三寸；2. 浴汤方（《圣惠方》）：白芷三两、柏叶五两、桃叶十两

2. 含白芷复方治疗病症分类构成分析

现将含白芷复方分布于前 24 类病症予以列表（见表 17-3）。白芷配伍在复方中，治疗疮疡用方 383 首，高居榜首。含白芷复方还广泛用于中风、伤寒、风瘙痒、痉病、眩晕等与风相关的病症。又治疗各种疼痛，包括跌仆损伤、头痛、痹痛、牙痛等。白芷质白芳香，又是面瘢、体臭常常伍用的药物，此类方剂高达 98 首。以其芳香开通鼻窍，含白芷复方通过治疗鼻齆、鼻渊，充分体现了这一功能。

表 17-3　古代含白芷复方治疗病症一览表

病症	方数	病症	方数	病症	方数	病症	方数
疮疡	383	伤寒	67	虚劳	33	泄泻	22
中风	123	风瘙痒	60	出血	33	虚损	21
跌仆损伤	121	风湿痹痛	57	诸痔	29	体臭	20
月水不调	80	牙痛	44	鼻齆鼻渊	27	脚气	20
头痛	78	脱发	38	痉病	22	目昏暗	19
面瘢	78	牙宣	34	眩晕	22	时气	18

三、白芷古今功用比较分析

1. 白芷古今功用一致性考察分析

《本草经》记载白芷"主女人漏下赤白""阴肿"和"寒热,风头",李杲补充"白芷能通九窍",确立了白芷止带、消肿排脓、祛风散寒止痛及通鼻窍的基本功能。古代含白芷复方侧重治疗疮疡、伤寒、诸痛和鼻渊等,遵循了历代本草学确定的主流功用。《药典》确认白芷"解表散寒,祛风止痛,宣通鼻窍,燥湿止带,消肿排脓",用于"感冒头痛,眉棱骨痛,鼻塞流涕,鼻衄,鼻渊,牙痛,带下,疮疡肿痛",与古代本草的功能论述和古代含白芷复方的主治病症大体相吻合,传承了白芷的基本功用。

2. 白芷功用古今差异部分考察分析

（1）稽古发隐

1）活血祛瘀:《本草经》首载白芷"主血闭",《药性论》则"治心腹血刺痛""疗妇人沥血腰痛",《日华子》称其"破宿血",《百种录》言其"和利血脉"。古代含白芷复方用于跌仆损伤121 首,用于月水不调80 首,古代本草和方剂两个方面均提示,白芷当有活血化瘀之功。对此,《药典》未予收录。

2）生发美发:在历代本草学和方剂中,多将白芷作为润泽肌肤、泽面之品,用于面皯疱、面黯黵、面粉渣、鼻疱、酒渣鼻等面疾。但不容忽视的是,古代含白芷复方尚有 38 首用于须发黄白、须发堕落、眉发须不生等,为其生发美发提供了传统文献佐证。

3）止血:自《药性论》以其"主女人血崩",后世本草则有白芷治肠风、鼻衄、小便去血的记录。古代含白芷复方有 33 首用于出血,包括肠风下血、金疮血不止、吐血、鼻衄、月水不断等,本草所论与方剂所用基本吻合,提示白芷既有活血作用,又有止血功能。《药典》则未能予以收录。

4）美容祛斑:《本草经》中首载白芷"润泽,可作面脂",其后《日华子》言其治"面皯、疵瘢"。古代含白芷复方有 78 首用于面瘢,证实了本草学所述功用的确定性。《药典》对此亦未收录。

5）祛风止痒:《日华子》始以白芷治"疥癣",《药性赋》再度强调白芷"去头面皮肤之风,除皮肤燥痒之症"。古代含白芷复方有 60 首用于风瘙痒,诸如大风癞疾、风瘙瘾痒、癣疥等,进而从两个方面提示,白芷当有祛风止痒之功。对此,《药典》未予收录。

6）止呕:《别录》记载白芷治"吐呕",《药性论》进一步确认"主呕逆",《纲目》用治"翻胃吐食"。古代含白芷复方虽仅有 7 首用于呕吐、干呕,但也呼应了本草学的有关论述。白芷是否具有止呕功能,有待进一步研究。

7）明目:据《药性论》所记,白芷有"明目"之用;《日华子》取"治目赤胬肉"。古代含白芷复方有 19 首用于目昏暗,对这一传统功用,《药典》及《中药学》教材均未曾收录。

（2）疑问

借助古代含白芷复方,可以勾勒出白芷功用的大致范围。实际包括内科、外科、妇科、骨伤科、皮肤病科和五官科的众多病症。当今统编教材《中药学》按照功能分类,将白芷归入辛温解表剂,依据何在,已难以明确。不过,与古时实际应用情况相较,确有较大差别。故而重新审视白芷的功能分类属性,或许是必要的。

3. 白芷潜在功能现代研究和应用考察

现已明确,白芷古今功用存在一定的差异。在古代本草、方剂中比较广泛使用的功能,《药典》和统编《中药学》弃之不收者比较突出。从历代本草记载和古代方剂应用可以提炼出白芷活血祛瘀、生发美发、止血、美容祛斑、祛风止痒、止呕及明目等潜在功能。深入考察即可发现,一些潜在功能已得到当今实验研究和临床应用的证实。

（1）白芷"活血祛瘀"的实验研究与临床应用

以白芷中白芷石油醚、乙酸乙酯、正丁醇及水提部位干预血瘀模型,结果表明,血瘀模型组全血黏度、血浆黏度、血细胞比容、红细胞聚集指数均较正常组明显增高。与模型组相比,白芷各提取部位组血液流变学指标均有不同程度的改善,其中以白芷乙酸乙酯部位作用最强[1]。复方白芷胶囊（白芷、川芎）能明显降低大鼠的全血黏度和血浆黏度及血小板黏附率,减轻血瘀大鼠血液的黏、凝状态,防止血栓形成;可抑制肾上腺素引起的大鼠肠系膜微循环细动脉管径缩小、流速减慢、毛细血管开放量减少、流态改变,并改善这些现象;可显著延长家兔凝血酶原时间,对活化部分凝血活酶时间有延长的趋势[2]。说明白芷有活血化瘀作用。

杨建都等自制消肿止痛液（白芷、红花、草乌等）治疗单纯急慢性软组织挫伤肿痛、术后关节粘连、软组织肿胀及功能障碍等 171 例,以棉签蘸药液涂于软组织损伤处,连涂 3 次,日 3 次,7 天为 1 个疗程。治愈 140 例,有效 27 例,无效 4 例,总有效率 97.65%[3]。

将白芷粉 500g 烘干碾碎,高压消毒,外敷治疗外伤性皮损 128 例。全部在 3~10 天内一期愈合,其中 5 天内愈合者 78%[4]。

（2）白芷"生发美发"的实验研究与临床应用

分别考察 55 种中药对小鼠触须毛囊的形态及生长速度的影响。其中,女贞子、白芷、白及等对体外培养的小鼠触须毛囊有明显的促生长作用[5]。利用体外培养的游离毛囊（手术后的人头皮毛囊、大小鼠触须毛囊以及猪和绵羊的毛囊）筛选出熟地黄、黄芪、女贞子、白芷、白及、荆芥等有促毛囊生长的作用[6]。

采用中药(黄芩、龙胆、炒白术等)内服,配合中药(厚朴、蔓荆子、白芷)外洗,治疗脂溢性脱发患者50例。痊愈10例,显效30例,有效8例,无效2例,有效率为96%[7]。

(3)白芷"止血"的实验研究与临床应用

研究证实,白芷浸膏对动物的出血时间、出血量、凝血时间及凝血酶原时间,均有明显的缩短和减少作用,提示有止血作用[8]。考察不同产地白芷水溶性成分的止血作用,其止血强弱程度依次为川白芷、禹白芷、祁白芷、湘白芷[9]。

以一味白芷治疗宫内节育器致子宫出血患者168例,每日1剂,每剂20g水煎服,连用10剂,同时口服抗生素。结果:治愈54例,好转83例,无效31例,治愈率为32.14%;总有效率81.55%[10]。

(4)白芷"美容祛瘢"的临床应用

瘢痕是皮肤损伤愈合过程中结缔组织增生所导致的。采用透骨草汤(透骨草15g,伸筋草15g,白芷10g,川芎15g,苍术10g)离子导入治疗瘢痕疙瘩5例,取得满意疗效[11]。重用白芷(15~30g)内服治疗痤疮84例,结果痊愈68例,好转13例,3例治疗50天无效,总有效率96%。留有瘢痕者,经调理可消退[12]。

刘宇等采用自制当白生肌膏(当归60g,白芷60g,紫草60g,血竭25g,甘草60g)治疗肛瘘术后瘢痕疙瘩,治愈18例,有效34例,无效4例,总有效率92.85%[13]。

(5)白芷"祛风止痒"的实验研究与临床应用

与对照组相比,白芷挥发油对大鼠同种被动皮肤过敏反应、大鼠颅骨骨膜肥大细胞脱颗粒、组胺致小鼠毛细血管通透性增高有显著差异。结果表明,白芷挥发油具有抗过敏作用[14]。

用白芷加减护理面部皮肤过敏。以瘙痒为主者单用白芷40g;以丘疹样皮损为主者,取白芷10g,茯苓10g,白附子10g;以脱皮或渗出为主者,取白芷20g和藁本10g。治疗30例患者,有效率95%[15]。

❖　参考文献

[1] 张慧,海广范,栗志勇,等.白芷中活血化瘀有效组分的谱效关系[J].中国实验方剂学杂志,2014,20(15):139-143.

[2] 赵万红,曹永孝,刘静,等.复方白芷胶囊的活血化瘀作用[J].中国天然药物,2003,1(3):161-164.

[3] 杨建都,柳光元,冯希贤.消肿止痛液治疗软组织损伤171例[J].医学理论与实践,1997,10(8):382.

[4] 阁炯华.白芷粉外敷治疗外伤性皮损128例[J].中国中医急症,1997,6(6):285.

[5] 范卫新,朱文元.55种中药对小鼠触须毛囊体外培养生物学特性的研究[J].临床皮肤科杂志,2001,30(2):81-84.

[6] 田庆均,孔庆云,芦宗正.毛囊的体外培养与中药对其影响的研究进展[J].医药导报,2007,26(3):276-277.

[7] 王素萍.中药内服外洗治疗湿热型脂溢性脱发50例[J].中医研究,2014,27(10):38.

[8] 钟品伦,钱永龄,刘颖,等.白芷的研究Ⅳ.白芷浸膏对动物的止血药理实验[J].泸州医学院学报,

1987,10(1):15-19.

［9］凤良元,鄢顺琴,杨瑞琴,等.五种不同产地白芷药理作用的比较研究[J].安徽中医学院学报,1990,9
　　　(2):56.

［10］丛龙彬,孙国玉,甘淑君,等.白芷治疗宫内节育器致子宫出血 168 例观察[J].现代中西医结合杂志,
　　　2001,10(24):2366.

［11］赵燕芳,杨守玉.透骨草汤离子导入治疗瘢痕疙瘩 5 例[J].中医外治杂志,1997,7(2):33.

［12］涂华中.重用白芷愈痤疮[J].中医杂志,2010,41(3):137-138.

［13］刘宇,曾莉.当白生肌膏治疗肛瘘术后瘢痕疙瘩的临床研究[J].河北中医,2013,35(9):1312-1313.

［14］涂兴明,吴康郁,熊颖.白芷挥发油抗过敏的实验研究[J].海峡药学,2008,20(3):45-46.

［15］李超英.中药白芷加减护理面部皮肤过敏[J].中外医学研究,2011,9(7):56.

第18节　地　黄

一、地黄历代本草学功用考察分析

　　地黄,列于《本草经》干地黄条下,为草部上品,"主折跌、绝筋、伤中,逐血痹,填骨髓,长肌肉。作汤除寒热、积聚,除痹。生者尤良。"主要用于跌仆损伤和外感内伤病症。应用时,《本草经》不言生干及蒸干"(《拾遗》),但强调"生者尤良",提示生品、蒸品存在程度差别。此后,《别录》按干、生地黄两种大增其用:干者"主男子五劳七伤、女子伤中胞漏下血,破恶血、溺血,利大小肠,去胃中宿食,饱力断绝,补五脏、内伤不足,通血脉,益气力,利耳目";生者"主妇人崩中血不止,及产后血上薄心、闷绝、伤身胎动下血、胎不落、堕坠、腕折、瘀血、留血、衄鼻、吐血。皆捣饮之"。干地黄侧重补益,干、生地黄均治瘀血和出血病症,可以确认活血和止血已成为主流功能。在唐代,干、生地黄同条之下分而论之。《药性论》认为干者"补虚损、温中下气,通血脉,久服变白延年,治产后腹痛,主吐血不止";生者"解诸热破血,通利月水闭绝"。需要指出,干地黄《本草经》性味"甘寒",《药性论》依其"温中",变寒性为温性。干、生地黄区别在于:干者温中,生者解诸热(包括虚而多热),其他尚无本质差别。《四声》认为"干、生二种皆黑须发良药"。《拾遗》则认为"蒸干即温补,生干则平宣",将蒸干和生干的功能做笼统区分。《日华子》确认干地黄"助心胆气、安魂定魄,治惊悸劳劣,心肺损,吐血,鼻衄,妇人崩中,血运,助筋骨,长志",新增调节精神情志功能。并认为"日干者平,火干者温,功用同前",即把地黄分为日干和火干两种,统称干地黄,药性虽异,功用则同。可以注意到《图经》始称熟干地黄,并介绍了炮制方法。根据《衍义》所述,《经》只言干生二种,不言熟者,如血虚劳热,产后虚热,老人中虚燥热,须地黄者,生与生干常虑大寒,如此之类,

故后世改用熟者。"结合古代方书,地黄便有干地黄、生地黄、熟地黄、熟干地黄、生干地黄诸多称谓。《纲目》认为"《本经》所谓干地黄者,乃阴干、日干、火干者,故又云生者尤良。《别录》复云生地黄者,乃新掘鲜者,故其性大寒。其熟地黄乃后人复蒸晒者。诸家本草皆指干地为熟地,虽主治证同,而凉血补血之功稍异"。如此,干地黄与生干地黄、熟地黄与熟干地黄当属同物,生地黄当属鲜品,而干地黄则有阴干、日干和火干之别。总体说来,因基本功用相同,早期本草学未将干、生、熟地黄截然分开。因此,考察宋以前地黄的功用,不宜将各种地黄的功用刻意分开。

元代王好古《汤液》将熟、生地黄分列条次,《本草经》所论悉数归属熟地黄,《别录》增补前半部分归属熟地黄,后半部分置于生地黄条下,旨在强调两者功用之异,进而为彻底分离打下基础。后世本草学随之加强了对生地黄功用的整理与阐述。《法象》取其"凉血补血,补肾水真阴不足";《景岳》称其"能生血补血,凉心火,退血热,去烦躁骨蒸,热痢下血,止呕血、衄血、脾中湿热,或妇人血热而经枯,或上下三消而热渴";《纲目》补充"治齿痛、唾血"之用。《药性赋》归纳生地黄所治有四:"凉心火之血热,泻脾土之湿热,止鼻中之衄热,除五心之烦热。"综合上述,生地黄功用大体臻于完备。

归纳历代本草所述,总结生地黄古代功用,可大致概括为清热凉血、清热泻火、养阴生津、活血化瘀、止血、补益、养心安神、调经、补血、蠲痹止痛、安胎、乌须发等(见表18-1)。

表 18-1　地黄历代本草学功用分类汇总

功能	出处
清热凉血	1. 虚热(《衍义》);2. 血热,3. 骨蒸(《景岳》)
清热泻火	1. 除寒热(《本草经》);2. 诸热(《药性论》);3. 心火(《景岳》《药性赋》)
养阴生津	1. 补肾水真阴不足(《法象》);2. 热渴(《景岳》)
活血化瘀	1. 逐血痹,2. 绝筋,3. 积聚,4. 折跌,5. 伤中(《本草经》);6. 通血脉,7. 留血,8. 堕坠,9. 破恶血(《别录》);10. 破血,11. 消瘀血(《药性论》)
止血	1. 鼻衄(《日华子》);2. 唾血(《纲目》);3. 衄血,4. 下血(《景岳》);5. 溺血,6. 吐血,7. 胞漏下血(《别录》)
补益	1. 填骨髓,2. 长肌肉(《本草经》);3. 男子五劳七伤,4. 女子伤中,5. 补五脏、内伤不足,6. 益气力(《别录》);7. 补虚损(《药性论》);8. 劳劣,9. 心肺损(《日华子》)
养心安神	1. 助心胆气,2. 安魂定魄,3. 治惊悸(《日华子》);4. 烦躁(《景岳》);5. 五心烦热(《药性赋》)
调经	1. 月水闭绝、经枯(《景岳》);2. 崩中(《别录》《日华子》)
补血	补血、生血(《景岳》)
蠲痹止痛	1. 除痹(《本草经》);2. 助筋骨(《日华子》)
安胎	伤身胎动下血(《别录》)
乌须发	黑须发(《四声》)

二、地黄古代方剂配伍应用规律考察分析

1. 含地黄复方所治病症分类

因地黄古代入药称谓较多,故以生地黄、生干地黄、干地黄、生地黄汁、地黄、地黄汁为关键词分别在数据库检索,得方剂 3 226 首,用于治疗 862 种病症。主要病症归类处理情况及代表方剂见表 18-2。

表 18-2　含地黄复方所治常见病症归类和代表方剂

病症	病症归类	代表方剂
出血	吐血、鼻衄、小便出血、诸血、伤寒吐血、伤寒鼻衄、吐血不止、呕血、肠风下血、肺脏壅热吐血、吐血衄血、脏毒下血、唾血、乳石发吐血衄血、诸失血、鼻血不止、热病吐血、衄嚷、齿间血出、吐血后虚热胸中痞口燥、产后小便血、热病鼻衄、尿血、大衄、鼻久衄、吐血口干、血妄行、卒吐血、时气鼻衄、舌上出血、时气发斑	1. 三物汤(《圣济总录》):阿胶三两、白蔹八两、生地黄七两半;2. 四生丸(《十便良方》):生地黄、柏叶、艾叶、荷叶等分;3. 治妊娠尿血方(《海上方》):豆酱一盏、生地黄二两
虚损	诸虚、虚赢、虚损、肾虚、补虚益气、补虚益精髓、补壮元阳、精极、骨极、补虚轻身延年、补虚明耳目、肾虚漏浊遗精、补益强力益志、补虚驻颜色、行迟、三焦虚寒、肝虚、肺虚、补虚治风、四季补益、气极、补虚壮筋骨、补虚理腰膝、胃虚冷、脾胃气弱不下食、食治补益虚损于诸肉中、乳石发痞结赢瘦、脾虚冷、脾胃气虚弱不能饮食、脾胃俱虚、短气、解颅	1. 三才丸(《御药院方》):天冬、生地黄各三两,人参二两;2. 地黄羊脂煎(《要方》):生地黄一斗、生姜汁五升、羊脂二斤、白蜜五升;3. 生地黄煎(《普济方》):牛酥、白蜜各一斤,生地黄十斤
疮疹痈疽	疮疡、诸痈疽、诸疮、乳痈、痈疽发背发渴、一切恶疮、痈疽发背作寒热、五色丹毒、热疮、肺痈、发背、诸痈、汤火疮、游肿赤痛、诸疮生肌肉、缓疽、丹毒、肠痈、诸疮生恶肉、诸发、唇生核、产后乳结痈、热肿、诸瘘、一切疮肿、诸疔疮、诸疮肿、痈烦渴、头疮、石痈、石疽、疔、附骨痈、发脑、发背溃后、疮疹大盛、疮疹出不快、产后乳结核、瘰疬、瘭疮、鼠瘘、诸肿、蚍蜉瘘、下部诸疾	1. 升麻拓肿汤(《普济方》):升麻、黄芪、防风、川芎、生地黄、细辛等分;2. 生地黄膏(《普济方》):生地黄、蓝青叶、白蜜等分
虚劳	虚劳、热劳、虚劳吐血、虚劳赢瘦、心劳、虚劳咳唾脓血、虚劳潮热、虚劳咳嗽、肺劳、脾劳、急劳、风虚劳损、肝劳、肾劳、虚劳少气、虚劳不足、虚劳烦热、虚劳不得眠、虚劳唾稠黏、风虚劳冷、虚劳寒热	1. 地黄煎(《圣惠方》):汉椒、附子各三两,生地黄十斤;2. 地黄散(《普济方》):生地黄、黄芩、白芍、当归各一两,阿胶、伏龙肝各二两
诸热	诸热、风热、三焦实热、寒热、肺脏壅热、胎热、乳石发上冲头面身体热、热病、客热、热毒风、热病口干、疮疹壮热口渴、潮热、中暑、温病、热病呕逆、热病六日、热病口疮、热病烦渴	1. 千金地黄丸(《十便良方》):黄连八两、生地黄一斤;2. 清凉汤(《医方妙选》):当归、大黄、生地黄各一两,芍药、甘草各半两;3. 火府散(《保婴方》):生地黄、木通、甘草、竹叶等分

病症	病症归类	代表方剂
恶露不下	产后血晕气攻腹痛、产后恶露不下、产后恶露不尽、产后恶露不尽腹痛、产后恶露不绝、产后恶血冲心	1. 地黄饮(《拔萃方》):生地黄、当归各一两,生姜半两;2. 生地黄汤(《普济方》):生地黄、川芎各一两,枳壳、芍药各半两
月经不调	崩中漏下、月水不调、月水不通、月水不断、血暴下兼带下、月水来腹痛、月水不利、热入血室	1. 地髓煎丸(《杨氏家藏方》):生地黄一斤,牛膝二两;2. 琥珀散(《圣惠方》):琥珀、牛膝、生地黄、当归各一两,桃仁、赤芍各半两
中风	中风、诸风、中风偏枯、筋实极、风瘫痪、风偏枯、中风四肢拘挛不得屈伸、中风失音不语、中风筋脉挛急、偏风、风痱、中风失音不能语、中风身体不遂、中风口噤、中风口㖞、语声不出	1. 牛蒡酒(《普济方》):牛蒡根一升,生地黄、牛膝、枸杞子、酒各三升;2. 豆豉散(《普济方》):豆豉三升,生地黄三十斤
打仆损伤	伤折腹中瘀血、从高坠下、打仆损伤、诸骨蹉跌、颠仆伤折、接骨、坠车落马、伤折恶血不散、疮肿伤方、坠堕致伤吐唾出血、伤折疼痛、金疮烦闷及发渴、闪肭、金刃伤中筋骨、金创止痛生肌、落床损瘀	1. 地黄膏(《危氏方》):生地黄、木香;2. 生熟地黄散(《普济方》):熟地黄、生地黄、桂心、白芷等分
心神不宁	怔忡惊悸、心虚惊悸、心虚、风惊悸、血风惊悸、产后血邪攻心狂语、血风烦闷、心狂、伤寒躁寐、伤寒发狂、心烦热、时气发狂、伤寒后心虚惊悸、惊热、风邪癫狂、风惊、心胸烦热、伤寒百合、煎厥、风狂、风惊恐、癫、热病发狂、心热	1. 导赤散(《普济方》):生地黄、木通、甘草、竹叶等分;2. 琥珀地黄丸(《普济方》):琥珀、延胡索、当归各一两,蒲黄四两,生姜、生地黄各二斤
痹病	腰痛、风湿痹、风腰脚疼痛、身体疼痛、血痹、身体腰脚疼痛、血风走注、热痹、肝病筋急、风湿腰痛、风身体疼痛、风冷痹、风脚软、风疰、诸痹、行痹、腰脚疼痛、历节风、久腰痛、风走注疼痛、风湿腰疼、风痹手足不遂、脚拳不展、中湿	1. 牛膝浸酒方(《普济方》):牛膝、大豆、生地黄各一斤,酒三斗;2. 菖蒲饮(《普济方》):菖蒲、生地黄、商陆根、枸杞根各一斤,乌豆四两,生姜二斤,酿酒一斗五升
消渴	消渴、胃实热、消中、消渴口舌干燥、消渴烦躁、虚渴、久渴、乳石发烦渴、消肾小便白浊、消肾、消渴后虚乏、渴利、小便利多、膈消、消渴饮水过度、胃热渴、脾瘅	1. 生地黄膏(《危氏方》):白蜜、生地黄各一盏,人参半两,茯苓一两;2. 黄连丸(《要方》):黄连一斤、生地黄五斤
咳嗽	咳嗽上气唾脓血、诸咳嗽、伤寒咳嗽、久嗽、热嗽、咳嗽上气、咳嗽、肺痿、伤寒后肺痿劳嗽、气嗽、咳逆上气、五脏诸嗽、痰嗽、时气咳嗽、乳石发上气喘嗽、咳嗽痰唾稠黏、咳嗽失声、咳嗽喘急、肺胀、暴咳嗽、肺痿咽燥	1. 当归饮(《普济方》):当归、苏木、生地黄、大黄、赤芍等分;2. 补肺汤(《大全良方》):桑白皮、生地黄各二两,人参、黄芪、紫菀、五味子各一两
目赤肿痛	目赤肿痛、目赤痛、五脏风热眼、暴赤眼、目涩痛、目睛疼痛、时气后患目、针眼、目积年赤、赤脉冲贯黑睛、目赤碜痛赤肿、风目赤、风毒冲目虚热赤痛、目内生疮、目飞血赤脉、目眵䁾	1. 麦黄丸(《普济方》):车前子、麦冬、生地黄等分;2. 地骨散(《朱氏家藏方》):地骨皮、生地黄、黑参、甘草、木通、黄芩等分

病症	病症归类	代表方剂
癥瘕积聚	血瘕、血积气痛、积聚、产后积聚癥块、月水不通腹内血癥块、瘀血、血块攻筑疼痛、癖气、伤寒蓄血、痃癖羸瘦、胞衣不出、痃癖不能食、血癥、诸癖结胀满	1. 地黄散(《普济方》):生地黄一两、海螵蛸二两;2. 芍药地黄汤(《普济方》):芍药、生地黄、黄芩、牡丹皮各五钱

2. 含地黄复方所治病症构成分析

从表 18-3 中不难看出,古代含地黄复方以治出血居于首位,体现其凉血止血功能。治疗虚损、疮疹痈疽、虚劳和诸热,则依次排在第 2~5 位。笼统说来,疮疹痈疽、诸热、目赤肿痛、骨蒸、伤寒、淋涩、喉痹、痢疾、黄疸、疟疾和瘰疬等相当于当今感染性疾病,多属于中医火热、热毒、湿热为患。地黄活血化瘀作用体现在治疗妇科月经病、产后恶露不下,以及打仆伤损、癥瘕积聚等方剂中。而中风、痉病、皮肤瘙痒等与中医风性有关的疾病,含地黄复方也有较多应用。地黄在其中或平肝息风,或凉血息风,或活血息风,发挥不同的息风作用。含地黄复方较多用于消渴,体现养阴生津功能,所治心神不宁、痹病、咳嗽和目生翳障等,功能则应另议。总之,含地黄复方所治病症十分广泛,有深入探讨价值。

表 18-3　古代含地黄复方治疗病症一览表

病症	方数	病症	方数	病症	方数
出血	293	中风	104	骨蒸	62
虚损	224	打仆损伤	101	癥瘕积聚	55
疮疹痈疽	213	心神不宁	96	伤寒	55
虚劳	159	痹病	89	胎动不安	48
诸热	138	消渴	87	乌发生发	46
月经不调	126	咳嗽	82	淋涩	43
恶露不下	122	目赤肿痛	66	目生翳障	42

三、地黄古今功用比较分析

1. 地黄古今功用一致性考察分析

《药典》记载地黄的功能为"清热凉血、养阴生津",与历代本草总结出来的清热凉血、凉血止血、养阴生津功能相吻合。主治方面,《药典》"用于热入营血、温毒发斑、吐血衄血、热病伤阴、舌绛烦渴、津伤便秘、阴虚发热、骨蒸劳热、内热消渴",所治发斑、出血、热病伤阴、消渴、便秘、骨蒸、劳热,均得到古代含地黄复方所治病症的佐证。亦即,地黄传统主流功能均被保留下来,主治范围与古代含地黄复方临床应用基本相照应。

2. 地黄古今功用差异性考察

（1）稽古发隐

1）清热泻火：从《药典》用于热入营血、热病伤阴，是知地黄清热养阴主要用于热病津伤病症。从历代本草用于除寒热、解诸热、凉心火，似有清热泻火功能；古代含地黄复方治疗诸热、热病、客热、潮热、风热、三焦实热、寒热、中暑、温病、肺脏壅热等，体现的应是清热泻火功能。也就是说，地黄并非专门用于外感热病热入营血阶段，尚可用于气分证，具有清热泻火功能。对此《药典》没有注录。

2）清热解毒：古代含地黄复方大量用于疮疡、痈疽、诸痈、诸疮、恶疮、丹毒、热疮、发背、发脑、诸发、汤火疮、诸热肿、疔疮、疖等病症，足以说明其有清热解毒功能。《药典》显然未予顾及。

3）补益：熟地黄补虚，地黄凉血清热，已成为当今中医界的普遍共识。不过，历代本草所记补虚损、益气力、填骨髓、长肌肉、补五脏内伤不足、男子五劳七伤、女子伤中，以及生血、补血作用，均提示本品有补虚之功。古代含地黄复方大量用于虚损等病症，用方达224首，说明地黄确可补益诸虚。

4）活血化瘀：《本草经》早已明确地黄可逐血痹，除积聚。《别录》强调：干者尤善"破恶血，通血脉"，生者"主胎不落，瘀血"，两者皆可化瘀血。古代含地黄复方治疗癥瘕积聚、恶露不下、跌仆损伤、痹病等占较大比重，这些疾病均以瘀血阻滞为主要病机变化，由此即可判断，地黄当有活血化瘀功能。

5）宁心安神：历代本草有地黄助心胆气，安魂定魄，治惊悸、烦躁、五心烦热等记载。古代含地黄复方广泛用于怔忡惊悸、心虚惊悸、风惊悸、伤寒发狂、时气发狂、心狂、心烦热、心虚、惊热、风邪癫狂、风惊、伤寒百合、煎厥、风狂、风惊恐、癫、心热等诸多心神不宁病症。推测地黄当有宁心安神功能。

6）止咳：尽管历代本草学不曾记载地黄宣肺止咳功能，但古代含地黄复方则大量用于咳嗽、伤寒咳嗽、久嗽、热嗽、咳嗽上气、肺痿、气嗽、咳逆上气、五脏诸嗽、痰嗽、时气咳嗽、咳嗽失声、咳嗽喘急、肺胀、暴咳等与咳嗽有关的病症，据此有理由确信，地黄或有止咳的潜在功能。

7）调经：历代本草记载地黄用于月水闭绝、经枯、崩中、崩漏；古代含地黄复方用于崩中漏下、月水不调、月水不通、月水不断、月水来腹痛、月水不利等，用方126首，提示地黄或许具有养血活血调经的功能。

8）平肝息风：古代含地黄复方普遍用于中风、中风偏枯、风瘫痪、风偏枯、偏风、风痱、中风口噤、中风口㖞等，用方高达百余首。这些病症与当今脑血管疾病相关，推测地黄具有平肝息风的潜在功能。

9）蠲痹止痛：《本草经》记录地黄"除痹"，《日华子》以其"助筋骨"。古代含地黄复方治疗腰痛、风湿痹、身体疼痛、热痹、肝病筋急、风湿腰痛、风冷痹、诸痹、行痹、历节风、久腰痛、风走注疼痛、风痹手足不遂等痹病，用方80余首，兼用于其他疼痛，故认为地黄可能具有蠲痹止痛作用。

以上初步提炼出《药典》不曾收载的 9 种功能，这些功能在现代实验研究和临床应用的情况，显然应当引起高度重视。

（2）疑问

历代本草记载，地黄主衄血、鼻衄、吐血、下血、溺血，可见其有止血功效。《药典》称"地黄用于吐血衄血"，确认这一功能。同时地黄逐血痹，除积聚，破恶血，主瘀血、留血、折跌之活血化瘀功用亦得到广泛认可。《普济方》记载"地黄散""芍药地黄汤"治疗血瘕、伤寒蓄血证，流传后世。由此可见，地黄具有止血、活血双向调节作用，而《药典》中并未收录活血功用。因此，地黄活血、止血功能需进一步研究确认。

3. 地黄潜在功用现代研究与应用考察

（1）地黄"清热泻火"（清热解毒）的实验研究

地黄水煎液可明显降低大鼠趾温、肛温，可能与影响肝组织 ATP 酶活性有关[1]。地黄提取物地黄色素对大肠埃希菌、金黄色葡萄球菌、枯草芽孢杆菌均有一定的抑菌活性，最低抑菌浓度分别为 0.062 5g/ml、0.031 2g/ml、0.0312g/ml[2]。提示地黄有"清热泻火"功能。

（2）地黄"补益"的实验研究与临床应用

地黄主要靠刺激粒系造血祖细胞升高外周血白细胞数而达到补血作用[3]。配伍地黄方剂可抑制骨髓 CD_{34}^+ 细胞凋亡率，治疗儿童慢性再生障碍性贫血[4]。地黄 4 种不同溶剂提取物均具有不同程度抗氧化活性，其中乙酸乙酯提取物的 DPPH 清除活性、还原能力和总抗氧化活性均最强。氯仿提取物的羟自由基清除活性最强[5]，从而延缓衰老。不同炮制品中，鲜地黄雌激素样作用最强，地黄次之，熟地黄则无雌激素样作用[6]。配伍地黄方剂可有效改善胫骨上端微观结构，骨细胞数目增多，破骨细胞减少，骨小梁明显增多[7]，促进骨再生，与其增加骨髓骨形成蛋白 –7（BMP–7）含量可能有关[8]。说明地黄确有"补益"作用。

（3）地黄"活血化瘀"的实验研究与临床应用

研究证明，地黄可影响血瘀模型大鼠血液流变学主要指标。其高、低剂量组全血高切黏度、全血低切黏度、血细胞比容、纤维蛋白原含量与模型组比较均明显降低[9]。地黄的抗血瘀证形成作用可能与抑制血管内皮释放内皮素有关[10]。以地黄为君药组方治疗多例骨折延迟愈合，1 个疗程后骨痂则开始生长[11]。地黄捣汁加蜂蜜外敷治疗眼部急性外伤、血瘀，疗效明显[12]。

（4）地黄"宁心安神"的实验研究与临床应用

地黄多糖能抑制小鼠自发活动，缩短阈下剂量戊巴比妥钠诱导的小鼠睡眠潜伏期，延长睡眠时间，延缓异烟肼惊厥的发作潜伏期，说明地黄对中枢神经系统具有抑制作用，可用于镇静安神[13]。对心悸用药进行数据挖掘，地黄用药频度大于 30%，属最常用药物，且与心悸症状关联紧密，居第 2 位[14]。

（5）地黄"平肝息风"实验研究与临床应用

地黄中的地黄低聚糖可剂量依赖性增强缺血再灌注损伤大鼠学习记忆能力，降低海马谷氨酸含量，提高乙酰胆碱含量[15,16]。壮医运用针挑疗法结合配伍地黄中药治疗难治性眩晕,总有效率可达96.8%[17]。

（6）地黄"蠲痹止痛"实验研究与临床应用

大鼠每日灌服地黄水煎液或醇提液10g/kg,连续5日,对大鼠甲醛性关节炎均有显著的抑制作用[18]。大剂量地黄（90g）为主药治疗风湿关节炎,颇有效验[19]。

❖ **参考文献**

［1］宋晓玲,李峰,崔光志.补骨脂、生地黄对正常大鼠体温及ATP酶活性的影响［J］.中国实验方剂学杂志, 2013,19（3）:160-162.

［2］徐伟,石海英,徐晓艳,等.生地黄色素的抑菌活性研究［J］.安徽农业科学,2009,37（34）:16820-16821,16828.

［3］崔瑛,房晓娜,王会霞,等.地黄不同炮制品补血作用研究［J］.时珍国医国药,2009,20（1）:20-22.

［4］毕玲玲,马琴,王树庆,等.补肾活血通络法对儿童慢性再生障碍性贫血骨髓CD$_{34}^+$细胞凋亡影响的临床研究［J］.新中医,2005,37（1）:28-29.

［5］袁保刚,何全磊,尹丹丹,等.生地黄提取物的抗氧化活性研究［J］.西北农林科技大学学报,2011,39（3）:137-139,140.

［6］郑晓珂,刘朝妍,蒋赟,等.怀地黄雌激素样活性筛选的实验研究［J］.中国药学杂志,2013,48（21）:1831-1836.

［7］沈有高,邓伟民,韦嵩,等.补肾壮骨中药对去势雌性大鼠胫骨上端细胞立体计量学的影响［J］.中国临床康复,2006,10（27）:42-44.

［8］何淼泉,季巾君,徐莉.生地黄水煎液对狼疮鼠类固醇性骨质疏松症疗效及其上调骨髓BMP-7含量作用机制［J］.中华中医药杂志,2014,29（1）:289-292.

［9］赵闰生,张一昕,苗冬雪,等.生地黄对血瘀模型大鼠血液流变性的影响［J］.中药药理与临床,2006,22（3）:123.

［10］许红,宋长春,张一昕,等.生地黄对血瘀证模型大鼠血浆内皮素水平的影响［J］.河北中医药学报,2008,23（2）:5-6.

［11］白世长,尚建员.通心固肾汤治疗骨折迟延愈合［J］.中医正骨,1990,2（4）:46.

［12］苏南湘.生地黄外敷治疗急性眼部外伤34例［J］.湖南中医杂志,2002,18（6）:59.

［13］崔豪,冯静,崔瑛,等.熟地黄及其多糖中枢抑制作用研究［J］.河南中医学院学报,2006,21（6）:18-19.

［14］崔松,沈梦雯,车立娟.基于数据挖掘的何立人教授治疗心悸病用药特色分析［J］.上海中医药大学学报,2013,27（3）:32-35.

［15］杨菁,石海燕,李莹,等.地黄寡糖对脑缺血再灌注所致痴呆大鼠学习记忆功能的影响［J］.中国药理学与毒理学杂志,2008,22（3）:165-169.

［16］石海燕,李莹,史佳琳,等.地黄寡糖对血管性痴呆大鼠学习记忆能力及海马乙酰胆碱的影响［J］.中药药理与临床,2008,24（2）:27-29.

［17］高和德.壮医针挑疗法结合中药治疗难治性眩晕31例［J］.广西中医药,2013,36（3）:53-54.

[18] 张树臣,张秀琴,王本祥.十五种中药对大鼠实验性关节炎作用的研究[J].新医药学杂志,1974(7):331-333.

[19] 李凤霞.大剂量生地黄为主治痹证[J].河南中医学院学报,2004,19(3):57.

第19节 当 归

一、当归历代本草学功用考察分析

当归,属《本草经》草部中品,"主咳逆上气,温疟,寒热洗洗在皮肤中,妇人漏下绝子,诸恶疮疡,金创"。偏重祛邪治病,与后世补血理虚明显不同。《别录》云"主温中止痛,除客血内塞,中风痉,汗不出,湿痹,中恶,客气虚冷,补五脏,生肌肉",开始充实补益功能。《药性论》称其"止呕逆,虚劳寒热,破宿血,主女子崩中,下肠胃冷,补诸不足,止痢腹痛""治温疟,主女人沥血腰痛,疗齿疼痛不可忍",充实活血止血作用,并可止腹、腰、齿部诸痛。《日华子》总结上述功能,归纳为"治一切风,一切血,补一切劳"并"主癥癖"。

明清期间,诸家本草从攻补两方面整理、增益当归之用。《景岳》认为"大约佐之以补则补,故能养营养血,补气生精,安五脏,强形体,益神志,凡有形虚损之病,无所不宜;佐之以攻则通,故能祛痛通便,利筋骨,治拘挛、瘫痪、燥涩等证""若妇人经期血滞,临产催生,及产后儿枕作痛,俱当以此为君。小儿痘疹惊痫,凡属营虚者,必不可少"。《备要》以其"润燥滑肠",并治"风痉、无汗、痿痹、癥瘕、痈疽疮疡",及"妇人诸不足,一切血证""润肠胃,泽皮肤,养血生肌,排脓止痛"。《得配》新增"祛风散寒"功用。

综合诸家本草所述,当归功用可概括为养血补血、和血活血、止血、止痛、平肝息风、止痉、止咳、祛风除湿、解毒消肿、补益、通便、安神、截疟、透疹、温中散寒等(见表19-1)。

表19-1 当归历代本草学功用分类汇总

功能	出处
养血补血	1. 养新血(《日华子》);2. 养血(《药性赋》);3. 营虚(《景岳》);4. 养营(《得配》)
和血活血	1. 客血内塞(《别录》);2. 破宿血(《药性论》);3. 经期血滞,4. 产后儿枕作痛,5. 催生(《景岳》)
止血	1. 妇人漏下(《本草经》);2. 主女子崩中(《药性论》);3. 一切血(《日华子》);4. 一切血证(《备要》)
止痛	1. 止痛(《别录》);2. 祛痛(《景岳》);3. 腹痛,4. 腰痛,5. 齿疼痛(《药性论》)
平肝息风	1. 中风(《别录》);2. 一切风(《日华子》);3. 瘫痪(《景岳》)

功能	出处
止痉	1. 痉(《别录》);2. 惊痫(《景岳》);3. 风痉(《经疏》)
止咳	咳逆上气(《本草经》)
祛风除湿	1. 湿痹(《别录》);2. 利筋骨,3. 拘挛(《景岳》);4. 筋骨缓纵,5. 痿痹(《备要》);6. 祛风散寒(《得配》)
解毒消肿	1. 诸恶疮疡(《本草经》);2. 痈疽,3. 排脓(《纲目》)
补益	1. 补五脏,2. 生肌肉(《别录》);3. 补诸不足(《药性论》);4. 补气生精,5. 强形体(《景岳》);6. 补一切劳(《日华子》);7. 妇人诸不足(《备要》)
通便	1. 通便(《景岳》);2. 润燥滑肠,3. 润肠胃(《备要》)
安神	1. 安五脏,2. 益神志(《景岳》)
截疟	温疟(《本草经》)
透疹	小儿痘疹(《景岳》)
温中散寒	1. 温中,2. 客气虚冷(《别录》);3. 肠胃冷(《药性论》)

可以看出,整理后的当归本草功能十分广泛,后世借鉴常难得其要。尚需通过聚焦,确认古为今用的基本功能。

二、当归古代方剂配伍应用规律考察分析

1. 含当归复方治疗病症分类

以当归为关键词,在数据库中检索,得含当归复方 7 036 首,用于 1 047 种疾病。为便于对含当归复方所治病症构成进行统计分析,首先应对相同或相近病症做分类整理。主要病症与代表方剂见表 19-2。

表 19-2 含当归复方所治常见病症归类和代表方剂

病症	病症归类	代表方剂
痈疽疮疡	疮疡、诸痈疽、诸疮、发背、一切恶疮、乳痈、诸痈、阴毒、诸疮生肌肉、诸发、诸疔疮、产后乳结痈、肺痈、肠痈、诸瘘、毒肿、热疮、五色丹毒、头疮、狼瘘、诸疮口不合、附骨痈、诸疮肿、手足诸疮、头面身体生疮	1. 神验酒煎散(《普济方》):当归、人参、没药各一两,炙甘草三分,瓜蒌根一钱半;2. 化毒排脓内托散(《普济方》):人参、当归、川芎、防风各一两,酒下
月经不调	月水不调、崩中漏下、月水不通、血风劳气、月水来腹痛、月水不利、月水不断、血积气痛、热入血室	1. 增损四物汤(《宣明论》):当归、川芎、芍药、白术各半两,地骨皮一两,熟地黄一两半;2. 活血丸(《保命集》):当归、白芍、延胡索、川芎各四两,肉桂二两;3. 小温经汤(《危氏方》):当归、附子等分

病症	病症归类	代表方剂
中风	诸风、中风、中风偏枯、风瘫痪、中风半身不遂、风偏枯、中风四肢拘挛不得屈伸、风痹手足不遂、偏风、中风身体不遂、中风筋脉挛急、卒中风、风不仁、风口眼喎斜、脾中风、中风失音不语	1. 当归散（《普济方》）：当归、荆芥穗等分，酒少许；2. 续断汤（《普济方》）：当归三两，生干地黄二两，陈皮、芍药、细辛各一两
恶露不绝	产后恶露不尽腹痛、产后恶露不绝、血块攻筑疼痛、堕胎后血出不止、胞衣不出、堕胎后衣不出、产后恶露不下、产后恶血冲心	1. 地黄饮（《拔萃方》）：生地黄、当归各一两，生姜半两，酒下；2. 当归养血丸（《局方》）：当归、赤芍、牡丹皮、延胡索各二两，桂心一两，酒下；3. 走马散（《海上方》）：当归一两，红花、苏木、没药、官桂各二钱半，酒下
痢疾	下痢、冷痢、血痢、下赤痢白痢、赤白痢、诸痢、热痢、久痢、白滞痢、冷热痢、气痢、泄痢、伤寒下痢、下痢里急后重、水谷痢、诸泻、脓血痢、一切痢	1. 龙骨丸（《普济方》）：当归、干姜、黄连各半两，赤石脂二钱，阿胶二钱半，乌梅汤下；2. 厚朴汤（《普济方》）：当归、黄连各一两，干姜三分，厚朴一两半
痹病	历节风、身体腰脚疼痛、腰脚疼痛、腰痛、血风走注、中湿、风腰脚疼痛、风湿痹、白虎风、腰脚冷痹、诸痹、风身体疼痛、身体疼痛、肾脏风毒流注腰脚、风走注疼痛、风湿腰痛、伤寒后腰脚疼痛、腰胯疼痛	1. 秦艽汤（《圣济总录》）：秦艽、防风各二两，黄芪三两，麻黄四两，当归、附子各一两；2. 当归芍药散（《局方》）：当归、茯苓、白术各二两，泽泻、川芎各四两，白芍半两
积聚	积聚、痃癖、癖气、产后积聚癥块、血癥、癥瘕、月水不通腹内癥块、血瘕、久积癥癖、痃气、食癥、月水不通腹脐积聚、癥痞、疝瘕、积聚宿食不消、八瘕、诸癥、痞气	1. 大黄散（《圣惠方》）：当归、大黄、白术、枳壳、鳖甲各一两，柴胡一两半，生姜适量；2. 三棱汤（《宣明论》）：当归、莪术各半两，荆三棱二两，白术一两，槟榔、木香各三钱，生姜适量
出血	诸血、肠风下血、血暴下兼带下、伤折腹中瘀血、吐血、小便出血、脏毒下血、鼻衄、坠堕致伤吐唾出血、诸失血、呕血、鼻血不止、吐血衄血、血妄行、鼻久衄、大便血	1. 紫苏散（《圣济总录》）：紫苏、生地黄各二两，当归、桂心、牛膝、阿胶各一两；2. 竹叶芍药散（《圣济总录》）：竹叶六合，阿胶三两，当归、赤芍、炙甘草各一两
跌仆损伤	接骨、打仆损伤、颠仆伤折、坠车落马、闪肭、伤折疼痛、伤折风肿、金刀所伤、伤折恶血不散、诸疮生恶肉、金疮止痛生肌、金刀伤中筋骨、伤损止痛生肌	1. 活血丸（《普济方》）：干地黄二两，当归、白芍、续断、白术、川芎各一两；2. 乳香没药散（《普济方》）：当归、乳香、没药、砂仁、枳壳等分，酒服；3. 地黄散（《普济方》）：当归、熟地黄各三两，续断四两，苦参、羌活各一两，酒服
肾虚	肾虚、肾虚漏浊遗精、补壮元阳、补虚固精、肾脏虚损骨痿羸瘦、精极、骨极、补虚轻身延年、补虚壮筋骨、补虚调腑脏、补虚明耳目、补虚益精髓	1. 补肾丸（《圣济总录》）：羊肾一对，黄芪、麻黄根、当归、蜀椒、杏仁各一升；2. 神应丸（《普济方》）：威灵仙二升，桂心、当归各一升
虚损	虚羸、虚损、产后调补、小肠虚、补虚益血、伤寒后虚羸、筋虚极、风消、筋极、肝病筋极、大肠虚、胆虚寒、脉极	1. 六神汤（《御药院方》）：当归、熟地黄、白芍、川芎、黄芪、地骨皮等分；2. 卫生汤（《普济方》）：当归、白芍各四两，黄芪八两，炙甘草一两

病症	病症归类	代表方剂
心虚惊悸	怔忡惊悸、心虚、心虚惊悸、血风烦闷、血风惊悸、语言妄乱、虚劳不得眠、风惊悸、虚劳惊悸、癫、心狂、中风恍惚、风邪癫狂、鬼魇、风惊恐	1. 远志丸(《直指方》):远志、黄芪、熟地黄、人参、茯神各一两,当归三分,石菖蒲半两;2. 麦门冬汤(《普济方》):麦冬二两,茯苓一两半,赤芍、当归、人参、炙甘草各一两
胎动不安	安胎、养胎胎教、胎寒、半产、堕胎、漏胎、胎惊、恶阻、胎热、损胎	1. 当归散(《圣惠方》):当归、人参各一两半,甘草二两,阿胶一两,葱白一握;2. 竹茹散(《圣惠方》):当归、川芎、竹茹、黄芩各一两,炙甘草半两
痉病	中风角弓反张、一切痫、破伤风、一切惊风、中风口噤、惊痫、风角弓反张、风痉、急风、风痫、截痫法、脐风撮口、急惊风	当归汤(《圣惠方》):当归、防风各三分,独活一升半,细辛半升,麻黄一升,附子一枚
脾胃虚弱	饮食劳倦、脾胃俱虚、脾胃气虚弱身体羸瘦、脾胃不和、胃虚冷、脾虚冷、脾胃虚冷水谷不化、脾胃气虚弱不能饮食、脾胃不和不能饮食	1. 当归丸(《普济方》):当归、白芍、人参、芎劳各三分,白术、炙甘草各半升;2. 当归散(《普济方》):当归一升,胡椒一分,木香、蓬莪术各半升,白术三分
伤寒	伤寒、伤寒两感、伤寒狐惑、伤寒后夹劳、伤寒后阴阳易、伤寒厥逆、伤寒霍乱、伤寒舌肿、伤寒食毒、伤寒可汗、伤寒六日候	1. 桂枝加芍归汤(《拔萃方》):桂枝、芍药、当归各一升;2. 芍药汤(《普济方》):芍药、黄芩、当归各四钱,白术八钱,川芎十六钱
脚气	脚气缓弱、一切脚气、风脚气、脚气疼痛皮肤不仁、一切风寒暑湿脚气、风湿脚气、脚气	1. 三圣散(《仁存方》):当归、肉桂、延胡索等分,酒下;2. 枳实大黄汤(《拔萃方》):大黄三钱,羌活一升半,当归一钱,枳实半钱
目赤肿痛	一切眼疾、目赤肿痛、风毒冲目虚热赤痛、暴赤眼、目睛疼痛、目积年赤、目赤痛、目赤眼、五脏风热眼、眼胎赤痛	1. 二妙散(《杨氏家藏方》):当归、熟干地黄等分,无灰酒下;2. 养肝丸(《经验良方》):当归、车前子、防风、白芍、蕤仁、熟地黄等分
痔疮	诸痔、痔漏、牝痔、肠痔、痔、血痔、牡痔、气痔、脉痔、脱肛、久痔	1. 宽肠丸散(《普济方》):当归、荆芥根、枳壳、香附草、甘草等分,米饮下;2. 治痔方(《普济方》):槐花半斤,薄荷、百药煎、当归、黄连各五升,米饮下
腹痛	脾脏冷气攻心腹疼痛、寒疝心腹痛、肾脏冷气攻腹胁疼痛、风入腹拘急切痛、积聚心腹痛、霍乱心腹痛、虚劳心腹痛、肾脏积冷气攻心腹疼痛、厥疝、寒疝、卒疝	1. 当归汤(《普济方》):当归、白芍、川芎、干姜等分,酒下;2. 羊肉汤(《普济方》):羊肉四升,当归、川芎各半升,生姜一升
痞满	一切气、两胁胀满、虚劳心腹痞满、诸癖结胀满、心腹胀满、上气腹胀、腹胀、脾气虚腹胀满	舒筋散(《普济方》):延胡索、当归、官桂等分,酒下

2. 含当归复方治疗病症分类构成分析

将含当归复方分布于前32类病症的构成情况列表(见表19-3)。出乎意料的是,古代含当归复方用于痈疽疮疡590方,居首位。治疗月经不调位居第2位,若将用于恶露不绝、胎动不安和带下的含当归复方计算在内,总计1 255首,说明当归在妇科经、带、胎、产多种病症均有配伍应用,尤以月经病和产后恶露不绝伍用居多。治疗中风、痉病等动风病症也占有较大比重。含当归复方所治虚损病症包括虚劳、虚损、肾虚、脾胃虚弱等 722 首,将治疗肾虚和脾胃虚弱单列出来,有助于明确当归补益所侧重的中医脏腑。含当归复方在痹病、积聚、出血、跌仆损伤等瘀血性病症和痢疾、伤寒、目赤肿痛、痔疮、时气、淋秘、热病、带下等感染性病症的应用,也占很大比例。此外,还用于心虚惊悸、脚气、腹痛、痞满、目昏暗、疥癣瘙痒、水肿、咳嗽、呕吐等。至于当归用于便秘,在古代算不上主流功能。

表 19-3　古代含当归复方治疗病症一览表

病症	方数	病症	方数	病症	方数	病症	方数
痈疽疮疡	590	跌仆损伤	222	伤寒	131	目昏暗	88
月经不调	547	虚劳	203	脚气	104	淋秘	87
中风	524	肾虚	197	目赤肿痛	103	水肿	81
恶露不绝	478	虚损	190	痔疮	101	热病	76
痢疾	423	心虚惊悸	160	腹痛	101	带下	71
痹病	421	胎动不安	159	痞满	99	疥癣瘙痒	68
积聚	287	痉病	138	时气	98	呕吐	52
出血	237	脾胃虚弱	132	咳喘	96	便秘	52

三、当归古今功用比较分析

1. 当归古今功用一致性考察分析

在《本草经》中,并无当归补血活血的记载。《别录》始云"除客血内塞",《药性论》补充"破宿血""主女人沥血腰痛",《日华子》强调"治一切血",进而当归活血功用得以确立。《药性论》虽称当归"补诸不足",但没有直白补血之用。《景岳》明确当归"养营养血""通便",后世本草又有营虚、养血、润燥滑肠之说。古代含当归复方大量用于痈疽疮疡、恶露不绝、月经不调、痹病、跌仆损伤、虚损、便秘病症,遵循了本草学确定的功用。比较《药典》收录当归功用"补血活血,调经止痛,润肠通便",用于"血虚萎黄,眩晕心悸,月经不调,经闭痛经,虚寒腹痛,肠燥便秘,风湿痹痛,跌仆损伤,痈疽疮疡",酒当归"活血通经",基本延续了历代本草所述和古代方剂配伍所用,体现了古今功能的一致性和继承性。

2. 当归功用古今差异部分考察分析

（1）稽古发隐

经古今比较,当归的主流功用借助《药典》得以保留。但确有许多古代习用的功能未能传承下来。

1）平肝息风:《别录》最早明确当归治"中风",《日华子》则"治一切风"。古代含当归复方用于中风 500 余首,用于中风、中风偏枯、风瘫痪、中风半身不遂、中风偏枯、中风四肢拘挛不得屈伸等,相当于现代缺血性中风的临床表现,故推测当归有"平肝息风"功能。

2）止痉:《别录》首提当归治"痉",后世《景岳》及《经疏》记载治疗"惊痫"和"风痉"。古代含当归复方用于一切惊风、破伤风、惊痫、风痫、一切痫等,故考虑当归具有"止痉"的功能。

3）止血:《药性论》用来"主女子崩中";《备要》则治"一切血证"。古代含当归复方用于各种出血共计237方,可以推知本药尚有"止血"作用,这与当今将当归作为补血活血药使用似乎是矛盾的,但又同时提示,当归有活血和止血双向调节作用。

4）止痢止泻:古今在当归润肠通便方面形成共识,但《药性论》还有"止痢"的记载。特别需要指出,古代含当归复方用于痢疾者多达400余首,治疗下痢、冷痢、血痢、热痢、久痢、白滞痢、冷热痢、气痢等,鉴此,对当归的这一功用不应视而不见。

5）消痞散满:在本草学中虽无当归消痞散满的直接记载,由其润肠通便提供了一定的线索。重要的是,古代含当归复方用于一切气、两胁胀满、五膈、心腹胀满、腹胀等99首,提示当归确有消痞散满功能,即用于功能性腹胀胃动力不足的病变。

6）养心安神:《景岳》记载当归"安五脏,益神志",古代含当归复方治疗惊悸、心虚和心虚惊悸等心神不安之类病症,推测其有"养心安神"的功能。

（2）疑问

《药典》明确当归具有补血活血、调经止痛、润肠通便的功能。显然继承了历代本草学功能记载。但事实上,历代本草先后记载当归止血、止痢、止泻的功能,并在古代含当归复方主治病症中得到充分体现。于是,当归究竟是活血药还是止血药? 是止泻药还是通便药? 或者具有双向调节作用? 这些都是有待深入探讨的问题。

3. 当归潜在功能现代研究和应用考察

通过比较可以看出,当归古今功用差异较大。古代应用广泛,但《药典》和统编教材《中药学》没有收载的情况比较突出。从历代本草记载和古代方剂应用,可以归纳出当归平肝息风、止痉、止血、止泻、消痞散结、宁心安神等潜在功能。尽管尚未得到《药典》认可,但当归的现代实验研究和临床应用却提供了重要佐证。

（1）当归"平肝息风"的实验研究

实验研究表明,当归可缓解脑缺血后细胞的凋亡,因此对脑缺血损伤具有保护作用。当归能促进大脑中动脉栓塞模型大鼠脑缺血损伤后神经生长,修复相关蛋白细胞周期素 D_1（cyclin D_1）和生长相关蛋白（GAP-43）的表达,减少细胞凋亡的发生。其减少脑缺血损伤后缺血区细胞凋亡的机制,可能与促进微管相关蛋白（MAP-2）表达有关[1,2]。用 TUNEL 法和免疫组织化学染色法发现,局灶性脑缺血再灌流模型大鼠,当归治疗后缺血半暗带的凋亡细胞显著减少,Bcl-2 基因的表达显著增加,Bax 基因的表达无显著变化,说明当归可能通过促进 Bcl-2 基因在脑缺血后的表达对半暗带的细胞凋亡产生抑制作用[3]。此外,近年来配伍当归治疗脑血管疾病时有报道,故此不赘。

（2）当归"止痉"的实验研究

在高压氧中暴露20分钟后,大鼠脑中游离氨基酸的含量明显升高。使用当归后部分氨基酸(天冬氨酸、苏氨酸、丝氨酸、谷氨酸、甘氨酸、丙氨酸)含量保持在相对较低的水平,有些甚至低于正常组(苏氨酸、丝氨酸、谷氨酸),说明高压氧条件下当归能够逆转脑内氨基酸类神经递质的异常改变,这可能是其抗惊厥发生的作用途径之一[4]。

（3）当归"止血"的实验研究和临床应用

在研究当归多糖及其硫酸酯抗凝血作用的同时,发现其具有双向性调节作用,能升高低切全血黏度,增强红细胞的聚集性,促进血小板的聚集[5]。李涛等[6]采用加味当归补血汤治疗功能失调性子宫出血,总有效率91.67%,明显优于对照组,临床疗效显著。

（4）当归"止泻"的实验研究和临床应用

应用当归腹宁滴丸治疗婴幼儿秋季腹泻20例,止泻效果明显优于对照组,无任何不良反应,表明其是一种安全有效的药物。当归腹宁滴丸是以当归挥发油为主要成分的口服剂,药理实验表明,有类似阿托品的抑制兔离体小肠的节律运动作用,但较阿托品作用时间长,并能抑制小白鼠的肠道推进功能[7]。

（5）当归"宁心安神"的实验研究

考察当归提取物甲醇溶解部分(Met-S)和不溶解部分(Met-IS)以及Met-S中二氯甲烷溶解部分(MC-S)和不溶解部分(MC-IS)对戊巴比妥所致睡眠的影响,结果发现MC-S可延长戊巴比妥所致的睡眠,但Met-IS和MC-IS均未表现出同样的作用[8]。

现代实验和临床研究进一步证明,当归和当归复方具有息风止痉、止血、止泻、宁心安神等功能,为当今临床扩大应用到相关病症提供了比较充分的文献、理论、实验或临床依据。但报道相对较少,尚需进一步研究证实。

4. 当归潜在功用在名老中医经验中的应用

（1）宁心安神

何氏医家注重当归的配伍应用,如当归配酸枣仁、茯神、远志,总结其自宋后留存于世之应用当归的医案,发现当归配酸枣仁共257条;配茯神共237条;配远志共145条。表明当归具有健脾养血、安神定志作用,主要治疗血不养心之失眠、心悸等症[9]。

（2）止痉

基于中医传承辅助系统,挖掘名老中医程为平教授治疗癫痫的用药经验,发现其治疗癫痫处方中当归使用次数超过80次,属于核心用药,其中当归配伍桃仁、当归配伍白术最常见[10]。

（3）止血

通过总结当归在《临证指南医案》中的应用,得出以下结论,各种当归治疗吐血13例、便血11例,当归成方治疗吐血10例,便血5例。其中当归炭及炒当归有止血作用,临床多用于妇科崩漏、下血、便血等出血证[11]。

❖　**参考文献**

［1］杨静薇,欧阳静萍,廖维靖,等.当归对大鼠局灶性脑缺血损伤保护作用的研究[J].中国病理生理杂志,

2000,16(10):100.

[2]杨静薇,廖维靖,欧阳静萍,等.当归对大鼠局灶性缺血脑组织细胞凋亡和MAP-2作用[J].辽宁中医杂志,2001,28(8):505-506.

[3]章军建,张晓琴,黄建英.当归对大鼠脑缺血半暗带细胞凋亡的抑制作用[J].卒中与神经疾病,2001,8(1):8-10.

[4]李润平,张汉明,陶恒沂.当归对高压氧暴露中的大鼠脑内氨基酸含量的影响[J].解放军药学学报,2002,18(4):212-214.

[5]杨铁虹,商澎,梅其炳.当归多糖硫酸酯对凝血和血小板聚集的作用[J].中草药,2002,33(11):1010-1013.

[6]李涛,刘竹华.加味当归补血汤治疗功能性子宫出血96例[J].中国处方药,2014,12(11):109-110.

[7]张嘉昆,郭鸿.当归腹宁滴丸治疗婴幼儿秋季腹泻20例[J].新药与临床,1988,7(2):105-106.

[8]KINZO M,SHINICHI K,KAZUMA O,et al. Effects of methylenechloride-soluble fraction of Japanese angelica root extract,ligustilide and butylidenephthalide,on pentobarbital sleep in group-housed and socially isolated mice[J]. Life sciences,1998,62(23):2073-2082.

[9]英洪友,何新慧.海派何氏医家运用当归的经验[J].上海中医药大学学报,2009,23(4):21-24.

[10]闫禹竹,程为平,毕述玥,等.基于数据挖掘方法分析程为平教授治疗癫痫的用药经验[J].中医药学报,2014,42(3):42-44.

[11]叶天士.临证指南医案[M].北京:中国中医药出版社,2008.

第20节　防　　己

一、防己历代本草学功能主治考察分析

防己,收入《本草经》草部中品。此间木防己和汉防己混称,具有"主风寒,温疟,热气,诸痫,除邪,利大小便"功用。《别录》多有增益,云其"疗水肿,风肿,去膀胱热,伤寒,寒热邪气,中风手脚挛急,止泄,散痈肿,恶结,诸㾻疥癣,虫疮,通腠理,利九窍"。《集注》视为"疗风水家要药",突出了防己利水消肿之功。《药性论》始有汉、木防己(均为防己科)之分。汉防己"能治湿风,口面㖞斜,手足疼,散留痰,主肺气嗽喘";木防己"能治男子肢节中风,毒风不语,主散结气痈肿,温疟,风水肿,治膀胱"。《拾遗》则概括为"汉主水气,木主风气"。由此推知,陶弘景所谓"风水家要药",当属汉防己。《法象》以汉防己"疗腰以下至足湿热肿盛、脚气,补膀胱,去留热,通行十二经",与前期本草学用于"风水肿发于上"似有一定区别。《蒙筌》进一步明确,汉防己主"腰以下至足湿热肿痛,脚气,及利大小二便,退膀胱积热,消痈散肿";

木防己"疗肺气喘嗽、膈间支满,并除中风挛急、风寒湿痹、热邪"。《景岳》不分木、汉,归纳其功用"去湿热水肿,利大小便,解诸经热壅肿痛,湿热脚气,通九窍热闭,逐膀胱肝肾湿热,及热毒诸疮、湿热生虫",虽多有重复,但突出所治病症以热、湿热和热毒为患,从机制方面明确了防己的作用趋向。《得配》力主"泻上焦血分湿热,祛风水"之功。

综合诸家本草所述,防己功用主要概括为利水消肿、清热除湿、祛风散寒、清热解毒、截疟、平肝息风、化痰止咳、杀虫止痒、止痛和止痉 10 种(见表 20-1)。

表 20-1　防己历代本草学功用分类汇总

功能	出处
利水消肿	1. 利大小便(《本草经》);2. 风肿、水肿(《别录》);3. 风水(《集注》);4. 风水肿(《药性论》);5. 水气(《拾遗》);6. 腰以下至足湿热肿盛;7. 湿热水肿(《法象》)
清热除湿	1. 去膀胱热、治膀胱、退膀胱积热、逐膀胱湿热(《蒙筌》);2. 逐膀胱肝肾湿热、脚气、湿热脚气(《景岳》);3. 上焦血分湿热、湿热生虫(《备要》)
祛风散寒	1. 风寒(《本草经》);2. 伤寒、寒热邪气、通腠理(《别录》)
清热解毒	1. 散痈肿恶结(《别录》);2. 痈肿(《药性论》);3. 消痈散肿,4. 热壅肿痛,5. 热毒诸疮(《景岳》)
截疟	1. 温疟(《药性论》);2. 风寒湿痹(《蒙筌》)
平肝息风	1. 中风手脚挛急(《别录》);2. 肢节中风、口面㖞斜(《药性论》);3. 中风挛急(《蒙筌》)
化痰止咳	1. 主肺气喘嗽、散留痰(《药性论》);2. 膈间支满(《蒙筌》)
杀虫止痒	诸癞疥癣、虫疮(《别录》)
止痛	手足疼(《药性论》)
止痉	1. 诸痫(《本草经》);2. 热闭(《景岳》)

二、防己古代方剂配伍应用规律考察分析

历代本草记载的防己功用较多,《药典》选择性注录部分功用,形成了明显的反差。揭示这一问题的成因,对挖掘已经失传的功用非常重要。一般说来,药物临床应用的真实情况保留在历代方剂中,于是,借助数据库考察配伍防己复方治疗疾病的构成和分布,由此提炼防己古代临床应用的功能主治,再与历代本草和《药典》相对照,可望发现已经失传的潜在功用。

1. 含防己复方治疗病症分类

分别以防己、木防己、汉防己为关键词,在整个数据库检索,得到含防己复方 486 首,用于 237 种病症。为了便于统计分析,现将所治病症性质相同者予以归类,并介绍符合纳入标准的代表方剂(见表 20-2)。

表 20-2　含防己复方所治常见病症归类和代表方剂

病症	病症归类	代表方剂
水肿	血分水分肿满、水肿、诸肿、脚气变成水肿、产后血风血虚浮肿、脚气肿满、涌水、风水、水气遍身肿满、伤寒后身体虚肿、水肿胸满气急、石水、脚气大小便不通、十水	葶苈散(《普济方》):葶苈、防己、甘遂、大戟等分
中风	中风、风痹、中风半身不遂、偏风、中风身体不遂、中风四肢拘挛不得屈伸、中风舌强不语、卒中风、风口噤、风口眼㖞斜、风偏枯	大豆汤(《普济方》):大豆五升,葛根、独活各八两,防己六两
痹病	风湿痹、脚痹、中湿、历节风、风湿痹身体手足不遂、痛痹、著痹、诸痹	防己汤(《圣济总录》):防己二两、炙甘草、黄芪、麻黄各一两,白术一两半
脚气	一切风寒暑湿脚气、江东岭南瘴毒脚气、脚气冲心、脚气缓弱、脚气、风脚气、风湿脚气、脚气痹挛、干湿脚气	羌活导滞汤(《拔萃方》):羌活、独活各半两,防己三钱,大黄一两,当归、枳实各二钱
咳嗽	喘嗽、喘促、诸咳嗽、热嗽、肺痿、伤寒烦喘、伤寒咳嗽、虚劳咳嗽、伤寒上气	防己丸(《宣明论方》):防己、木香各二钱,杏仁三钱
痈疽	肺痈、肺脏风毒生疮、一切恶疮、乳痈、疮肿、脚气上生风毒疮、诸疮、诸痈疽、产后乳结痈	防己葶苈丸(《普济方》):葶苈三分,防己一两,杏仁一分
惊悸	风惊悸、血风惊悸、风惊恐、风狂、怔忡惊悸	防己地黄汤(《要方》):防己、甘草、桂心、防风各二两,生地黄五斤
积聚	结瘕、癖气、息贲、积聚	防己散(《圣济总录》):防己、白术、槟榔、诃黎勒核、郁李仁各一两半,吴茱萸三分
出血	鼻血不止、鼻衄、唾血、吐血、虚劳吐血、虚劳咳唾脓血	天竺黄散(《圣济总录》):天竺黄、天雄各一两,防己半两
视物不清	内障眼、暴赤眼、目脓漏、目赤痛、肾肝虚眼黑暗、目睛疼痛	救苦散(《普济方》):川芎、当归、防风、防己各半两

2. 含防己复方治疗病症分类构成分析

将含防己复方分布于 14 类病症的构成情况列表(见表 20-3)。可以确认,防己配伍在复方中用于水肿病最为普遍,总计达 119 方。此外,在中风、痹病、脚气、咳嗽、痈疽等病症也常应用。

表 20-3　古代含防己复方治疗病症一览表

病症	方数	病症	方数	病症	方数	病症	方数
水肿	119	咳嗽	35	积聚	12	视物不清	6
中风	87	痈疽	26	痉病	11	诸热	6
痹病	45	疥癣瘙痒	18	骨蒸	7		
脚气	40	惊悸	16	出血	7		

三、防己古今功用比较分析

1. 防己古今功用一致性考察分析

自《本草经》明确防己"主风寒""利大小便"后,后世本草不断充实祛风散寒治疗伤寒、寒热邪气、通腠理之用,以及利水消肿治疗水气、风水、风肿、水肿、风水肿之功;并治"手足疼"(《药性论》)。古代含防己复方治疗水肿、痹病、脚气、痈疽等,与本草所述基本功能相照应。《药典》明确防己"祛风止痛,利水消肿",用于"风湿痹痛,水肿脚气,小便不利,湿疹疮毒",基本继承了古本草和古方剂确认的防己治疗水肿和风湿痹的功用。

2. 防己功用古今差异部分考察分析

（1）稽古发隐

1）平肝息风:《别录》明确防己主治"中风手脚挛急",历代本草则用于肢节中风、中风挛急、口面㖞斜等。古代含防己复方用于中风、风痹、偏风、中风身体不遂、中风舌强不语等 87 首,说明防己"平肝息风"功能得到古代医家的普遍认可。而《药典》却未予收录。

2）止咳:据本草学记载,防己可治肺气喘嗽、膈间支满和留痰等;古代含防己复方则治疗喘嗽、喘促、诸咳嗽、热嗽、肺痿、伤寒烦喘、伤寒咳嗽,用方计 35 首。本草所述与方剂配伍所治病症基本吻合,《药典》同样未能收录防己止咳功能。

3）化瘀消癥:本草学虽未记载防己化瘀消癥的功能,但古代含防己复方则用于治疗结瘕、癖气、息贲、积聚等,提示防己可能具有此功能。

4）宁心定悸:本草学未曾记载防己宁心定悸的功能,不过古代含防己复方已经用于风惊悸、血风惊悸、风惊恐、怔忡惊悸等的治疗,提示防己或许具有宁心定悸的潜在功用。

5）明目:本草学未记载防己明目的功能,然而古代含防己复方却用于内障眼、暴赤眼、目脓漏、目赤痛、肾肝虚眼黑暗、目睛疼痛等的治疗,提示防己可能具有明目的潜在功用。

（2）疑问

根据历代本草记载和古代方书应用情况,发掘出防己的潜在功能主要有平肝息风、止咳、宁心定悸等,这些功用《药典》皆未予收录,唯独明确防己"祛风止痛"功能。经比较可明显看出,古代治疗中风、咳嗽的含防己复方,或明显多于治疗祛风止痛的方剂,或与此类方剂数量持平,由此引出疑问:针对历代本草记录的药物功能,《药典》遴选的原则是什么?

3. 防己潜在功能现代研究和应用考察

通过比较可以看出,防己古今功用存在一定差异,古代应用比较广泛。从历代本草记载和古代方剂应用,可以归纳出防己平肝息风、止咳、宁心定悸、化瘀消癥、明目等潜在功能。尽管尚未得到《药典》认可,但现代实验研究和临床应用却提供了有重要参考价值的佐证。

（1）防己"平肝息风"的实验研究和临床应用

用粉防己碱对高血压大鼠进行干预,结果表明粉防己碱对大鼠血管内皮损伤有保护作用,并改善血管内皮功能[1]。粉防己碱临床治疗 50 例脑血管疾病,疗效较好,显著提高了脑血管病患者的生活质量,提示粉防己碱能有效改善微循环[2]。

（2）防己"止咳"的实验研究

用SO_2法制造小白鼠、豚鼠咳嗽模型,喉上神经刺激法造麻醉猫咳嗽模型,观察防己碱的止咳作用,结果发现防己碱有明显的镇咳作用[3]。观察粉防己碱对大鼠早期实验性硅肺的疗效,研究结果表明粉防己碱能抑制肺纤维化,对实验性硅肺所见症状具有改善作用[4]。

（3）防己"化瘀消癥"的实验研究

对粉防己碱所诱导的鼻咽癌细胞凋亡和辐射敏感度进行观察实验,发现粉防己碱可诱导鼻咽癌细胞凋亡[5]。粉防己碱具有抑制癌症细胞活性的作用,能有效地抑制癌细胞的转移及入侵,研究认为粉防己碱对肿瘤的抑制作用与诱导β-链蛋白（β-catenin）的抑制有关[6]。有关研究为防己"化瘀消癥"提供了可靠证据。

（4）防己"宁心定悸"的实验研究

粉防己碱又称汉防己甲素,是汉防己所含主要生物碱。研究表明,汉防己甲素可减少大鼠室性心动过速的发生次数和总时间,明显延长大鼠室性心动过速发生的潜伏期,对心肌缺血诱发的心律失常、心肌缺血再灌注损伤具有保护作用[7]。又有学者证实粉防己碱对心房颤动具有治疗作用,并提出粉防己碱抗心律失常的机制可能是通过影响Na^+的复位而实现的[8]。

（5）防己"明目"的实验研究

汉防己甲素作为IL-1的阻滞剂,被认为能有效抗眼部炎症,其效能甚至超过糖皮质激素。研究证明,汉防己甲素能够抑制人翼状胬肉成纤维细胞的增生（$P<0.05$）[9]。人工晶状体植入术后,均发生不同程度的炎症反应,主要以细胞聚集和蛋白质渗入为主,形成人工晶状体前膜,局部应用汉防己甲素后,人工晶状体表面增生减弱,炎症明显减轻,抑制了术后眼内炎症反应,说明汉防己甲素能够抑制外伤性白内障人工晶状体前膜的形成[10]。以上为防己明目的潜在功用提供了证据。

❖　参考文献

［1］朱祖成.粉防己碱对肾性高血压大鼠血压及抗氧化作用影响研究［J］.辽宁中医药大学学报,2013,15（04）:44-46.

［2］高树华.粉防己碱治疗50例脑血管疾病的临床疗效观察［J］.中国实用医药,2011,6（31）:141-142.

［3］冯高闳.防己碱的镇咳作用［J］.上海第一医学院学报,1965,3（4）:366-367.

［4］郑艳艳,潘瑞辉,梁丹玉,等.汉防己甲素对大鼠早期实验性矽肺的治疗效果观察［J］.广西医学,2014,36（8）:1113-1116.

［5］SUN X C,XU R Z,DENG Y X,et al. Effects of tetrandrine on apoptosis and radiosensitivity of nasopharyngeal carcinoma cell line CNE［J］. Acta biochimica et biophysica sinica,2007,39（11）:869-878.

［6］HE B C,GAO J L,ZHANG B Q,et al. Tetrandrine inhibits Wnt /β-catenin signaling and suppresses tumor growth of human colorectal cancer［J］. Molecular pharmacology,2011,79（2）:211-219.

[7] 刘微,吉银丽,李冰.粉防己碱对大鼠心肌缺血诱发心律失常的保护作用[J].中国中医药现代远程教育,2009,7(12):265

[8] TAKAHASHI T,TONAMI Y,TACHIBANA M,et al. Tetrandrine prevents bone loss in sciatic-neurectomized mice and inhibits receptor activator of nuclear factor κB ligand-induced osteoclast differentiation[J]. Biological and pharmaceutical bulletin,2012,35(10):1765-1774.

[9] 孙广莉,张明昌,蒋丽.粉防己碱对翼状胬肉成纤维细胞增生作用的研究[J].国际眼科杂志,2008,8(2):226-229.

[10] 陈学国,田学敏,邹倩,等.汉防己甲素抑制人工晶状体前膜形成的实验研究[J].河南医学研究,2012,21(3):257-258.

第 21 节　防　风

一、防风历代本草学功用考察分析

防风,列属《本草经》草部上品,云其"主大风,头眩痛,恶风,风邪,目盲无所见,风行周身,骨节疼痹,烦满"。虽列上品,却未论补益之功,而以祛诸风为用。此后,《别录》补充主"胁痛,胁风,头面去来,四肢挛急,字乳,金疮,内痉"病症,扩大了诸风范围,但字乳和金疮不在其列。《集注》"诸病通用药"将其列为"诸风通用"诸药之首,再度强化其祛风的功能,并可"杀附子毒"。《药性论》新增"主心腹痛";所治"四肢拘急,行履不得,经脉虚羸,主骨节间疼痛",亦属风邪为患。《日华子》增益甚多,称防风主"三十六般风,男子一切劳劣,补中,益神,风赤眼,止泪及瘫痪,通利五脏关脉,五劳七伤,羸损,盗汗,心烦,体重,能安神定志,匀气脉",首次突出补益诸虚(五劳七伤、羸损)、调畅气机(通利五脏关脉、匀气脉)和安神(心烦、益神)功能,与前期本草学祛邪主治外风明显不同。风赤眼当为肝经风热,目风泪出(止泪)多属风寒,以辛温防风调治,乃取疏散风邪之用。

金元以降,防风功用续有补充。《法象》谓其"泻肺实如神,散头目中滞气,除上焦风邪",肺实者,肺热也,此与防风辛温之性似有不符。《用药心法》称其"去湿之仙药"。《纲目》用治自汗不止,崩中,中乌头、芫花、野菌等毒。《得配》治一身尽痛,目赤,冷泪,肠风下血,遍体湿疮,能解诸药毒。《从新》除"经络留湿",主上部见血。《易读》则治骨蒸疼痛并止盗汗。至此,历代本草学对防风功用的认识已臻完善。

综合诸家本草所述,防风功能大致概括为疏散风邪、祛风除湿、止痛、安神、止血、止汗、止痉、疏肝、解毒和补虚 10 个方面(见表 21-1)。

表 21-1 防风历代本草学功用分类汇总

功能	出处
疏散风邪	1. 恶风,2. 头眩(《本草经》);3. 目赤(《备要》);4. 冷泪(《景岳》)
祛风除湿	1. 骨节痹(《本草经》);2. 行履不得(《药性论》);3. 瘫痪(《日华子》);4. 湿疮(《景岳》);5. 经络留湿(《备要》)
止痛	1. 头痛(《本草经》);2. 骨节疼痛(《药性论》);3. 胁痛、胁风(《别录》)
安神	1. 烦满(《本草经》);2. 益神,3. 心烦(《日华子》)
止血	1. 上部出血(《备要》);2. 崩漏(《景岳》)
止汗	1. 自汗(《得配》);2. 盗汗(《日华子》)
止痉	内痉(《别录》)
疏肝	1. 通利五脏关脉,2. 匀气脉(《日华子》)
解毒	1. 解附子毒(《药性解》);2. 解乌头毒(《蒙筌》);3. 解芫花、野菌,诸药毒(《得配》)
补虚	1. 劳劣,2. 补中,3. 五劳七伤(《日华子》)

二、防风古代方剂配伍应用规律考察分析

1. 含防风复方治疗病症分类

以防风为关键词,在整个数据库检索,得含防风复方 4 646 首,用于 834 种病症。为便于对含防风复方所治病症构成进行分析,对配伍频次≥5 次,相同或相近的病症做分类归纳整理,得含防风复方 3 125 首,用于 223 种病症。主要病症与代表方剂见表 21-2。

表 21-2 含防风复方所治常见病症归类和代表方剂

病症	病症归类	代表方剂
中风	中风、中风半身不遂、风瘫痪、偏风、肝中风、风口眼㖞斜、中风四肢拘挛不得屈伸、风偏枯、中风偏枯、中风角弓反张、心中风、脾中风、中风身体不遂、风不仁、卒中风、贼风、风瘅曳、中风口噤、风痱、急风、肾中风、肺中风、中风筋脉拘急、恶风、中风失音不语、中风舌强不语、中风口㖞	镇心散(《普济方》):白牵牛一两、防风一两、甘草一两
外感风邪	诸风、风头眩、风热、风头旋、风邪、头面风、风气、热毒风、风冷、风成寒热、一切痘疹、风毒	防风丸(《十便良方》):防风、川芎、天麻、炙甘草各二两,朱砂半两
痹病	风腰脚疼痛、历节风、中湿、肾脏风毒流注腰脚、风湿痹、风身体疼痛、风痹、诸痹、风湿腰痛、风痹手足不遂、白虎风、风腰脚不遂、腰脚冷痹、风湿痹身体手足不遂、风脚软、风腿膝、脚痹、风走注疼痛、肝风毒流注入腰膝筋脉、刺风、肝痹、风冷痹、血痹、著痹、筋痹、周痹、肾痹、皮痹、腰痛强直不得俯仰、伤寒后腰脚疼痛、腰脚疼痛、身体疼痛、腰痛	1. 狗脊丸(《圣济总录》):狗脊、防风、萆薢、乌头各一两,蓬莪术半两;2. 防风散(《圣惠方》):防风、地龙、漏芦各二两

病症	病症归类	代表方剂
痉病	一切惊风、破伤风、伤寒阴阳刚柔痉、一切痫、慢惊风、柔风、风脚弓反张、痫、风痫、风痉、目偏视风牵、急慢惊风、风口噤、急惊风、肝风筋脉抽掣疼痛、风惊、癫痫、癫、慢脾风	1. 防风散(《医方集成》):防风一两,藁本、羌活、地骨皮、荆芥穗各半两;2. 白术防风汤(《普济方》):防风二两,白术、黄芪各一两
目赤肿痛	风毒冲目虚热赤痛、五脏风热眼、目赤肿痛、目赤痛、风目赤、目积年赤、疮疹入眼、目涩痛、暴赤眼、目痒极及赤痛、时气后患目、胎赤眼、肝实眼、目赤磣痛赤肿、目内生疮	1. 菊花散(《普济方》):甘菊花、牛蒡子各八两,白蒺藜一两,甘草一两半,防风三两;2. 秦皮洗眼汤(《普济方》):秦皮二两,秦艽、细辛、防风各一两,炙甘草半两
疥癣瘙痒	大风癞病、风疹瘙痒、风瘙痒、疥癣、头风白屑、白癜风、疥、大风眉须堕落	1. 猪椒根汤(《要方》):猪椒根三两、麻黄根二两、防风二两、细辛一两、茵陈根一两;2. 防风羌活散(《普济方》):羌活一两、防风一两、全蝎一两、薄荷一两、荆芥根一两
疼痛	首风、风头痛、头痛、风眩疼痛、伤寒头痛、偏正头痛、膈痰风厥头痛、脚气痰壅头痛、眼眉骨及头痛、脑风、风入腹拘急切痛、诸疝	1. 无名(《普济方》):防风、白芷等分;2. 槐实散(《普济方》):槐实八两、荆芥穗四两、炙甘草一两、防风三两
疮疡	疮疡、肺脏风毒生疮、诸痛疽、一切恶疮、诸疮、风疳、发背、乳痈、诸发、五色丹毒、风疽、诸痈	1. 牡荆子丸(《圣惠方》):牡荆子三分、防风三两、皂荚十挺、桑螵蛸三两;2. 化毒排脓内托散(《普济方》):人参、当归、川芎、防风各一两
脚气	脚气缓弱、脚气疼痛皮肤不仁、脚气痹挛、脚气肿满、风脚气、风湿脚气、脚气语言謇涩、一切脚气、一切风寒暑湿脚气、干湿脚气、脚气春夏防发、脚气冲心	1. 乌头细辛散(《普济方》):川乌头、香白芷、细辛、防风等分;2. 五生丸(《卫生家宝》):狗脊、川乌头、防风、蓬莪茂、草薢各一两
惊悸	怔忡惊悸、血风惊悸、心虚、风惊悸、风惊恐、风狂、风恍惚、伤寒后心虚惊悸、心狂、中风恍惚、风邪癫狂、惊悸、惊热	1. 防己地黄汤(《要方》):防己、甘草、桂心、防风各二两,生地黄五斤;2. 无名(《普济方》):酸枣仁、茯苓、地榆、防风各一分,仓米五十枚
虚劳	虚劳、风劳、风虚劳损、风虚劳冷、骨蒸、肉极、肝劳、风消、虚劳羸瘦、虚劳少气	1. 地仙丸(《危氏方》):地骨皮二两,防风一两,甘草半两,麦冬一两;2. 泽泻汤(《指南方》):泽泻半斤,白术、防风、石膏、赤茯苓各一两
虚损	肾虚、肝虚、补益诸虚、虚羸、虚损、补虚益气、脾胃俱虚、肺虚、胆虚寒、补虚治风	又方(《普济方》):黄芪、人参各三分,防风、茯神、甘草各二分
目昏暗	目昏暗、肝虚眼、肾肝虚眼黑暗、目见黑花飞蝇、虚劳目暗	龙胆煮散(《圣济总录》):龙胆草、细辛、人参、防风各半两,砂糖少许
热病	诸热、潮热、时气疫疠、三焦实热、心烦热、冷热痢、变蒸	1. 无名(《局方》):防风四两、荆芥穗一斤、炙甘草八两、牛蒡子二斤;2. 泽泻汤(《指南方》):泽泻半两、石膏一两、赤茯苓一两、白术二两、防风二两

病症	病症归类	代表方剂
伤寒	伤寒、中风伤寒、伤寒可汗、伤寒两感、伤寒虚烦	1. 黄芪汤(《普济方》):黄芪、白术、防风等分;2. 调脉汤(《普济方》):葛根二两、防风一两、前胡十五钱、炙甘草一两
诸痔	肠风下血、痔漏、诸痔	1. 抵圣散(《普济方》):蒺藜子、枳壳、防风、椿根白皮各一两;2. 槐实散(《普济方》):槐实、防风、枳壳、黄芪各一两
大便不通	风秘、大便秘涩不通	1. 祛风顺气香枳散(《余居士选奇方》):枳壳一两、防风一两、炙甘草半两;2. 香枳汤(《普济方》):枳壳、防风、槟榔、甘草各一两
外伤	疮肿伤折、金刀所伤、接骨	续断骨膏(《普济方》):续断三两、蛇含草三两、防风三两、猪脂三斤

不难看出,含防风复方治疗诸风者居多。由于风邪所致病症性质不同,故分类予以统计。将风邪所致病症分为中风、外感风邪、痹病、痉病、疥癣瘙痒。用于目赤肿痛、内外障眼、目昏暗等眼病也占较大比重。此外,含防风复方所治病症还有疼痛、疮疡、脚气、惊悸、虚劳、虚损、热病、伤寒、诸痔、水肿、大便不通、外伤等。余下病症因配伍防风诸方数量较小,故不再归类。含防风复方所治病症总计归为 20 类,说明防风配伍应用非常广泛,主治病症较多。

2. 含防风复方治疗病症分类构成分析

将含防风复方分布于 20 类病症顺序列表(见表 21-3)。由表 21-3 可见,防风配伍在复方中主要用于风证,如中风、外感风邪、痹病、痉病及疥癣瘙痒等,总计达 1 736 方。而疼痛(如风头痛)、热病和伤寒等,也有一部分与风邪有关,进而确定防风"诸风通用"诸药之首的地位。

表 21-3 古代含防风复方治疗病症一览表

病症	方数	病症	方数	病症	方数	病症	方数
中风	543	疥癣瘙痒	157	虚劳	111	伤寒	55
外感风邪	377	疼痛	153	虚损	108	诸痔	33
痹病	356	疮疡	146	内外障眼	107	水肿	25
痉病	303	脚气	144	目昏暗	83	大便不通	23
目赤肿痛	182	惊悸	142	热病	61	外伤	16

三、防风古今功用比较分析

1. 防风古今功用一致性考察分析

自《本草经》确立防风"主大风,风邪"的核心功用之后,历代本草均围绕风邪不断增加,如除痹、止痉、胜湿等。《药典》确定防风"祛风解表,胜湿止痛,止痉"功能,用于"感冒头痛,风湿痹痛,风疹瘙痒,破伤风"。可以反映防风功用古今记载大体相同的一面。"十二五"规划教材《中药学》根据痛泻要方配伍防风用于肝气乘脾、肝胃不和所致腹痛吐泻,增加"疏肝理脾"功能,似与古本草记载"通利五脏关脉""匀气脉"功能暗合,但并未得到《药典》的首肯。

2. 防风功用古今差异部分考察分析

（1）稽古发隐

1）平肝息风:中医学所谓中风有"内风"与"外风"两种。唐宋以前,中风以"外风"学说为主,以"内虚邪中"立论,治疗也以祛风通络为主,兼顾补虚扶正。唐宋之后,特别是金元时期,"内风"之说盛行,认为本病是脏腑气血功能紊乱,导致人体阴阳失衡而发病。清代叶天士明确以"内风"立论,认为"精血衰耗,水不涵木……肝阳偏亢,内风时起"。在数据库中有 543 首含防风方剂治疗中风病症,又有防风治疗破伤风、风脚弓反张、痫、急慢惊风等痉病 303 首方剂。尽管中风及痉病中一些病症或起因于外风,但很大一部分与内风有关,据此推断防风具有平肝息风而止痉挛的功能。需要指出,《药典》虽明确防风止痉,但仅治破伤风一病,止痉作用比较局限,而传统文献则用于多种原因所致的痉挛抽搐,并用于半身不遂、柔风、风痱、风偏枯之类的中风。《药典》则未予收录。

2）安神:通过比较可以明显看出,《日华子》首载防风主"益神,心烦,能安神定志",古代方剂中有 142 首治疗怔忡惊悸、风狂、风恍惚等。本草记载和方剂所论基本吻合,而《药典》未能收录防风安神功能。

3）补虚:《日华子》新增防风主"男子一切劳劣,补中""五劳七伤,羸损",古代方剂中有111 首治疗虚劳,108 首治疗五脏虚损,83 首治疗肝肾虚损之目昏暗,提示防风有补虚功能。遗憾的是,这一功能同样未能得到《药典》的认同。

此外,本草文献记载防风"主上部见血",含防风古代方剂有用于"肠风下血""崩中漏下""脏毒下血""大便血"及"诸失血",但未明确治上部出血者。本草称其"止盗汗",古代方剂配伍防风治疗"汗出""自汗""盗汗""多汗""汗出不止"及"虚汗"等。虽配伍应用频次未居高位,但也属常用药物。《药典》对此并未予以确认,但传统名方玉屏风散用于表虚自汗却得到当今普遍认可。而防风是否确有止血、止汗作用,有待进一步考察。

另外,《集注》最早记载防风"杀附子毒",《纲目》用其解"乌头、芫花、野菌等毒",《得配》用其"解诸药毒",而古代方剂未见用其"解诸毒"。

（2）疑问

古代含防风方剂用于目赤肿痛 182 首,热毒疮疡 146 首及热病 61 首,均与热毒有关,提示防风可能有清热或疏散热邪之功,似与其辛温之性不符,此类问题并不少见。若从配伍角度解释,似乎并不理想。有待进一步厘清这个问题。

3. 防风潜在功能现代研究和应用考察

现已明确,防风古今功用存在一定的差异。在古代本草、方剂中比较广泛使用的功能,《药典》和统编教材《中药学》弃之不收者比较突出。从历代本草记载和古代方剂应用,可以提炼出防风平肝息风、安神、补虚、止血等潜在功能。深入考察即可发现,一些潜在功能已得到当今实验研究和临床应用的证实。

（1）防风"息风止痉"的实验研究与临床应用

古代含防风复方治疗半身不遂、口㖞、舌强不语之类的中风,相当于现代医学之脑血管病。针对含防风复方小续命汤有效成分组对局灶性脑缺血大鼠的干预效应开展研究,结果表明小续命汤有效成分组可显著改善神经症状障碍,延长倾斜板停留时间,减少脑梗死体积,改善局灶性脑缺血引起的脑组织中 MDA 含量升高、SOD 活性降低及 NOS 活性增高[1]。

小续命汤加减治疗中风,其疗效优于对照组,对改善患者神经功能缺损具有良好效果[2]。

研究表明,防风对戊四氮及硝酸士的宁所致小鼠惊厥,可使惊厥发生的潜伏期延长,生存时间延长[3]。

（2）防风"安神"的实验研究

防风水煎剂 40g（生药）/kg 灌胃,可明显提高小鼠戊巴比妥钠阈下睡眠剂量的 1 分钟内入睡数,使小鼠自发活动明显减少,表明其有明显的镇静作用[4]。

（3）防风"补虚"的实验研究

一般认为,中药的补益作用体现在提高体液免疫和细胞免疫功能,增加免疫器官重量,滋补强壮和延缓衰老,改善病后或产后虚弱状态等方面。防风多糖 JBO-6 能显著提高小鼠脾脏重量,提高胸腺细胞对伴刀豆球蛋白的增殖反应,也能提高脂多糖诱导的脾 B 细胞的增殖,并能提高腹腔巨噬细胞吞噬功能,提高 NK 细胞杀伤 L_{929} 细胞活性。由此可见防风可增强体内免疫功能[5]。

（4）防风"止血"的实验研究

研究证实[6],防风正丁醇萃取物能明显延长小鼠的凝血时间和出血时间,缩短大鼠凝血酶原时间及凝血激酶时间,提示防风可抑制凝血因子、血小板和毛细血管的功能,具有明显的抗凝功能。防风超临界提取物可以明显缩短小鼠出血时间,提示其可能具有促凝血作用[7]。

❖ 参考文献

[1] 王月华,贺晓丽,杨海光,等.小续命汤有效成分组对局灶性脑缺血大鼠的作用[J].中国药学杂志,2012,
    47(3):194-198.

[2] 周山.小续命汤加减治疗中风患者神经功能缺损的临床研究[J].新中医,2011,43(5):17-18.

[3] 王风仁,徐秋萍,李璞,等.引种防风和野生防风水提物解热镇痛及抗惊厥作用的比较研究[J].中西医
    结合杂志,1991,11(12):730-732.

[4] 唐荣江,闵照华,徐诚愈.防风的药理实验研究[J].中药通报,1988,13(6):44-46.

[5] 周勇,马学清,严宣佐,等.防风多糖 JBO-6 体内对小鼠免疫功能的影响及抗肿瘤作用[J].北京中医
    药大学学报,1996,19(4):25-27.

[6] 吴帧久,金光洙,金正男,等.防风的抗凝作用实验研究[J].延边医学院学报,1994,17(1):16-19.

[7] 高英,李卫民,荣向路,等.防风超临界提取物的止血作用[J].中草药,2005,36(2):254-256.

第 22 节　麦　冬

一、麦冬历代本草学功用考察分析

麦冬,列为《本草经》草部上品,"主心腹结气,伤中伤饱,胃络脉绝,羸瘦,短气",侧重中焦脾胃病变。《别录》补治"身重目黄,心下支满,虚劳,客热,口干,燥渴,止呕吐,愈痿蹶,强阴益精,消谷调中,保神,定肺气,安五脏,令人肥健,美颜色,有子"。其功用大幅度增加,清热养阴、生津止渴、润肺安神功能开始有所体现。《拾遗》所述"止烦热,消渴,身重,目黄,寒热,体劳,止呕,开胃,下痰饮",唯"下痰饮"当属新增。《药性论》以其"治热毒、止烦渴,主大水,面目肢节浮肿,下水,治肺痿,吐脓,主泄精",并"疗心腹结气,身黑目黄,心下苦支满,虚劳客热",用于热毒、水肿属新用。《日华子》所谓"治五劳七伤,安魂定魄,止渴,肥人,时疾,热狂,头痛,止嗽",后半部分所治均为增补。《衍义》取"治心肺虚热",《补遗》则"治肺气伏火,主肺保神,强阴益精;又补肺中元气不足,及治血妄行",新增止血作用。

明清以来,诸家本草多阐述《本草经》功用之理,间或也有些许发挥。《纲目》充实其用,"令人头不白,补髓,通肾气,定喘促,令人肌体滑泽,除身上一切恶气不洁之疾"。《景岳》诠释其用,"上行心肺,补上焦之津液,清胸膈之渴烦,解火炎之呕吐,退血燥之虚热;益精滋阴,泽肌润结;肺痿肺痈,咳唾衄血;经枯乳汁不行,肺干咳嗽不绝;降火清心,消痰补怯"。特别需要指出,《百种录》认为"麦冬甘平滋润,为纯补胃阴之药。后人以为肺药者,盖土能生金,肺气全恃胃阴以生,胃气润肺自资其益也",对麦冬补胃益肺的功能予以诠释。

综合历代本草文献所述,麦冬功能概括为养阴生津、化痰止咳、宁心安神、清热泻火、清热解毒、清虚热、驻颜、健胃消食、利水消肿、消痞散满、止血、益精种子、止痛、通乳14种(见表22-1)。

表 22-1　麦冬历代本草学功用分类汇总

功能	出处
养阴生津	1. 燥渴(《别录》);2. 止渴(《日华子》);3. 消渴(《拾遗》)
化痰止咳	1. 定肺气(《别录》);2. 止嗽(《日华子》)
宁心安神	1. 安魂定魄(《日华子》);2. 保神(《补遗》)
清热泻火	1. 客热(《别录》);2. 止烦热(《拾遗》)
清热解毒	治热毒(《药性论》)
清虚热	退血燥之虚热(《景岳》)
驻颜	1. 美颜色(《别录》);2. 令人肌体滑泽(《纲目》)
健胃消食	1. 肠中伤饱、胃络脉绝(《本草经》);2. 消谷调中(《别录》)
利水消肿	1. 主大水,2. 面目肢节浮肿(《药性论》)

续表

功能	出处
消痞散满	1. 心腹结气(《本草经》);2. 心下支满(《别录》)
止血	1. 治血妄行(《补遗》);2. 衄血(《景岳》);3. 吐衄(《乘雅》)
益精种子	1. 强阴益精(《别录》);2. 主泄精(《药性论》)
止痛	头痛(《日华子》)
通乳	1. 乳汁不行(《发挥》);2. 经枯乳闭(《备要》)

二、麦冬古代方剂配伍应用规律考察分析

1. 含麦冬(麦门冬)复方治疗病症分类

以麦冬(麦门冬)为关键词,利用数据库检索,得含麦冬复方 2 698 首,用于 743 种病症。对含麦冬复方所治病症相同或相近者进行分类归纳整理,最终保留配伍频次≥12 次者,得含麦冬复方 1 958 首,并列符合纳入标准的代表方剂(见表 22-2)。

表 22-2　含麦冬复方所治常见病症归类和代表方剂

病症	病症归类	代表方剂
消渴	消渴、消渴后成水病、消渴烦躁、消渴口舌干燥、消肾、虚热渴、消中、暴渴、消渴饮水过度、虚渴、烦渴、消肾小便白浊、渴利、渴疾、久渴、胃热渴、消渴后虚乏、消渴饮水腹胀、热渴、肺消、膈消	1. 乌梅散(《圣济总录》):生地黄六两,乌梅肉、麦冬各三两,炙甘草二两;2. 瓜蒌丸(《普济方》):瓜蒌根三两、麦冬三两、苦参三两、人参三分、知母三分
虚劳	热劳、心劳、虚劳、虚劳少气、肺劳、虚劳羸瘦、虚劳烦热、急劳、虚劳不足、虚劳唾稠黏、虚劳骨热、血风劳气、虚劳咳唾脓血、风虚劳损、虚劳上气、肾劳、肝劳、热病后虚劳、虚劳潮热、虚劳目暗、虚劳痰饮、风虚劳冷、气劳、风劳、脾劳、诸劳、虚劳呕逆、虚劳不思饮食	1. 青蒿煎(《指南方》):青蒿灰一斤、人参一两、麦冬一两,米饮下;2. 萆薢散(《普济方》):萆薢、麦冬、生地黄、桂心、杜仲、枣肉各一两
惊悸	怔忡惊悸、心虚、心虚惊悸、虚劳不得眠、风惊悸、伤寒后心虚惊悸、血风惊悸、伤寒发狂、风惊恐、虚劳惊悸、风邪、风狂、惊悸、心脏风热、胆热多睡、风邪癫狂、时气发狂、热病发狂、风惊邪、伤寒心悸、脚气风经五脏惊悸	1. 地骨皮饮(《圣济总录》):麦冬、地骨皮各二两,酸枣仁三两;2. 麦门冬汤(《普济方》):麦冬、茯神、菊花、人参各一两,炙甘草半两
伤寒	伤寒、伤寒烦渴、伤寒汗后余热不除、伤寒潮热、伤寒虚烦、阳毒、夹食伤寒、伤寒余热不退、伤寒后虚羸、伤寒余热、伤寒上气、伤寒后骨节烦疼、坏伤寒、伤寒后夹劳、伤寒后劳复、伤寒六日候、伤寒五日候、伤寒谵语、伤寒烦喘、中风伤寒、伤寒毒攻手足、伤寒后虚羸盗汗、伤寒虚汗不止、伤风、阴阳毒、伤寒四日候、伤寒狐惑、伤寒两感、伤寒后失音不语、伤寒热渴、风冷、中风发热、风气、风成寒热	1. 黄芪饮(《圣济总录》):葛根一两、麦冬一两、黄芪三分、桑白皮三分;2. 石膏汤(《圣济总录》):石膏二两、人参半两、贝母半两、麦冬三分、赤茯苓三分、竹叶适量

病症	病症归类	代表方剂
热病	诸热、风热、三焦实热、热病、热病烦渴、骨热、胃实热、客热、虚热、寒热往来、热病口干、热病七日、结热、胆实热、壮热、脾实热、潮热、热病五日、寒热、寒热往来羸瘦、热病烦躁、烦热、风成寒热、热病六日、热病一日、风成热中	1. 桔梗汤(《指南方》):桔梗二两,小麦面一两,麦冬、人参、甘草各半两;2. 门冬丸(《十便良方》):麦冬一两,黄连半两;3. 黄芪散(《圣惠方》):麦冬、黄芪、瓜蒌根各一两,甘草半两
疮疡	痈疽发背发渴、发背、诸痈疽、诸痈、热毒风、痈疽发背作寒热、热疮、渴利后成痈疽、肺脏风毒生疮、痈疽、痈内虚、产后乳结核、妊娠诸疮、产后乳结痈、痈烦渴、痈虚热、痈疮、久痈、胃脘痈、痈溃后、缓疽、鼻中生疮、渴利后发疮、一切恶疮、漆疮、风毒、疮疹后解余毒、石痈、唇疮、伤寒发豌豆疮、脚气上生风毒疮、诸疮生肌肉、金疮烦闷及发渴、热病生热毒疮、诸疮肿、石疽、疮疹已出未出、热病发疱疮、风肿、疖、痈疽后补虚羸、毒肿、五色丹毒、身有赤处、热肿	1. 五味子汤(《普济方》):五味子、黄芪、人参、麦冬各三两,炙甘草一两;2. 麦门冬汤(《普济方》):麦冬二两,炙甘草一两,桑白皮一两五钱,肉桂五钱,人参三分,豆豉一分,葱白适量
虚损	虚羸、肾虚、脉极、补益诸虚、补虚益气、补虚固精、虚损、短气、平补、气极、精极、补壮元阳、骨极、补虚益血、胃虚冷、肉极、肾脏风冷气、补益强力益志、食治虚损羸瘦、补虚益髭发、补虚驻颜色、补虚治风、补虚轻身延年、补虚明耳目、筋实极	1. 益气汤(《瑞竹堂方》):黄芪二两,麦冬、桔梗各一两,人参、炙甘草各五钱,生姜适量;2. 人参固本丸(《如宜方》):麦冬、天冬、生地黄、熟地黄各一两,人参半两,盐汤下
咳嗽	咳嗽、虚劳咳嗽、肺脏壅热、咳嗽上气唾脓血、咳嗽上气、伤寒咳嗽、时气咳嗽、诸咳嗽、咳嗽喘急、热病咳嗽、肺痿、咳嗽失声、热病喘急、久嗽、咳嗽短气、热嗽、咳嗽面目浮肿、痰嗽、伤寒后肺痿劳嗽、肺痈、咳嗽痰唾稠黏、暴咳嗽、伤寒胸膈痰滞、肺痿咽燥	1. 贝母散(《普济方》):贝母、紫菀、炙甘草各半两,麦冬、杏仁各一两;2. 桔梗汤(《圣济总录》):麦冬一两三分,桔梗、紫菀、炙甘草各一分;3. 麦门冬汤(《普济方》):麦冬、赤茯苓各一两半,人参、桑白皮各一两,陈皮半两
呕吐	恶阻、呕吐、伤寒干呕、呕逆不下食、胃反、热病呕逆、热病哕、吐利、三焦吐、热吐、上气呕吐、伤寒呕吐、热呕、脾胃气虚弱呕吐不下食、伤寒呕哕	1. 麦门冬散(《普济方》):麦冬、半夏曲、人参、茯苓各二钱,甘草一钱;2. 藿香散(《普济方》):麦冬三分,藿香、紫菀各一分,桂心、炙甘草各半分
目赤肿痛	丹石毒上攻眼、时气后患目、风毒冲目虚热赤痛、目涩痛、目赤痛、五脏风热眼、风目赤、热病热毒攻眼、斑豆疮入眼、胎赤眼、针眼、一切眼疾、伤寒后热毒攻眼、暴赤眼、目赤磣痛赤肿、目睑肿硬、目赤肿痛、目痒急及赤痛、目内生疮、目脓漏、目飞血赤脉、疮疹入眼、眼胎赤痛、时气热毒攻眼、肝实眼	麦黄丸(《普济方》):麦冬、车前子、生地黄等分
出血	虚劳吐血、吐血、鼻衄、伤寒鼻衄、唾血、肺脏壅热吐血、诸失血、吐血后虚热胸中痞口燥、大衄、诸血、呕血、吐血口干、鼻久衄、伤寒吐血、肠风下血、伤寒发斑、舌上出血、齿间血出、热病鼻衄、热病吐血、时气发斑	1. 黄芪散(《医方大成》):黄芪、麦冬、熟地黄、白芍、桔梗各半两,炙甘草一分,生姜为引;2. 清肺饮子(《试效方》):麦冬、生地黄、当归、人参各半钱,黄芪一钱,五味子十枚

2. 含麦冬复方治疗病症分类构成分析

将含麦冬复方分布病症前 30 位者予以列表(见表 22-3)。由表 22-3 可知,含麦冬复方用于消渴 223 首,独占鳌头。治疗虚劳和惊悸的复方排在第 2、3 位,体现养阴生津、清心安神的功能。而用于热病、伤寒、疮疡、目赤肿痛、喉痹、时气、骨蒸、疟疾、淋秘、霍乱和黄疸等,多属西医学感染性或传染性病症,中医病性属火热、湿热和虚热所致病变。此外,用于虚损、咳嗽、呕吐、出血、中风、头痛、胎动不安、痫、痰饮等也占较大比重。说明含麦冬复方应用范围之广、主治病症之多。

表 22-3　古代含麦冬复方治疗病症一览表

病症	方数	病症	方数	病症	方数	病症	方数	病症	方数
消渴	223	虚损	121	中风	54	痞满	27	霍乱	21
虚劳	168	咳嗽	114	时气	49	痫	27	痰饮	21
惊悸	165	呕吐	76	喉痹	42	头痛	27	淋秘	20
伤寒	136	乳石发动	73	胎动不安	37	目昏暗	25	口舌疮	19
热病	131	目赤肿痛	68	骨蒸	31	疟疾	24	便秘	15
疮疡	124	出血	59	脚气	28	痉病	24	黄疸	12

三、麦冬古今功用比较分析

1. 麦冬古今功用一致性考察分析

据历代本草记载,麦冬主治燥渴、消渴、渴烦、短气、肺痿、肺干咳嗽、虚劳、虚热等,并有安魂定魄、保神、安五脏、补怯之用;古代含麦冬复方侧重用于消渴、虚劳、惊悸、热病,并用于咳嗽、喉痹咽痛和便秘。这些功用在《药典》中得到充分体现,所记麦冬"养阴生津,润肺清心",用于"肺燥干咳,阴虚劳嗽,喉痹咽痛,津伤口渴,内热消渴,心烦失眠,肠燥便秘",与本草所述和古代方剂配伍应用基本相吻合。

2. 麦冬功用古今差异部分考察分析

(1)稽古发隐

1)驻颜:《别录》始称麦冬"美颜色",《纲目》云能"令人头不白""肌体滑泽",《景岳》也称麦冬有"泽肌"之功。诸如此类,后世本草多有论及。古代含麦冬复方广泛用于补益诸虚、补虚益气、补虚益血、补虚益髭发、补虚驻颜色、补虚轻身延年等。此即说明,麦冬具有驻颜功用。《药典》并未提及这一功用。

2)平肝息风:历代本草均未记载麦冬治疗中风。饶有意味的是,古代含麦冬复方用于中风、中风失音不语、中风舌强不语、中风口喝、中风偏枯、风偏枯、急风等 54 首,数量比较可观。故而判断麦冬或有平息内风作用。《药典》对此没有记载。

3)消痞散满:《本草经》以麦冬"主心腹结气,肠中伤饱",《别录》除"心下支满",《蒙筌》以对仗句"心腹结气能散,肠胃伤饱可消",进一步确认麦冬消痞散满的功能。古代含麦冬复方主治病症分类中未列出与痞满、腹胀直接相关病症,但散在于虚劳、乳石发动、时气和霍乱等的癖结胀满、心腹痞满、心腹胀满、食不消、宿食不消、膈痰结食、不思饮食等方剂几达 30 首,初步推测麦冬有消痞散满功能。

4)清热泻火(清热解毒):历代本草记载麦冬可治客热、寒热、热毒、时疾、肺痈等,古代含麦冬复方直接用于热病、伤寒、疮疡、目赤肿痛、时气、骨蒸、疟疾、霍乱、淋秘等以火、热、湿为致病因素的病症,用方总计 600 余首,故而确认清热泻火(清热解毒)为麦冬的潜在功能之一。亦即,麦冬不但能清虚热,还可清实热。

5)益精种子:《别录》最早记载麦冬能强阴益精,有子。《药性论》续增主泄精。古代含麦冬复方则补虚固精、补壮元阳,治疗肾虚、精极等病症,进一步印证了本草学明确的益精种子作用。而《药典》没有收录这一功能。

(2)疑问

当今,麦冬是作为养阴剂予以介绍和应用的。由古代本草提炼的清热泻火、解毒消痈、利水消肿、消痞散满等功能,以及古代含麦冬复方大量治疗伤寒、热病、疮疡、目赤肿痛、时气、骨蒸、疟疾等外感热病,可知用养阴清热统揽麦冬的功能是不全面、不完整的。结合古今,麦冬的分类属性尚需议定。

3. 麦冬潜在功能现代研究和应用考察

现已明确,麦冬功用古今存在差异。在历代本草、方剂中比较广泛使用的功能,《药典》和统编教材《中药学》弃之不收者比较突出。从中提炼出麦冬具有驻颜、平肝息风、消痞散满、清热泻火、益精种子等潜在功能。深入考察发现,一些潜在功能已得到当今实验研究和临床应用的证实。

(1)麦冬"驻颜"的实验研究

研究表明[1],按 6g/kg 的麦冬水煎液灌胃,可对抗 D- 半乳糖引起的大鼠红细胞 SOD 活性、血清总抗氧化能力及红细胞免疫功能的显著降低及血清 MDA 含量的显著升高,提示麦冬能降低机体自由基反应而发挥抗衰老作用。麦冬水煎剂能显著提高 D- 半乳糖衰老模型大鼠的血清总抗氧化能力(TAA)、红细胞 SOD 活性,及红细胞免疫功能,并且显著降低血清 MDA 含量,表明麦冬具有一定的抗衰老作用[2]。有学者[3]观察了不同剂量麦冬多糖对 D- 半乳糖所致衰老小鼠脑内过氧化水平、单胺氧化酶(MAO-B)活性、血清溶血素的影响,以及对果蝇、家蚕寿命的影响,结果表明麦冬多糖能够提高实验动物的体液免疫功能,降低 MAO-B 活力,增加血清溶血素,并且通过剂量依赖延长了家蚕及果蝇的寿命,证实麦冬多糖具有延缓衰老的作用。

(2)麦冬"平肝息风"的实验研究

在小鼠大脑中动脉栓塞模型实验中发现,麦冬主要皂苷元和有效成分之一鲁斯可皂苷元可通过下调 NF-κB 介导的炎症通路保护实验动物缺血性脑损伤。脑组织内供氧减少的状况下,糖的有氧氧化抑制,糖酵解加强,乳酸堆积,造成细胞酸中毒[4]。麦冬多糖能显著降低脑缺血模型大鼠脑内乳酸含量,提示麦冬多糖对脑缺血有抗缺氧保护作用[5]。统计显示,大脑中动脉栓塞占临床缺血性脑卒中的 70%,对此用三氯化铁溶液湿敷大鼠大脑中动脉造成栓塞模型,通过尾部静脉给药高低剂量组 40mg/kg、10mg/kg 山麦冬皂苷(TSL),结果显示两组均可以显著减少大鼠脑梗死范围,改善行为学障碍,并且 TSL 高剂量组优于低剂量组,表明 TSL 对大脑中动脉血栓所致局灶性脑缺血损伤具有保护作用[6]。

（3）麦冬"消痞散满"的实验研究

在 X 线检查中,为使钡剂较快通过胃肠道,缩短检查时间和效果,一般服用新斯的明、甲氧氯普胺等,因这些药物副作用突出,故提出用中药麦冬作为钡剂胃肠道推进剂的设想。研究证明[7],麦冬口服液能明显促进昆明种小鼠胃肠推进运动;对 40 例钡剂透视患者服用 20ml 麦冬口服液,能明显加快钡剂在胃肠道中的推进运动,效果优于服用甲氧氯普胺组。说明麦冬具有促进胃排空、增强胃动力作用。不过,由于清热药(黄连、黄柏)和滋阴药(熟地黄、麦冬)对新斯的明造成的小鼠胃肠推进运动亢进及乙酰胆碱和氯化钡造成的家兔离体小肠平滑肌强直性收缩均有拮抗作用,提示清热药和滋阴药对胃肠运动的抑制作用是通过对抗神经递质乙酰胆碱、直接缓解胃肠道平滑肌而实现的[8]。于是出现似乎矛盾的研究结果。但需指出,所谓清热药和滋阴药均是两药合煎共同作用,故熟地黄和麦冬单用效果如何尚不得而知。另外,古代含麦冬复方用于便秘,《药典》确认用于"肠燥便秘",间接支持了麦冬口服液促进钡剂胃肠道推进运动的研究结果。尽管如此,麦冬消痞散满功能尚需进一步证实。

（4）麦冬"清热泻火(清热解毒)"的实验研究

中西医结合研究认为,中药"清热泻火(清热解毒)"功能与抗菌、消炎、解热等密切相关。实验表明[9],当麦冬热水提取物质量在 6.5~16mg/ml 和 9.7~32mg/ml 时分别对假丝酵母和大肠埃希菌具有抑菌作用,抑菌作用强度与提取物质量浓度成正比。日本学者从麦冬中提取鲁斯可皂苷元,并用其混合物做抗菌实验,证明其混合物有抗菌作用,尤其对革兰氏阳性菌敏感[10]。

（5）益精种子

有实验研究[11]了麦冬水提物对雄性小鼠生殖细胞非程序 DNA 合成的影响,发现各剂量组诱导的非程序 DNA 合成与正常对照组比较无显著性差异。但是,在 6.8~13.6g/kg 剂量的范围内,麦冬水提物对甲基磺酸甲酯所诱导的非程序 DNA 合成有明显的抑制作用,表明麦冬对小鼠生殖细胞遗传物质具有一定的保护作用。

❖　参考文献

［1］陶站华,白书阁,白晶.麦冬对 D- 半乳糖衰老模型大鼠的抗衰老作用研究[J].黑龙江医药科学,1999,22(4):36-37.

［2］徐慧宇,于刚,张易水,等.中药麦冬对大鼠红细胞免疫功能及抗衰老作用的研究[J].中医药学报,2001,29(1):46-47.

［3］史建勋,茅海琼,胡卓逸.麦冬多糖对家蚕、果蝇寿命和对衰老小鼠单胺氧化酶及血清溶血素的影响[J].中国中药杂志,2009,34(13):1737-1740.

［4］GUAN T,LIU Q,QIAN Y,et al. Ruscogenin reduces cerebral ischemic injury via NF-κB-mediated inflammatory pathway in the mouse model of experimental stroke[J]. European Journal of Pharmacology,2013,714(1/2/3):303-311.

［5］许燕萍,陈琪.麦冬多糖对大鼠脑缺血损伤的抗缺氧作用[J].镇江医学院学报,1996,6(3):217-218.

［6］邓卅,李卫平,任开环,等.山麦冬总皂苷对局灶性脑缺血损伤的保护及抗凝血作用研究[J].中国药房,2007,18(30):2332-2334.

［7］张卫星,王宗德.麦冬口服液用于钡剂胃肠道推进剂的药理作用[J].中成药,1995,17(1):35.

［8］陈永,王伯祥,闻集普,等.清热药和滋阴药对胃肠运动机能的影响[J].中药药理与临床,1992,8(3):17.

［9］王昭晶.麦冬提取物的抗氧化活性和抑菌作用研究[J].食品与发酵工业,2007,33(9):57-60.

［10］中西裕幸,金田宣.麦门冬(中国产)的成分研究[J].药学杂志(日),1987,107(11):780-784.

［11］朱玉琢,庞慧民,刘念稚.麦冬对甲基磺酸甲酯诱发的小鼠精子非程序 DNA 合成的抑制作用[J].吉林大学学报(医学版),2002,28(5):461-462.

第 23 节 远 志

一、远志历代本草学功用考察分析

远志,列属《本草经》草部上品,"主咳逆,伤中,补不足,除邪气,利九窍,益智慧,耳目聪明,不忘,强志,倍力"。具有止咳、补益、祛邪、益智、倍力之功。《别录》补充"主利丈夫,定心气,止惊悸,益精,去心下膈气,皮肤中热、面目黄。久服好颜色"。《药性论》所谓"治心神健忘,安魂魄,令人不迷,坚壮阳道,主梦邪",从安神和壮阳两方面对主治病症予以细化。《日华子》以其"主膈气,惊魇,长肌肉,助筋骨",显然来自《别录》的"去心下膈气""定心气,止惊悸"和《本草经》的"倍力";主"妇人血噤失音,小儿客忤",则属新增内容。

明清期间,围绕远志归经出现两种不同认识。由于涉及药物作用部位和范围,关系功用确定和诠释,讨论这个问题似乎非常重要。《纲目》认为远志"入足少阴肾经,非心经药也",鉴此,"其功专于强忘益精,治善忘。盖精与志,皆肾经之所藏也。肾经不足,则志气衰,不能上通于心,故迷惑善忘。"《药性解》不赞同此说,强调远志专"入心肾二经",据此归纳其功用为"补不足,除邪气,益智慧,明耳目,宁怔忡,定惊悸,利九窍,治健忘,壮阳道,益精气,长肌肉,助筋骨"。《景岳》亦认为远志"功专心肾,故可镇心止惊,辟邪安梦,壮阳益精,强志助力"。尽管归经认识有别,主治病症却基本相同。《逢原》所云"主梦泄""治喉痹失音作痛",治"一切痈疽,嗅鼻,治脑风",当属新增主治。由于多数医家支持归心肾说,于是,远志"主交通心肾"的功能相继问世。《崇原》首推此说,并以"补不足者,补心肾之不足;除邪气者,除心肾之邪气"为"交通心肾"作解。《得配》指出远志"惟心气郁结,痰涎壅塞心窍,致有神呆健忘,寤寐不宁等症,用以豁痰利气则可",然而"若谓益精强志,使心肾交密,万万不能"。明确否定了"交通心肾"之说。此外,《百种录》诠释《本草经》主"伤中"之义,乃"能益中焦之气"故也。至此,远志的功用大体臻于完善。

综合诸家本草所述,远志功能大致概括为安神定悸、补肾壮阳益精、补虚、益智、解毒消痈、聪耳明目、止痉、祛痰开窍、止咳、开音、宽膈利气、止痛、补脾益气13种(见表23-1)。

表 23-1 远志历代本草学功用分类汇总

功能	出处
安神定悸	1. 安魂魄,2. 主梦邪(《药性论》);3. 惊魇,4. 客忤(《日华子》);5. 定心气,止惊悸(《开宝》);6. 安心神(《蒙筌》);7. 宁怔忡(《药性解》);8. 镇心止惊,避邪安梦(《景岳》);9. 散郁(《备要》)
补肾壮阳益精	1. 强志(《本草经》);2. 主利丈夫,3. 益精(《别录》);4. 坚壮阳道(《药性论》);5. 强志倍力(《蒙筌》);6. 主梦泄(《药性解》);7. 通肾气(《备要》);8. 益肾(《逢原》);9. 梦遗(《求真》);10. 固涩滑脱(《参西录》)
补虚	1. 补不足,2. 倍力(《本草经》);3. 长肌肉(《日华子》);4. 和悦颜色耐老(《蒙筌》);5. 补心肾(《备要》)
益智	1. 益智慧,2. 不忘(《本草经》);3. 治心神健忘,4. 令人不迷(《药性论》);5. 治善忘(《纲目》)
解毒消痈	1. 治一切痈疽(《纲目》);2. 一切痈疽背发(《求真》);3. 散痈肿(《得配》);4. 解毒,5. 阴毒(《新编》);6. 乳痈(《参西录》)
聪耳明目	1. 耳目聪明(《本草经》);2. 明耳目(《药性解》)
止痉	小儿惊痫(《蒙筌》)
祛痰开窍	1. 痰涎壅塞心窍(《得配》);2. 利窍豁痰(《分经》)
止咳	1. 主治咳逆(《本草经》);2. 理肺(《参西录》)
开音	1. 妇人血噤失音(《日华子》);2. 喉痹失音作痛(《逢原》)
宽膈利气	1. 治心下膈气(《别录》);2. 主膈气(《日华子》)
止痛	治脑风(《逢原》)
补脾益气	1. 伤中(《本草经》);2. 益中焦(《百种录》)

二、远志古代方剂配伍应用规律考察分析

1. 含远志复方治疗病症分类

以远志为关键词,在整个数据库检索,得含远志复方1 115首,用于340种病症。为便于对含远志复方所治病症的构成进行统计分析,主要病症与代表方剂列举如下(见表23-2)。

表 23-2　含远志复方所治常见病症归类和代表方剂

病症	病症归类	代表方剂
心悸	怔忡惊悸、心虚惊悸、血风惊悸、风惊悸、虚劳惊悸、心虚、伤寒后心虚惊悸、惊悸、伤寒惊悸、心中风、风恍惚、中风恍惚、风惊	1. 定志丸(《儒门事亲》):柏子仁、人参、茯苓、茯神、远志、酸枣仁等分;2. 定志小丸(《要方》):菖蒲、远志各二两,茯苓、人参各三两
虚损	补益诸虚、补虚益气、肾虚、补虚益血、脾胃气虚不能食、补虚轻身延年、平补、补虚明耳目、肾脏虚损阳气痿弱、肺虚、虚损、四季补益、补虚益髭发、补虚治风、虚羸、消渴后虚乏、肝虚、补虚驻颜色、产后调补、补虚消痰、伤寒后虚羸盗汗、筋虚极、须发黄白	柏子仁丸(《御药院方》):山茱萸三两、远志半两、覆盆子一两、山药一两、柏子仁半两
虚劳	虚劳、肾劳、心劳、虚劳羸瘦、虚劳不足、虚劳少气、肺劳、热劳、肝劳、虚劳食不消、伤寒后夹劳、虚劳心腹痞满、风劳、风虚劳损	四味丸(《普济方》):熟地黄、天冬、茯苓、远志各三两
遗精	肾虚漏浊遗精、补虚固精、补壮元阳、补虚益精髓、精极	1. 金锁丸(《普济方》):茯神二钱,远志、龙骨、茯苓各三钱,牡蛎四钱;2. 远志丸(《普济方》):远志半斤、茯神二两、益智仁二两、酒
健忘	心健忘、益志	1. 远志散(《普济方》):远志、黄连各八两,菖蒲三两,人参、茯苓各一两半;2. 治健忘方(《要方》):天冬、远志、茯苓、干地黄等分

2. 含远志复方治疗病症分类构成分析

将含远志复方所治病症 20 类的构成情况列表(见表 23-3)。可以确认,含远志复方用于心悸者 202 首,位居第一,表明远志具有定悸作用;治疗虚损、虚劳的方剂合计 222 首,可见远志的补虚作用亦较为突出。再者,古代含远志复方用于治疗健忘的方剂 42 首,而治疗失眠的方剂仅有 8 首,可见,针对益智和安眠而言,古代医家偏重配伍远志用于前者。

表 23-3　古代含远志复方治疗病症一览表

病症	方数	病症	方数	病症	方数	病症	方数
心悸	202	中风	54	痈疽	20	心热	10
虚损	135	健忘	42	消渴	19	骨痿	10
虚劳	87	痫	29	耳聋	18	出血	9
遗精	66	惊风	29	虚寒	18	失眠	8
癫狂	55	目昏暗	20	痹病	11	嗜睡	8

三、远志古今功用比较分析

1. 远志古今功用一致性考察分析

自《别录》明确远志"定心气,止惊悸"后,历代本草学不断充实,并通过古代含远志复方广泛用于癫狂、痫、心悸、心神不安、失眠、健忘等病症,进而成为远志的主流功能。《药典》确定远志能"安神益智,交通心肾",用于"心肾不交所致的失眠多梦、惊悸健忘、神志恍惚",大体继承了这一传统功用。另外,《本草经》记载的"主咳逆",《得配》确定的"豁痰利气",《逢原》用于"一切痈疽";以及古代含远志复方治疗一切痰饮、五脏诸嗽、虚劳咳嗽、诸痈疽、发背、痈内虚、湿阴疮、发背溃后、痈疽发背作寒热等,在《药典》中以"祛痰,消肿",治疗"咳嗽痰多、疮疡肿毒、乳房肿痛",得以体现。

2. 远志功用古今差异考察分析

（1）稽古发隐

1）益智:本草文献记载远志具有益智作用,古代含远志复方广泛用于健忘,表明远志具有益智作用,但《药典》对于远志益智功能未予以收录。

2）平肝息风:本草文献虽未见远志息风以及治疗中风的功用记载,但古代含远志复方用于中风、风偏枯、中风身体不遂、风不仁等中风病症,由此推测远志可能具有平肝息风的潜在功能,但《药典》对其平肝息风功能未予以收录。

3）止痉:本草文献记载远志用于小儿惊痫,古代含远志复方亦用于痫、惊风等,提示远志或有止痉作用,但《药典》未对此予以收录。

4）明目:本草文献记载远志具有明目功能,古代含远志复方亦用于目昏暗等,可以证明远志具有明目作用,但《药典》对其聪耳明目功能未予以收录。

5）补虚:本草文献记载远志具有补虚作用,古代含远志复方广泛用于虚劳、虚损等病症,证明远志确有补虚作用,但《药典》对于远志补虚功能未予以收录。

6）补肾壮阳:据历代本草文献记载,远志具有壮阳道、益精气、益肾、助筋骨之类的补肾功能;古代含远志复方广泛用于肾虚、阳痿遗精、肾虚漏浊遗精、精极、肾脏虚损骨痿羸瘦,以及补虚理腰膝、补虚壮筋骨、补虚益髭发等,从功能和主治两方面证明远志具有补肾作用。《药典》并未对此功能予以收录确认。

（2）疑问

关于远志补虚,首见《本草经》记载"补不足""倍力",配伍远志治疗虚损、虚劳的复方共计 222 首,超过用于心悸的方剂,而《药典》唯独收录远志用于惊悸,并未记载其补虚功能。由此引出疑问:远志是否具有直接补虚作用?

3. 远志潜在功用现代研究和临床应用考察

通过梳理远志的本草学文献以及古代含远志复方的应用情况,发现远志的古今功用存在一定差异。在古代本草、方剂中应用较多的功能,《药典》却未予以收录。基于历代本草记载和古代方剂应用,可以归纳出远志益智、平肝息风、止痉、聪耳明目、补虚、延年等潜在功能,且已得到实验研究和临床应用的证实。

（1）远志"益智"的实验研究

采用腹腔注射氯化锰制作小鼠锰中毒模型,在定位航行实验中,远志高、中、低剂量组小鼠逃避潜伏期明显下降,与锰中毒组间有显著性差异,说明远志组干预学习能力优于锰中毒组;在空间探索实验中,远志高、中、低剂量组穿越平台次数显著高于锰中毒组,说明远志组的记忆能力明显优于锰中毒组,提示锰中毒小鼠确实存在学习记忆能力的下降,而给予远志干预后则能改善锰中毒症状,提高其学习记忆能力[1]。研究还发现,远志皂苷对快速脑老化鼠学习记忆能力具有改善作用,远志水提物能预防和改善 D-半乳糖和亚硝酸钠所致阿尔茨海默病模型小鼠学习记忆功能减退[2-3]。

（2）远志"平肝息风"的实验研究

研究证实,神经行为缺损评分（NBDS）、脑梗死体积（IV）与血清神经元特异性烯醇化酶（NSE）分别从功能学、形态学及血液生化等方面,反映急性缺血性脑损伤的严重程度。香港远志黄酮苷可显著降低局灶性脑缺血模型大鼠 NBDS、IV、NSE 含量,表明远志黄酮苷可延缓神经元死亡,防止梗死灶扩大,改善神经行为缺损[4]。另外发现,香港远志乙酸乙酯提取物对局灶性脑缺血大鼠具有显著的脑保护作用[5]。

（3）远志"止痉"的实验研究

研究发现,远志醇提物 8g/kg 能降低小鼠惊厥发生率,并显著延长小鼠发生惊厥的潜伏期和死亡时间,降低死亡率,但其作用不如苯巴比妥钠强,远志的乙醇提取物具有抗惊厥作用;并且远志醇提物抗惊厥作用优于酸枣仁醇提物和合欢皮醇提物[6-7]。

（4）远志"明目"的实验研究

视神经损伤是致盲的主要原因之一,外伤、青光眼、缺血及神经轴突损伤等诸多因素皆可造成视神经损伤。研究发现,远志皂苷元能保护视网膜神经节细胞（RGCs）对抗氧化应激引起的视神经损伤,其机制可能与其增强 Bcl-2 蛋白表达和减少氧化应激引起的细胞凋亡有关,表明远志皂苷元对氧化应激损伤的视网膜神经节细胞有保护作用[8]。

（5）远志"补虚"的实验研究

研究发现,不同剂量远志提取物可明显提高 D-半乳糖致衰老模型小鼠血清中 SOD 和肝细胞中 GSH-PX 的活力,降低 MDA 含量,表明远志提取物可通过清除机体生成的过多自由基、改善机体的抗氧化能力,发挥延缓衰老的作用[9]。研究显示,β淀粉样蛋白 25-35（Aβ25-35）诱导体外培养的海马神经元建立 AD 模型,远志皂苷可降低海马神经元 MDA 含量,增强 SOD 活力,提示远志皂苷能抗自由基损伤,对神经元具有保护作用[10]。

通过对本草和古代方剂文献的比较分析,发现远志有多种潜在功能,其中益智、平肝息风、止痉、明目、补虚功能得到现代实验研究的证实。而古代文献记载远志的"壮阳益精"功能,现代文献未见报道,此功能尚待进一步确认。

❖ **参考文献**

［1］黎文酉,覃丽,郭忠信,等.远志对锰中毒小鼠学习记忆能力及海马区 p-CREB 表达的影响[J].神经解剖学杂志,2014,30（3）:325-329.

［2］郑璐,邱蕾,张瑶,等.远志皂苷对快速脑老化鼠学习记忆能力的改善及对神经递质的影响[J].北京中医药大学学报,2010,33（3）:183-186.

［3］石成男,李秀国,许青松,等.远志水提物对阿尔茨海默病模型小鼠学习记忆的影响[J].中风与神经疾

病杂志,2011,28(7):620-622.

[4] 詹海涛,吴剑峰,李海燕,等.香港远志黄酮苷对局灶性脑缺血大鼠神经保护及 TGF-β、HSP70 含量影响[J].佛山科学技术学院学报(自然科学版),2013,31(3):55-59.

[5] 詹海涛,李海燕,孟红旗,等.香港远志提取物对局灶性脑缺血大鼠脑保护作用与作用机制[J].中风与神经疾病杂志,2012,29(1):38-40.

[6] 王莉,徐宁,孙娟,等.12 种中药乙醇提取物抗惊厥作用和时间-体存生物当量的比较研究[J].中西医结合心脑血管病杂志,2010,8(4):460-462.

[7] 李浩飞,方明月.五种养心安神中药的抗惊厥作用初探[J].中国医药导报,2008,5(28):19-20.

[8] 别曼,徐颖,胡慧玲,等.远志皂苷元对氧化应激损伤的视网膜神经节细胞的保护作用[J].中国病理生理杂志,2012,28(6):1091-1096.

[9] 闫明,李萍.远志抗衰老作用的研究[J].实用药物与临床,2006,9(1):22-23.

[10] 文雯,王玉.Aβ25-35 体外诱导海马神经元及石菖蒲、远志有效成分合用对其 SOD、MDA 的影响[J].中国中医急症,2012,21(8):1256-1258.

第 24 节　苍　术

一、苍术历代本草学功能主治考察分析

苍术,《本草经》无"苍术"之名,以"术"为名列为草部上品,其"主风寒湿痹,死肌,痉,疸,止汗,除热,消食,作煎饵。久服,轻身延年,不饥"。《别录》增益甚多,"主大风在身面,风眩头痛,目泪出,消痰水,逐皮间风水结肿,除心下急满及霍乱吐下不止,利腰脐间血,益津液,暖胃,消谷,嗜食"。《集注》引《仙经》云"除恶气,弭灾疹"。始将"术"分为白术、赤术,所称"赤术叶细无桠,根小苦而多膏",当属今之苍术。《日华子》新增"治痃癖气块,妇人冷,癥瘕,温疾,山岚瘴气"。总体说来,宋代以前"术"的功用应是白术、苍术的杂合。苍术作为药名,始见于《衍义》记载,所谓"苍术其长如小指,肥实,皮色褐,气味辛烈",是对苍术性状的具体描述。

金元时期以来,苍术与白术彻底分开,其功用亦逐渐清晰。《法象》云:"若除上湿(苍术)发汗功最大;若补中焦,除湿力小,如白术也。"李杲将其作为"除湿发汗,健胃安神,治痿要药"。朱丹溪称其"散风益气,总解诸郁",且"治上、中、下湿疾皆可用之",明确祛湿为苍术的核心功用。《纲目》只列"术"条,在"术"条内列有"苍术"。白术功用原文照搬《本草经》所述,苍术只录"主风寒湿痹,死肌,痉,疸,作煎饵。久服,轻身延年,不饥",省略"止汗、除热、消食"等内容,并续添"治湿痰、留饮或挟瘀血成窠囊,及脾湿下流,浊沥带下,滑泻肠风"。《得配》补"治小儿癖疾及青盲、雀目"。

综合诸家本草所述,苍术功能大致概括为祛风散寒、健脾消食、燥湿、明目、止泻、消痰化饮、利水消肿、行气解郁、活血祛瘀、辟秽、止痉、退热、止痒、止痛及生津止渴等 15 种(见表 24-1)。

表 24-1　苍术历代本草学功用分类汇总

功能	出处
祛风散寒	1. 发汗(《法象》);2. 散风(《景岳》)
健脾消食	1. 消食(《本草经》);2. 健胃(《法象》);3. 消谷嗜食(《经疏》);4. 小儿癖疾(《得配》)
燥湿	1. 疸,2. 风寒湿痹(《本草经》);3. 除湿(《法象》);4. 湿疾(《补遗》);5. 脾湿下流,6. 带下(《纲目》);7. 瘘(《景岳》);8. 浊沥(《逢原》)
明目	1. 青盲,2. 雀目(《得配》)
止泻	1. 滑泻(《纲目》);2. 霍乱吐下不止(《经疏》)
消痰化饮	1. 湿痰、留饮(《纲目》);2. 消痰水(《经疏》)
利水消肿	逐皮间风水结肿(《经疏》)
行气解郁	1. 气块(《日华子》);2. 解诸郁(《景岳》)
活血祛瘀	1. 利腰脐间血(《别录》);2. 妇人冷气癥瘕(《日华子》);3. 挟瘀血(《纲目》)
辟秽	1. 除恶气、弭灾疹(《集注》);2. 山岚瘴气(《日华子》)
止痉	痉(《本草经》)
退热	1. 除热(《本草经》);2. 温疾(《日华子》)
止痒	大风在身面(《经疏》)
止痛	头痛(《别录》)
生津止渴	益津液(《经疏》)

二、苍术古代方剂配伍应用规律考察分析

1. 含苍术复方治疗病症分类

以苍术为关键词在数据库中检索,得含苍术复方 951 首,用于 347 种病症。为便于分析含苍术复方所治病症构成,对相同或相近病症做分类归纳整理。主要病症与代表方剂列举如下(见表 24-2)。

表 24-2　含苍术复方所治常见病症归类和代表方剂

病症	病症归类	代表方剂
虚损	补虚益气、补壮元阳、补益诸虚、平补、补虚固精、肾虚、补虚轻身延年、肾虚漏浊遗精、虚损、补虚益血、补虚驻颜色、补虚调腑脏、补虚益髭发、肝虚、四季补益、耳虚鸣、补虚益精髓、补虚治风、补虚明耳目、补虚强力益志、乌髭发	1. 补中丸(《圣济总录》):乌头、威灵仙、巴戟天、赤芍、苍术各一两;2. 枸杞还童丸(《德生堂方》):枸杞子、苍术各一斤

续表

病症	病症归类	代表方剂
伤寒	伤寒、风气、伤寒可汗、伤寒两感、夹食伤寒、伤寒三日候、中寒、伤寒二日候、风冷、伤寒五日候、夹惊伤寒、伤寒过经不解、伤风、中风伤寒、伤寒湿温、阴阳毒、阴毒	1. 普救散(《经效济世方》):苍术半斤、葛根四两、炙甘草二两;2. 对金饮子(《德生堂方》):厚朴、甘草、苍术各二两、陈皮四两
内外障眼	内外障眼、一切眼疾、目昏暗、雀目、目见黑花飞蝇、肾肝虚眼黑暗、目晕、目生肤翳、内障眼、肝虚眼、外障眼、目睛疼痛、卒生翳膜、目青盲、目生花翳	1. 枸菊丸(《御药院方》):甘菊花二两、枸杞子二两、川芎一两、薄荷一两、苍术六两;2. 盐术散(《直指方》):苍术四两、青盐一两、木贼二两
泄痢	诸泻、诸痢、濡泻、冷痢、泄泻、下痢里急后重、水泻、飧泄、泄痢、脾脏虚冷泄痢、下痢、霍乱吐利、霍乱转筋、霍乱心腹痛、血痢、吐利、滞下脓血、水谷痢、久痢、气痢、疳痢、热痢、下赤痢白痢、赤白痢	1. 曲术丸(《卫生宝鉴》):神曲、苍术等分;2. 如神丸(《三因方》):川乌头四两、半夏半斤、苍术半斤
痹病	中湿、腰痛、诸痹、腰脚疼痛、风湿痹、血风走注、中风百节疼痛、风湿腰痛、身体疼痛、历节风、风腰脚疼痛、腰脚冷痹、肝风毒流入腰膝筋脉、腰脚疼痛挛急不得屈伸、腰痛强直不得俯仰、风身体疼痛、走疰	苍术散(《普济方》):苍术一斤
脾胃虚弱	脾胃不和不能饮食、饮食劳倦、脾胃气虚弱不能饮食、胃虚冷、脾胃气虚弱肌体羸瘦、脾胃不和、脾虚冷、脾胃虚冷水谷不化、脾脏冷气攻心腹疼痛	1. 升阳除湿防风汤(《济生拔萃方》):苍术四两、防风二钱、白术、茯苓、白芍各一钱;2. 加减平胃散(《普济方》):苍术五两五钱、厚朴二两五钱、粉草一两、橘皮三两五钱
中风	诸风、风瘫痪、中风半身不遂、中风、中风身体不遂、卒中风、偏风、中风不随、目偏视风牵、风口眼㖞斜、喑俳	1. 不老丹(《普济方》):苍术一斤、何首乌二斤、地骨皮二斤;2. 白术丸(《经效济世方》):苍术十两、草乌头五两
疮疡	疮疡、诸疮、头疮、诸疮肿、诸发、湿阴疮、下部诸疾、诸痫、附骨疽、阴疮、身体风毒疮、发背、诸瘘、痛疽发背作寒热、阴肿痛、口疮、肺痈、一切恶疮、汤火疮、毒肿	应痛丸(《外科精要》):苍术一两、当归一两、草乌头一两、黑牵牛一两
脚气	一切脚气、一切风寒暑湿脚气、干湿脚气、脚气缓弱、脚气肿满、风湿脚气、脚气、脚气疼痛皮肤不仁	1. 仙术木瓜丸(《普济方》):木瓜三个、青盐六两、苍术二斤、黑豆一升、茯苓六两;2. 四制圆(《普济方》):苍术二两
虚劳	虚劳、血风劳气、冷劳、脾劳、虚劳咳嗽、肾劳、虚劳潮热、伤寒后夹劳、心劳、虚劳羸瘦、虚劳呕逆	无名(《本事方》):苍术一斤、甘草三两、川椒四两、草乌半斤
月水不调	杂病、崩中漏下、月水不断、月水不通、月水不调	无名(《普济方》):艾叶一分、苍术一分、吴茱萸一分、白术一分、当归半两
疟疾	诸疟、疟疾、山岚瘴气疟、久疟、足太阴脾疟、寒疟、疟母	1. 万安散(《济生方》):苍术、厚朴、陈皮、槟榔、恒山各一钱半;2. 煮豆丸(《普济方》):白术、贯众、苍术、炙甘草等分

病症	病症归类	代表方剂
目赤痛	风毒冲目虚热赤痛、疮疹入眼、目赤肿痛、目赤痛、目风肿、目涩痛、目赤烂、风目赤、目暴肿、五脏风热眼、暴赤眼	1. 兔肝丸(《普济方》):石决明、黄柏、苍术等分;2. 决明丸(《普济方》):石决明、川芎、黄柏各一两,苍术半两
诸痛	伤寒头痛、首风、时气头痛、风头痛、头痛、膈痰风厥头痛、偏正头痛、脑风、血气心腹疼痛、腹痛	普救散(《广南卫生方》):苍术一斤、葛根半斤、炙甘草四两
时气	时气疫疠、时气瘴疫、时气令不相染易、时气杂病、中恶、时气三日、时气	1. 冲和散(《普济方》):苍术六两、荆芥穗二两、甘草一两一钱;2. 川芎和解散(《普济方》):苍术四两、藁本一两五钱、炙甘草五钱、防风一两
跌仆损伤	接骨、打仆损伤、金刃所伤、疮肿伤折、伤折风肿、颠仆伤折方、闪胁、杖疮、伤折疼痛、坠车落马、诸骨蹉跌	筋骨药(《普济方》):草乌头一两、苍术五两、青皮二两、白芷二两
热病	骨蒸疟癖、瘟病、骨蒸、诸热、风热、热病、传尸复连瘅媟	时雨散(《普济方》):苍术四两、甘草二两、麻黄二两、皂角四个
水肿	诸肿、风水、咳嗽面目浮肿、水气心腹膜胀、身体肿胀	汉防己散(《普济方》):汉防己、桑白皮、苍术、郁李仁、羌活各一两
痞满	一切气、腹胀、心腹胀满、痞气、膈气宿食不消、五膈	1. 人参紫金丸(《大全良方》):人参半两、紫金皮、苍术、香附子各二两,木香三钱;2. 铁刷汤(《普济方》):苍术八两、茴香二两、高良姜六两半
风瘙痒	大风癞病、风瘙瘾疹、疥癣、诸疥、紫白癜风	1. 苍术丸(《普济方》):苍术、何首乌等分;2. 追风丹(《医方大成》):苍术、何首乌、荆芥穗、苦参等分,皂角一片
诸虫	祛蚊、诸虫、沙虱毒、诸虫伤、祛蝇、祛虱	无名《普济方》:皂角、苍术、浮萍等分
多汗	阴汗、漏风、伤寒后虚羸盗汗、盗汗、虚汗	1. 泽泻散(《圣惠方》):泽泻、防风、牡蛎、苍术各一两,桂心三分;2. 人参散(《圣惠方》):人参、炙甘草、苍术、麻黄根各一两
疝气	小肠气、诸疝、卒疝、肾气	秘传茴香汤(《德生堂经验方》):苍术一斤半、茴香一斤半、干姜十二两、青盐七两、炙甘草十二两

2. 含苍术复方治疗病症分类构成分析

现将含苍术复方≥9 首的病症予以列表(见表 24-3)。含苍术复方治疗虚损(包括脾胃虚弱及虚劳)最多,达 160 首。治疗包括伤寒、疟疾、时气、热病之类的外感热病用方 147 首,也占较大比重。苍术善治湿邪为患病症,并通过含苍术复方用于泄痢、痹病、脚气、水肿等体现出来。此外,治疗内外障眼和目赤痛等眼病,也凸显一定的优势。

表 24-3　古代含苍术复方治疗病症一览表

病症	方数	病症	方数	病症	方数	病症	方数
虚损	83	中风	47	目赤痛	28	痞满	13
伤寒	78	疮疡	36	诸痛	28	积聚	12
内外障眼	72	脚气	34	时气	26	风瘙痒	12
泄痢	61	虚劳	29	跌仆损伤	25	诸虫	11
痹病	60	月水不调	28	热病	15	多汗	11
脾胃虚弱	48	疟疾	28	水肿	13	疝气	9

三、苍术古今功用比较分析

1. 苍术古今功用一致性考察分析

《本草经》确认苍术"主风寒湿痹,死肌",《别录》取其"逐皮间风水结肿,除心下急满及霍乱吐下不止",《得配》则"治青盲、雀目"。这些功用,通过古代含苍术复方用于伤寒、内外障眼、泄痢、痹病、脚气和水肿等得以体现。反观《药典》,明确苍术"燥湿健脾,祛风散寒,明目",用于"湿阻中焦,脘腹胀满,泄泻,水肿,脚气痿躄,风湿痹痛,风寒感冒,夜盲,眼目昏涩",与历代本草记载和含苍术复方主治病症基本相吻合。

2. 苍术功用古今差异部分考察分析

（1）稽古发隐

1）辟秽

陶弘景《集注》引《仙经》云"除恶气,弭灾疹",其后《日华子》又言"治温疾,山岚瘴气",《备要》载"辟一切岚瘴邪恶鬼气",可知苍术应有辟秽之功。古代含苍术复方有 26 首用于时气,尚有 11 首用于祛蚊、沙虱毒等诸虫类症。《药典》对此不予收录。

2）活血祛瘀

《别录》始增"利腰脐间血",《纲目》以其治"挟瘀血成窠囊"者,说明苍术似有活血祛瘀之功。结合古代含苍术复方将其用于月水不调 28 首,跌仆损伤 25 首,积聚 12 首,共同提示苍术可能具有活血祛瘀作用。但《药典》同样未予收录。

3）止痉

《本草经》首提术"主痉",其后《百种录》用以治"痉,平肝风",可知苍术应有止痉之功。古代含苍术复方虽仅有 6 首用于痉病,但与本草功用相呼应。《药典》对此不予收录。

4）解毒疗疮

《本草经》称其"主死肌",《纲目》用以"治口舌生疮",古代含苍术复方治疗疮疡者 36 首,提示苍术或有解毒疗疮功能。而《药典》未予记载。

5）止痛

《别录》首提苍术"止风眩头痛",古代含苍术复方治疗诸痛者 28 首,所治痹病也以疼痛为主症,用方 60 首,提示苍术或有止痛功能。而《药典》未予记载。

6）消痞散结

《别录》首提苍术"除心下急满",《日华子》又增"治痃癖气块",朱丹溪称其"解诸郁",古代含苍术复方治疗痞满者 13 首,提示苍术或有消痞散结之功。而《药典》未予记载。

7）止痒

《别录》首提苍术"主大风在身面",古代含苍术复方治疗风瘙痒者 12 首,提示苍术或有止痒功能。而《药典》未予记载。

（2）疑问

一般认为,白术偏重补益,苍术善于祛散。但古代含苍术复方用于虚损、脾胃虚弱、虚劳等共 160 首,提示苍术的补益作用不容忽视。《药典》虽明确苍术的"健脾"功能,但主治中并未介绍相关病症,似乎轻视了苍术的补益功能。

3. 苍术潜在功能现代研究和应用考察

现已明确,苍术古今功用存在一定的差异。在古代本草、方剂中比较广泛使用的功能,《药典》和统编教材《中药学》弃之不收者比较突出。从历代本草记载和古代方剂应用,可以提炼出苍术辟秽、活血祛瘀、止痉、解毒疗疮、止痛、消痞散结及止痒等潜在功能。深入考察即可发现,一些潜在功能已得到当今实验研究和临床应用的证实。

（1）苍术"辟秽"的实验研究与临床应用

采用水蒸气蒸馏法、微波萃取法和索氏提取法提取苍术挥发油,对金黄色葡萄球菌、大肠埃希菌、枯草芽孢杆菌、酵母、青霉、黑曲霉、黄曲霉具有相当强的抑菌活性,且浓度越高效果越好[1]。

对口腔科 30 间诊疗室分别采用紫外线灯照射、95% 乙醇浸泡过的苍术熏蒸、空气净化除菌机进行消毒。结果表明,空气净化机连续消毒效果最好,95% 乙醇浸泡苍术熏蒸的连续消毒效果比紫外线消毒要稍持久[2]。

（2）苍术"消痞散满"的实验研究与临床应用

采用小承气汤煎剂加饥饱失常建立大鼠脾虚证模型,观察苍术麸炒前后对脾虚模型大鼠胃肠动力的影响。结果表明:生苍术组、麸炒苍术组、多潘立酮组的胃内残留率明显下降、小肠推进比明显升高,而大鼠血浆胃动素、P 物质和生长抑素含量均不同程度升高。麸炒苍术的上述作用优于生苍术[3]。

汪益清用单味苍术 10~15g 治疗胃下垂,症见脘腹饱胀,食后加重。每日 1 剂,少量频饮,连服 3 个月,基本治愈[4]。

（3）苍术"活血祛瘀"的实验研究与临床应用

体外实验发现[5],苍术水煎剂浓度为 0.01~0.04g/ml 时具有明显的抗凝血酶作用。大鼠整体实验发现,苍术 75% 醇提物不能明显延长电刺激颈动脉血栓形成时间和延长凝血酶原时间,但能明显延长凝血时间和白陶土部分凝血活酶时间,说明苍术具有一定的抗凝血作用。

自拟黄柏苍术汤（黄柏、苍术、金银花、蒲公英、地龙等）治疗血栓性深静脉炎 50 例,总有效率 96%[6]。

（4）苍术"止痛"的实验研究

采用扭体法考察麸炒北苍术挥发油的镇痛作用。结果表明：相当于生药量 7.5g/kg、15g/kg 的麸炒北苍术挥发油扭体次数与空白组相比，有显著性差异，但扭体抑制率尚未超过 50%，表明镇痛作用不显著[7]。

（5）苍术"补益"的实验研究与临床研究

苍术提取物可改善实验性脾虚大鼠免疫功能，对因脾虚而导致的胃肠功能紊乱及全身和局部免疫功能的低下状态均有较好的调节和治疗作用[8]。苍术挥发油也有促进成骨细胞增殖的作用[9]。张怡文等研究苍术对新生大鼠成骨细胞、MG-63 成骨细胞株增殖和碱性磷酸酶活性的影响，结果表明苍术类药材对骨质疏松症的治疗有一定的疗效，且茅山地区产茅苍术水煎液对 G-63 细胞株、成骨细胞增殖效果最佳[10]。李晓红等采用苍术散（院内制剂）治疗 73 例佝偻病患儿，总有效率 90.4%[11]。

❖ 参考文献

［1］唐裕芳,张妙玲,陶能国,等.苍术挥发油的提取及其抑菌活性研究[J].西北植物学报,2008,28(3):588-592.

［2］张琼方,辜岷,王扬,等.口腔科诊疗室三种消毒方法的效果比较[J].护理实践与研究,2013,10(15):9-10.

［3］刘芬,刘艳菊,田春漫.苍术麸炒前后对脾虚模型大鼠胃肠动力学的影响[J].中药新药与临床药理,2015,26(2):186-191.

［4］汪益清.单味苍术能治胃下垂[J].中医杂志,1997,38(2):70-71.

［5］欧兴长,丁家欣,张玲.126种中药抗凝血酶作用的实验观察[J].中草药,1987,18(4):165.

［6］张晓琳,孙长青,胡俭雄,等.黄柏苍术汤治疗血栓性深静脉炎 50 例[J].中医药学报,1995,23(6):15.

［7］李霞,杨静玉,孟大利,等.麸炒北苍术挥发油成分的分析和镇痛活性的研究[J].中草药,2003,34(10):886-887.

［8］刘芬,刘艳菊,田春漫.苍术提取物对实验性脾虚证大鼠胃肠动力及免疫功能的影响[J].吉林大学学报(医学版),2015,41(2):255-260.

［9］殷俊芳,黄宝康,吴锦忠,等.苍术挥发油对成骨样细胞增殖的作用[J].时珍国医国药,2008,19(6):1318-1319.

［10］张怡文,汪六英,张颖,等.苍术类药材提取物体外对成骨细胞增殖及酶活性的影响[J].中国实验方剂学杂志,2011,22(17):226-229.

［11］李晓红,段丽娟,张英华,等.苍术散治疗小儿佝偻病 73 例[J].中国中医药科技,2010,17(6):534.

第25节 吴 茱 萸

一、吴茱萸历代本草学功用考察分析

吴茱萸,列为《本草经》中品,"主温中,下气,止痛,咳逆,寒热,除湿血痹,逐风邪,开腠理",侧重温通、下气、止痛、疏散之用。《别录》扩大到"去痰冷,腹内绞痛,诸冷,实不消,中恶,心腹痛,逆气,利五脏"。《药性论》新增"主心腹疾,积冷,心下结,气疰,心痛,治霍乱转筋,胃中冷气,吐泻腹痛,不可胜忍者可愈,疗遍身瘰痹,冷食不消,利大肠壅气。"《拾遗》云其"主心痛,下气,除呕逆,脏冷";此外,"患风瘙痒痛者""中贼风,口偏,不能语者""鱼骨在人腹中刺痛""骨在肉中不出者""脚气冲心"均可治之,并"杀恶虫毒,牙齿蜃"与"主痔病"。《日华子》补充"健脾,通关节,治霍乱、泻痢,消痰,破癥癖,逐风,治腹痛,肾气、脚气、水肿,下产后余血"。

《蒙筌》言其"主咽嗌寒气,噎塞不通。散胸膈冷气,窒塞不利",并能"逐膀胱受湿,阴囊作疝剜疼"。《纲目》新增"开郁化滞,治吞酸,厥阴痰涎头痛,阴毒腹痛,疝气血痢,喉舌口疮"和"燥湿解郁"。《易读》充实了"祛痹杀虫。除腰脚之痿,消水肿而除疝气。肠风痔血最灵,舌苦口疮亦效。胸胁痞满之疴。小儿口疮,咽痛。阴下湿痒"。《新编》言"入诸肾脏之逐其水而外走于膀胱",《备要》补充"润肝燥脾,解郁,能引热下行",《求真》取治"久滑冷泻,阴寒小腹作疼",《得配》以其"疏肝""治一切厥气上逆"。

综合诸家本草,吴茱萸功用主要有温里散寒、降逆止呕、止咳化痰、止泻、止痛、行气活血、祛风除湿、利水消肿、解毒、杀虫、止血11种(见表25-1)。

表25-1 吴茱萸历代本草学功用分类汇总

功能	出处
温里散寒	1. 温中(《本草经》);2. 温脾气(《食疗》);3. 积冷,4. 胃中冷气,5. 冷食不消(《药性论》);6. 脏冷(《食疗》);7. 止心腹之冷痛(《易读》);8. 散胸膈冷气(《蒙筌》)
降逆止呕	1. 除呕逆(《食疗》);2. 吞吐酸水如神(《蒙筌》)
止咳化痰	1. 咳逆(《本草经》);2. 去痰冷(《别录》);3. 下气消痰(《药性解》)
止泻	1. 霍乱泻痢(《日华子》);2. 胃冷之吐泻(《易读》);3. 血痢(《纲目》);4. 久滑冷泻(《求真》)
止痛	1. 止痛(《本草经》);2. 心腹痛,3. 腹内绞痛(《别录》);4. 心痛(《药性论》);5. 腹痛(《日华子》);6. 厥阴头疼(《蒙筌》);7. 消疝气(《药鉴》);8. 肾气(《日华子》);9. 阴囊作疝剜痛(《新编》)
行气活血	1. 心下结气疰,2. 利大肠壅气(《药性论》);3. 破癥癖,4. 下产后余血(《日华子》);5. 奔豚气冲心(《食疗》);6. 治一切厥气上逆,7. 疏肝(《得配》);8. 开郁化滞(《纲目》);9. 解郁(《备要》);10. 除血痹(《药性解》)

功能	出处
祛风除湿	1. 逐风邪开腠理、除湿血痹(《本草经》);2. 脚气(《食疗》);3. 疗遍身瘭痹(《药性论》);4. 通关节(《日华子》);5. 除腰脚之痿弱,6. 除湿祛痹(《易读》)
利水消肿	1. 脚气水肿(《日华子》);2. 入诸肾脏之逐其水而外走于膀胱(《新编》)
解毒	1. 喉舌口疮(《纲目》);2. 口舌生疮(《求真》);3. 小儿口疮(《易读》);4. 小儿火灼疮(《经验方》)
杀虫	1. 杀恶虫毒(《拾遗》);2. 除蛊杀虫(《求真》)
止血	肠风痔血(《易读》)

二、吴茱萸古代方剂配伍应用规律考察分析

1. 含吴茱萸复方治疗病症分类

以吴茱萸为关键词,借助数据库检索,查得含吴茱萸复方1 535首,用于531种病症。对含吴茱萸复方所治病症相同或相近者进行归类,保留归类后配伍频次≥10次者,含吴茱萸复方所治病症大体归为31类。另有少数病症,因病因病机不详,没有纳入统计范围。吴茱萸复方所治常见病症与代表方剂列举如下(见表25-2)。

表25-2　含吴茱萸复方所治常见病症归类和代表方剂

病症	病症归类	代表方剂
积聚	积聚、虚劳积聚、痃气、癖气、寒癖、痃癖、痰癖、痃癖不能食、酒癥、诸癥、积聚心腹胀满、产后积聚癥块、积聚心腹痛、痃癖羸瘦、积聚宿食不消、息积、久积癥癖、结痕、肥气、癥痞、久痃癖、诸癖结胀满、癥痞、寒疝积聚、伏梁、水癥、痃癖心腹胀满、瘤、八瘕、虚劳癥瘕、血瘕、血癥、月水不通腹内癥块、月水不通腹脐积聚	1. 吴茱萸丸(《圣惠方》):吴茱萸一两,附子、桃仁、干姜各二两,巴豆六十枚;2. 吴仙丹(《普济方》):茯苓、吴茱萸等分
泄痢	诸泻、冷痢、脾脏虚冷泄痢、久痢、泄痢、下痢、飧泄、滞下脓血、赤白痢、水泻、濡泻、下赤痢白痢、泄泻、血痢、诸痢、肠澼、洞泄注下、赤痢、休息痢、痢兼肿、下痢不能饮食、冷热痢、伤寒下脓血痢、久赤白痢、一切痢、疳痢、伤寒自利	1. 神曲丸(《百一选方》):神曲四两、吴茱萸一两;2. 戊己丸(《海上名方》):黄连、芍药、吴茱萸等分
脚气	脚气冲心、伤寒后脚气、脚气缓弱、一切脚气、脚气肿满、干湿脚气、江东岭南瘴毒脚气、风脚气、脚气上气、脚气语言謇涩、脚气痹挛、脚气	1. 槟榔汤(《普济方》):吴茱萸、厚朴各二两,生姜四两,槟榔七枚,陈皮一两;2. 吴茱萸汤(《圣惠方》):吴茱萸五两,木瓜二两,槟榔三分,竹叶一握
心腹疼痛	贲豚、脾脏冷气攻心腹疼痛、心腹疼痛、风入腹拘急切痛、肾脏虚冷气攻腹胁疼痛、肾脏积冷气攻心腹疼痛、脾痛、心痛、中恶心腹痛、两胁胀痛、腹痛	1. 当归散(《圣惠方》):当归、吴茱萸、桂心各三分,生姜适量;2. 吴茱萸丸(《普济方》):吴茱萸、桂花、槟榔各一两,陈橘皮三钱

病症	病症归类	代表方剂
虚冷	脾胃虚冷水谷不化、胃虚冷、脾虚冷、冷气、三焦虚寒、痼冷、脾脏冷气腹内虚鸣、心中寒、脾胃冷热不和、三焦寒、中寒	1. 桃仁方(《圣惠方》):桃仁五百枚、吴茱萸三两;2. 金髓丹(《圣惠方》):吴茱萸三斤、酒五升
疮疡	头疮、一切恶疮、头面身体生疮、诸疮、癌疮、身体风毒疮、疮疡、阴肿痛、湿阴疮、阴疮、恶核肿、阴肿痛、诸发、蜂瘘、阴脱、恶疮、附骨疽、诸痛疽、诸疮口不合、冷疮、毒肿、发背、诸痈、乳痈、手足诸疮、王烂疮、面疮、诸疮肿、蛇伤、蝎螫、面粉渣、诸肿、吹乳、蜘蛛蜈蚣咬、鼠瘘、身体肿胀、风毒、瘰疬	1. 芫荑散(《普济方》):芫荑仁三两、白矾灰、葶苈子各一两、生油、吴茱萸半两;2. 止痛丸(《圣惠方》):吴茱萸二两、槟榔、茴香各一两
月水不调	月水不调、崩中漏下、血气心腹疼痛、月水不通、月水来腹痛、月水不利、血块攻筑疼痛、血积气痛、月水不断	菖蒲散(《普济方》):石菖蒲、当归各一两、秦艽三分、吴茱萸半两
呕吐	呕吐、噫酸、脚气呕逆、胃反、呕哕、霍乱吐利、膈气呕吐酸水、膈气呕逆不下食、气呕、霍乱干呕、吐利、脾脏气虚弱呕吐不下食、恶阻、寒呕、干呕、霍乱呕哕、脾胃气虚弱呕吐不下食	1. 理中散(《普济方》):干姜、吴茱萸等分;2. 白术散(《普济方》):白术一两、吴茱萸七两、高良姜半分
疝气	小肠气、诸疝、寒疝、心疝、寒疝心腹痛、厥疝、寒疝积聚、阴疝、疝瘕、卒疝、膀胱气痛、盲肠气	1. 木香散(《普济方》):吴茱萸四个、桃仁一百二十粒、葱白十寸;2. 夺命丹(《普济方》):吴茱萸一斤、泽泻二两
痹病	腰痛、腰脚疼痛、脚痹、伤寒后腰脚疼痛、风冷、腰痛强直不得俯仰、风湿痹、五种腰痛、腰胯疼痛、腰脚疼痛挛急不得屈伸、风走注疼痛、身体腰脚疼痛、风湿腰痛、诸痹、肾著、风痹、风湿痹身体手足不遂、卒腰痛、身体疼痛、风腰脚疼痛、白虎风、风身体疼痛、痹气、血风走注、血风体痛、肝风冷转筋	1. 五枝淋蘸方(《圣惠方》):槐枝、柳枝、桑枝、椒枝、吴茱萸各一斤;2. 威灵仙散(《圣惠方》):威灵仙三两、牵牛子四两、吴茱萸一两、陈皮、厚朴各六分
痞满	一切气、脚气心腹胀满、脾气虚腹胀满、痞气、厥逆气、虚劳心腹痞满、心腹胀满、伤寒心腹痞满、两胁胀满	1. 吴茱萸汤(《普济方》):吴茱萸、桂心各二两、生姜五两、陈皮三两、槟榔十枚;2. 通气汤(《卫生宝鉴》):吴茱萸四钱、半夏八钱、生姜六钱、桂花三钱、大枣四枚
咳喘	息贲、咳嗽上气、诸咳嗽、上气腹胀、上气胸膈支满、咳嗽、咳嗽上气唾脓血、卒上气、上气、喘促、咳逆上气、咳嗽短气、伤寒咳嗽、喘、咳逆、气嗽、久嗽、咳嗽面目浮肿、虚劳咳嗽、上气不得睡卧	1. 奔气汤(《要方》):半夏、吴茱萸、桂花各五钱、人参、炙甘草各三钱;2. 茱萸汤(《普济方》):吴茱萸三分、桂花一两、细辛一两一分、当归三分、杏仁半两
霍乱	霍乱转筋、霍乱心腹痛、霍乱、霍乱心腹筑悸、霍乱四逆、伤寒霍乱、霍乱昏塞下利、乳石发霍乱转筋、霍乱欲死、霍乱吐泻、干湿霍乱、霍乱心烦、中恶霍乱	1. 肉豆蔻汤(《圣济总录》):人参二两、吴茱萸、桂花各一两半、肉豆蔻半两;2. 木瓜汤(《圣惠方》):木瓜二两、生姜一两、吴茱萸一分
噎膈	膈气心胸中痛、五噎、五膈、膈气痰结、瘿病咽喉噎塞、膈噎、膈气宿食不消、膈气咽喉噎塞	1. 木香散(《圣惠方》):木香半两、吴茱萸一两、桂心三分;2. 桂心散(《普济方》):桂心、射干、赤茯苓各一两、木香、吴茱萸各半两

续表

病症	病症归类	代表方剂
跌仆损伤	诸骨蹉跌、金疮血不止、打仆损伤、伤折疼痛、金疮中风水及痉、伤折恶血不散、伤折风肿、竹木针刺、闪肭、颠仆伤折、箭镞金刃入肉	乌头散(《圣济总录》):草乌头、细辛、独活、蛇床子、吴茱萸各一两,葱白四十枚,生姜八两
产后血晕	产后血晕、产后恶露不尽、产后血晕气攻腹痛、产后恶血冲心、堕胎后血不出、产后恶露不绝	1. 刘寄奴散(《圣惠方》):刘寄奴、干姜各二两,赤芍一两,吴茱萸三分,干姜半两,酒一盏;2. 大黄汤(《普济方》):大黄、当归、吴茱萸、牡丹皮、白芍、炙甘草各一两
带下	赤白带下	香附丸(《普济方》):香附子二两、吴茱萸一两、白薇一两

2. 含吴茱萸复方治疗病症分类构成分析

将含吴茱萸复方所治 31 类病症予以列表(见表 25-3)。由表 25-3 可以看出,排在前位的病症有积聚、泄痢、虚损、心腹疼痛和虚冷,分别与湿、寒、瘀、虚密切相关。其后的呕吐、疝气、痹病、月水不调等,大体亦属此类。当然,其中呕吐、咳喘、痞满、噎膈又与气机上逆、紊乱有关。此外,含吴茱萸复方在疮疡、伤寒、中风、水肿、疥癣、胎动不安、跌仆损伤、产后血晕、带下、痰饮、尸疰、口疮等病症也有一定程度的分布,应当给予适当重视。

表 25-3　古代含吴茱萸复方治疗病症一览表

病症	方数	病症	方数	病症	方数	病症	方数
积聚	138	呕吐	55	水肿	38	痰饮	13
泄痢	106	疝气	54	疥癣	32	尸疰	13
虚损	78	伤寒	51	霍乱	32	口疮	12
脚气	72	痹病	49	噎膈	29	寄生虫	11
心腹疼痛	71	痞满	47	胎动不安	21	胤嗣	10
虚冷	68	虚劳	47	跌仆损伤	17	大便不通	10
疮疡	65	咳喘	41	产后血晕	16	时气	10
月水不调	64	中风	40	带下	16		

三、吴茱萸古今功用比较分析

1. 吴茱萸古今功用一致性考察分析

古今将吴茱萸用于里寒证得到普遍认可。历代本草围绕《本草经》明确的"温中,下气,止痛",不断充实具体病症。温里散寒扩充到积冷、胃中冷气、脏冷、胸膈冷气;散寒止痛包括心痛、腹痛、头疼、疝痛和痹痛;下气则以降逆止呕为主要表现形式,用于呕逆、吞吐酸水。另外,还大量用于虚寒性泄泻,如久滑、冷泻、吐泻、泻痢等。在古代含吴茱萸复方所治病症中,这些功用得到充分体现。《药典》确定吴茱萸"散寒止痛,降逆止呕,助阳止泻"功能,用于"厥阴头痛,寒疝腹痛,寒湿脚气,经行腹痛,脘腹胀痛,呕吐吞酸,五更泄泻",显然继承了历代本草的主流功能。

2. 吴茱萸功用古今差异部分考察分析

（1）稽古发隐

1）活血化瘀:在历代本草学中,有吴茱萸用于"除血痹""破癥癖""下产后余血"等记载;古代含吴茱萸复方治疗积聚 138 方、治疗心腹疼痛 71 方、治疗产后血晕 16 方等,这些病症均与血瘀有关。由此可见,古代本草与方书所论这一功能基本相吻合,然而《药典》却未予收录。

2）祛风除湿:《本草经》最早记载吴茱萸"除湿血痹,逐风邪,开腠理"功能,经历代本草传承下来,并在古代方剂中得到应用。古代含吴茱萸方剂中,有 121 首用于痹病、脚气等病症,说明吴茱萸祛风除湿功能得到古代医家的普遍认可,《药典》同样未能收录祛风除湿功能。

3）解毒:《纲目》记载治疗"喉舌口疮"。古代含吴茱萸复方中治疮疡者达 65 首,可以推测吴茱萸有解毒疗疮的功能,《药典》对此未能予以认同。

4）止咳化痰:《本草经》最早提出吴茱萸"主咳逆",《别录》记载有"去痰冷"之效,《日华子》则以其"消痰"。古代含吴茱萸复方能够治疗咳喘、痰饮等病症 54 方,故而推测吴茱萸或有止咳化痰功能,但《药典》未能收录。

5）平肝息风:《拾遗》记载其治疗"中贼风,口偏,不能语者",古代含吴茱萸复方治疗中风病症 40 首,尽管中风与外风有关,但唐以后多以内风立论,据此推知吴茱萸具有平肝息风的潜在功能,《药典》未能确认这一作用。

6）止血:《易读》明确吴茱萸治"肠风、痔血最灵",古代含吴茱萸复方所治金疮血不止、血痢、赤痢等病症,提示吴茱萸有止血功能,《药典》亦未能收录。

（2）疑问

如上所述,古代含吴茱萸复方中治疗疮疡者数量可观,将"解毒疗疮"作为其潜在功能似有一定的合理性。不过,吴茱萸药性辛苦热,似与解毒疗疮作用不符。针对这种情况,应当如何解读呢?

3. 吴茱萸潜在功能的临床应用和现代研究

（1）吴茱萸"活血化瘀"的实验研究

吴茱萸能够明显降低高、中、低切全血黏度与高、中切还原黏度,降低血细胞比容和卡松屈服应力,并能明显降低血沉方程 K 值,还有显著降低红细胞聚集指数、升高红细胞变形指数的作用[1]。其提取物可增加大鼠背部皮肤血流量,并可增加正常大鼠腹主动脉和腔静脉血流量,对氯化钾、去甲肾上腺素引起的大鼠腹主动脉血管收缩反应有显著抑制作用[2]。吴茱萸可通过降低血小板聚集、扩张血管、改善子宫微循环,起到活血化瘀的作用[3]。动物实验还表明,吴茱萸能改善正常家兔球结膜微循环,改善微循环的药理作用很可能就是历代本草记载的吴茱萸"活血"等传统功效的作用基础[4]。

（2）吴茱萸"祛风除湿"的实验研究

吴茱萸提取部位对大鼠佐剂关节炎有明显治疗作用,能降低大鼠非造模侧后肢肿胀度,对免疫器官胸腺、脾脏指数有明显改善[5]。其提取物对热板致痛和二甲苯致炎小鼠具有明显的镇痛和抗炎作用[6]。吴茱萸次碱能显著抑制血管过敏反应时血管的收缩,其作用与激活辣椒素受体进而促进内源性降钙素基因相关肽（CGRP）释放有关[7]。

（3）吴茱萸"解毒"的实验研究与临床应用

吴茱萸柠檬苦素提取物对藤黄微球菌、沙门菌、痢疾志贺菌、柠檬酸杆菌的抑菌效果及杀菌效果较好[8]。吴茱萸穴位贴敷双涌泉、大椎穴治疗小儿发热,具有退热效果好、依从性好、不良反应较低等优势[9]。

（4）吴茱萸"化痰止咳"的临床应用

临床应用吴茱萸粉末外敷双侧涌泉穴治疗喉中喘鸣,69 例均痊愈[10]。吴茱萸粉加姜汁外敷天突穴、定喘穴、肺俞穴,考察对呼吸衰竭患者肺部排痰的影响。60 例呼吸衰竭患者随机分为对照组和观察组各 30 例,对照组给予常规排痰方法及吸痰处置,观察组在此基础上再进行吴茱萸粉加姜汁外敷。观察组吸出的痰液量明显增多,有效率明显高于对照组[11]。

（5）吴茱萸"平肝息风"的实验研究

吴茱萸次碱能明显降低自发性高血压大鼠及两肾一夹高血压大鼠模型血压,其降压效果可能通过调节前列环素（PGI_2）和血栓素（TXA_2）水平,改善血管内皮功能及增加舒血管物质心房钠肽（ANP）水平实现的[12]。吴茱萸次碱能够有效降低血压、改善血管重构,其机制可能与表达增强的血管肽酶 C 介导的血管紧张素 Ⅱ 的灭活和激肽释放酶的激活有关[13]。

（6）吴茱萸"止血"的临床应用

采用吴茱萸外敷治疗小儿鼻出血 40 例,吴茱萸 10~20g,研粉,每晚加适量水调成糊状,分敷于两足底涌泉穴,第二天早晨揭去,7 天为 1 个疗程。血止后仍须继续 1 个疗程的治疗,总有效率 80.5%[14]。

❖ 参考文献

[1] 秦华珍,刘颖,柳俊辉,等.10 味温中散寒药对胃实寒证大鼠血液流变学的影响[J].中华中医药学刊,2014,32（2）:237-239.

[2] 李春梅.吴茱萸甲醇提取物及其生物碱成分对血液循环的影响[J].国外医学（中医中药分册）,1999,21（5）:9-11.

[3] 王嫣,杨卫平,陈天琪,等.吴茱萸水煎液对寒凝血瘀型痛经大鼠模型的影响[J].贵州科学,2014,32（4）:71-74.

[4] 鲁耀邦,窦昌贵.吴茱萸的心血管药理研究[J].中药药理与临床,1995,（1）:19-23.

[5] 盖玲,盖云,宋纯清,等.吴茱萸 B 对大鼠佐剂性关节炎的治疗作用[J].中成药,2001,23（11）:29-30.

[6] 谢梅林,薛洁,艾华,等.吴茱萸提取物调脂、镇痛及抗炎作用实验研究[J].中草药,2005,36（4）:572-574.

［7］禹静,让蔚请,谭桂山,等.吴茱萸次碱和辣椒素对过敏反应所致血管收缩的影响[J].中南药学,2003,
　　1(4):200-203.

［8］高一勇.吴茱萸柠檬苦素提取物的抑菌效果研究[J].广州化工,2011,39(21):93-95,124.

［9］韩选明,谢海燕,杨茹,等.吴茱萸穴位贴敷配合治疗小儿感染性发热的临床研究[J].陕西中医,2014,
　　(35)3:295-296.

［10］张连城.吴茱萸外敷治疗喉喘鸣69例报告[J].河北中医,1990(1):14.

［11］许媚媚,尹闰琛.吴茱萸粉外敷穴位促进呼吸衰竭病人肺部排痰的效果观察[J].江西中医药,2014,
　　45(7):40-42.

［12］及时雨,齐平建.吴茱萸次碱对高血压大鼠血压的影响及作用机制[J].中国生化药物杂志,2012,33
　　(3):237-240.

［13］杨晓青,李最琼,曾泗宇,等.吴茱萸次碱对高血压大鼠胸主动脉血管肽酶C表达的影响研究[J].中
　　国药房,2009,20(15):1124-1127.

［14］张三山.吴茱萸外敷治疗小儿鼻出血[J].浙江中医杂志,2003(7):28.

第 26 节　牡　丹　皮

一、牡丹皮历代本草学功用考察分析

　　牡丹皮,《本草经》称"牡丹",列为草部中品,"主寒热,中风,瘛疭,痉,惊痫,邪气,除癥坚、瘀血留舍肠胃,安五脏,疗痈疮",体现清热、息风止痉、活血消癥、安神、消痈五种功能。《别录》补充"除时气,头痛,客热,五劳,劳气,头腰痛,风噤,癫疾"之用,拓展《本草经》功用范围,新增止痛功能。《药性论》以其"治冷气,散诸痛,治女子经脉不通,血沥腰疼",所"治冷气"与其辛寒药性不符,通经当属活血的扩大应用。《日华子》以其"悦色,通关腠血脉,排脓,通月经,消仆损瘀血,续筋骨,除风痹,落胎下胞,产后,一切女人冷热血气",除"悦色"外,扩充的多为活血化瘀之功。

　　金元以降,牡丹皮功用续有增益。《法象》强调牡丹皮"治肠胃积血,及衄血、吐血之要药",着重凉血止血。《汤液》在前期本草主寒热、时气、客热、五劳基础上,疗"无汗骨蒸",显示清虚热作用。《纲目》云其"和血生血凉血,治血中伏火,除烦热",首提补血。《备要》所谓"泻伏火而补血",赞同《纲目》补血之见。《药性解》不以为然,反驳曰:"本功专主行血,不能补血,而东垣以此治无汗骨蒸,六味丸及补心丹皆用之,盖以血患火烁则枯、患气郁则新者不生。此剂苦能泻阴火,辛能疏结气,故为血分要药。"《经解》认为牡丹皮"气寒可以清热,味辛可以散寒解表也",是对《本草经》所记"主寒热"的功能诠释。此外,明清本草甚众,多以

阐发《本草经》为务,故对牡丹皮功用另出新识者少。至此,历代本草所述牡丹皮功用大体臻于完备。

综合诸家本草所述,牡丹皮功能大致可概括为清热泻火、清热凉血、清虚热、息风止痉、活血化瘀、安神、消痈、止痛、凉血止血、辛凉解表等 10 个方面(见表 26-1)。

表 26-1　牡丹皮历代本草学功用分类汇总

功能	出处
清热泻火	1. 寒热(《本草经》);2. 客热,3. 时气(《别录》);4. 肾血分实火实热(《求真》);5. 心胞伏火(《得配》)
清热凉血	血中内热(《得配》)
清虚热	1. 五劳,2. 劳气(《别录》);3. 无汗骨蒸(《汤液》);4. 烦热(《纲目》)
息风止痉	1. 中风,2. 瘛疭,3. 痉(《本草经》);4. 风噤(《别录》);5. 风痫(《蒙筌》)
活血化瘀	1. 癥坚瘀血留舍肠胃(《本草经》);2. 仆损瘀血,3. 落胎下胞(《日华子》);4. 肠胃积血(《法象》);5. 经脉不通(《药性论》)
安神	1. 惊痫,2. 安五脏(《本草经》);3. 癫疾(《别录》)
消痈	1. 痈疮(《本草经》);2. 排脓(《日华子》)
止痛	1. 头痛,2. 头腰痛(《别录》);3. 诸痛,4. 血沥腰疼(《药性论》)
凉血止血	1. 衄血,2. 吐血(《法象》);3. 呕血,4. 咯血(《新编》)
辛凉解表	散寒解表(《经解》)

二、牡丹皮古代方剂配伍应用规律考察分析

1. 含牡丹皮复方治疗病症分类

以牡丹皮为关键词,在整个数据库检索,得含牡丹皮复方 765 首,用于 318 种病症。含牡丹皮复方所治常见病症与代表方剂列举如下(见表 26-2)。

表 26-2　含牡丹皮复方所治常见病症归类和代表方剂

病症	病症归类	代表方剂
月水不调	崩中漏下、月水不断、月水不利、月水不调、月水不通、月水来腹痛、热入血室、血暴下兼带下	牡丹丸(《圣济总录》):苦参半两,贝母三分,牡丹皮一两一分
产后诸疾	产后妒乳、产后恶露不尽腹痛、产后恶露不绝、产后恶露不下、产后恶血冲心、产后儿枕腹痛、产后血晕、产后血晕气攻腹痛、产后诸疾、堕胎后血不出、坠堕致伤吐唾出血、血气心腹疼痛	牡丹煎丸(《普济方》):牡丹皮、苦参、贝母、延胡索、白芍等分
疼痛	风湿痹、风眩头痛、风腰脚疼痛、骨痹、寒疝、偏正头痛、伤寒后腰脚疼痛、伤寒头痛、身体疼痛、身体腰脚疼痛、肾主腰痛、肾著、头痛、五种腰痛、心疝、血	1. 寄生散(《普济方》):桑寄生、牡丹皮、鹿茸、桂花等分;2. 杜仲散(《德生堂方》):杜仲一两,肉桂半两,牡丹皮半两

病症	病症归类	代表方剂
疼痛	风体痛、腰脚疼痛、腰痛、腰痛强直不得俯仰、阴肿痛、中风百节疼痛、诸疝、卒腰痛、肾脏风冷气、肝风毒流注入脚膝筋脉、膀胱气痛	
虚劳	风劳、风虚劳冷、风虚劳损、肝劳、急劳、冷劳、肾劳、小便频数不禁、心劳、虚劳、虚劳不足、虚劳寒热、虚劳羸瘦、产后蓐劳、血风劳气	油煎散(《医学大成》):五加皮、牡丹皮、赤芍、当归各一两,铜钱一枚
疮疡痈疽	肺痈、肠痈、疮疡、疮疹大盛、唇疮等疾、产后乳结核、肺脏风毒生疮、口疮、伤寒发豌豆疮、伤寒口舌生疮、手足诸疮、咽喉生疮、阴疮、阴肿、痈疽发背发渴、中水毒、诸痈、诸肿、头面风	牡丹汤(《要方》):牡丹皮一钱,大黄十两,桃仁十两,瓜蒌子三分,芒硝二钱
跌仆损伤	诸骨蹉跌、坠车落马、从高坠下、打仆损伤、箭镞金刃入肉、接骨、金疮内漏血不止、金刃所伤、伤折恶血不散、折风肿、伤折腹中瘀血、伤折风肿、闪肭	1. 地黄酒(《圣济总录》):生地黄七升,酒二升,桃仁、牡丹皮、桂心各二两; 2. 牡丹汤(《圣济总录》):牡丹皮、大黄、桂心、鬼箭羽、朴硝、蒲黄、芍药、当归各一两
热病	肺实、肺脏壅热、热病一日、时气余热不退、胃实热、温疟、瘟病、心实、诸热、阳毒、肝实	牛黄膏(《济生拔萃方》):牛黄二钱半,朱砂三两,郁金三两,脑子一钱,甘草一钱,牡丹皮三钱
产难	催生、堕胎、脬转、胞衣不出	催产夺命丹(《普济方》):牡丹皮、白茯苓、桂花、赤芍、桃仁、泽泻各一两
耳鸣耳聋	耳聋诸疾、耳虚鸣、风聋、劳聋	菖蒲散(《要方》):石菖蒲、白蔹、牡丹皮、山茱萸、牛膝、土瓜根各二两,磁石四两

2. 含牡丹皮复方治疗病症分类构成分析

将含牡丹皮复方分布病症≥5首者予以列表(见表26-3)。由表26-3可知,古代含牡丹皮复方用于月水不调130首独占鳌头,产后诸疾紧随其后,用方82首。约占表中含牡丹皮复方总数的1/3,凸显牡丹皮具有显著的活血化瘀作用。而所治疼痛、跌仆损伤、癥瘕、疮疡痈疽、产难等,或取其活血止痛,或活血消癥,乃以活血占主导地位。治疗出血则与凉血止血或活血止血有关。含牡丹皮复方治疗热病、伤寒、骨蒸等,则与牡丹皮在方中发挥辛寒解表、清热凉血作用有关。

表26-3　古代含牡丹皮复方治疗病症一览表

病症	方数	病症	方数	病症	方数	病症	方数
月水不调	130	虚损	53	疮疡痈疽	38	热病	19
产后诸疾	82	癥瘕	45	出血	25	消渴	18
疼痛	77	虚劳	39	跌仆损伤	25	伤寒	17

病症	方数	病症	方数	病症	方数	病症	方数
惊悸	16	骨蒸	11	痢疾	6	内外障眼	5
中风	15	耳鸣耳聋	10	痔漏	5	胎动不安	5
水肿	14	痞满	9	目赤肿痛	5	淋秘	5
产难	12	时气	6	痰饮	5		

三、牡丹皮古今功用比较分析

1. 牡丹皮古今功用一致性考察分析

自《本草经》记载牡丹皮"主治寒热""除癥坚、瘀血留舍肠胃,安五脏,疗痈疮",《别录》增加"除时气""客热",以及《法象》补充"治肠胃积血,及衄血、吐血之要药",牡丹皮清热凉血、活血化瘀功能便已呼之欲出。古代含牡丹皮复方大量用于月水不调、各种出血、产难、产后恶露不下或血晕、跌仆损伤、热病、骨蒸、疮疡痈疽等,均是这一功能在主治病症的具体体现。《药典》及其"十二五"规划教材《中药学》中对牡丹皮的描述基本上继承了本草学和古方剂学的上述功用。

2. 牡丹皮功用古今差异部分考察分析

（1）稽古发隐

1）补益:《纲目》首提牡丹皮具有"补血"的作用,云其"和血生血凉血",《备要》赞同《纲目》补血之见,称其能"泻伏火而补血"。《药性解》提出不同看法,认为牡丹皮"本功专主行血,不能补血",《逢原》指出牡丹皮"赤者利血,白兼补气"。尽管历代本草对牡丹皮补益作用的描述存在争议,但通过检索数据库,可以发现有53首含牡丹皮复方用于虚损病症的治疗,故而初步认定牡丹皮具有补益作用。《药典》对此并未收录。

2）安神:自《本草经》记载牡丹皮"安五脏"之后,《别录》取其治"癫疾",《汤液》则"治神志不足",这些均系神志不安、精神萎靡之类的病变。古代含牡丹皮复方用于惊悸(包括心烦热、夜啼、心虚惊悸、心狂、躁啼等)16首,说明牡丹皮或有安神之功,而《药典》中对此并未收载。

3）息风止痉:《本草经》称牡丹皮主"瘛疭,痉,惊痫",《别录》以其治"风噤",《蒙筌》则"治风痫,定搐止惊",《药鉴》也认为"风痫时搐者,用之可定"。明清时期的本草学大多传承这一功能,说明牡丹皮确有定搐止惊作用。尽管古代含牡丹皮复方治疗癫痫和伤寒阴阳刚柔痉仅各出一方,但从历代本草的功用阐述可以推测,牡丹皮尚有息风止痉的潜在功能。《药典》中未见相关表述。

4）止痛:《药典》虽注录牡丹皮主治"痛经,跌仆伤痛",但却未能明确其止痛功能。历代本草学中,《别录》以其祛"时气头痛""头腰痛",《药性论》则"散诸痛,血沥腰疼",《日华子》以其"通月经,消仆损瘀血,除风痹",皆以疼痛为主症。古代含牡丹皮复方治疗各种疼痛(腰痛、头痛、风湿痹、血风走注、血风体痛、中风百节疼痛、鹤节等）多达 77 方,可以证明牡丹皮确有止痛作用。

5）清热解毒:《药典》中将牡丹皮的功能确定为"清热凉血,活血化瘀",并有主治"痈肿疮毒"的表述,却未明确"清热解毒"。早在《本草经》就有牡丹皮"治痈疮"的记载,至明清时期,对牡丹皮疗"痈肿疮疡"的论述渐多。《乘雅》以牡丹皮主"痈肿疮疡",《得配》则认为牡丹皮"善行血滞",故可"疗痈肿",《经解》指出"丹皮辛寒,可以散血热,所以和营而疗痈疮也",至《百种录》明确提出牡丹皮"清血家之毒火"。虽各家所述作用机制有所不同,但可确认牡丹皮具有清热解毒之功,可用于治疗疮疡痈肿。而古代含牡丹皮复方治疗疮疡痈疽 38 首,进一步支持了这一判断。

（2）疑问

对历代本草文献全面考察后发现,牡丹皮集清热解毒、清热泻火、清热凉血三清于一体,用于血热出血,取凉血止血之用,同时又能活血化瘀。牡丹皮止血和活血的双向调节作用在古代方剂中得到充分体现,也在《药典》中得以全面继承。值得探讨的问题是:牡丹皮止血和活血双向调节作用是哪些因素影响下实现的?

3. 牡丹皮潜在功能现代研究和应用考察

从历代本草记载和古代方剂应用,归纳出牡丹皮具有补益、安神、息风止痉等潜在功能。对此,现代实验研究与临床应用证明了这些潜在功能的客观实在性。

（1）牡丹皮"补益"的实验研究

研究表明,牡丹皮的"补益"作用体现在增强免疫功能、延缓衰老、滋补强壮等多个方面。丹皮酚是牡丹皮的主要有效成分,是用于牡丹皮药材鉴定与质量检测的标志性成分。实验研究表明,丹皮酚能够提高全身性细胞免疫和体液免疫功能[1],增加 T 淋巴细胞在血液循环中的比例,使 T 淋巴细胞发挥更强的淋巴因子分离功能,促进中性白细胞的非特异性吞噬清除细菌的功能[1],丹皮酚还可以增强特异性免疫功能,提高小鼠脾脏指数和胸腺指数及淋巴细胞转化率[2]。

丹皮酚能够延缓神经系统退行性变,显著改善 D- 半乳糖诱导的老年大鼠认知损毁及对海马旁回、颞叶皮质的神经毒性,增加大鼠大脑中乙酰胆碱、GSH 含量和 SOD 储备,减少 MAD 水平[3]。

此外,牡丹皮尚有强大的自由基清除作用,其作用明显优于维生素 E[4];丹皮酚还能够预防骨质疏松,抑制巨噬细胞集落刺激因子诱导的骨髓基质细胞向破骨细胞的分化,减少破骨细胞的形成[5]。

（2）牡丹皮"安神"的实验研究

复方丹皮胶囊是以牡丹皮为主制成的现代中药复方制剂,具有镇静催眠的作用,能延长戊巴比妥钠引起的小鼠睡眠持续时间,使阈下剂量戊巴比妥动物入睡率明显升高,显著减少正常小鼠自发活动次数,明显增加大鼠脑干内 5- 羟色胺（5-HT）含量[6]。

（3）牡丹皮"息风止痉"的实验研究

丹皮酚对戊四氮点燃 SD 大鼠动物模型具有抗癫痫作用,能够显著提高大鼠脑内的

SOD、NOS 活性,降低 NO、MDA 含量[7]。

(4)牡丹皮"止痛"的临床与实验研究

用牡丹皮气雾透皮熏蒸治疗骨科疼痛患者,总有效率 100%[8]。实验研究表明,牡丹皮能使小鼠痛阈延长,抑制醋酸刺激所致的小鼠扭体反应次数及其热板刺激所致疼痛,具有镇痛作用[9-10]。

(5)牡丹皮"清热解毒"的实验研究

早期体外研究发现,丹皮酚溶液对大肠埃希菌、枯草杆菌、金黄色葡萄球菌具有明显抑制作用,对流感病毒及常见致病性皮肤真菌亦有抑制作用。近年有研究进一步证明,丹皮酚对金黄色葡萄球菌、表皮葡萄球菌、铜绿假单胞菌、大肠埃希菌、阴沟肠杆菌、肺炎克雷伯菌、热带念珠菌、白念珠菌、光滑球拟酵母菌均有较强的抗菌活性,对致病性真菌效果最好[11]。

❖ **参考文献**

[1] 朱作金,蔡福盛,杨志平,等.丹皮酚雾化吸入对大鼠免疫功能的影响[J].广西医科大学学报,1994,11(4):386-387.

[2] 李逢春,周晓玲,磨红玲,等.丹皮酚注射液增强免疫功能的实验研究[J].中国中西医结合杂志,1994,14(1):37-38.

[3] 武继彪,隋在云,管华诗.丹皮酚对大鼠脑缺血再灌注损伤的保护作用[J].中华中医药学刊,2008,26(9):1887-1888.

[4] MATSUDA H,OHTA T,KAWAGUCHI A,et al. Bioactive Constituents of Chinese Natural Medicines. VI. Moutan Cortex.(2):Structures and Radical Scavenging Effects of Suffruticosides A,B,C,D,and E and Galloyl-oxypaeoniflorin[J]. Chemical and pharmaceutical bulletin,2001,49(1):69-72.

[5] LEE H,LEE G,KIM H,et al. Paeonol,a Major Compound cortex,Attenuates of Moutan-Induced Nephrotoxicity in Mice[J]. Evidence-based complementary and alternative medicine,2013,2013:310989.

[6] TSAI H Y,LIN H Y,FONG Y C,et al. Paeonol inhibits RANKL-induced osteoclastogenesis by inhibiting ERK,p38 and NF-κB pathway[J]. European journal of pharmacology,2008,588(1):124-133.

[7] 钟国琛,龙子江,李家明,等.丹皮酚对戊四氮点燃 SD 大鼠癫痫模型的影响[J].中药材,2012,35(9):1468-1470.

[8] 杜宁,滕蔚然.中药牡丹皮汽雾透皮(熏蒸)疗法治疗疼痛的临床应用[J].医疗保健器具,2008(5):64-65.

[9] 王宪龄,李连珍,荆云,等.牡丹皮镇痛抗炎作用的实验研究[J].河南中医,2005,25(12):28-30.

[10] 李世林.牡丹皮镇痛抗炎作用的实验研究[J].中国中医基础医学杂志,2006,12(1):40-41.

[11] VASILIKI P,PROKOPIOS M,IOANNA C,et al. Volatiles with antimicrobial activity from the roots of Greek Paeonia taxa[J]. Journal of ethnopharmacology,2002,81(1):101.

第 27 节　陈　皮

一、陈皮历代本草学功能主治考察分析

陈皮古称橘皮,列为《本草经》果部上品,以橘柚相称,橘柚"主胸中瘕热,逆气,利水谷。久服去臭,下气通神"。《别录》续增"止呕咳,除膀胱留热、停水、五淋,利小便,主脾不能消谷,气冲胸中,吐逆,霍乱,止泄,去寸白"。此后,《药性论》补充"治胸膈间气,开胃,主气痢,消痰涎,治上气咳嗽"功能。《拾遗》认为,朱柑、乳柑、黄柑、石柑、沙柑橘之类,"此辈皮皆去气调中"。《食疗》以其"止泄痢,食之下食,开胸膈、痰实结气,下气不如皮";干皮"治下焦冷气"。《日华子》所述"消痰止嗽,破癥瘕痃癖",前述与《药性论》"消痰涎,治上气咳嗽"大同小异。《药性赋》明确指出陈皮"留白者补胃和中,去白者消痰泄气"。《纲目》首提疗"痎疟,大肠秘塞"。《药鉴》谓其"解酒毒",《景岳》称其"尤消妇人乳痈,并解鱼肉诸毒"。《备要》将陈皮"调中快膈,导滞消痰,利水破癥,宣通五脏,统治百病",归结为"理气燥湿之功"。《发挥》云"理胸中滞气"。其后明清本草学大多诠释《本草经》确定的功能,创新认识少有推出。

综合诸家本草,陈皮功用主要有化痰止咳、降逆止呕、理气宽中、健胃消食、止泄痢、利水通淋、通便、截疟、活血消癥、解毒 10 种(见表 27-1)。

表 27-1　陈皮历代本草学功用分类汇总

功能	出处
化痰止咳	1. 主逆气(《本草经》);2. 治上气咳嗽;3. 消痰涎(《药性论》);4. 止嗽、消痰(《日华子》)
降逆止呕	1. 下气(《本草经》);2. 止呕咳(《别录》)
理气宽中	1. 治胸膈间气(《药性论》);2. 调中快膈(《备要》)
健胃消食	1. 主脾不能消谷(《别录》);2. 开胃(《药性论》)
止泄痢	1. 止泻(《别录》);2. 主气痢(《药性论》)
利水通淋	1. 利水(《备要》);2. 停水、五淋、利小便(《别录》)
通便	大肠秘塞(《纲目》)
截疟	疗痎疟(《纲目》)
活血消癥	1. 破癥瘕痃癖(《日华子》);2. 破癥(《备要》)
解毒	1. 解酒毒(《药鉴》);2. 解鱼肉诸毒(《景岳》)

二、陈皮古代方剂配伍应用规律考察分析

1. 含陈皮复方治疗病症分类

以橘皮、陈皮、陈橘皮的关键词,在整个数据库检索,得到含陈皮复方 3 709 首,治疗病

症 774 种。主要病症与代表方剂列举如下（见表 27-2）。

表 27-2 含陈皮复方所治常见病症归类和代表方剂

病症	病症归类	代表方剂
气滞	一切气、冷气、伤寒心腹痞满、痞气、上气腹胀、诸癖结胀满	和气七圣散（《王氏博济方》）：厚朴四两，生姜、炙甘草、草豆蔻各二两，陈皮六两
呕吐	呕吐、胃反、吐利、伤寒呕哕、霍乱	厚朴散（《普济方》）：厚朴四两，生姜、炙甘草、草豆蔻各二两，陈皮六两
咳嗽	咳嗽、喘嗽、伤寒咳嗽、咳嗽上气、痰嗽、咳逆上气、痰实、久嗽、虚劳上气、冷嗽	木乳散（《圣惠方》）：木乳三两、贝母二两、甘草一两、杏仁二两、陈皮一两
虚损	补益诸虚、补虚益气、平补、肺虚、伤寒后虚羸、胃虚冷、补虚调腑脏、肝虚、补虚治风、虚羸、补壮元阳、大肠虚、羸瘦、补虚壮筋骨、痃癖羸瘦、虚损	白茯苓陈皮丸（《济生拔萃方》）：茯苓、陈皮、干姜、人参各一两
水肿	诸肿、水肿、水气遍身肿满、水气、脚气肿满、虚劳浮肿、小便不通、咳嗽面目浮肿、十水、水气心腹臌胀、上气喘急身面浮肿、水气脚膝浮肿、大小便不通、风水、水肿小便涩、湿肿、脚气变成水肿	白术汤（《普济方》）：白术一两，陈皮、茯苓、大腹皮、生姜皮各半两
诸痛	腰痛、诸痹、脚痹、伤小肠气、虚劳心腹痛、伤寒头痛、脚气痰壅头痛、脾痛、伤寒心腹胀痛、身体疼痛、霍乱心腹痛、风腰脚疼痛、时气头痛、腰胯疼痛、膈气心胸中痛、寒后骨节烦疼、风湿痹、伤寒后腰脚疼痛、首风	橘姜饮（《百一选方》）：陈皮二两、生姜四两
伤寒	伤寒可汗、伤寒两感、伤寒、伤寒四日候、伤寒五日候	香苏饮（《危氏方》）：香附子、紫苏各四两，甘草一两，陈皮二两
积聚	积聚、积聚心腹胀满、久积癥癖、食癥	生姜橘皮丸（《杨氏家藏方》）：陈皮、生姜各一两，神曲二两
脚气	一切脚气、脚气冲心、伤寒后脚气、干湿脚气、脚气上气、风脚气	贴脚丸（《普济方》）：威灵仙、黑牵牛、草乌头、陈皮、金铃子等分
诸热	时气疫疠、三焦实热、诸热、时气发斑、热病四日、肺脏壅热、胃热、热病	参橘丸（《十便良方》）：陈皮三两、小麦面、人参各一两
疟疾	诸疟、疟疾、足太阴脾疟、久疟、寒疟	七宝散（《普济方》）：常山、青皮、陈皮、厚朴、甘草、槟榔、草果等分
中风	中风偏枯、脐风撮口、中风口噤、风偏枯、中风身体不遂、中风半身不遂、中风四肢拘挛不得屈伸、中风失音不语	果皮丸（《普济方》）：陈皮、当归等分
疮疡	诸疮、诸发、疮疡、诸疮肿、肾脏风毒流注腰脚、痈疮	芎芷丸（《要方》）：川芎、白芷、陈皮、桂心、枣肉等分
便秘	大便秘涩不通、风秘、大肠实、伤寒大便不通、大便不通	润肠丸（《医方大成》）：皂角、南木香、青皮、陈皮、槟榔等分

病症	病症归类	代表方剂
潮热	传尸复连瘅瘵、瘰疬结核、尸疰、骨蒸、时气瘴疫、虚劳潮热、潮热、虚劳骨热、骨热	芦根汤(《指南方》):芦根、麦冬、赤茯苓、陈皮各一两,地骨皮四两
失眠	虚劳不得眠、怔忡惊悸、伤寒后不得眠、伤寒心悸、胆虚不得眠	橘皮汤(《普济方》):陈皮一两、川芎一分半、半夏五钱、炙甘草一分、生姜半分
出血	伤寒鼻衄、乳石发吐血衄血、吐血、吐血衄血、呕血	赤芍药汤(《医方大成》):赤芍二两,半夏一两半,陈皮一两

2. 含陈皮复方治疗病症分类构成分析

现将含陈皮复方分布于 32 类病症的构成情况列表(见表 27-3)。可以确认,古代含陈皮复方以治疗气滞各病症居多,多属中焦脾胃气滞。用于呕吐、宿食不消、便秘合计 800 余方,可见陈皮侧重治疗中医脾胃病变。治疗咳嗽、痰饮也占较大比重。古代含陈皮复方用于泄痢、伤寒、诸热、疟疾、诸疮、潮热、痘疹、淋秘等,则属触犯外感六淫为患。

表 27-3　古代含陈皮复方治疗病症一览表

病症	方数	病症	方数	病症	方数	病症	方数
气滞	426	伤寒	161	便秘	41	淋秘	18
呕吐	419	痰饮	135	潮热	36	消渴	17
宿食不消	345	积聚	127	失眠	35	诸痔	15
咳嗽	326	脚气	108	诸虫	28	骨折	14
虚损	277	诸热	92	酒毒	27	视物不清	12
水肿	230	疟疾	74	痘疹	26	瘙痒	11
诸痛	221	中风	62	出血	23	产难	9
泄痢	198	疮疡	47	胎动不安	19	月经不调	7

三、陈皮古今功用比较分析

1. 陈皮古今功用一致性考察分析

《药典》确认陈皮"理气健脾、燥湿化痰",用于"脘腹胀满,食少吐泻,咳嗽痰多",与由历代本草提炼出的化痰止咳、理气宽胸、降逆止呕、健胃消食功能大体相吻合;也与古代含陈皮复方治疗气滞、呕吐、宿食不消、咳嗽、痰饮等病症相照应。进而说明《药典》继承了陈皮传统的主流功能。

2. 陈皮功用古今差异部分考察分析

(1) 稽古发隐

1) 化瘀消癥:《日华子》以其"破癥瘕痃癖",《备要》用来"利水破癥"。古代含陈皮复方用于治疗积聚心腹胀满、久积癥癖、食癥等,提示陈皮具有化瘀消癥的功能,这一功能未能得到《药典》的确认。

2)止痛:历代本草并无陈皮止痛和治疗诸痛的著录,清代《崇原》始有橘核主治"肾疰腰痛,膀胱气痛"的记载,但未提橘皮止痛。然古代含陈皮复方则大不相同,竟有221首治疗包括腰痛、诸痹、小肠气、虚劳心腹痛、伤寒头痛、脚痹等多种疼痛,提示陈皮或能止痛。然而,《药典》未能收录这一功能。

3)利水消肿:《本草经》最早明确陈皮有利水谷之功,《别录》则用来除"停水""利小便"。后世本草补充除膀胱留热、利水、五淋;而古代含橘皮、陈皮复方广泛治疗诸肿、水肿、水气遍身肿满、水气、脚气肿满、虚劳浮肿、小便不通、咳嗽面目浮肿、十水等,组方高达230首,说明陈皮"利水消肿"早已得到古代医家的普遍认同。而现代《药典》一部却未予收录。

4)止泄痢:《别录》称其"止泄",《药性论》谓其"主气痢"。古代含陈皮复方广泛治疗诸泻、冷痢、泄痢、诸痢、下赤痢白痢、下痢、濡泻、气痢和泄泻,说明陈皮有止泄痢功能,遗憾的是,这一功能也未得到《药典》认同。

5)通便:《纲目》谓其疗"大肠秘塞",古代含陈皮复方广泛治疗大便秘涩不通、风秘、大肠实、伤寒大便不通、大便不通,说明陈皮有通便功能,但未得到《药典》认同。

（2）疑问

根据历代本草和古代方书的记载应用情况,发掘出陈皮的潜在功能主要有化瘀消癥、止痛、利水消肿、止泻痢等。这些功能《药典》均未予收录,确认"理气健脾、燥湿化痰"为陈皮的主要功能。关于陈皮化痰,首见《药性论》记载,称其"消痰涎"。古代方剂虽有伍用,总计才有135首方剂,而古代含陈皮复方治疗疼痛、水肿、泄痢、癥瘕积聚者,或明显多于痰饮,或与之持平,《药典》唯独收录化痰功能,原因何在,不甚明了。问题在于:陈皮确实存在止痛、止泄痢、利水消肿、化瘀消癥功能吗? 针对这些问题,都应进一步论证。

3. 陈皮潜在功能现代研究和应用考察

（1）陈皮"化瘀消癥"的实验研究

日本学者通过动物实验证实,橙皮苷、川陈皮素等能够预防化学剂诱导的结肠癌的发生[1]。橙油素、川陈皮素等通过凋亡或细胞增殖依赖性机制而发挥肿瘤预防作用,其以浓度和时间依赖性方式诱导结肠癌肿瘤细胞的凋亡,并使复制DNA的合成减少[2]。陈皮提取物对小鼠移植性肿瘤肉瘤180、肝癌具有明显的抑制作用[3]。相关研究为陈皮治疗积聚提供了药理学依据,也从一个侧面证实陈皮可能具有化瘀消癥的功能。

（2）陈皮"止痛"的实验研究

橙皮苷作为陈皮的主要成分,具有显著的抗炎和止痛功效[4]。研究证明,虽然口服橙皮苷几乎没有抗炎镇痛作用,但皮下注射却有明显镇痛效果[5]。

（3）陈皮"利水消肿"的实验研究

毛细血管通透性增加是水肿的一个重要原因,橙皮苷有降低毛细血管通透性的作用,观察橙皮苷50mg联合地奥司明450mg对慢性静脉功能不全的影响,发现静脉微循环改善明显,抑制了前列腺素的合成,并增加了淋巴引流,减少静脉容量,降低毛细血管通透性,增加毛细血管抵抗力[6]。给大鼠口服橙皮苷,每千克体重用 200mg,发现橙皮苷具有显著的抗高血压和利尿作用[7]。

(4)陈皮"止泄痢"的实验研究

陈皮水煎剂能显著抑制家兔离体十二指肠的自发活动,使收缩力降低,紧张性下降,而且呈现量效反应关系[8]。陈皮对胃肠道平滑肌的自发活动有一定的抑制作用,且能明显拮抗组胺或乙酰胆碱引起的肠道平滑肌的收缩痉挛,对卵白蛋白引起回肠过敏性收缩反应具有明显抑制作用[9]。研究发现,橙皮苷对轮状病毒感染而引起的婴幼儿腹泻有明显的抑制作用;在所测试的黄酮类化合物中,橙皮苷和香叶木苷对轮状病毒感染有最有效的抑制活性[10]。

(5)陈皮"通便"的实验研究

陈皮对肠平滑肌的作用是双向的,既能抑制胃肠运动,又能兴奋胃肠运动,主要与消化道的功能状态有关。陈皮对小鼠肠推进的影响实验证实,虽然小剂量(20g/kg)陈皮对小肠推进运动无明显影响,但是中、大剂量(30g/kg、40g/kg)陈皮使小鼠肠推进运动明显加快[11]。研究表明[12]陈皮促胃肠动力的有效部位是陈皮乙酸乙酯的萃取物,在质量浓度大约为 3.0mg/ml 时,乙酸乙酯萃取物对离体兔回肠的收缩抑制率较低,小肠推进率与对照组比较显著升高。提示增加肠收缩,促进肠推进,可能是陈皮通便作用的主要机制。

❖ **参考文献**

[1] TANAKA T,MAKITA H,KAWABATA K,et al. Chemoprevention of azoxymethane-induced rat colon carcino-genesis by the naturally occurring flavonoids,diosmin and hesperidin[J]. Carcinogenesis,1997,18(5):957-965.

[2] ZHENG Q,HIROSE Y,YOSHIMI N,et al. Further investigation of the modifying effect of various chemopreventive agents on apoptosis and cell proliferation in human colon cancer cells[J]. Journal of cancer research and clinical oncology,2002,128(10):539-546.

[3] 钱士辉,王俏先,亢寿海,等. 陈皮提取物体内抗肿瘤作用及其对癌细胞增殖周期的影响[J]. 中国中药杂志,2003,28(12):1167-1169.

[4] MONFORTE M T,TROVATO A,KIRIAVAINEN S,et al. Biological effects of hesperidin,a citrus flavonoid.(note II):hypolipidemic activity on experimental hypercholesterolemia in rat[J]. Farmaco,1995,50(9):595-599.

[5] EMIM J,OLIVEIRA A B,LAPA A J. Pharmacological evaluation of the anti-inflammatory activity of a citrus bioflavonoid,hesperidin,and the isoflavonoids,duartin and claussequinone,in rats and mice[J]. Journal of pharmacy and pharmacology,1994,46(2):118-122.

[6] STRUCKMANN,JR,NICOLAIDES AN. A review of the pharmacology and therapeutic efficacy of Daflon 500 mg in patients with chronic venous insufficiency and related disorders[J]. J Ang,1994,45(6):419-427.

[7] GALATI E M,TROVATO A,KIRJAVAINEN S,et al. Biological effects of hesperidin,a citrus flavonoid.(Note

III）:antihypertensive and diuretic activity in rat［J］.Farmaco,1996,51（3）:219-221.

［8］官福兰,王如俊,王建华,等.陈皮及橙皮苷对离体肠管运动的影响［J］.时珍国医国药,2002,13（2）:65.

［9］徐彭.陈皮水提物和陈皮挥发油的药理作用比较［J］.江西中医学院学报,1998,10（4）:172-173.

［10］BAE E A,HAN M J,LEE M,et al. In vitro inhibitory effect of some flavonoids on rotavirus infectivity［J］. Biological and pharmaceutical bulletin,2000,23（9）:1122-1124.

［11］李伟,郑天珍,霍颂义,等.陈皮对小鼠胃排空及肠推进的影响［J］.中药药理与临床,2002,18（2）: 22-23.

［12］李庆耀,梁生林,褚洪标.陈皮促胃肠动力有效部位的筛选研究［J］.中成药,2012,34（5）:941-942.

第 28 节　附　　子

一、附子历代本草学功能主治考察分析

附子,出自《本草经》草部下品,"主风寒咳逆,邪气,温中,金疮,破癥坚、积聚、血瘕,寒湿踒躄,拘挛膝痛,不能行步"。《别录》补治"脚疼冷弱,腰脊风寒,心腹冷痛,霍乱转筋,下痢赤白,坚肌骨,强阴。又堕胎,为百药长"。两书重点论述附子散寒止痛、活血破癥的功能。《拾遗》新增"去聋""主喉痹"之用。

金元时期,附子功用不断拓展。《法象》以"其性走而不守,亦能除肾中寒甚",确认附子为"除寒湿之圣药也。温药中少加之,通行诸经,引用药也。及治经闭"。《医学启源》云黑附子"去脏腑沉寒,补助阳气不足,温暖脾胃"。《珍珠囊》则"除脾湿肾寒,补下焦阳虚"。所谓"补助阳气不足""补下焦阳虚"者,与"除肾中寒""去脏腑沉寒"当属同义。

明清期间,附子功用阐述愈加详细。《纲目》细化为"治三阴伤寒,阴毒寒疝,中寒中风,痰厥气厥,柔痓癫痫,小儿慢惊,风湿麻痹,肿满脚气,头风肾厥头痛,暴泻脱阳,久痢脾泄,寒疟瘴气,久病呕哕,反胃噎膈,痈疽不敛,久漏冷疮"。《景岳》概括为:"能除表里沉寒,厥逆寒噤,温中强阴,暖五脏,回阳气,除呕哕霍乱,反胃噎膈,心腹疼痛,胀满泻痢,肢体拘挛,寒邪湿气,胃寒蛔虫,寒痰寒疝,风湿麻痹,阴疽痈毒,久漏冷疮,格阳喉痹,阳虚二便不通,及妇人经寒不调,小儿慢惊等证。大能引火归原,制伏虚热。"两书功用部分重叠,但又互相补充,大体围绕温经、祛寒、回阳、温阳、助阳而细化其用。《备要》所说"大燥回阳,补肾命火,逐风寒湿",《经读》称其"为回阳救逆第一品药",是对附子功能的高度概括。其他本草所论,基本囿于这一范围。

综合历代本草文献,归纳附子功能为祛风除湿、温宫散寒、补火助阳、温中散寒、回阳救逆、止痛、止痓、止泄痢、祛痰止咳、消癥、解毒、堕胎、温阳通便、引火归原等（见表28-1）。

表 28-1 附子历代本草学功用分类汇总

功能	出处
祛风除湿	1. 寒湿踒躄(《本草经》);2. 腰脊风寒(《别录》);3. 通行诸经(《法象》);4. 除脾湿(《珍珠囊》);5. 治三阴伤寒,6. 中寒,7. 风湿麻痹,8. 肿满脚气(《纲目》);9. 除表里沉寒,10. 肢体拘挛,11. 寒邪,12. 湿气(《景岳》);13. 逐风寒湿(《备要》)
温宫散寒	1. 经闭(《法象》);2. 妇人经寒不调(《景岳》)
补火助阳	1. 去脏腑沉寒,2. 补助阳气不足,3. 肾寒,4. 补下焦阳虚(《珍珠囊》);5. 暖五脏(《景岳》);6. 补肾命火(《备要》)
温中散寒	1. 温中(《本草经》);2. 温暖脾胃(《医学启源》);3. 胃寒(《景岳》)
回阳救逆	1. 痰厥(《纲目》);2. 回阳气,3. 厥逆(《景岳》);4. 大燥回阳(《备要》);5. 回阳救逆(《经读》)
止痛	1. 拘挛膝痛(《本草经》);2. 脚疼,3. 心腹冷痛(《别录》);4. 寒疝,5. 头风,6. 肾厥头痛(《纲目》);7. 心腹疼痛(《景岳》)
止痉	1. 小儿慢惊,2. 柔痉,3. 癫痫(《纲目》);4. 寒噤(《景岳》)
止泄痢	1. 霍乱转筋,2. 下痢赤白(《别录》);3. 暴泻脱阳,4. 久痢,5. 脾泄(《纲目》);6. 霍乱,7. 泻痢(《景岳》)
祛痰止咳	1. 风寒咳逆(《本草经》);2. 寒痰(《景岳》)
消癥	1. 破癥坚,2. 积聚,3. 血瘕(《本草经》)
解毒	1. 阴毒,2. 痈疽不敛(《纲目》);3. 阴疽,4. 痈毒,5. 久漏,6. 冷疮(《景岳》)
堕胎	堕胎(《别录》)
温阳通便	阳虚二便不通(《景岳》)
引火归原	1. 喉痹(《拾遗》);2. 虚热,3. 引火归原(《景岳》)

二、附子古代方剂配伍应用规律考察分析

1. 含附子复方治疗病症分类

以附子、黑附子为关键词,在数据库检索所治病症,得含附子复方 4 602 首,用治 877 种病症,含黑附子复方 125 首,用治 93 种病症。为方便统计分析,对相同或相近病症分类归纳整理,保留含附子复方治疗病症频次≥5 首者,最终得病症 290 种,含附子复方 3 432 个。含附子复方所治常见病症归类和符合纳入条件的代表方剂介绍如次(见表 28-2)。

表 28-2 含附子复方所治常见病症归类和代表方剂

病症	病症归类	代表方剂
中风	诸风、中风、风瘫痪、卒中风、中风半身不遂、偏风、中风偏枯、风偏枯、脾中风、中风身体不遂、中风失音不语、风脚软、风不仁、柔风、脾肾中风、风口眼㖞斜、肝中风、肺中风、风弹曳、风腰脚不遂、风痹、中风舌强不语	1. 扶金汤(《普济方》):葛根三两,独活二两,附子二两,石膏二两;2. 羌活汤(《仁存方》):羌活等分,附子等分,白术等分,甘草等分;3. 附子散(《普济方》):附子一分,木香半分

病症	病症归类	代表方剂
肾虚	肾虚、癫冷、三焦虚寒、肾虚漏浊遗精、肾脏积冷气攻心腹疼痛、膀胱虚冷、肾脏风冷气、肾脏虚冷气攻腹胁疼痛、肾脏虚损阳气痿弱、肾脏虚损骨痿羸瘦、小便利多、肾寒、小便遗失、小便数、大便不禁、肾虚多唾	1. 鹿角丸(《三因方》):鹿茸屑一两,附子二两,桂心三分;2. 茴香丸(《指南方》):茴香一两,附子半两,菟丝子二两,盐二钱,桑螵蛸半两;3. 四斤丸(《医方大成》):牛膝一斤,天麻一斤,肉苁蓉一斤,附子二两,龙骨二两
痹病	风腰脚疼痛、肾脏风毒流注腰脚、中湿、白虎风、风湿腰痛、风湿痹、历节风、腰脚疼痛、腰痛、诸痹、风身体疼痛、风痹、腰脚冷痹、久腰痛、血风体痛、风痹手足不遂、身体腰脚疼痛、五种腰痛、脾痹、风走注疼痛、身体疼痛、骨痹、肾痹、卒腰痛、血风走注、风腲腿、腰胯疼痛	1. 地龙散(《圣济总录》):地龙五两,附子二两,蒺藜子二两,赤小豆二两;2. 四物附子汤(《要方》):附子三枚,桂心四两,白术三两,甘草二两
诸虚	补益诸虚、补虚益气、平补、补虚进饮食、补虚理腰膝、虚羸、肉极、虚损、肝虚、补虚驻颜色、补虚调脏腑、补虚壮筋骨、补虚益血	1. 茸附汤(《危氏方》):鹿茸一两,附子一两;2. 枣附丸(《局方》):附子三个,大枣五十个
虚劳	虚劳、风虚劳冷、虚劳羸瘦、冷劳、脾劳、风劳、肾劳、肺劳、虚劳不思饮食、风虚劳损、虚劳心腹痛、虚劳不足、气劳、虚劳心腹痞满、虚劳食不消、虚劳少气、虚劳寒热、虚劳癥瘕	1. 固阳汤(《普济方》):茯苓三两,白芍三两,附子三两,白术三分;2. 附子汤(《普济方》):附子一两,柴胡一两,秦艽一两半,猪肾一两
脾虚冷	脾虚冷、脾脏虚冷泄痢、脾脏冷气攻心腹疼痛、脾胃虚冷水谷不化、脾胃气虚弱呕吐不下食、脾胃气虚弱肌体羸瘦、脾胃气虚弱不能饮食、脾胃冷热不和、脾胃俱虚、留饮宿食、脾胃不和不能饮食、脾气虚腹胀满、胃虚冷	1. 附子汤(《普济方》):附子等分,人参等分;2. 附子散(《普济方》):附子半两,木香半两
伤寒	阴毒、中风伤寒、伤寒可汗、伤寒后腰脚疼痛、伤寒、伤寒厥逆、伤寒两感、伤寒一日候、伤寒食毒、伤寒后虚羸、伤寒二日候、伤寒霍乱	1. 定命汤(《圣济总录》):附子二两,高良姜一两,白术一两,干姜一两;2. 黑神散(《圣济总录》):附子三两,麻黄一两,桂心半两
痉病	慢惊风、中风四肢拘挛不得屈伸、破伤风、急风、伤寒阴阳刚柔痉、风痉、中风口噤、慢脾风、中风角弓反张、风脚弓反张、一切惊风、风口噤、中风筋脉挛急、一切痫	1. 附子汤(《普济方》):附子二两,桂心二两,白术二两,炙甘草一两;2. 丁附汤(《危氏方》):附子一钱,生姜五片,丁香五枚
积聚癥瘕	积聚、积聚宿食不消、积聚心腹胀满、贲豚、癖气、久积癥癖、食癥、癥瘕、痃气、寒癖、疝癖、诸癥	1. 妙应丹(《普济方》):附子四个,荜茇三两,木香三两,青皮三两,补骨脂三两;2. 蓬莪茂散(《圣济总录》):蓬莪茂一两,胡椒二分,附子一两
痢疾	冷痢、下痢、久痢、诸痢、滞下脓血、血痢、休息痢、泄痢、下赤痢白痢、赤白痢、白滞痢	1. 朴附丸(《普济方》):厚朴、附子、干姜、陈皮各一两;2. 四顺附子汤(《普济方》):附子、白姜、甘草、人参各一两
月水不调	崩中漏下、月水不断、月水不调、血气心腹疼痛、血积气痛、血暴下兼带下	1. 小温经汤(《危氏方》):当归等分,附子等分;2. 产宝固经丸(《直指方》):附子一枚,艾叶、木贼、赤石脂、补骨脂各半两

病症	病症归类	代表方剂
泄泻	诸泻、濡泻、泄泻、小肠虚、水泻、大肠虚	1. 肉附丸(《百一选方》):附子七钱,肉豆蔻一两一钱;2. 白术附子汤(《济生方》):附子一两,白术二两,茯苓一两
脚气	脚气缓弱、风脚气、脚气疼痛皮肤不仁、一切脚气、一切风寒暑湿脚气、脚气肿满、脚气瘅挛、干湿脚气	1. 独活酒(《圣惠方》):独活、附子各二两半,醇酒五升;2. 续断丸(《指南方》):续断、石南、茵芋、干地黄各三两,附子半两
诸痛	头痛、牙齿疼痛、首风、膈痰风厥头痛、伤寒头痛、心腹痛	1. 摩顶散(《普济方》):青盐、附子等分;2. 蝎附丸(《澹寮方》):全蝎二枚,附子一枚,钟乳粉二钱半
疥癣瘙痒	大风癞病、风瘙瘾疹、大风眉须堕落、紫白癜风、头面风、头风白屑、疬疡风	1. 紫菀散(《圣济总录》):紫菀半两,附子半两;2. 附芎散(《普济方》):川芎二个,附子一个
诸疝	诸疝、小肠气、寒疝心腹痛、心疝、寒疝、补虚治小肠	1. 玄附汤(《仁存方》):延胡索一两,附子一两,木香半两;2. 降真丸(《普济方》):附子、青皮、木香、川芎等分
疮疡	疮疡、诸痈疽、诸疔疮、一切恶疮、痈内虚、聤耳、诸瘘	无名(《普济方》):附子八分,藜芦二分
一切气	一切气、冷气、五膈、厥逆气	顺气散(《普济方》):乌头二两,天南星一两,附子一两,木香半两
耳鸣耳聋	耳聋诸疾、耳虚鸣、劳聋、风聋、肾脏风虚耳鸣	1. 附子散(《圣济总录》):附子、磁石、龙骨、菖蒲、藁本各一分;2. 菖蒲散(《普济方》):菖蒲二两,附子二两,苦酒
痰饮	一切痰饮、寒痰、风痰、痰癖	二生汤(《传信适用方》):附子、半夏等分
外感风邪	鼻流清涕、风头眩、风冷、中寒、风气	1. 芎术汤(《三因方》):川芎半两,白术半两,甘草一分,桂心一分,附子半两;2. 附子膏(《普济方》):附子等分,青盐等分
诸痔	诸痔、痔漏、血痔、牡痔、久痔	1. 槐黄散(《圣惠方》):槐黄二两,附子一个;2. 白矾丸(《普济方》):白矾灰一两,附子一两
呕吐	胃反、呕吐、呕哕	1. 朴附丸(《普济方》):厚朴一两,附子一两,生姜八两;2. 附子散(《肘后方》):附子一枚,生姜汁五合
霍乱	霍乱吐利、霍乱四逆、吐利	1. 附子汤(《普济方》):附子、白姜、人参、炙甘草等分;2. 温白丸(《普济方》):附子二两,桔梗二两,人参一两,干姜二分

2. 含附子复方治疗病症分类构成分析

将含附子复方所治病症列表如下(见表 28-3)。由表 28-3 可以看出,古代含附子复方主要用治两类病症:一类是中风、痹病、痉病、伤寒、泄泻、脚气、诸痛、诸疝、外感风邪等风寒湿邪所致病症,体现其祛风散寒除湿之用;另一类是肾虚、虚劳、脾虚冷等虚弱病症,体现其温里补虚之功。此外,含附子复方在积聚癥瘕、痢疾、月经不调等病症也有较多应用。

表28-3 古代含附子复方治疗病症一览表

病症	方数	病症	方数	病症	方数	病症	方数
中风	403	伤寒	179	脚气	85	耳鸣耳聋	54
肾虚	330	痉病	169	诸痛	70	痰饮	47
痹病	323	积聚癥瘕	128	疥癣瘙痒	60	外感风邪	47
诸虚	267	痢疾	113	诸疝	59	诸痔	46
虚劳	189	月水不调	109	疮疡	56	呕吐	44
脾虚冷	183	泄泻	94	一切气	55	霍乱	38

三、附子古今功用比较分析

1. 附子古今功用一致性考察分析

《药典》明确附子有"回阳救逆,补火助阳,散寒止痛"的功能,这与从历代本草文献提炼出的补火助阳、回阳救逆、温经散寒、止痛等功能基本相符。《药典》指出附子主治"亡阳虚脱,肢冷脉微,心阳不足,胸痹心痛,虚寒吐泻,脘腹冷痛,肾阳虚衰,阳痿宫冷,阴寒水肿,阳虚外感,寒湿痹痛",与古代含附子复方所治肾虚、脾虚冷、痢疾、泄泻、呕吐、霍乱、外感风邪、痹病、疼痛等亦基本相符。

2. 附子功用古今差异部分考察分析

稽古发隐

1)平肝息风:客观地说,历代本草学中并无附子治疗中风的记载。然而,古代含附子复方所治疾病竟以中风数量最多,用方高达403首。具体包括风瘫痪、中风半身不遂、偏风、中风偏枯、中风身体不遂等,多由内风所致。此即提示,附子或有平肝息风之功。而《药典》对该功用只字未提。

2)止痉:本草文献中已有附子治寒噤、小儿慢惊、柔痉、癫痫等记载,古代含附子复方治痉病方剂达169首,数量也相当可观。用于慢惊风、中风四肢拘挛不得屈伸、破伤风、急风、风痉、中风口噤、伤寒阴阳刚柔痉等治疗,与历代本草所述相吻合。提示附子具有止痉的潜在功能,《药典》同样没有收录。

3)活血消癥:《本草经》中记载附子能"破癥坚、积聚、血瘕",古代含附子方剂治疗积聚癥瘕者128首,包括积聚、积聚宿食不消、癖气、久积癥癖、食癥、癥瘕、痃癖、诸癥等诸多病症。说明附子有活血消癥之用,但这一功用在《药典》并无记录。

4)活血化瘀:跌仆损伤常致瘀血内停,古代含附子复方治跌仆损伤方剂有35首,提示附子可能有一定活血化瘀作用。这一功用在《药典》亦未曾提及。

5)通便:《景岳》首先提出用附子除"阳虚二便不通"。《圣济总录》记载"大肠冷秘,附子一枚,炮去皮,取中心如枣大,为末二钱,蜜水空心服之",单用附子治疗冷秘,提示附子有温阳通便之效。对此,《药典》并未予以收录。

6)补益:古代含附子复方分布于肾虚、脾虚冷、虚劳、诸虚等多个病症,均属虚证范畴,其中用于补益诸虚、补虚益气、平补、补虚进饮食、补虚益血、虚损、补虚调腑脏等,方剂达267首,而《药典》仅言其补火助阳,主治心脾肾阳虚证,显然未能全面概括附子补益功用。

3. 附子潜在功能现代研究和应用考察

通过比较附子古今功用差异,认为平肝息风、止痉、活血消癥、活血化瘀、通便、补益为附子潜在功能,除"平肝息风"暂无相应的实验研究或临床应用,其他功能已得到现代实验研究或临床应用的证实。

（1）附子"止痉"的实验研究

研究表明[1],腹腔注射附子提取液,可使谷氨酸钠致癫痫模型大鼠癫痫发作次数及发作持续时间减少,发作间隔时间延长,有较好的抗癫痫作用。

（2）附子"活血消癥"的实验研究

附子能改善乌拉坦诱导肺癌小鼠的外观、体温、外耳微循环变化,增强能量代谢,提高红细胞 ATP 酶活性,改善血液流变学指标,抑制肿瘤进展[2]。附子提取物能显著地抑制胃癌 SGC-7901 细胞的生长,诱导癌细胞凋亡[3]。附子粗多糖和酸性多糖能增强机体免疫力,诱导肿瘤细胞凋亡和调节癌基因的表达,对 S180 和 H22 荷瘤小鼠肿瘤有明显抑制作用[4]。适当浓度的附子多糖能在体外有效诱导肝癌患者外周血单核细胞分化为树突状细胞,促进细胞增殖,并表达成熟表型,从而作为第二信号活化 T 淋巴细胞,激发肿瘤免疫[5]。附子总生物碱能改善二甲基苯蒽诱导的乳腺癌小鼠畏寒喜暖、蜷缩少动、体温下降、外耳微循环受阻等状况,升高血雌二醇和黄体酮水平,降低红细胞 ATP 酶活性,改善血液流变学指标,从而阻止肿瘤生长[6]。

（3）附子"活血化瘀"的实验研究

制附子不同配伍能明显扩张小鼠耳郭微血管,增加血流量,加快血流速度,对抗肾上腺素所致小鼠耳郭微循环障碍,具有改善微循环的作用[7]。附子乙醚提取物加干姜乙醚提取物能增加小鼠耳郭微血管管径及微血管交叉点数,对小鼠微循环有一定的改善作用[8],提示附子有活血之功。

（4）附子"通便"的实验研究及临床应用

附子能明显缩短阳虚便秘小鼠排便潜伏期,增加排便颗粒数,促进胃肠蠕动,提高胃肠推进率[9]。附子总碱能缩短阳虚便秘模型大鼠首粒排便时间,增加 3 小时内排便质量,并能兴奋模型大鼠结肠电活动,增强其收缩幅度,具有较好的通便作用[10]。不同剂量的大黄附子汤均能缩短冰水灌服制备小鼠寒积便秘模型的粪便炭末出现时间,增加排便数量,且附子生用比制用作用更强[11]。有学者认为,老年功能性便秘多由年老体虚,或失治误治,长期服用苦寒泻药所致,治疗时以附子为君药,补火助阳以增加胃肠动力,恢复肠道蠕动功能,以达到通便作用[12]。

（5）附子"补益"的实验研究

附子能提高老年大鼠血清 TAA 及红细胞 SOD 活性,降低脑组织脂褐素(LPF)和肝组织 MDA 含量,增加心肌组织 Na^+-K^+-ATP 酶的活性,改善肝细胞膜脂流动性(LFU),具有抗衰老作用[13]。大鼠全基因组表达谱基因芯片研究表明,附子可下调超氧阴离子生成催化酶基因水平,上调自由基清除相关基因表达水平,减少自由基生成,促进其清除,调控性激素代谢相关基因表达,促进性激素转化,发挥抗氧化、抗衰老作用[14]。附子酸性多糖能提高正常小鼠和环磷酰胺所致免疫低下小鼠的脾脏和胸腺指数,提高小鼠的腹腔巨噬细胞吞噬功能和抗体产生能力,促进淋巴细胞增殖,增强自然杀伤细胞活性,增强体液免疫和细胞免疫功能[15]。可见,附子在抗衰老及增强免疫方面均有较好作用,为进一步研究其补益功能打下了良好基础。

❖ 参考文献

[1] 吴萍,陈红,钱小奇.附子对谷氨酸钠致癫痫大鼠脑电图的影响[J].中西医结合心脑血管病杂志,2004,2(5):273-274.

[2] 孙婷,杜钢军,张亚平,等.附子和蒲公英对乌拉坦诱导肺癌小鼠中医体征的影响[J].中国中药杂志,2012,37(20):3097-3101.

[3] 张晓迪,吴西霆.附子提取物抗胃癌 SGC-7901 细胞增殖及诱导癌细胞凋亡实验研究[J].浙江中医药大学学报,2011,35(5):665-668.

[4] 董兰凤,刘京生,苗智慧,等.附子多糖对 H22 和 S180 荷瘤小鼠的抗肿瘤作用研究[J].中国中医基础医学杂志,2003,30(9):14-17.

[5] 高林林,曾升平,潘力弢.附子多糖诱导肝癌患者外周血树突状细胞分化成熟的实验研究[J].中国肿瘤临床,2012,39(13):882-885,894.

[6] 张亚平,杜钢军,孙婷,等.附子总生物碱对乳腺癌小鼠的抗肿瘤作用[J].中草药,2012,43(10):1986-1990.

[7] 韩涛,程小丽,刘晓东,等.制附子及其不同配伍对小鼠实验性微循环障碍的影响[J].中药药理与临床,2007,23(2):40-41.

[8] 叶豆丹,丁涛,徐惠波,等.人参四逆汤不同部分提取物对微循环的影响[J].吉林中医药,2007,27(5):54-55.

[9] 张宏,彭成,余成浩.附子煎煮时间、给药剂量与温阳功效的相关性研究[J].中国中药杂志,2007,32(20):2118-2123.

[10] 高景莘,余涛.附子温阳通便的有效物质基础研究[J].中药材,2015,33(8):1317-1318.

[11] 裴妙荣,赵丽娜.大黄附子汤中附子生用与制用的药效及毒性研究[J].中药药理与临床,2008,24(2):4-5.

[12] 杨金才.闪光勋导师运用附子为君药治疗老年功能性便秘 35 例[J].云南中医中药杂志,2015,31(12):24-25.

[13] 张涛,王桂杰,白书阁,等.附子对老年大鼠抗氧化系统影响的实验研究[J].中国老年学杂志,2001,21(2):135-136.

[14] 王世军,于华芸,季旭明,等.附子对氧自由基及性激素代谢相关基因表达的影响[J].中国老年学杂志,2012,32(5):961-963.

[15] 苗智慧,刘京生,王燕凌,等.附子酸性多糖提高免疫低下小鼠免疫功能的实验研究[J].河北中医,2007,29(12):1130-1132.

第 29 节　苦　杏　仁

一、苦杏仁历代本草学功用考察分析

苦杏仁,首载于《本草经》果部下品,"主咳逆上气,雷鸣,喉痹,下气,产乳,金创,寒心,贲豚"。《别录》补治"惊痫,心下烦热,风气去来,时行头痛,解肌,消心下急,杀狗毒""解锡毒"。治疗病症较杂,无规律性可言。《药性论》增加"治腹痹不通,发汗,主温病,治心下急满痛,除心腹烦闷"之用,所称"疗肺气咳嗽,上气喘促",与《本草经》"主咳逆上气"相呼应。

唐宋时期,苦杏仁功用继续充实完善。《食疗》将其"去皮捣,和鸡子白,夜卧涂面"治"面䵟",并"烧令烟尽,研如泥,绵裹内女人阴中,治虫疽"。《拾遗》以其"烧令烟未尽,细研如脂,物裹内蜃齿孔中,亦主产门中虫疮,痒不可忍者,去仁。及诸畜疮、中风,取仁去皮熬令赤,和桂末研如泥,绵裹如指大。含之利喉咽,去喉痹、痰唾、咳嗽、喉中热结生疮。杏酪浓煎如膏服之,润五脏,去痰嗽。"鉴于所治病症不同,给药途径包括皮肤给药、黏膜给药、齿缝塞药和口腔含药等多种形式。逮到《衍义》,将其功用聚焦到"肺燥喘热"及"大肠秘"。

金元以降,《纲目》所记"解肌散风,降气润燥,消积治伤损",《景岳》所谓"散风寒""发表解邪",《蒙筌》称其"除胸中气逆喘促,止咳嗽坠痰;润大肠气闭便难,逐贲豚散结"《得配》所述"泻肺降气,行痰散结,润燥解肌,消食积,通大便",大体承袭和变通了宋代以前本草的功能论述,唯独"消食积"当属新用。《纲目》所云"杀虫,治诸疮疥,消肿,去头面诸风气、皶疱",《备要》以其"利小便",《药性解》主"喑哑,痰结烦闷,金疮破伤,风热诸疮,中风诸证,蛇伤犬咬,阴户痛痒,并堪捣傅",大多属于新增功用。

综合诸家本草所论,苦杏仁功用主要包括9种,即止咳平喘、化痰、润肠通便、发汗解肌、利咽、止痛、消积、杀虫止痒、解毒等(见表29-1),其他功用则属散见。

表 29-1　苦杏仁历代本草学功用分类汇总

功能	出处
止咳平喘	1. 咳逆上气(《本草经》);2. 伤寒气上喘冲逆、泻肺(《集注》);3. 利胸中气逆而喘促(《药性赋》);4. 退寒热咳嗽、上气喘急、烦热喘促(《备要》)

续表

功能	出处
化痰	1. 痰唾、痰嗽(《拾遗》);2. 坠痰(《蒙筌》);3. 痰结(《药性解》);4. 消痰(《景岳》);5. 行痰(《备要》)
润肠通便	1. 大肠秘(《衍义》);2. 润大肠气闭而难便(《药性赋》);3. 大便闭燥(《蒙筌》);4. 通大肠气闭干结(《景岳》);5. 通大肠气秘(《备要》)
发汗解肌	1. 解肌(《别录》);2. 发汗(《药性论》);3. 解肌散风(《纲目》);4. 散风寒,止头痛、发表解邪(《景岳》)
利咽	1. 喉痹(《本草经》);2. 利咽喉、喉中热结生疮(《拾遗》);3. 喉痹(《药性解》)
止痛	1. 头痛(《别录》);2. 腹痹不通、心下急满痛(《药性论》)
消积	1. 消宿食(《主治秘要》);2. 消积、食粉成积(《纲目》);3. 消狗肉积(《备要》)
杀虫止痒	1. 内女人阴中,治虫疽(《食疗》);2. 杀虫、产门中虫疮痒(《拾遗》);3. 治疮杀虫,4. 诸疥疮(《纲目》);5. 发痒虫疽(《蒙筌》);6. 阴户痛痒(《药性解》);7. 杀诸虫牙虫(《景岳》);8. 杀虫蛔(《得配》)
解毒	1. 杀狗毒、解锡毒(《别录》);2. 蛇伤犬咬(《药性解》);3. 消肿、头面风(《思辨录》)

二、苦杏仁古代方剂配伍应用规律考察分析

1. 含苦杏仁复方治疗病症分类

以苦杏仁为关键词,利用数据库检索,得含苦杏仁复方2 932首,涉及病症833个。为便于对含苦杏仁复方所治病症构成进行分析,对相同或相近的病症做分类归纳整理,最终保留配伍频次≥5次者,得含苦杏仁复方2 858首。将含苦杏仁复方所治主要病症和符合纳入标准的代表方剂介绍如次(见表29-2)。

表29-2　含苦杏仁复方所治常见病症归类和代表方剂

病症	病症归类	代表方剂
咳喘	诸咳嗽、喘嗽、久嗽、咳逆上气、咳喘上气、伤寒咳嗽、肺实、虚劳咳嗽、冷嗽、五脏诸嗽、暴咳嗽、肺气喘急、热嗽、咳嗽呕吐、肺中寒、咳嗽不得卧、气嗽、伤寒烦喘、上气胸膈支满、伤风咳嗽、呷嗽、上气不得睡卧、喘促、时气咳嗽、热病咳嗽、短气、久上气、咳嗽短气、上气喘急、卒上气、热病喘急、水肿咳逆上气、上气咳逆、乳石发上气喘嗽、息贲、三焦咳、喘满、哮响、咳逆短气、喘、息积、伤寒咳逆、咳嗽喘急、肺胀、上气	1. 百部丸(《全婴方》):百部、麻黄各三分,杏仁四十个;2. 华盖散(《王氏博济方》):杏仁、麻黄、炙甘草各二两;3. 百花汤(《十便良方》):杏仁、生姜各四两,白蜜半斤
痰饮	痰嗽、一切痰饮、痰癖、上气喉中如水鸡声、咳嗽痰唾稠黏、肺脏痰毒壅滞、寒痰、溢饮、痰实、风痰、膈结食、补虚消痰、热痰、悬饮、水饮、膈气痰结、痰逆不下食	1. 韵姜饼子(《杨氏家藏方》):半夏四两、檀香一两半、生姜一斤、杏仁二两、白面二两;2. 小投杯汤(《要方》):麻黄、石膏各四两,厚朴五分,杏仁三两

续表

病症	病症归类	代表方剂
疥癫瘙痒	大风癫病、面矸疱、疥癣、头风白屑、面粉渣、诸癣、身体风毒疮、鼻疱酒齄、风疹瘙痒、风瘟瘤、紫白癜风、大风出虫、湿疥、癣、刺风、风癣、乌癞、风瘙痒、久癣	1. 桦皮散(《局方》):杏仁、荆芥穗各二两,桦皮、枳壳各四两,炙甘草半两,酒适量;2. 柏脂膏(《济生拔萃方》):柏油一斤、黄蜡半斤,杏仁四十五个,朴硝少许
肺痈	咳嗽上气唾脓血、肺脏壅热、肺痈、虚劳咳唾脓血、肺脏壅热吐血	1. 葶苈丸(《普济方》):葶苈、杏仁各一两,贝母半两,皂荚二两,酒半升;2. 黑膏子(《普济方》):麻黄、杏仁各半两,大黄六铢
诸痛	腰痛、眼眉骨及头痛、头痛、伤寒头痛、身体疼痛、风湿腰痛、血气心腹疼痛、腰痛强直不得仰俯、腰脚疼痛、风头痛、脚气痰壅头痛、脾痛、血积气痛、寒疝心腹痛、腰脚疼痛牵急不得屈伸、伤寒后骨节烦疼、中风百节疼痛、时气头痛、风眩头痛、伤折疼痛、卒疝、血风走注、首风、久腰痛、肝风筋脉抽掣疼痛	1. 麻黄汤(《鲍氏方》):麻黄、桂心各一两,甘草半两,杏仁二十五个;2. 大顺散(《普济方》):甘草三十斤,干姜、杏仁、肉桂各四斤;3. 大黄丸(《圣惠方》):大黄二两,川芎、桂心、杏仁各半两
便秘	大便秘涩不通、大肠实、风秘、大便不通、伤寒大便不通、乳石发大小便不通、大小便不通、脚气大小便不通、三焦约	二仁丸(《危氏方》):杏仁、麻子仁、枳壳、诃子等分
疳疾	一切小儿疳、变蒸、二十四候、急疳、风疳、惊疳、疳渴不止、食疳、哺露、无辜疳、乳癣、漏疳	人参散(《普济方》):人参、肉豆蔻、杏仁、胡黄连、炙甘草等分

2. 含苦杏仁复方治疗病症分类构成分析

将含苦杏仁复方分布病症频次居前 36 种予以列表(见表 29-3)。由表 29-3 可知,含苦杏仁复方主要用于咳喘,总计 582 首方剂。所治肺痈、痰饮、肺痿等,也与咳喘有关,由古代遣药处方可以确认苦杏仁为止咳平喘药。含苦杏仁复方用于居前 10 位的病症还有疮疡痈疽、虚劳、中风、伤寒、水肿、癥瘕积聚、痰饮、目赤肿痛、痉病等。所治便秘则有 41 方,仅排在第 20 位。

表 29-3　古代含苦杏仁复方治疗病症一览表

病症	方数	病症	方数	病症	方数	病症	方数
咳喘	582	痰饮	77	脚气	52	美容	32
疮疡痈疽	214	目赤肿痛	73	咽喉不利	51	疳积	32
虚劳	186	痉病	66	翳膜障眼	49	发热	32
中风	176	疥癫瘙痒	60	神志不安	47	呕吐	32
伤寒	144	肺痈	57	痹病	46	泻痢	31
水肿	125	诸痛	53	便秘	41	食积	31
癥瘕积聚	83	喑哑	52	温病	39	小便不利	30

病症	方数	病症	方数	病症	方数	病症	方数
出血	29	跌仆损伤	27	疟疾	23	黄疸	18
耳聋	28	肺痿	23	营养髭发	20	瘿瘤	18

三、苦杏仁古今功用比较分析

1. 苦杏仁古今功用一致性考察分析

《本草经》最早确立苦杏仁"主咳逆上气"之功,后世本草围绕苦杏仁降气止咳平喘功能,陆续予以确认,并得以准确和全面传承。在古代方剂中,含苦杏仁复方在咳喘病症分布最多,与历代本草所述完全吻合。《衍义》明言苦杏仁治疗"大肠秘",后世本草对苦杏仁润肠通便功能多有论及。《药典》确认苦杏仁"降气止咳平喘,润肠通便",用于"咳嗽气喘,胸满痰多,肠燥便秘",与古本草记载和古代含苦杏仁复方所治病症完全吻合。

2. 苦杏仁功用古今差异部分考察分析

在苦杏仁功用古今相同之外,更多的是差异之处。呈现古代应用广泛,现代应用狭窄的较大反差。

（1）稽古发隐

1）化痰:《本草经》记载苦杏仁主"雷鸣",后世补治"痰唾""痰嗽"(《拾遗》)、"痰结烦闷"(《药性解》)等病症,尚有"坠痰"(《蒙筌》)、"消痰"(《景岳》)、"行痰"(《备要》)的功能论述。古代含苦杏仁复方治疗痰嗽、痰癖、上气喉中如水鸡声、咳嗽痰唾稠黏、肺脏痰毒壅滞、寒痰、溢饮、痰实、风痰、热痰、悬饮、水饮等多种痰饮病症。《药典》虽明确苦杏仁用于"胸满痰多",却未明确其化痰之功。

2）止痛:《别录》明确苦杏仁主"时行头痛"。《药性论》增治"腹痹不通""心下急满痛"。古代含苦杏仁复方治疗腰痛、眼眉骨及头痛、身体疼痛等病症53方,治疗以疼痛为主要表现的痹病46方,故止痛可能为苦杏仁的潜在功用之一。

3）消积:《主治秘要》首先提出苦杏仁"消宿食",《纲目》以其"消积",具体治疗"食粉成积",至《备要》增"消狗肉积",扩大了消积治疗范围。古代含苦杏仁复方治疗食积31首,小儿疳积32首,是苦杏仁消积功能的具体运用。尚需指出,消食化积之神曲,即由杏仁等6种药物发酵制成的曲剂。综合起来判断,苦杏仁应具有消积之功。

4）杀虫止痒:《食疗》有苦杏仁"内女人阴中,治虫疽"的记载,此后,诸家本草又有"杀虫""物裹内蟹齿孔中""主产门中虫疮,痒不可忍"(《拾遗》)、"治疮杀虫"(《纲目》)、"杀诸虫牙虫"(《景岳》)、"杀虫蛔"(《得配》)的记载。古代含苦杏仁复方治疗疥癞瘙痒者达60首之多。故可认为苦杏仁有杀虫止痒的潜在功能。

5）平肝息风:历代本草只有《拾遗》和《药性解》提及苦杏仁治疗"中风""中风诸证"。而古代含苦杏仁复方治疗中风高达176首,故平肝息风可能是苦杏仁潜在功能之一。

6）解毒：除《别录》"杀狗毒""解锡毒"和《药性解》"蛇伤犬咬"明确记载的解毒作用外，还应包括解虫兽咬伤之毒、解果菜药物中毒等。结合古代含苦杏仁复方治疗虫兽毒 18 首与中毒 11 首判断，苦杏仁似有解毒之能。

7）止痉：《别录》记载苦杏仁主治"惊痫"，古代含苦杏仁复方治疗猘犬啮、食痫、惊痫、破伤风、伤寒阴阳刚柔痉、一切惊风、风痫、脐风撮口、中风痉病等痉病多至 66 首，故提示苦杏仁具有止痉之功。

（2）疑问

苦杏仁"降气止咳平喘"功能得到古今临床一致确认。张仲景创立麻黄汤，一般认为方中麻黄宣肺气，杏仁降肺气，苦杏仁具体体现降气止咳平喘功能。而《求真》言东垣论苦杏仁宣肺，吴鞠通之三仁汤、宣痹汤、杏仁薏苡汤、杏仁石膏汤等以苦杏仁开宣上焦肺气，强调宣肺之功。一降一宣，差异何在？降肺气与宣肺气有何区别？应当予以明确。

3. 苦杏仁潜在功能现代研究和应用考察

文献研究表明，苦杏仁功用古今认识不同者居多。通过归纳，初步确认苦杏仁尚有化痰、止痛、消积、杀虫止痒、平肝息风、解毒、止痉等潜在功能，这些潜在功能大部分得到实验研究与临床试验的证实。

（1）苦杏仁"化痰"的实验研究

苦杏仁能显著增加大鼠痰液分泌量；显著减轻脂多糖致大鼠肺黏液高分泌模型的气道上皮损伤，减少肺间质内炎症细胞浸润，降低黏蛋白的分泌和下调 MUC5AC 黏蛋白的表达；显著抑制肺泡灌洗液中 TNF-α 和 IL-8 升高[1]。

（2）苦杏仁"止痛"的实验研究

文献报道[2]，苦杏仁苷在小鼠热板法和醋酸扭体法中均显示镇痛作用，镇痛作用可维持4 小时以上，且不产生耐受性，不同于吗啡类镇痛药。

（3）苦杏仁"消积"的实验研究和应用考察

临床治疗食滞气满腹胀患者，尤其食肉而致病者，每以杏仁加消积导滞之品，常获显效[3]。以苦杏仁配伍栀子、丁香等研制的健儿消积贴，能增加大鼠胃液量，提高胃酸中游离酸和总酸度，提高胃蛋白酶、胰蛋白酶的活性[4]。

（4）苦杏仁"杀虫止痒"应用考察

将 30g 带皮杏仁研泥煎成浓液，以棉球浸药液塞入肛门内，治疗蛲虫 50 余例，80% 有满意疗效[5]。带皮杏仁捣烘后加水 2 倍，用纱布浸汁塞阴道，治疗阴道滴虫病 6 例，均获近期治愈[6]。

（5）苦杏仁"平肝息风"的实验研究

高血压病相当于中医的眩晕、头痛，以肝阳上亢证居多，法当平肝息风。研究发现[7]，杏仁蛋白水解物对血管紧张素转换酶（ACE）抑制率较高，IC_{50} 分别为 1.24mg/ml 和 0.98mg/ml。模拟胃肠消化实验结果表明，在消化酶的作用下杏仁蛋白水解物仍具有较强的 ACE 抑制活性。体外活性研究证实[8]，苦杏仁中分子量小于 1kDa 短肽具有较高的 ACE 抑制活性，IC_{50} 值低至 0.14mg/ml，活性高于已报道的杏仁降血压肽。通过自发性高血压大鼠口服试验，验证了 100mg/ml 以上剂量杏仁短肽对自发性高血压大鼠具有显著的降血压作用。由此可见，杏仁具有平肝息风之功。

❖ **参考文献**

［1］郭琰,杨斌,张金艳,等.苦杏仁和桔梗祛痰作用的配伍研究［J］.中药新药与临床药理,2013,24（1）:38-43.

［2］朱有平,苏中武,李承祜.苦杏仁苷的镇痛作用和无身体依赖性［J］.中国中药杂志,1994,19（2）:105-107.

［3］李遵孟,张冰丽.杏仁临床之应用［J］.江苏中医,1994,15（10）:33-34.

［4］熊忠森,孙秀英,曾四妹.健儿消积贴的药效学研究［J］.赣南医学院学报,1999,19（1）:8-10.

［5］李银寿.杏仁杀蛲虫［J］.四川中医,1984（4）:53.

［6］江苏新医学院.中药大辞典［M］.上海:上海科学技术出版社,1977:1100-1101.

［7］刘宁,仇农学,朱振宝,等.杏仁蛋白水解物对血管紧张素转化酶抑制作用的研究［J］.食品科学,2009,30（5）:249-252.

［8］王春艳.杏仁短肽制备及其降血压活性研究［D］.北京:中国农业科学院,2011.

第 30 节　知　　母

一、知母历代本草学功用考察分析

知母,见于《本草经》草部中品,"主消渴,热中,除邪气,肢体浮肿,下水,补不足,益气"。其后,《别录》补治"伤寒,久疟,烦热,胁下邪气,膈中恶,及风汗,内疸"。《药性论》侧重用于"骨热劳往来,生产后蓐劳,肾气劳"诸劳。《日华子》所谓"热劳,传尸,疰病,通小肠,消痰止嗽,润心肺,补虚乏,安心,正惊悸",其中"消痰止嗽,润心肺,补虚乏,安心,正惊悸"属新增功能。

金元时期,《法象》称其"泻足阳明经火热,补益肾水膀胱之寒",《药性赋》以其"泻无根之肾火,疗有汗之骨蒸,止虚劳之热,滋化源之阴肾火",《丹溪心法》云其"凉心去热",均是对前期本草明确的主治病症,从功能角度予以概括。《主治秘诀》以"治痢疾,脐下痛"。《药性解》充实治疗眼花目眩、便赤、腰痛、不眠的功用。《景岳》所述知母"却头痛,吐血衄血,去喉中腥臭;平消瘅;润大便,去膀胱肝肾湿热,脚肿痛,退阴火,解热淋、崩浊",除消瘅与消渴大体相同外,其他均为增补内容。《备要》取其"安胎",《参西录》用来"清外感之热""目病胬肉遮掩白睛""消疮疡热毒肿疼",进一步丰富了知母的功用。

综合诸家本草,知母功用有清热泻火、清热解毒、滋阴润燥、生津止渴、清虚热、补益、止痛、安神、止血、利水通淋、明目、通便、消痰止嗽、安胎、截疟 15 种(见表 30-1)。

表 30-1　知母历代本草学功用分类汇总

功能	出处
清热泻火	1. 热中(《本草经》);2. 泻胃火(《法象》);3. 泻肾火(《药性赋》);4. 凉心去热(《丹溪心法》)
清热解毒	1. 疮疡、热毒、肿毒(《参西录》);2. 喉中腥臭(《景岳》);3. 痢疾(《主治秘诀》)
滋阴润燥	1. 润心肺(《日华子》);2. 滋化源(《药性赋》)
生津止渴	1. 消渴(《本草经》);2. 消瘅(《药性解》)
清虚热	1. 骨热劳往来、褥劳、肾气劳(《药性解》);2. 热劳、传尸、疰病(《日华子》);3. 虚劳(《药性赋》);4. 退阴火(《景岳》)
补益	1. 补不足、益气(《本草经》);2. 补虚乏(《日华子》)
止痛	1. 脐下痛(《主治秘诀》);2. 腰痛(《药性解》);3. 头痛、脚肿痛(《景岳》)
安神	1. 安心、正惊悸(《日华子》);2. 不眠(《药性解》)
止血	吐血、衄血、崩浊(《景岳》)
利水通淋	1. 肢体浮肿、下水(《本草经》);2. 通小肠(《日华子》);3. 便赤(《药性解》);4. 热淋(《景岳》)
明目	1. 眼花(《药性解》);2. 目病胬肉、遮掩白睛(《参西录》)
通便	润大便(《景岳》)
消痰止嗽	消痰止嗽(《日华子》)
安胎	安胎(《备要》)
截疟	久疟(《别录》)

二、知母古代方剂配伍应用规律考察分析

1. 含知母复方治疗病症分类

以知母为关键词,在整个数据库检索中,得含知母复方 1 093 首,用于 434 种病症。为便于对含知母复方所治病症构成进行统计分析,首先对相同或相近病症做归类整理,并介绍符合纳入条件的代表方剂(见表 30-2)。

表 30-2　含知母复方所治常见病症归类和代表方剂

病症	病症归类	代表方剂
消渴	消渴、消中、消渴饮水过度、消渴烦躁、骨蒸烦渴、伤寒烦渴	1. 麦门冬饮(《普济方》):麦冬三两,竹沥三合,小麦面、生地黄各二合,知母一两半,芦根二两;2. 芦根汤(《普济方》):芦根一斤,黄芪、瓜蒌根、牡蛎各一两,知母二两,麦冬六两

病症	病症归类	代表方剂
伤寒	伤寒发斑、伤寒六日候、伤寒七日候、伤寒、坏伤寒、伤寒潮热	鳖甲汤(《普济方》):鳖甲、大黄、炙甘草、桑白皮各一两,知母、木香各半两
热病	诸热、虚劳潮热、骨热、潮热、热病、风热、肺脏壅热	1. 知母散(《普济方》):知母、甘草、麦冬各半两,黄芩、赤茯苓各三分;2. 人参饮子(《普济方》):人参、竹茹、葛根各一两,芦根二两,麦冬一两半,知母三分
疟疾	足厥阴肝疟、疟疾、久疟、劳疟、温疟、山岚瘴气疟	1. 知母散(《普济方》):知母、鳖甲各一两,恒山、牡蛎各半两;2. 恒山饮(《德生堂方》):恒山、知母、草果、炙甘草各二斤,乌梅肉一斤,高良姜二十两
虚劳	热劳、急劳、肺劳、心劳、产后蓐劳、热病后虚劳、伤寒后虚羸	柴胡汤(《王氏博济方》):柴胡二两,鳖甲、知母、炙甘草各一两,秦艽一两半
咳嗽	诸咳嗽、咳嗽不得卧、五脏诸咳、喘嗽	天门冬散(《指南方》):天冬、紫菀、知母各一两,桔梗、桑白皮、五味子各半两
痈疽疮疡	诸痈、肺痈、诸痈疽、痈疽	瓜蒌根丸(《圣济总录》):瓜蒌根、黄连各五两
疼痛	产后恶露不尽腹痛、腰脚疼痛、头痛、心腹痛	葛根葱白汤(《危氏方》):葛根、知母、白芍各半两,川芎、生姜各一两,葱白一握
出血	虚劳吐血、虚劳咳唾脓血、吐血	玉屑散(《普济方》):寒水石、马牙硝、荷叶各一两,贝母、知母各一分半
变蒸	骨蒸、骨蒸羸瘦、变蒸	苦参散(《普济方》):苦参一两半,黄连三两二分,牡蛎、知母、瓜蒌根、麦冬各一两三分
癫痫	惊痫、风痫、一切痫	五痫煎(《普济方》):钩藤二分,知母、子芩各四分,炙甘草、升麻、沙参各三分
失眠	虚劳不得眠、胆虚不得眠、伤寒后不得眠	酸枣仁汤(《金匮方》):酸枣仁五两,知母、干姜、茯苓、川芎各一两,炙甘草五钱

2. 含知母复方治疗病症分类构成分析

可以确认,知母配伍在复方中治疗消渴病最为普遍,若把治疗热病、虚劳等也归入其中,总计达 325 方,而伤寒、咳嗽、肺痿中,也有相当一部分与实热、阴虚有关。由此确定了知母古代应用的基本病症范围。此外,在疟疾、疼痛、水肿、出血等方面的应用也比较普遍。如此,含知母复方所治病症大体归为 26 类,具体构成情况见表 30-3。

表 30-3　古代含知母复方治疗病症一览表

病症	方数	病症	方数	病症	方数	病症	方数
消渴	131	虚劳	89	出血	25	癫痫	19
伤寒	108	咳嗽	72	变蒸	25	时行	17
热病	105	痈疽疮疡	64	中风	21	黄疸	12
疟疾	97	疼痛	27	水肿	21	失眠	12

病症	方数	病症	方数	病症	方数	病症	方数
脚气	9	温病	8	肺痿	6	便秘	5
瘰疬	8	诸瘘	7	出汗	6		
诸疰	8	呕逆	7	淋涩	6		

三、知母古今功用比较分析

1. 知母古今功用一致性考察分析

据历代本草学记载,知母具有泻胃火、泻肾火、凉心去热、去膀胱及肾湿热、退阴火、退邪热、清外感之热的功能,用于热中、伤寒、久疟、烦热、酷热等病症;古代方剂进一步推广应用到热病、时行、伤寒、疟疾、黄疸、疮疡、痈疽等众多病症,《药典》确定知母"清热泻火"功能,用于"外感热病、高热烦渴",基本上因应了古本草和古方剂中确认的知母治疗诸热的功能,但范围明显缩小。知母《本草经》记载"主消渴",古代方剂则用于消渴、消中、暴渴、消肾等,《药典》相应用于"内热消渴"。在滋阴方面,历代本草具体包括润心肺、滋化源,古代方剂具体用于咳嗽、肺痿等,《药典》则用于"肺热燥咳"。本草学记载知母治骨热劳往来,古代方剂应用到骨蒸、骨蒸羸瘦、变蒸、骨蒸肺痿,《药典》用于"骨蒸潮热"。可以看出,上述功用古今没有明显区别。

2. 知母功用古今差异部分考察分析

（1）稽古发隐

1）止痛:治疗疼痛相关病症,本草学用于腰痛、脚痛、脐下痛,古代方剂则用于头痛(伤寒头痛、时气头痛、热病头痛、风头痛、乳石发寒热头痛)、心腹痛(虚劳心腹痛、产后儿枕腹痛)、腰脚疼痛、痹痛(诸痹、脚痹)、血分体痛、伤寒后骨节烦痛、伤寒身体疼痛等较多,本草、方剂所论基本吻合,而《药典》未能收录知母止痛功能。

2）利尿消肿:《本草经》最早记载知母主"肢体浮肿,下水",经历代本草传承下来,并在古代方剂中得到应用。含知母复方用于血分水分肿满、诸肿、水肿等21首,说明知母利尿功能得到古代医家一定程度的认可。而《药典》却未予记录。

3）息风止痉:历代本草并未明确知母具有息风止痉作用,古代含知母复方却比较广泛用于癫痫(惊痫、风痫、一切痫等)和中风,用方40首,提示知母或有息风止痉功能。遗憾的是,这一功能同样未能得到《药典》的确认。

4）安神:《日华子》最早记载知母主"安心、正惊悸",经历代本草传承下来,并在古代方剂中得到应用。含知母复方用于虚劳不得眠、胆虚不得眠、伤寒后不得眠等共计12方,《药典》同样未能收录知母安神功能。

5）消痰止嗽:《日华子》新增知母"消痰止嗽"功能,古代含知母复方治疗咳嗽病症高达72首方剂,主要治疗诸咳嗽、咳嗽不得卧、五脏诸咳、喘嗽等,然而《药典》却未明确提出知母的止咳功能。

（2）疑问

1)《景岳》首载知母"润大便"，古代含知母复方用于肠燥便秘仅5首，而治疗疟疾、水肿、出血、疼痛者，却明显多于治疗肠燥便秘。那么，《药典》唯独收录知母润肠通便和治疗肠燥便秘的功用，依据何在？

2)《景岳》明确知母"却吐血、衄血"，古代含知母复方也用于虚劳吐血、虚劳咳唾脓血、吐血等，提示知母有止血功能。然而现代研究表明[1-3]，菝葜皂苷元、薯蓣皂苷元为知母皂苷元，可通过抑制组织因子在体外具有抗凝血活性；所含知母皂苷 AⅢ 为抑制血小板血栓形成的活血成分[4]；知母皂苷 B 对兔血小板聚集也有抑制作用[5]。由此看来，知母对出凝血或有双向调节作用？

3. 知母潜在功能现代研究和应用考察

通过比较可以看出，知母古今功用差异较大。古代应用广泛但《药典》和统编教材《中药学》没有收载的情况比较突出。从历代本草记载和古代方剂应用，可以归纳出知母截疟、利水消肿、止痛、止血、安神、明目、抗癫痫等潜在功能。尽管尚未得到《药典》认可，但知母的现代实验研究和临床应用却提供了认证这些功能的重要渠道和信息。

（1）知母"止痛"的实验研究

知母皂苷可呈明显浓度依赖性地抑制人 β 淀粉样蛋白（Aβ25-35）引起的 TNF-α 和 NO 的产生增加，和通过抑制蛋白激酶 B（PKB）信号转导通路，发挥抑制炎症因子释放的作用以保护神经因子，最终达到抗炎镇痛作用[6]。相关研究表明[7]，知母总多糖能够极显著地降低炎症组织中的前列腺素 E（PGE）含量，通过抑制 PGE 的合成与释放达到抗炎镇痛的目的。

（2）知母"利尿"的实验研究

研究发现，知母所含双苯吡酮类化合物主要包括芒果苷、异芒果苷和新芒果苷，其中异芒果苷有较好的利尿效果[8]。

（3）知母"止痉"的实验研究

草果知母汤对多种类型的癫痫具有肯定的拮抗作用，其作用机制为降低癫痫模型鼠脑皮层生长抑素（SSmRNA）的表达，减少脑组织生长抑素（SS）的含量[9]。知母皂苷元可通过对抗谷氨酸引起神经元 SYP 蛋白表达降低，以及活性半胱氨酸天冬氨酸蛋白酶 -3、钙蛋白酶Ⅰ蛋白表达增加，进而促进正常神经元树突生长，达到对抗谷氨酸引起的皮层神经元损伤、抗癫痫作用[10]。知母活性成分甾体皂苷元（ZMR）改善小鼠运动能力、保护多巴胺神经元抗癫痫作用，是通过提高慢性 1- 甲基 -4- 苯基 -1,2,3,6- 四氢吡啶（MPTP）损伤小鼠模型纹状体胶质细胞源神经营养因子（GDNF）及脑源神经营养因子（BDNF）的蛋白水平，增加黑质酪氨酸羟化酶（TH）阳性细胞数量而实现的[11]。

（4）知母"安神"的实验研究

知母甲醇提取物活性成分为知母皂苷 A-Ⅲ 和洋菝葜皂苷元，其对缩短的戊巴比妥（PB）睡眠时间有延长作用。镇静机制可能与应激负荷小鼠时影响 γ- 氨基丁酸 A 型受体功能并具有神经活性的内源性类固醇有关。这会改善小鼠的中枢神经功能[12]。百合知母总皂苷能显著减少小鼠自主活动次数,延长戊巴比妥钠引起小鼠睡眠时间,能增加戊巴比妥钠阈下剂量引起小鼠睡眠个数[13]。

（5）知母"止咳"的实验研究

异芒果苷为知母所含双苯吡酮类化合物,具有较好的祛痰镇咳功效[8]。

现代研究进一步证明,知母、知母提取物具有利水消肿、止痛、止痉、安眠、消炎止嗽等功能,为当今临床扩大应用到相关病症提供了比较充分的文献、理论、实验或临床依据。至于知母安胎、解毒、退黄等功能,尚待临床和实验研究予以证实。

❖ **参考文献**

［1］唐凯峰.知母皂苷对肥大细胞活化影响及机制研究［D］.吉林:延边大学,2013:1-5.

［2］SHIN J S,NOH Y S,KIM D H,el ta. Mangiferin isolated from the rhizome of Anemarrhena asphodeloides inhibits the LPS-induced nitric oxide and prostaglandin E$_2$ via the NF-κB inactivation in inflammatory macrophages［J］. Natural product sciences,2008,14（3）:230-231.

［3］CHEN N D,YUE L,ZHANG J,et al. One unique steroidal sapogenin obtained through the microbial transformation of ruscogenin by phytophthora cactorum ATCC 32134 and its potential inhibitory effect on tissue factor（TF）procoagulant activity［J］. Bioorganic and medicinal chemistry letters,2010,20（14）:4015-4017.

［4］丛悦,柳晓兰,余祖胤,等.知母皂苷抑制血小板聚集的活性成分筛选及构效关系分析［J］.解放军医学杂志,2010,35（11）:1370-1373.

［5］DONG J X,HAN G Y. A new active steroidal saponin from *Anemarrhena asphodeloides*［J］. Planta Medica,1991,57（5）:460.

［6］刘卓,金英,隋海娟,等.知母皂苷对Aβ25-35引起的巨噬细胞炎症介质释放的抑制作用及信号转导机制［J］.中国药理学通报,2011,27（5）:695-700.

［7］陈万生,韩军,李力,等.知母总多糖的抗炎作用［J］.第二军医大学学报,1999,20（10）:758-760.

［8］廖洪利,王伟新,赵福胜,等.知母化学成分研究进展［J］.药学实践杂志,2005,23（1）:12-14.

［9］赵明瑞,贺娟.草果知母汤对点燃癫痫模型生长抑素mRNA的影响［J］.北京中医药大学学报,1998,21（4）:34-35.

［10］王琦,隋海娟,屈文慧,等.知母皂苷元对谷氨酸引起的皮层神经元损伤的保护作用研究［J］.中国药理学通报,2013,29（2）:281-285.

［11］熊中奎,许刚,夏宗勤,等.知母活性成分ZMR对慢性MPTP损伤小鼠模型的保护作用［J］.上海交通大学学报（医学版）,2009,29（2）:145-149.

［12］梅田纯代.知母中的抗应激活性成分［J］.国外医学中医中药分册,2003,25（6）:372.

［13］李海龙,高淑怡,高英,等.百合知母总皂苷镇静催眠的药效学研究［J］.北方药学,2012,9（10）:35-36.

第 31 节　泽　　泻

一、泽泻历代本草学功用考察分析

泽泻,列属《本草经》草部上品,"主风寒湿痹,乳难,消水,养五脏,益气力,肥健"。其后,《别录》充实"补虚损、五劳,除五脏痞满,起阴气,止泄精、消渴、淋沥,逐膀胱三焦停水",丰富了泽泻的功用。《药性论》所谓"主肾虚精自出,治五淋,利膀胱热,宣通水道",与"消水""逐膀胱三焦停水"大同小异。《日华子》以其"治五劳七伤,主头旋,耳虚鸣,筋骨挛缩,通小肠,止遗沥,尿血,催生,难产,补女人血海,令人有子",为增补功用最多者。

金元以来,泽泻功用又有些许发现和补充。《药性赋》概括其用有四:"去胞垢而生新水,退阴汗而止虚烦,主小便淋沥仙药,疗水病湿肿灵丹。"《珍珠囊》云能"渗泻,止渴"。《纲目》新增"养五脏、益气力,治头旋,聪明耳目"及"渗湿热,行痰饮,止呕吐、泻痢、疝痛、脚气"等。《景岳》充实治"白浊"。其后明清本草学大多诠释《本草经》确定的功能,创新认识少有推出。

结合诸家本草,剔除重复,泽泻功用有利水渗湿、泄热、收涩止遗、补虚益气、利水消肿、通利血脉、祛痰化饮、止汗、生津止渴、祛风除湿、止泻、止眩 12 种(见表 31-1)。

表 31-1　泽泻历代本草学功用分类汇总

功能	出处
利水渗湿	1. 淋沥,2. 逐膀胱三焦水(《别录》);3. 五淋,4. 宣通水道(《药性论》);5. 通小肠,6. 小便淋沥,7. 渗湿热(《纲目》);8. 通白浊(《景岳》);9. 分利小水(《药鉴》)
泄热	1. 利膀胱湿热(《药性论》);2. 泄伏火(《景岳》)
收涩止遗	1. 止泻精(《别录》);2. 止遗沥(《日华子》)
补虚益气	1. 养五脏,2. 益气力(《本草经》);3. 补虚损,4. 五劳七伤(《别录》);5. 补女人血海,6. 耳虚鸣(《日华子》)
利水消肿	1. 消水(《本草经》);2. 逐膀胱、三焦停水(《别录》);3. 宣通水道(《药性论》);4. 水肿(《药鉴》)
通利血脉	1. 乳难(《本草经》);2. 通血脉(《日华子》)
祛痰化饮	痰饮(《纲目》)
止汗	1. 酒风身热汗出(《素问》);2. 去阴间汗(《法象》)
生津止渴	1. 消渴(《别录》);2. 止渴(《纲目》)
祛风除湿	风寒湿痹(《本草经》)
止泻	1. 渗泄(《医学启源》);2. 泻痢(《纲目》《备要》)
止眩	头旋(《日华子》)

二、泽泻古代方剂配伍应用规律考察分析

1. 含泽泻复方治疗病症分类

以泽泻为关键词,在整个数据库检索,得含泽泻复方 1 003 首,用于 424 种病症。为便于对含泽泻复方所治病症构成进行统计分析,首先对相同或相近病症做分类整理,一并介绍符合纳入条件的代表方剂(见表 31-2)。

表 31-2　含泽泻复方所治常见病症归类和代表方剂

病症	病症归类	代表方剂
水肿	诸肿、水肿、中湿、十水、水气遍身肿满、血分水分肿满、脚气变成水肿、水肿胸满气急、水气脚膝浮肿、风水、水气、身体肿胀、涌水、湿肿、虚劳浮肿、卒浮肿、皮水、大腹水肿、石水、水蛊	生料五苓散(《直指方》):泽泻二十两,猪苓、白术、赤茯苓各十五两,桂花十两
消渴	消肾、消渴、消中、伤寒烦渴、消肾小便白浊、虚热渴、消渴饮水过度、久渴、消渴口舌干燥、消渴烦躁、热病烦渴、消渴后虚乏、虚渴、渴疾、消渴后成水病、消渴饮水腹胀、暴渴、乳石发烦渴、热渴、膈消	猪苓散(《普济方》):泽泻五分,猪苓、白术、茯苓各三分,桂心二分
虚损	诸虚、饮食劳倦、脾胃气虚弱不能饮食、肝虚、虚羸、风消	白术散(《普济散》):白术一斤,肉桂半斤,干地黄、泽泻、茯苓各四两
肾虚	肾虚、肾脏虚损阳气痿弱、肾虚漏浊遗精、肾脏虚损骨弱羸瘦、精极、伤寒后虚损梦泄、肾虚多唾、白淫、肾脏积冷气攻心腹疼痛、肾脏风冷气	地黄丸(《普济方》):熟地八钱,山药、山茱萸各四钱,泽泻、茯苓、牡丹皮各三钱,蜜丸
虚劳	虚劳、肾劳、虚劳羸瘦、虚劳不足、虚劳少气、心劳、虚劳目暗、虚劳烦热、虚劳痰饮、肝劳、虚劳潮热、虚劳唾稠黏、虚劳上气	肾气大丸(《普济方》):白术一斤,肉桂半斤,干地黄、泽泻、茯苓各四两
热病	肾实、中暑、三焦实热、疟疾、骨蒸、时气烦渴、伤暑、瘟病、三焦热、伤寒湿温、心实、脾实热、尸疰、时气谵语、传尸复连殗殜、诸热、热病三日、山岚瘴气疟、诸疟、时气结胸	泽泻汤(《指南方》):泽泻半斤,白术、防风、石膏、赤茯苓各一升
痹痛	诸痹、血痹、骨痹、行痹、肾痹、五种腰痛、风冷痹、伤寒后腰脚疼痛、周痹、风湿痹、鹤节、风腰脚不遂、腰脚疼痛挛急不得屈伸、腰脚疼痛、风湿腰痛、伤寒寒攻手足、肾脏风毒流注腰脚、久腰痛、脚痹、风眩头痛、首风	芍药补气汤(《普济方》):泽泻半两,芍药、黄芪、陈皮、炙甘草各一两
淋涩	小便淋秘、小便不通、冷淋、膏淋、胞痹、小便难、血淋、乳石发小便淋涩、脬转、淋秘、小肠实	1. 赤葵汤(《普济方》):赤茯苓、冬葵子、石韦、泽泻、白术等分;2. 猪苓汤(《普济方》):泽泻、阿胶各五钱,猪苓、赤茯苓、滑石各一两
痰饮	一切痰饮、支饮、痰癖、伤寒胸膈痰滞、留饮宿食、痰饮食不消、留饮、悬饮	泽泻汤(《普济方》):泽泻五两、白术二两

续表

病症	病症归类	代表方剂
中风	诸风、风瘫痪、脾中风、中风、喑俳、柔风、中风半身不遂、肾中风、风口眼㖞斜	麋衔汤(《圣济总录》):泽泻一两、白术一两、麋衔半两
呕吐	胃反、呕吐、呕哕、热吐、伤寒呕吐、干呕、冷吐、膈气呕逆不下食、脾胃壅热呕哕	白术散(《本事方》):白术、泽泻、茯苓等分
泻痢	热痢、诸泻、濡泻、诸痢、泄痢、水泻、脾胃虚冷水谷不化、下赤痢白痢、痢兼肿	加味五苓散(《普济方》):赤茯苓、泽泻、猪苓、肉桂、白术各一升,车前子半升
咳喘	咳嗽面目浮肿、气嗽、咳嗽上气唾脓血、诸咳嗽、五脏诸嗽、上气胸膈支满、喘促、久嗽、肺虚、伤寒烦喘、肺实、肺痹、三焦咳	防己丸(《圣惠方》):汉防己、甜葶苈各一升,泽泻三分,陈皮、苦葫芦子各半升
黄疸	黄疸、胃疸、诸疸、伤寒发黄、黄疸病、三十六黄、阴黄、谷疸	加减五苓散(《济生方》):赤茯苓、猪苓、泽泻、白术、茵陈蒿等分

2. 含泽泻复方治疗病症分类构成分析

现将含泽泻复方分布于 32 类病症的构成情况列表(见表 31-3)。可以确认,古代含泽泻复方用于水肿最为普遍,方达 117 首,若包括淋涩,则有 155 方。其次则为消渴,也占较大比重。泽泻的补益作用借助含泽泻复方治疗虚损、肾虚和虚劳等体现出来,用方总计 187 首。对热病、泻痢、黄疸、目赤、霍乱、伤寒等外感病、时令病,含泽泻复方也多有分布。另在痹痛和诸疝等疼痛类病症、痰饮和咳喘等肺部病变,也有较多应用。总体说来,古代含泽泻复方配伍应用比较繁杂。

表 31-3　古代含泽泻复方治疗病症一览表

病症	方数	病症	方数	病症	方数	病症	方数
水肿	117	痰饮	29	耳聋	16	诸痔	8
消渴	76	诸疝	29	咳喘	16	霍乱	8
虚损	72	心神不安	23	黄疸	16	疝疾	8
肾虚	65	中风	19	虚冷	15	伤寒	8
虚劳	50	痈疽疮疡	18	目赤	13	多汗	7
热病	50	呕吐	18	脚气	13	翳膜	7
痹痛	39	痞满	17	癥瘕	10	痉病	7
淋涩	38	泻痢	16	目昏暗	9	内外障眼	5

三、泽泻古今功用比较分析

1. 泽泻古今功用一致性考察分析

历代本草学记载泽泻逐膀胱三焦水、宣通水道、除湿、渗湿热、分利小水、治水肿等,古代含泽泻复方则推广应用到诸肿、水肿、中湿、风水、十水、湿肿、皮水等众多病症。《药典》确定泽泻能"利水渗湿",用于"小便不利、水肿胀满",说明古今认同这一功能。另外,利水渗湿尚有另一用途,即利水通淋,用于与尿路感染相当的淋涩。可以注意到,历代本草学记载泽泻治五淋、淋沥、小便淋沥和利膀胱热,古代含泽泻复方治疗小便淋秘、冷淋、膏淋、血淋、淋秘等多种淋涩,也与《药典》主治"热淋涩痛"大体相合。再则,《景岳》初言"泄伏火",功能比较笼统。而古代含泽泻复方则用于三焦实热、中暑、疟疾、骨蒸、时气、瘟病、湿温等多种热病,《药典》称其"泄热",但未明确所泄之热为虚热还是实热,表热抑或里热。尽管如此,权且认为继承了泽泻古代治疗多种热病的传统。此外,《纲目》始有记载泽泻"行痰饮",古代含泽泻复方具体用于一切痰饮、支饮、痰癖、伤寒胸膈痰滞、留饮、悬饮等,可谓两相照应。《药典》认定其"化浊降脂"功能,与之对应的主治是高脂血症,显而易见,这是根据实验和临床研究证明泽泻不同提取物能调节脂类代谢,降低血清胆固醇、甘油三酯、低密度脂蛋白,升高高密度脂蛋白含量,而确定的业已异化的功能。与传统"行痰饮"而治疗痰饮诸病症,风马牛不相及。至于《药典》用于"痰饮眩晕",因痰有广义与狭义之分,古今已有较大差别。

2. 泽泻功用古今差异部分考察分析

（1）稽古发隐

1）生津止渴:《别录》最早确认泽泻治疗"消渴",其后《珍珠囊》进一步明确了"止渴"功能,古代含泽泻复方大量用于消肾、消渴、消中、消肾小便白浊、虚热渴、消渴饮水过度、久渴、消渴口舌干燥、消渴烦躁、消渴后虚乏、虚渴、渴疾、暴渴等病症,用方 76 首,足以说明泽泻有生津止渴功能。这是《药典》用"泄热"所无法解释的。

2）祛风除湿（止痛）:《本草经》最早记载治"风寒湿痹",《日华子》用于"筋骨挛缩"。古代含泽泻复方用于诸痹、血痹、骨痹、行痹、五种腰痛、风冷痹、周痹、风湿痹、鹤节、腰脚疼痛、风湿腰痛、脚痹等,用方 39 首,加之用于诸疝 29 方,提示泽泻或有祛风除湿、蠲痹止痛的功能。

3）宁心安神:在历代本草学中,并无泽泻宁心安神的相关记载。不过,古代含泽泻复方治疗怔忡惊悸、心虚惊悸、言语妄乱、伤寒后心虚惊悸、风惊恐、心烦热、惊悸、热病狂言、虚劳惊悸、心虚、风惊悸、鬼魅等 23 方,提示泽泻或有宁心安神功能。

4）补益:《本草经》始载泽泻"益气力"。其后,《别录》补充泽泻"补虚损",经历代本草传承下来,并在古代方剂中得到应用。检索到古代用于补益诸虚、肾虚、虚劳、补虚固精、补虚益气、补壮元阳等 187 首方剂,是泽泻复方治疗病症中数量最多的,说明泽泻"补益"功能得到古代医家的普遍认可。而《药典》却未予收录。

5）止痉:《日华子》言其"治筋骨挛缩",古代方剂则用于筋极、肉极等痉挛病症,本草、方剂所论基本吻合,《药典》同样未能收录泽泻止痉挛功能。

（2）疑问

《日华子》言泽泻"主尿血",古代方剂同样记载了泽泻止血的功能,《药典》虽未记载泽泻在止血活血方面的功效,然现代药理研究证实[1]泽泻醇提物可提高尿激酶纤溶活性,可延长激活部分凝血活酶时间,抑制血液凝固,表明泽泻有明显抗凝作用。由此引出疑问:泽泻是否同时具有活血、止血双重作用？

3. 泽泻潜在功能现代研究和应用考察

通过比较可以看出，泽泻古今功用差异较大。古代应用广泛但《药典》和统编教材《中药学》没有收载的情况比较突出。从历代本草记载和古代方剂应用，可以归纳出泽泻补益、止痉挛等潜在功能。尽管尚未得到《药典》认可，但泽泻的现代实验研究和临床应用却提供了认证这些功能的重要渠道和信息。

（1）泽泻"生津止渴"的实验研究

家兔皮下注射泽泻提取物 5g/kg，有轻度降血糖作用，注射后 3~4 小时血糖降至最低点，但仅比原水平降低 16% 左右[2]。杨新波等[3]利用 1 型糖尿病小鼠模型研究得出泽泻提取物具有良好降糖作用。许文等[4]指出泽泻水提取物和醇提取物对于胰岛素抵抗的 2 型糖尿病均有良好效果。

（2）泽泻"祛风除湿"的实验研究

小鼠灌胃泽泻煎剂 10g/kg、20g/kg，连续 5 日，能明显抑制由 2,4- 二硝基氯苯（DNCB）所致小鼠接触性皮炎。20g/kg 能减轻二甲苯引进的小鼠耳郭肿；抑制大鼠棉球肉芽组织增生[5]。

（3）泽泻"补益"的实验研究

以泽泻为主的中草药配制而成的脂压平冲剂能增强大鼠免疫功能，延缓衰老，促进智力，提高血液 SOD 含量，促进条件性回避反应建立。此外，还能明显延长小鼠负重游泳时间[6]。脂压平冲剂提高血液 SOD 含量，无疑具有延缓衰老作用，这与该冲剂含有泽泻、灵芝等成分有关[7]。吴水生等[8]研究发现，泽泻中氨基酸尤其是精氨酸含量与人参、红参、西洋参相媲美。相关文献证实[9]，精氨酸能促进生长发育，增强免疫功能。故泽泻补益作用尤其与氨基酸中的精氨酸有关。

现代实验和临床研究进一步证明，泽泻、泽泻提取物具有补益、生津止渴、祛风除湿等功能，为当今临床扩大应用到相关病症提供了比较充分的文献、理论、实验或临床依据。至于其宁心安神、止痉的功能尚需进一步实验依据。

❖ 参考文献

［1］胡雪艳，陈海霞，高文远，等.泽泻化学成分的研究［J］.中草药，2008，39（13）：1788-1790.

［2］王浴生.中药药理与应用［M］.北京：人民卫生出版社，1983：720.

［3］杨新波，黄正明，曹文斌，等.泽泻提取物对正常及四氧嘧啶小鼠糖尿病模型的影响［J］.中国实验方剂学杂志，2002，8（3）：24-26.

［4］许文，罗奋熔，赵万里，等.泽泻降糖活性提取物化学成分研究［J］.中草药，2014，45（22）：3238-3245.

［5］戴岳，杭秉茜，黄朝琳，等.泽泻对免疫系统的影响及抗炎作用［J］.中国中药杂志，1991，16（10）：622-625.

［6］蒋乃昌，高列，李淑芳，等.脂压平冲剂对免疫及抗衰老作用的研究［J］.贵州医药，1997，21（5）：274-275.

［7］董颖,吴庆夫,李荣芷,等.灵芝多肽的分离检识和抗氧自由基活性研究［J］.北京医科大学学报,1993,
　　25（2）:145.

［8］吴水生,陈丽,郭素华,等.不同产地泽泻氨基酸成分测定与对比［J］.海峡药学,2004,16（2）:124-128.

［9］PARK H,CHO B C,LEE M K,et al. Nitrogen compounds of Korean ginseng and their physiological
　　significance［C］. International symposium on ginseng,1990:175-189.

第 32 节　细　　辛

一、细辛历代本草学功用考察分析

细辛,《本草经》列为草部上品,其"主咳逆,头痛脑动,百节拘挛,风湿痹痛,死肌,久服明目,利九窍"。功出七端,比较分散。《别录》增益甚多,能"温中下气,破痰,利水道,开胸中,除喉痹,齆鼻,风痫癫疾,下乳结,汗不出,血不行,安五脏,益肝胆,通精气"。《集注》补充"口臭者含之多效";而"最能除痰、明目",则突显此前已经明确的功用。《药性论》所述"治咳逆上气,恶风,风头,手足拘急,安五脏六腑,添胆气,去皮风湿痒能止,眼风泪下,明目,开胸中滞,除齿痛,主血闭,妇人血沥腰痛",其中治恶风、皮风湿痒、眼风泪下、齿痛、血闭和妇人血沥腰痛,属于新增功用。《衍义》强调细辛为"治头面风痛不可缺"之剂。通过归纳不难看出,宋代以前关于细辛的功用认识大体接近完备。

金元时期以来,诸家本草特别强调细辛用于头痛。《补遗》认为细辛"手少阴引经之药,治头痛,诸顶头痛、诸风通用之药"。《药性赋》概括"其用有二:止少阴合病之首痛,散三阳数变之风邪"。《纲目》另出新识,称其"治口舌生疮,大便燥结,起目中倒睫"。《药鉴》用以"利水道",再度确认《别录》记载的功用。此外,诸本草大多阐发早期本草论述的微旨大义,创新认识较少推出。

综合诸家本草所述,细辛功能主要归纳为祛风散寒、止痛、通窍、化痰止咳、明目、活血、止痉、利水、敛疮及除臭 10 种(见表 32-1)。

表 32-1　细辛历代本草学功用分类汇总

功能	出处
祛风散寒	1. 汗不出(《别录》);2. 恶风(《药性论》);3. 治邪在里之表(《发挥》);4. 散三阳数变之风邪(《药性赋》)
止痛	1. 头痛,2. 风湿痹痛(《本草经》);3. 风头(《药性论》);4. 齿痛(《药性论》);5. 头面风痛(《衍义》);6. 首风(《药性赋》)

续表

功能	出处
通窍	1. 利九窍(《发挥》);2. 齆鼻(《别录》)
化痰止咳	1. 主咳逆(《本草经》);2. 破痰下气(《别录》);3. 咳逆上气(《药性论》);4. 治嗽(《日华子》);5. 痰饮(《纲目》)
明目	1. 久服明目(《发挥》);2. 止眼风泪下(《药性论》)
活血	1. 血不行,2. 下乳结(《别录》);3. 主血闭,4. 妇人血沥腰痛(《药性论》)
止痉	风痫(《别录》)
利水	1. 利水道(《别录》);2. 散水寒(《用药心法》)
敛疮	口舌生疮(《纲目》)
除臭	口臭(《蒙筌》)

二、细辛古代方剂配伍应用规律考察分析

1. 含细辛复方治疗病症分类

以细辛为关键词,在整个数据库检索,得含细辛复方3 127首,用于817种病症。为便于分析含细辛复方所治病症(证)构成,对配伍频次≥3次,相同或相近病症做分类归纳整理。得含细辛复方2 487首,用于337种病症。含细辛复方所治病症归类处理情况和代表方剂(见表32-2)。

表32-2　含细辛复方所治常见病症归类和代表方剂

病症	病症归类	代表方剂
中风	诸风、中风、肺中风、卒中风、中风偏枯、中风半身不遂、脾中风、风瘫痪、风弹曳、风口眼㖞斜、偏风、风偏枯、柔风、贼风、中风四肢拘挛不得屈伸、肝中风、中风身体不遂、肾中风、中风失音不语、急风、风腰脚不遂	1. 三黄散(《圣济总录》):麻黄一两一分、独活一两、细辛一两、黄芪半两、黄芩三分;2. 嗅鼻法(《普济方》):细辛一钱、皂角一钱
牙痛	牙齿疼痛、齿风肿痛、虫蚀牙齿、齿龋、骨槽风、肾虚齿痛	1. 藁本散(《御药院方》):藁本一两、川芎半两、细辛半两、胡桐泪三钱、白矾灰二钱;2. 雄黄定痛散(《医方大成》):盆硝二钱、雄黄一钱、大蒜二枚、细辛四钱、皂角四钱
咳喘	咳嗽、诸咳嗽、久嗽、咳嗽上气、五脏诸嗽、咳逆上气、咳嗽上气唾脓血、肺虚、肺中寒、上气咳逆、伤寒咳嗽、冷嗽、上气喉中如水鸡声、肺实、三焦咳、上气、咳嗽失声、伤寒烦喘、卒上气、气嗽、咳嗽不得卧、虚劳咳嗽、喘促、肺痹	1. 茱萸汤(《普济方》):吴茱萸三分、桂花一两、细辛一两一分、当归三分、杏仁半两;2. 细辛五味汤(《杨氏家藏方》):五味子二两,细辛、陈皮、高良姜、炙甘草各一两

病症	病症归类	代表方剂
目赤痛	目赤痛、风毒冲目虚热赤痛、肝实眼、目积年赤、暴赤眼、时气后患目、肝实、目暴肿、目痒急及赤痛、目赤磣痛赤肿、目赤肿痛、目赤烂、五脏风热眼、胎赤眼、风目赤、目飞血赤脉、目内生疮、伤寒后热毒攻眼、目涩痛	秦皮洗眼汤(《普济方》):秦皮二两、秦艽一两、细辛一两、防风一两、炙甘草半两
头痛	首风、头痛、风头痛、脑风、偏正头痛、风眩头痛、伤寒头痛、膈痰风厥头痛、偏头痛、眼眉骨及头痛	川芎丸(《本事方》):川芎、甘菊花、细辛、白术、白芷等分
内外障眼	内障眼、外障眼、目青盲、雀目、目生肤翳、目生胬肉、将变内障眼、内外障眼、疳眼外障、目生钉翳、远年障翳、息肉淫肤	1. 川芎散(《海上方》):川芎、白芷、细辛、龙脑叶、皂角子等分;2. 通关散(《直指方》):细辛、川芎、薄荷、蔓荆子等分
风湿痹痛	腰痛、风湿痹、风入腹拘急切痛、风不仁、腰脚疼痛、腰脚冷痹、风痹、肝痹、腰痛强直不得俯仰、中湿、周痹、诸痹、风痹手足不遂、皮痹、风腰脚疼痛、风毒、历节风、肌痹、身体疼痛、肝著、风身体疼痛、血痹、风湿痹身体手足不遂、脚痹、筋痹	1. 无名(《儒门事亲》):细辛二两、半夏二两、天麻二两;2. 麻黄散(《本事方》):麻黄一两一钱,羌活一两,黄芩三分,细辛、黄芪各半两
痉病	中风角弓反张、一切痫、风痫、破伤风、一切惊风、痫、风角弓反张、风口噤、癫痫、痫瘈复发、风痉、惊痫、肝风筋脉拘挛、中风口噤	万病汤(《普济方》):当归、细辛、矾石、炙甘草各一两,白蜜
疮疡	疮疡、头面风、口疮、诸痈疽、咽喉肿痛、口疮等疾、诸疮生肌肉、发背、诸瘘、肺脏风毒生疮、身体风毒疮、湿阴疮、诸痈、诸发、诸肿	赴筵散(《普济方》):黄连、黄柏、细辛等分
伤寒	伤寒、伤寒厥逆、风气、风冷、风热、肺脏伤风冷多涕、中风伤寒、伤寒一日候、伤寒三日候	1. 实表散(《普济方》):附子、肉苁蓉、细辛、五味子等分;2. 人参汤(《普济方》):人参一两、白术一两、细辛三分、干姜三分、炙甘草半两
牙宣	齿龈宣露、牙齿脱落、牙根摇动、牙齿黑黄、牙齿挺出、牙齿历蠹	1. 治牙齿药(《普济方》):细辛、草乌头、皂角等分,盐汤;2. 乌金散(《普济方》):茯苓、人参、细辛、麝香等分
鼻鼽	鼻流清涕、鼻中生息肉、鼻塞气息不通、鼻鼽、鼻塞不通、小儿鼻多浊涕、鼻痛、鼻渊、小儿鼻鼽塞、鼻塞不闻香臭	1. 真珠散(《圣惠方》):真珠、白矾灰、桂心、细辛各一两,木通半两;2. 矾石丸(《普济方》):矾石四两,木通、细辛各半两,丹参一分
惊悸	风邪、怔忡惊悸、血风惊悸、风惊恐、心中风、风惊悸、心虚、惊啼、乍见鬼神、肝气逆面青多怒、胎寒胃冷啼	1. 白薇汤(《圣济总录》):白薇、细辛各一两半,龙齿三两,杏仁八十枚;2. 雷丸浴汤(《普济方》):雷丸三枚,牡蛎、黄芩、细辛各三分,蛇床子一两
痰饮	风痰、一切痰饮、痰癖、寒痰、痰嗽、虚劳痰饮、水饮	1. 芎辛汤(《十便良方》):川芎半两、细辛一钱、炙甘草一钱半;2. 温中化痰丸(《局方》):干姜、半夏各一两,细辛、胡椒各半两,白术二两

病症	病症归类	代表方剂
眩晕	风头眩、风头旋、目晕	1. 芎辛汤(《十便良方》):川芎四两、细辛一分、甘草一两、白芷一分;2. 酒调散(《普济方》):橘红、细辛、石膏、莎草根等分
面䵟䵟	面䵟䵟、鼻疱酒齄	无名(《普济方》):白僵蚕、黑牵牛、细辛等分
脚气	脚气缓弱、风脚气、一切风寒暑湿脚气、江东岭南瘴毒脚气、脚气肿满、脚气疼痛皮肤不仁、风湿脚气、脚气痹挛、一切脚气	乌头细辛散(《普济方》):川乌头、香白芷、细辛、防风等分
痏疾	风痏、急痏、小儿一切痏、痏痢、丁奚腹大	石辛散(《海上方》):细辛五分、荜茇三枚、荆芥根三分、寒水石十分

2. 含细辛复方治疗病症分类构成分析

将含细辛复方≥22首的病症予以列表(见表32-3)。由表32-3可知,细辛配伍在复方中,治疗中风用方213首,高居榜首,用于治疗内中风,与当今的临床应用差别较大。含细辛复方治疗牙痛、头痛、风湿痹痛等疼痛类病症和咳喘、痰饮,也占较大比重。此外,偏重治疗头面、五官和面部疾患,也是细辛功用的一大特点。

表32-3　古代含细辛复方治疗病症一览表

病症	方数	病症	方数	病症	方数	病症	方数
中风	213	痓病	113	月水不调	63	气滞	32
牙痛	174	虚损	102	鼻齆	62	产后诸疾	32
咳喘	166	疮疡	100	惊悸	59	痏疾	32
目赤痛	147	伤寒	92	痰饮	57	虚冷	26
头痛	130	牙宣	84	眩晕	50	胤嗣	25
内外障眼	128	目昏暗	70	面疾	47	积聚	24
风湿痹痛	122	风瘙痒	65	脚气	46	生发美发	22

三、细辛古今功用比较分析

1. 细辛古今功用一致性考察分析

《本草经》确立细辛"主咳逆""止痛"和"利窍"的核心功用,古代含细辛复方用于咳喘、痰饮、多种疼痛、风湿痹、鼻部病变和伤寒等,《药典》细辛"祛风散寒,祛风止痛,通窍,温肺化饮",用于"风寒感冒,头痛,牙痛,鼻塞流涕,鼻衄,鼻渊,风湿痹痛,痰饮咳喘",与传统功用基本吻合。

2. 细辛功用古今差异部分考察分析

（1）稽古发隐

1）明目：《本草经》首提"久服明目"，其后《药性论》中载"止眼风泪下，明目"，可知细辛应有明目之功。古代含细辛复方中有 147 首用于目赤痛，128 首用于内外障眼，70 首用于目昏暗，最终实现的都是"明目"功能。《药典》对此不予收录。

2）安神：《本草经》未曾论及细辛"安神"，《别录》始增"安五脏，益肝胆"之用，《药性论》以其"安五脏六腑，添胆气"，细辛安神呼之欲出。结合古代含细辛复方将其用于惊悸 59 首，提示细辛可能具有安神作用。但《药典》同样未予收录。

3）活血祛瘀：《别录》首提细辛"下乳结……主血不行"，《药性论》进一步确认其"主血闭，妇人血沥腰痛"，古代含细辛复方将其用于妇科病之月水不调 63 首，产后诸疾 32 首，积聚 24 首，共同提示细辛尚有活血祛瘀之能。对此，《药典》同样未予收录。

4）止痉：历代本草记载细辛主风湿痹痛、恶风风头、皮风湿痒、风寒头痛等，所祛当属外风。《别录》以其"除风痫"，当属治疗内风。古代含细辛复方用于痉病 113 首，具体包括中风角弓反张、一切痫、破伤风、风口噤、癫痫等病症，提示细辛或有止痉功能。而《药典》未予记载。

5）解毒敛疮：《本草经》称其"主死肌"，《纲目》以其"治口舌生疮"，古代含细辛复方治疗疮疡者 100 首，提示细辛可能有解毒敛疮功能。而《药典》未予记载。

（2）疑问

古代含细辛复方治疗中风用方 213 首，远远超出其他病症配伍使用频率。就中风而言，归类其中的皆为半身不遂、口眼㖞斜、四肢拘挛、腰脚不遂、失音不语之类，属于内中风，与当今祛风散寒、止痛、通窍、温肺化饮的功用差别甚大。不过，细辛的药效学研究多半提供解热、镇痛、抗惊厥、抗炎、抗排异、抗组胺、增加冠脉流量的证据，却没有对脑血管、中枢神经和血栓等相关改善和调节作用。细辛古今应用何以形成如此巨大反差，尚待进一步明确。

3. 细辛潜在功能的临床应用和现代研究

现已明确，细辛古今功用存在一定的差异。在古代本草、方剂中比较广泛使用的功能，《药典》弃之不收者比较突出。从历代本草记载和古代方剂配伍应用的比较中，可以提炼出细辛明目、安神、活血祛瘀、止痉及解毒敛疮等潜在功能。深入考察发现，一些潜在功能已得到当今实验研究和临床应用的证实。

（1）细辛"明目"的临床应用

细辛深受历代眼科医家喜好，被广泛用于属寒、属热、或虚、或实的各种眼疾，包括中心性视网膜炎、青光眼、角结膜炎等[1]。陈达夫认为，凡目疾，无外症而暴盲，为寒邪直中少阴，玄府闭塞所致。其擅用麻黄附子细辛汤治疗视神经炎[2]。胡兆满亦用细辛配伍治疗视神经萎缩之视力减退、目生飞蚊患者，连服 15 剂，症状明显好转，续服 20 剂而获愈[3]。

（2）细辛"安神"的临床应用及实验研究

大剂量应用麻黄细辛附子汤，治疗素体阳虚阴盛失眠十余年的患者，3 剂后，患者睡眠质量大有改善，睡眠时间较用药前延长 2 小时[4]。细辛油对中枢神经系统有明显抑制作用。

小剂量细辛油可使动物安静、驯服、自主活动明显减少,大剂量则能使动物出现睡眠及麻醉状态[5]。细辛挥发油对家兔脑电活动的影响,证明细辛挥发油对中枢的作用与巴比妥类麻醉药相似[6]。

（3）细辛"活血祛瘀"的临床应用及实验研究

在活血化瘀药中加入细辛6~9g,治疗跌仆损伤,可使患者局部疼痛减轻,瘀肿消退[7]。用细辛末局部外敷,治疗肌内注射导致局部硬结21例,经2~5次治疗,疼痛、肿块消失者19例,肿块缩小1/2者2例[8]。

研究高、低剂量不同品种细辛（北细辛、华细辛）酒糊外用对大鼠外伤性血瘀模型的影响。结果显示:高、低剂量细辛酒糊各组均可明显降低大鼠损伤症状积分,显著减轻右后肢的肿胀,显著降低大鼠血细胞比容、全血高切还原黏度、全血低切还原黏度、红细胞刚性指数、红细胞聚集指数、全血高切相对黏度、全血低切相对黏度、红细胞变形指数等[9]。

（4）细辛"止痉"的临床应用及实验研究

谢海洲常用细辛抢救癫痫连续发作不解,用量一般1次5g,水煎服[10],以解除连续发作之苦。王守才重用细辛15~20g治疗腹型癫痫,治疗2个月后,脑电图正常,随访1年未复发[11]。细辛挥发油与戊巴比妥钠、水合氯醛混合使用能使清醒动物进入深度睡眠状态,有效对抗电刺激和士的宁所致的惊厥,并显著延长戊四氮惊厥潜伏期及死亡时间[12]。

（5）细辛"解毒敛疮"的临床应用及实验研究

细辛外用,治疗口腔溃疡属虚火上炎证60例,完成58例,以细辛膏剂外敷双脚涌泉穴,每天1次,连用7天,临床痊愈率15.5%,显效37.9%,有效41.4%,无效5.2%[13]。另用细辛15g研末,调醋外敷脐部,吴茱萸15g研末,调醋外敷双足涌泉穴,每日1次,3天为1个疗程,对比治疗小儿口腔炎共115例。结果:细辛组痊愈率85%,有效率8.4%,3天内治疗总有效率为93.4%。且细辛组疗效优于吴茱萸组[14]。

细辛超临界CO_2萃取物对细菌、酵母、霉菌都有一定的抑菌作用,在酸性环境和碱性环境中效果较好[15]。刘丹丹等用苯酚灼烧豚鼠面颊,造成口腔溃疡模型,观察大、小剂量的北细辛、华细辛、汉城细辛对口腔溃疡模型豚鼠水肿溃疡程度、口腔溃疡面积及病理学变化的影响,实验结果显示:各剂量组细辛均能显著减轻豚鼠口腔溃疡症状,显著缩小口腔溃疡面积;大、小剂量北细辛醋糊组,大剂量华细辛醋糊组及大剂量汉城细辛醋糊组能显著改善口腔溃疡模型豚鼠的病理改变[16]。

（6）细辛"补虚强壮"的临床应用及实验研究

单味细辛泡服用于治疗阳痿[17]。亦可与韭子配伍,泡茶频频饮服,每日1剂,治疗阳痿[18]。

细辛可提高SOD活性和减弱脂质过氧化,避免有害物质对细胞结构和功能的破坏,增强机体对自由基的清除能力,具有明显的抗氧化作用。细辛、杜仲及其合剂能够提高NOS、过氧化氢酶（CAT）活性,增加血浆NO含量、降低肝组织MDA含量[19,20],且能改善衰老小鼠的生精功能,明显抑制衰老小鼠血清睾酮含量的下降,具有延缓衰老的作用[21]。

❖　参考文献

［1］汪碧涛.细辛在眼科临床的应用［J］.上海中医药杂志,2004,38（1）:32-33.

［2］李秀丽,乔珊.陈达夫教授以麻黄附子细辛汤治视神经炎思想浅析［J］.云南中医中药杂志,2014,35（10）:9-10.

［3］胡兆满.临床新用活细辛［J］.四川中医,1995,13（3）:19-20.

［4］刘国华,林大勇,关庆增,等.麻黄细辛附子汤新用及机理探讨［J］.辽宁中医杂志,2008,35（6）:913-914.

［5］李仪奎,胡月娟.细辛挥发油的毒性及对家兔脑电活动的影响［J］.中国药理学通报,1986,2（4）:24-27.

［6］曲淑岩,毋英杰,王一华.细辛对中枢神经系统的抑制作用［J］.中医杂志,1982,23（6）:72-74.

［7］蒋昌烈.细辛治跌打损伤效果好［J］.中医杂志,1993,34（6）:327.

［8］祁兆琍,李晶,等.细辛末治疗肌注局部硬结疗效观察［J］.青海医药杂志,1995,25（9）:67.

［9］白明,刘丹丹,闫欣,等.不同品种细辛酒糊外用对大鼠外伤性血瘀模型的影响［J］.中国现代应用药学,2014,31（5）:517-522.

［10］谢海洲.细辛用于顽固性咳喘及癫痫［J］.中医杂志,1993,34（7）:389.

［11］王守才.重用细辛治疗疑难病症三则［J］.山东中医杂志,1997,16（10）:465.

［12］孙建宁,徐秋革,王凤仁,等.三种细辛属植物挥发油对中枢神经系统的作用［J］.中国药学杂志,1991,26（8）:470-472.

［13］王双燕,高明超,吴业清,等.细辛外用治疗口腔溃疡（虚火上炎证）的临床研究［J］.中华中医药杂志,2013,28（4）:1133-1135.

［14］吴章平.细辛、吴茱萸治疗小儿口腔炎疗效对比［J］.实用中医药杂志,1996,2（2）:30.

［15］张妙龄,唐裕芳,叶进富,等.细辛超临界 CO_2 萃取物抑菌活性研究［J］.四川食品与发酵,2004,40（1）:36-38.

［16］刘丹丹,白明,闫欣,等.细辛醋糊外用对豚鼠口腔溃疡模型的影响［J］.中华中医药杂志,2012,27（2）:334-337.

［17］刘国应.泡饮单味细辛治阳痿［J］.浙江中医杂志,2011,46（7）:482.

［18］冷长春,郭论.细辛韭子茶治疗阳痿 17 例［J］.中国民间疗法,1999,7（4）:23.

［19］栗坤,郑福禄,白晶,等.细辛、杜仲及其合剂对 D- 半乳糖所致衰老小鼠 NO、NOS 和 CAT 的影响［J］.中国老年学杂志,2001,21（3）:131-132.

［20］栗坤,郑福禄,龚淑珍,等.细辛、杜仲及其合剂对 D- 半乳糖所致衰老小鼠 NO、NOS 和 MDA 的影响［J］.黑龙江医药科学,2001,24（1）:1-2.

［21］齐亚灵,方艳秋,谭岩,等.细辛、杜仲及其合剂对亚急性衰老小鼠睾丸及血清睾酮影响的实验研究［J］.中国老年学杂志,2007,27（23）:2271-2274.

第33节 荆 芥

一、荆芥历代本草学功用考察分析

荆芥,首载于《本草经》,以假苏相称,"主寒热,鼠瘘,瘰疬,生疮,破结聚气,下瘀血,除湿痹",侧重祛邪治病。荆芥之名始载于《吴普本草》。《拾遗》补充"除劳渴,出汗,除冷风"的功用。《药性论》所增甚多,既"治恶风,贼风,口面㖞斜,遍身瘰痹,心虚忘事,益力添精,主辟邪毒气,除劳,久食动渴疾,治疗肿",又"主通利血脉,传送五脏不足气""捣末和醋封毒肿"。《食性》云"主血劳,风气壅满,背脊疼痛,虚汗,理丈夫脚气,筋骨烦疼,及阴阳毒伤寒头痛,头旋目眩,手足筋急";《日华子》用以"利五脏,消食,下气,醒酒""治头风""豉汁煎,治暴伤寒"。《图经》强调荆芥"古方稀用,近世医家治头风、虚劳、疮疥、妇人血风等为要药"。金元以降,《纲目》以其"散风热,清头目,利咽喉,消疮肿,治项强,目中黑花,生疮阴癫,吐血衄血,下血血痢,崩中痔漏",认为荆芥"长于祛风邪,散瘀血,破结气,消疮毒,故风病、血病、疮病为要药",所治病症多属新增。《备要》补治中风口噤、产风血运和肠风。《景岳》归纳较全,除外重复,可助脾胃,治风湿疝气,崩淋带浊,产后中风强直和血风。此外,《经读》补充"除温疟"之用。

综合诸家本草,荆芥功用主要包括发汗解表、祛风除湿、止血、活血化瘀、平肝息风、解毒疗疮、止痛、消痞散满、消食、解酒毒、清利头目、止痒、辟秽 13 种(见表33-1),其他功用则属个案。

表33-1 荆芥历代本草学功用分类汇总

功能	出处
发汗解表	1. 出汗(《拾遗》);2. 能发汗(《药性论》);3. 解肌表,4. 开腠理(《药鉴》);5. 解肌发表(《景岳》);6. 轻宣发表(《备要》)
祛风除湿	1. 除湿痹(《本草经》);2. 除风冷(《日华子》);3. 除冷风(《药性论》);4. 祛风邪《纲目》
止血	1. 妇人血风(《图经》);2. 吐血衄血,3. 下血血痢,4. 崩中(《纲目》);5. 崩淋(《景岳》);6. 吐衄肠风(《备要》)
活血化瘀	1. 下瘀血(《本草经》);2. 通利血脉(《药性论》);3. 散瘀血(《纲目》);4. 产风血运(《备要》)
平肝息风	1. 治恶风贼风,口面㖞斜(《药性论》);2. 中风口噤(《备要》)
解毒疗疮	1. 生疮(《本草经》);2. 治疗肿(《药性论》);3. 消疮肿,4. 生疮,5. 消疮毒(《纲目》);6. 解毒(《分经》)
止痛	1. 头痛,2. 脊背疼痛,3. 筋骨烦疼(《景岳》);4. 治伤寒头痛(《备要》)
消痞散满	1. 破结聚气(《本草经》);2. 破结气(《纲目》);3. 破结(《备要》)
消食	1. 消食(《日华子》);2. 酒伤食滞(《药性解》);3. 消饮食,4. 助脾胃(《景岳》);5. 助脾消食(《备要》)

功能	出处
解酒毒	醒酒(《日华子》)(《景岳》)
清利头目	1. 清利头目(《法象》);2. 清头目,3. 目中黑花(《纲目》);4. 能清头目上行(《蒙筌》);5. 上清头目(《药鉴》);6. 头目昏眩(《求真》)
止痒	1. 疮疥(《图经》);2. 疗痛痒(《药性解》);3. 风瘙(《衍义》)
辟秽	1. 去邪(《拾遗》);2. 辟邪毒气(《药性论》);3. 辟邪毒(《药鉴》);4. 辟诸邪毒气(《景岳》);5. 逐邪气(《新编》)

二、荆芥古代方剂配伍应用规律考察分析

1. 含荆芥复方治疗病症分类

以荆芥为关键词,利用数据库检索,得含荆芥复方 703 首,用于 308 种病症。为便于对含荆芥复方所治病症构成进行统计分析,首先对相同或相近病症做归类整理,并介绍符合纳入标准的代表方剂(见表 33-2)。

表 33-2　含荆芥复方所治常见病症归类和代表方剂

病症	病症归类	代表方剂
疮疡	诸疮、一切恶疮、阴疮、诸疔疮、疮疹已出未出、妊娠诸疮、下注疮、手足诸疮、疮疡、疮疹后余毒、诸疮肿、伤寒发豌豆疮、浸淫疮、目内生疮、口疮、头面身体生疮、肾脏风毒流注腰脚、诸疔疮、面疮、肺脏风毒生疮、热疮、湿阴疮、痱疮、口舌疮、发背、头面风、代指、阴肿痛、舌肿强、一切痘疹、五色丹毒、重舌	1. 苦参丸(《如宜方》):苦参八两、荆芥穗四两;2. 洗方(《危氏方》):黄柏、茵陈蒿、荆芥根、葱白、藿香等分
目昏暗	目生肤翳、目昏暗、目风眼寒、目青盲、目血灌瞳仁、目见黑花飞蝇、目风泪出、内外障眼、卒生翳膜、内障眼、肝虚眼、眼生翳膜、外障眼、肾肝虚眼黑暗、目睛疼痛	1. 五神散(《经效济世方》):荆芥穗、木贼、白术、乌贼鱼骨各一两、炙甘草半两;2. 石决明散(《经验良方》):石决明、薄荷叶各一两、蒺藜子、荆芥穗各二两、人参半两
目赤肿痛	目积年赤、肝实眼、目赤痛、目赤烂、风目赤、目涩痛、目赤肿痛、目赤磣痛赤肿、暴赤眼、疮疹入眼、目睑生风粟、目痒急及赤痛、五脏风热眼、伤寒后热毒攻眼、风毒冲目虚热赤痛、目脓漏、目风肿	芎散(《圣济总录》):川芎、菊花、荆芥穗、石膏各一两、炙甘草半两
中风	诸风、中风、食治中风、偏风、风口眼㖞斜、肝中风、中风身体不遂、中风舌强不语、肺中风、中风失音不语、中风筋脉挛急、中风口㖞斜僻、中风不随、中风半身不遂、目偏视风牵、肾中风、风偏枯、风瘫痪、中风四肢拘挛不得屈伸、中风口㖞、中风口噤、卒中风、中风恍惚	1. 荆芥汤(《普济方》):荆芥根、独活、防风等分;2. 荆芥散(《普济方》):桃仁五钱、荆芥穗一两三钱

病症	病症归类	代表方剂
疼痛	首风、风头痛、牙齿疼痛、齿风肿痛、头痛、偏正头痛、脑风、风眩头痛、膈痰风厥头痛、身体疼痛、偏头痛、游肿赤痛、风身体疼痛、风走注疼痛、眼眉骨及头痛、风湿腰痛、中风百节疼痛、腰脚疼痛、诸癞、诸疝	1. 芎芷散（《直指方》）：川芎、白芷、荆芥穗、石膏等分；2. 古卿古败散（《华佗中藏经》）：荆芥穗一斤、川芎四两、白术二两、菊花半斤
热病	时气瘴疫、风热、变蒸、诸热、伤风、疮疹壮热口渴、寒热、三焦实热、三焦热、心脏风热、时气疫疠、骨蒸、风成寒热、时气令不相染易、时气二日、热病一日、热毒风、骨热、肺脏壅热、潮热、风成热中、温壮、瘟病、劳瘵	1. 冲和散（《普济方》）：苍术六两、荆芥穗二两、甘草一两一钱五分；2. 惺惺丸（《十便良方》）：荆芥根、薄荷各一斤
伤寒	伤寒一日候、伤寒二日候、伤寒三日候、伤寒四日候、伤寒五日候、伤寒六日候、伤寒、伤寒头痛、中风伤寒、夹惊伤寒、伤寒两感、伤寒虚烦、夹食伤寒、伤寒烦渴、伤寒头痛、伤寒可汗、伤寒发黄、伤寒咽喉痛、伤寒后失音不语、伤寒汗后余热不除、伤寒发斑	白芷散（《百一选方》）：白芷一两、荆芥根一钱
出血	脏毒下血、血风走注、呕血、吐血不止、齿间血出、吐血、金疮血不止、九窍四肢指歧间出血、伤寒鼻衄、大便血、坠堕致伤吐唾出血、诸失血、大衄、肠风下血	1. 槐荆散（《普济方》）：荆芥穗、槐花各一两；2. 荆芥散（《普济方》）：荆芥根、枳壳各一两
疥癣	疥癣、诸疥、紫白癜风、大风癞病、湿癣	苦参散（《卫生家宝》）：苦参、蔓荆子、何首乌、荆芥穗、威灵仙等分
瘙痒	风瘙痒、风瘙瘾疹、风瘖癗、疥癣、头风白屑	荆芥散（《圣济总录》）：荆芥穗、麻黄、羌活、独活等分
痈疽	诸痈疽、诸发、下阴疳蚀、痈溃后、针眼、诸痈、疖、附骨痛、附骨疽、肺痈、痈疽、瘭疽、毒肿	龙角散（《普济方》）：地龙、荆芥穗、甘草各一两，皂角刺三两，乳香半钱
痉病	一切惊风、急慢惊风、脐风撮口、破伤风、急惊风、慢惊风、天瘹惊风、慢脾风、惊热、伤寒阴阳刚柔痉、风痉	防风散（《医方集成》）：防风一两，藁本、羌活、地骨皮、荆芥穗各半两
眩晕	头目眩晕、风头眩、风头旋、目晕	1. 芎黄汤（《医方集成》）：大黄、荆芥穗、川芎、防风等分；2. 槐角剪（《杨氏家藏方》）：槐角四两，荆芥穗、菊花、皂角各一两
咽喉肿痛	喉痹、咽喉肿痛、疮痘攻咽喉、咽喉肿塞、咽喉生疮、咽干、咽喉不利	消毒散（《普济方》）：当归、荆芥根、甘草等分
跌仆损伤	从高坠下、诸伤折、接骨、伤折腹中瘀血、闪肭、打仆损伤、伤折风肿	荆芥散（《圣济总录》）：荆芥穗、当归、续断、川芎各一两
下利	下赤痢白痢、血痢、冷热痢、赤痢、下痢里急后重、泄泻、吐利、小肠虚	槐花散（《普济方》）：青皮、槐花、荆芥穗等分
咳嗽	伤风咳嗽、热嗽、咳嗽、伤寒咳嗽、冷嗽、咳嗽喘急、喘嗽、肺中寒	五拗汤（《医方大成》）：麻黄、杏仁、甘草、荆芥穗等分，桔梗一钱

2. 含荆芥复方治疗病症分类构成分析

将含荆芥复方分布于前24个病症的构成情况列表(见表33-3)。由表33-3可知,含荆芥复方主要用于中风、疥癣瘙痒、痉病、眩晕之类的风病,并常用于目赤肿痛、热病、伤寒等外感热病,对疼痛、咽喉肿痛等以疼痛为主要临床表现的病症,以及痈疽疮疡和目昏暗等,也是含荆芥复方针对的主要对象。此外,含荆芥复方还治疗出血、月水不调、跌仆损伤和产后诸疾等以瘀血为基本病机的病症。

表33-3 古代含荆芥复方治疗病症一览表

病症	方剂	病症	方剂	病症	方剂	病症	方剂
疮疡	83	伤寒	39	虚劳	23	脚气	13
目昏暗	55	出血	29	痈疽	21	产后诸疾	13
目赤肿痛	53	疥癣	29	月水不调	19	跌仆损伤	11
中风	53	诸痔	28	痉病	17	下利	11
疼痛	50	牙齿脱落	26	眩晕	16	咳嗽	10
热病	45	瘙痒	24	咽喉肿痛	14	鼻渊	10

三、荆芥古今功用比较分析

1. 荆芥古今功用一致性考察分析

通过对历代本草的归纳分析,荆芥具有发汗解表、解毒疗疮、止痛、止痒等功能,用于外感、毒肿、头痛、疮疥等;古代含荆芥复方用于疼痛、痈疽、疮疡、疥癣、瘙痒、伤寒等,大体按照本草记载的功能主治配伍于复方之中。《药典》确认荆芥"解表散风,透疹,消疮",用于"感冒,头痛,麻疹,风疹,疮疡初起",完全继承了历代本草记载的上述功能和古代含荆芥复方配伍应用的经验。

2. 荆芥功用古今差异部分考察分析

(1)稽古发隐

1)明目:《滇南》明确荆芥可以"明目"。自《法象》以荆芥"清利头目",此后诸多本草纷纷收载并确认这一功能。《纲目》《备要》和《得配》取其治"目中黑花",《新编》则"消头目之火"。古代含荆芥复方治疗目生肤翳、目昏暗、目风眼寒、目青盲等目昏暗及一切眼疾杂治、目积年赤、肝实眼、目赤痛等目赤肿痛方剂数达108首,提示荆芥有明目功能。但《药典》未能收录此功能。

2)止痛:唐朝《食性》以荆芥治背脊疼痛、筋骨烦疼和伤寒头痛;荆芥止痛功能得到后世本草的确认和扩大应用。除《得配》和《永类钤方》取治风热头痛外,含荆芥复方还大量用于疼痛、跌仆损伤等病症,与本草所述功能相对应,说明止痛可能为荆芥的功用之一。《药典》虽明确用于头痛,但功能中却未能予以体现。

3)平肝息风:《药性论》所治贼风、口面㖞斜,《普济方》引《肘后方》正舌散(雄黄、荆芥)

治中风舌强语涩,到《备要》用于中风口噤,以及《景岳》治疗产后中风强直,荆芥这一功能通过古代含荆芥复方实际用于中风、风瘫痪、中风半身不遂等得到充分体现,提示荆芥有平肝息风功能。但《药典》对此未能予以收录。

4)祛风止痒:《衍义》以荆芥祛"风瘙遍身",《图经》用以治疮疥,《药性解》则用来治皮毛诸风,这些病症的主要临床表现均为瘙痒。古代含荆芥复方用于风瘙瘾疹、诸疥、疥癣、风瘙痒、紫白癜风、大风癞病等,提示荆芥有祛风止痒功能。但《药典》未能收录此功能。

5)止血:《纲目》以荆芥治疗吐血、衄血、下血、血痢、崩中、痔漏等各种出血性疾病;《得配》补治大便下血、小便尿血和口鼻出血如涌泉等,《备要》用于肠风,亦属便血病症。古代含荆芥复方用于各类出血病症29方,所治脏毒下血、血风走注、呕血、吐血不止、齿间血出等,提示止血可能为荆芥的功用之一。

6)活血化瘀:《本草经》始称其"下瘀血",其后诸家本草则有通利血脉、散瘀血等功能表述。古代含荆芥复方治疗月水不调、月水不通、月水不利、产后恶露不下、产后恶露不尽腹痛等,由此推知荆芥或有活血化瘀功能。

7)止痉:《本草拾遗》记载其可治"身强直",《衍义》则用于"四肢强直",《纲目》以其"治项强",《逢原》则治口噤发痉。古代含荆芥复方治疗一切惊风、一切痫、天瘹惊风、风痫、破伤风、中风口噤等,均属痉病,提示荆芥有止痉功能。

(2)疑问

1)古本草中关于荆芥平肝息风的相关内容记载颇丰。古代方剂配伍荆芥用于中风相关病症达53首。《药典》确定荆芥"解表散风,透疹",用于外感风寒。由此看来荆芥既祛外风又息内风,对此应如何认识?

2)纵观古代本草,荆芥止血和活血化瘀的功用均有记载。古代含荆芥复方亦分别治疗出血和瘀血相关病症。这种对血液的双向调节作用,是荆芥本身具有的功用,抑或与他药配伍产生的协同作用呢?

3. 荆芥潜在功能现代研究和应用考察

文献研究表明,荆芥功用古今认识多有不同。通过归纳,初步确认荆芥尚有明目、止痛、平肝息风、祛风止痒、止血、活血化瘀、止痉等潜在功能,这些潜在功能大部分得到实验研究和临床应用的证实。

(1)荆芥"止痛"的实验研究

荆芥挥发油中的右旋薄荷酮 100mg/kg 灌胃,对小鼠的镇痛作用其强度与氨基比林相当;荆芥挥发油 0.5ml/kg 腹腔注射,可使家兔活动明显减少,四肢肌肉略有松弛,呈现镇静作用[1]。荆芥煎剂 15g/kg 灌胃可使热板法试验小鼠的痛阈提高 2~3 倍[2]。通过扭体法和热板法观察荆芥酯类提取物的镇痛作用,结果表明荆芥酯类提取物能明显减少小鼠的扭体反应数,在给药后(热板法)15min、30min、60min 时,均能显著延长小鼠疼痛反应的潜伏期[1]。

(2)荆芥"祛风止痒"的实验研究及临床应用

研究表明,荆芥挥发油有局部止痒作用,对大鼠被动皮肤过敏反应有一定抑制作用[3]。荆芥提取物对 2,4- 二硝基氯苯(DNCB)诱导的特应性皮炎(atopic dermatitis,AD)小鼠具有良好的治疗作用,能显著抑制 AD 小鼠皮肤表皮层及真皮层增厚,降低血清 IgE、TNF-α、IL-6 水平,抑制核转录因子 NF-κB 与促分裂原活化的蛋白激酶(MAPK)的激活而发挥对抗过敏性炎症的作用[4]。净荆芥穗一两碾为末,过筛后装入纱布袋,均匀撒布患处,然后用手掌反复揉搓至发热为度,治疗急慢性荨麻疹及一切皮肤病,轻者 1~2 次、重者 3~4 次奏效[5]。

(3)荆芥"止血"的实验研究

荆芥穗炭及其鞣质部位能够提高凝血过程中的纤维蛋白原的利用度,从而起到止血、凝血的作用[6]。研究证实[7],荆芥炭脂溶性提取物能够明显缩短家兔和小鼠的出凝血时间,提示其有较强的止血作用,并且其止血作用是通过促进体内凝血和抗纤溶双重途径实现的[8-11]。

(4)荆芥"活血化瘀"的实验研究

荆芥内酯类提取物 2.0mg/kg、4.0mg/kg、8.0mg/kg 体重腹腔注射能显著降低全血比黏度,大剂量组尚能降低红细胞的聚集性[12]。荆芥炭提取物 STE 对血液系统的作用具有双向性,即既有很强的止血作用,又在大剂量时表现出一定活血倾向,可能与 STE 可使实验动物血浆 PGE 含量水平明显升高等因素有关[11]。

(5)荆芥"止痉"的实验研究

荆芥挥发油通过调节钙离子通道抑制磷酸二酯酶,产生解痉和肌肉松弛的作用[13]。家兔腹腔注射荆芥挥发油 0.5ml/kg,可见活动明显减少,四肢肌肉略有松弛,呈现镇静作用[2]。荆芥挥发油喷雾或灌胃给药可减少发生抽搐的动物数[14]。Galati 等[15]对荆芥的地上部分甲醇提取物进行研究发现,提取物产生的中枢神经系统抑制作用似乎与调节 γ- 氨基丁酸的释放量有关,另外,还可产生增强戊巴比妥钠抗惊厥和镇静作用。

❖　参考文献

[1] 祁乃喜,卢金福,冯有龙,等.荆芥酯类提取物对小鼠的镇痛作用[J].南京中医药大学学报,2004,20(4):229-230.

[2] 卞如濂,杨秋火,任熙云,等.荆芥油的药理研究[J].浙江医科大学学报,1981,10(5):219-223.

[3] 李军晖,曾南,沈映君.荆芥的药理作用[J].四川生理科学杂志,2004,26(3):113-115.

[4] CHOI Y Y,KIM M H,KIM J H,et al. Schizonepeta tenuifolia Inhibits the development of atopic dermatitis in mice[J]. Phytotherapy research,2013,27(8):1131-1135.

[5] 马玉静.外用荆芥穗治疗荨麻疹[J].中医杂志,1965,(12):18.

[6] 曹琳琳,李娴,张丽.荆芥穗炭及其有效部位对大鼠凝血系统影响的实验研究[J].中成药,2010,32(4):611-613.

[7] 山原条二.荆芥的镇痛和消炎作用[J].国外药学:植物药分册,1981,2(2):32.

[8] 丁安伟,吴皓,孔令东,等.荆芥炭提取物止血机理的研究[J].中国中药杂志,1993,18(10):598.

[9] 丁安伟,吴军,黄雪梅.荆芥炭止血作用研究(I):荆芥炭及其提取物止血量效关系的研究[J].中国医药学报,1988,3(6):420.

[10] 丁安伟,黄雪梅,吴军.荆芥炭止血作用研究(Ⅱ):荆芥炭提取物止血机理的研究[J].中国医药学报,
　　　1989,4(2):130.

[11] 丁安伟,向谊,孔令东,等.荆芥炭提取物对血栓形成及血小板聚集功能的影响[J].中国中药杂志,
　　　1994,19(7):412.

[12] 卢金福,张丽,冯有龙,等.荆芥内酯类提取物对大鼠足跖汗腺及血液流变学的影响[J].中国药科大
　　　学学报,2002,33(6):502-504.

[13] GILANI A H,SHAH A J,ZUBAIR A,et al. Chemical composition and mechanisms underlying the spasmolytic
　　　and bronchodilatory properties of the essential oil of Nepeta cataria L[J]. Journal of ethnopharmacology,
　　　2009,121(3):405-411.

[14] 柳泽利彦.荆芥中抑制脂质氧化酶及过氧化脂质产生的化学成分研究[J].国外医学:中医中药分册,
　　　1992,14(3):184.

[15] GALATI E M,MICELI N,GALLUZZO M,et al. Neuropharmacological effects of epinepetalactone from
　　　Nepeta sibthorpii behavioral and anticonvulsant activity[J]. Pharmaceutical biology,2004,42(6):391-395.

第 34 节　茯　苓

一、茯苓历代本草学功用考察分析

茯苓(白茯苓)药用历史悠久,《本草经》将其列为木部上品,"主胸胁逆气,忧恚,惊邪,恐悸,心下结痛,寒热,烦满,咳逆,口焦,舌干,利小便。久服安魂养神"。《别录》补充"止消渴,好睡,大腹,淋沥,膈中痰水,水肿,淋结,开胸腑,调脏气,伐肾邪,长阴,益气力,保神守中"。《药性论》新增"开胃,止呕逆,善安心神,主肺痿痰壅,治小儿惊痫,安神定志,疗心腹胀满,妇人热淋"。《日华子》云其"补五劳七伤,安胎,暖腰膝,开心益智,止健忘"。此间,茯苓以安神定志和利水通淋为重,兼顾止渴、化痰、开胃、止呕和益气之用。

金元以降,茯苓功用续有补充。《法象》续增"除湿益燥,和中益气。利腰脐间血";《汤液》注云"伐肾邪,小便多能止之,小便涩能利之"。《药性解》归纳的"主补脾气,止烦渴,定惊悸",大体囿于前期本草所论。《逢原》曰"止泄泻、散虚热",《得配》以其"去胞中积热,腰膝痹痛,及遗精、淋浊、遗尿、带下",《药性赋》则治"大便结而能通",此类均属新增之用。至此,历代本草学对茯苓功用的认识已臻完善。

综合诸家本草所述,茯苓功能大致概括为利水消肿、渗利水湿、宁心安神、生津止渴、和中益气、化痰、益智、固涩、止咳、止呕、活血、开胃及安胎 13 种(见表 34-1)。

表 34-1　茯苓历代本草学功用分类汇总

功能	出处
利水消肿	1. 利小便(《本草经》);2. 大腹,3. 水肿(《别录》)
渗利水湿	1. 淋沥,2. 淋结(《别录》);3. 热淋(《药性论》);4. 小便涩(《汤液》);5. 胞中积热(《得配》);6. 淋浊(《备要》)
宁心安神	1. 忧恚,2. 惊邪,3. 恐悸,4. 烦满,5. 安魂魄养神(《本草经》);6. 安心神,7. 惊痫(《药性论》)
生津止渴	1. 口焦舌干(《本草经》);2. 消渴(《别录》);3. 烦渴(《乘雅》)
和中益气	1. 益气力(《别录》);2. 补脾气(《药性解》)
化痰	1. 膈中痰水(《别录》);2. 肺痿痰壅(《药性论》)
益智	1. 健忘,2. 开心益智(《日华子》)
固涩	1. 小便多(《药性赋》);2. 遗精(《备要》);3. 遗尿(《逢原》)
止咳	1. 咳逆(《本草经》);2. 肺痿(《药性论》)
止呕	呕逆(《药性论》)
活血	利腰脐间血(《法象》)
开胃	开胃(《药性论》)
安胎	安胎(《蒙筌》)

二、茯苓古代方剂配伍应用规律考察分析

1. 含茯苓复方治疗病症分类

以茯苓、白茯苓为关键词,在整个数据库检索,将两者检索的结果合并,共得含茯苓复方4 750 首,用于 1 105 种病症。为便于对含茯苓复方所治病症构成进行分析,将含茯苓复方主治病症相同或相近者分类归纳整理,保留配伍频次≥4 次者,得含茯苓复方 3 510 首,用于343 种病症。含茯苓复方所治病症分类和符合纳入条件的代表方剂介绍如次(见表 34-2)。

表 34-2　含茯苓复方所治常见病症归类和代表方剂

病症	病症归类	代表方剂
虚损	补益诸虚、补虚益气、平补、补虚固精、补壮元阳、肾虚漏浊遗精、脾胃俱虚、肾虚、肝虚、虚羸、补虚驻颜色、补虚轻身延年、补虚益精髓、补虚明耳目、虚损、补虚进饮食、补虚益髭发、饮食劳倦、四季补益、补虚理腰膝、补虚治痼冷、伤寒后虚损梦泄、脾胃气虚弱不能饮食、补虚治风、补虚强力益志、风消、虚损、肾肝虚眼黑暗、肺虚、肾脏虚损骨痿羸瘦、肝虚眼、脾胃气虚弱肌体羸瘦、肾脏虚损阳气痿弱、须发黄白、肉极、精极、骨极	1. 四柱散(《普济方》):茯苓、附子、木香、人参各一两;2. 苍术丸(《瑞竹堂方》):苍术一斤,川椒、茯苓、茴香各四两

病症	病症归类	代表方剂
虚劳	虚劳、虚劳羸瘦、虚劳咳嗽、虚劳寒热、热劳、虚劳少气、风劳、气劳、虚劳不足、虚劳咳唾脓血、虚劳痰饮、劳瘵、虚劳上气、冷劳、虚劳心腹痞满、虚劳骨热、急劳、虚劳潮热、肾劳、风虚劳损、血风劳气、肺劳、脾劳、风虚劳冷、心劳、劳聋、谷劳	1. 四味丸(《普济方》):熟地黄、天冬、茯苓、远志各三两;2. 固阳汤(《普济方》):茯苓、白芍、附子各三两,白术三分
惊悸	心虚、风惊悸、虚劳不得眠、怔忡惊悸、风惊恐、心虚惊悸、心健忘、伤寒后不得眠、风惊、风恍惚、胆虚不得眠、虚劳惊悸、伤寒后心虚惊悸、语言妄乱、伤寒虚烦、惊悸、风狂、心狂、血风惊悸、心烦热	1. 菖蒲散(《普济方》):菖蒲三钱、远志一两三钱、蒲黄一两一钱、龙骨一两一钱、白茯苓一两一钱;2. 定志小丸(《要方》):菖蒲二两、远志二两、白茯苓三两、人参三两
泄痢	吐利、诸泻、霍乱、诸痢、冷痢、泄痢、霍乱吐利、渴利、霍乱烦渴、下赤痢白痢、赤白痢、下痢、下痢烦渴、久痢、濡泻、痢兼渴、霍乱心腹痛、一切痢、血痢、下痢不能饮食、热痢	1. 异功散(《普济方》):人参、茯苓、白术、炙甘草、陈皮等分;2. 附苓丸(《普济方》):附子半两,茯苓、泽泻、滑石各三钱
呕吐	呕吐、胃反、恶阻、干呕、伤寒呕哕、吐呃、霍乱呕吐、伤寒干呕、嗳酸、呕哕、气呕、脚气呕逆、虚劳呕逆、脾胃气虚弱呕吐不下食、呕逆不下食	1. 枇杷叶散(《本事方》):枇杷叶、人参、半夏各一钱,茯苓半两、白茅根二两;2. 生芦根饮(《普济方》):芦根、麦冬、青竹茹各一升,生姜汁五合,茯苓五两
中风	诸风、中风、中风半身不遂、卒中风、偏风、脾中风、中风身体不遂、风腰脚不遂、中风四肢拘挛不得屈伸、肾中风	茯苓桂枝术草汤(《直指方》):茯苓一两、桂枝三分、白术半两、炙甘草半两
消渴	消渴、消肾小便白浊、消肾、消渴口舌干燥、虚渴、烦渴烦躁、消渴后虚乏、消渴饮水过度、消中、虚热渴	茯苓丸(《圣惠方》):茯苓二两、五倍子四两、石莲肉一两、龙脑一两半、牡蛎二两
咳嗽	咳嗽上气唾脓血、喘嗽、五脏诸嗽、诸咳嗽、咳嗽上气、肺实、伤寒咳嗽、上气、咳逆、冷嗽、肺痿、久嗽、上气胸膈支满	1. 黄芪汤(《普济方》):黄芪、桔梗、人参、茯苓、山芋各半两;2. 杏仁膏(《直指方》):杏仁一两半、茯苓一两、皂角半两、紫菀茸半两
虚寒	三焦虚寒、膀胱虚冷、冷气、胃虚冷、痼冷、中寒、脾虚冷、脾胃虚冷水谷不化、脾脏冷气攻心腹疼痛、脾脏冷气腹内雷鸣、肾脏虚冷气攻腹疼痛、胆虚寒	白术附子汤(《永类钤方》):白术二两、附子一两、茯苓一两
伤寒	伤寒杂治、伤寒、风气、伤寒厥逆、夹食伤寒、中风伤寒、伤寒两感、伤寒头痛、伤寒可汗	1. 茯苓半夏汤(《宣明论》):茯苓一分、半夏一钱、生姜一分;2. 茯苓利膈汤(《保生回车论》):茯苓一两、牛蒡子二两、荆芥穗一两、桔梗一两、炙甘草半两
痰饮	一切痰饮、痰嗽、风痰、痰癖、寒痰、痰实	1. 人参散(《经验良方》):人参、茯苓、紫苏叶各一两,枳壳半两;2. 小半夏饮(《普济方》):半夏、茯苓、陈皮、炙甘草等分
痹病	中湿、腰痛、风湿腰痛、诸痹、脚痹、身体疼痛、风冷、肾主腰痛、风湿痹身体手足不遂、风湿痹、肝痹、风腰脚疼痛	1. 茯苓白术汤(《普济方》):白术二两、附子一两、茯苓半两、官桂半两、甘草半两;2. 茯苓白术汤(《三因方》):白术、茯苓、干姜、炙甘草、桂心各一两

病症	病症归类	代表方剂
脾胃不和	脾胃不和、理脾胃、伤寒后脾胃气不和、脾胃不和不能饮食、脾胃虚弱不能饮食	1. 陈橘皮汤(《普济方》):陈皮、高良姜、人参各一分,茯苓、炙甘草各半两;2. 和中汤(《普济方》):人参一两半、白术一两、茯苓一两、炙甘草三分、厚朴三分
热病	诸热、风热、骨蒸、变蒸、时气疫疠、惊热、瘟病、潮热、传尸复连殗殜、诸疰	人参桔梗汤(《普济方》):桔梗、人参、茯苓、炙甘草等分
水肿	诸肿、小便不通、水肿、水气、身体肿胀、水气遍身肿满、小便难、水肿胸满气急	白术汤(《普济方》):白术一两、陈皮、茯苓、大腹皮、生姜皮各半两
脚气	脚气缓弱、一切脚气、脚气肿满、一切风寒暑湿脚气、脚气冲心、江东岭南瘴毒脚气	1. 仙术木瓜丸(《普济方》):木瓜三个、青盐六两、苍术二斤、黑豆一升、茯苓六两; 2. 牛膝汤(《朱氏集验方》):牛膝一斤、茯苓十一两、人参一两、当归半两
疟疾	疟疾、诸疟、山岚瘴气疟、久疟	1. 茅先生鬼哭散(《普济方》):常山、大腹皮、茯苓、鳖甲、炙甘草等分;2. 五苓散(《普济方》):猪苓、茯苓、泽泻、白术等分
出血	肠风下血、吐血、脏毒下血、崩中漏下、诸失血、月水不断、血暴下兼带下	藕汁散(《圣济总录》):茯苓、生地黄、蒲黄等分
痈疽	诸痈疽、痈疽发背发渴、发背、阴阳毒、痈疽托里法、痈内虚	黄芪托里散(《普济方》):黄芪一两、茯苓一两、甘草二钱半、乳香一钱半
月水不调	月水不调、月水不通	1. 三物汤(《普济方》):人参一两、茯苓一两、白术二两;2. 甘草饮(《普济方》):当归、桂花、炙甘草各二两,茯苓、赤芍各二两半
疳疾	小儿一切疳、二十四候、疳渴不止、客忤	玉柱杖散(《普济方》):黄芪、人参、茯苓等分

2. 含茯苓复方治疗病症分类构成分析

现将含茯苓复方≥20首的主治病症予以列表(见表34-3)。由表34-3可知,含茯苓复方主要用于虚损、虚劳、惊悸、泄痢、呕吐、中风、消渴、咳嗽等,合计3 094首。

表34-3　古代含茯苓复方治疗病症一览表

病症	方数	病症	方数	病症	方数	病症	方数
虚损	599	中风	134	伤寒	98	水肿	68
虚劳	305	消渴	119	痰饮	89	脚气	56
惊悸	286	咳嗽	118	痹病	86	内外障眼	52
泄痢	232	虚寒	105	脾胃不和	86	疟疾	47
呕吐	151	痉病	102	热病	85	积聚	46

续表

病症	方数	病症	方数	病症	方数	病症	方数
出血	41	月水不调	35	中暑	24	疝气	22
痈疽	37	痄疾	28	安胎	23	痘疹	20

三、茯苓古今功用比较分析

1. 茯苓古今功用一致性考察分析

《本草经》确认茯苓"利小便"后,后世本草充实主治大腹、水肿诸疾,古代含茯苓复方用治诸肿、水气、小便难、水肿胸满气急等。《法象》确认"和中益气"功能后,《药性解》又称"补脾气",古代含茯苓复方广泛用于脾虚冷、脾胃俱虚、脾胃气虚弱不能饮食、脾胃不和不能饮食、诸泻、冷痢等,印证了补脾益气功能。《本草经》最早记载茯苓"主忧恚,惊邪,恐悸",古代含茯苓复方则治疗心虚、惊悸、不得眠、风恍惚、胆虚不得眠、语言妄乱、风狂等精神神志疾病。不难看出,《药典》确定茯苓"利水渗湿,健脾,宁心",用于"水肿尿少,痰饮眩悸,脾虚食少,便溏泄泻,心神不安,惊悸失眠",基本继承了古代本草方剂的上述功用,可以反映茯苓功用古今记载大体相同的一面。

2. 茯苓功用古今差异部分考察分析

（1）稽古发隐

1）补肾强壮:茯苓补脾益气,已是古今约定俗成的认识。但古代含茯苓复方普遍用于肾虚漏浊遗精、补虚固精、补虚益精髓、补壮元阳、补虚明耳目、补虚益髭发、补虚理腰膝,而肾藏精,其华在发,开窍于耳和二阴,腰为肾之府,故可确认这些功能恰好体现茯苓的补肾和强壮作用。《药典》只保留了针对心、脾的补益作用,茯苓补益其他脏腑的功用未予认同。

2）止咳化痰:《本草经》首载茯苓主"咳逆",《药性论》云"主肺痿痰壅",古代含茯苓复方则大量用于诸嗽、肺实、伤寒咳嗽、上气、冷嗽、肺痿等咳嗽类病症,以及痰饮、痰嗽、风痰、痰癖、痰实、寒痰、留饮、支饮等停痰留饮类病症。《药典》虽称用于"痰饮眩悸",但从修辞来看,其中的"痰饮"代表疾病属性,"眩悸"则为病症,亦即痰饮所致的眩悸。由于在功能中并未明确止咳化痰,故可确认《药典》尚未认可这一功能。

3）降逆止呕:《药性论》首提"能开胃,止呕逆",古代含茯苓复方治疗胃反、吐呃、呕哕、气呕者达151首,提示茯苓有止呕功能。《药典》同样未予收录。

4）生津止渴:《本草经》记载茯苓主"口焦,舌干",《别录》明确"止消渴",《纲目》曰"生津液",古代含茯苓复方治疗消渴、消肾小便白浊、虚渴、烦渴烦躁、消渴后虚乏、消中等119首,据此推测茯苓具有生津止渴功能。本草、方剂所论彼此呼应,而《药典》则不曾顾及。

5）息风止痉:古代含茯苓复方有134首用于"中风",用于"痉病"者102方。前者多见神经功能缺损的异常表现,后者则以痉挛、抽搐为特征。值得一提的是,本草文献未曾论及茯苓的此类功用。茯苓是否确有息风止痉作用,有待进一步考察。

6）安胎：《日华子》云其"安胎"，古代含茯苓复方有 23 方用于"胎动不安"，《药典》亦未予以确认。

（2）疑问

《本草经》最早明确茯苓治"口焦，舌干"，《别录》以其"止消渴"，《纲目》则能"生津液"，这一功能得到古代含茯苓复方大量治疗消渴的佐证。《药典》未收录这一作用，却确认茯苓"利水渗湿"功能。显然，生津止渴与利水渗湿似乎是互相矛盾的两种功能。通过补充和输布水液，使之上承方能生津止渴，而将水湿缓慢排出体外，才可促成利水渗湿而消肿。这或许是《药典》不曾收载茯苓止渴生津功能的原因所在。对此当如何诠释呢？

3. 茯苓潜在功能现代研究和应用考察

现已明确，茯苓古今功用存在一定的差异。在古代本草、方剂中比较广泛使用的功能，《药典》弃之不收者比较突出。从历代本草记载和古代方剂应用，可以提炼出茯苓补肾强壮、止咳化痰、降逆止呕、生津止渴、息风止痉及安胎等潜在功能。深入考察发现，一些潜在功能已得到当今实验研究和临床应用的证实。

（1）茯苓"补肾强壮"的实验与临床研究

茯苓多糖能不同程度地增加大鼠血清总 SOD 和血清铜 SOD 活性，降低 MDA 含量，并能延缓小鼠游泳死亡时间，说明茯苓多糖有较好的抗动物衰老作用[1]。茯苓多糖高、中、低剂量均可升高小鼠外周血清中 IgA、IgG 和 IgM 含量，且存在量效关系[2]。茯苓多糖在羟基自由基和超氧根自由基体系中，虽然其清除能力低于维生素 C，但显示出较强的自由基清除能力。在清除 DPPH 的体系和还原能力体系中，其清除能力均超过维生素 C[3]，具有较强的抗氧化能力和抗氧化的多样性。

50 岁以上基本健康但细胞免疫偏低者 50 例，每日给服用茯苓多糖 5g，连服 3 个月。用药后免疫功能偏低者的淋巴细胞转化、活性 E 花环值明显提高，显著调整 T 细胞亚群比值。由此可见，茯苓多糖促进免疫作用主要是提高细胞免疫功能[4]。

茯苓多糖具有抗衰老、免疫增强、抗氧化等作用，印证了茯苓具有补肾强壮功能。

（2）茯苓"降逆止呕"的实验研究与临床应用

日本学者[5]从茯苓（产自日本石川县）中分离得到三萜类化合物以及制备衍生物。其中茯苓三萜化合物 1、11、15 和 26 及其衍生物，能抑制蛙口服五水硫酸铜引起的呕吐，并作为止吐药物获日本专利。另有研究发现，小半夏加茯苓汤灌胃给药能对抗硫酸铜引起的呕吐，并使小鼠小肠蠕动作用减慢及中枢镇静作用加强。小半夏加茯苓汤能对抗顺铂兴奋胃肠平滑肌的作用，使胃肠平滑肌运动频率减慢、强度减弱；使肠平滑肌强直收缩次数及呕吐次数明显减少，明显降低肠平滑肌肌电活动频率、峰电位数和峰电位强度[6]。

针对化疗所致迟发性呕吐患者，随机分为治疗组 46 例，对照组 45 例，分别服用小半夏加茯苓汤和甲氧氯普胺，连续用药 3 天。结果显示，两组患者呕吐情况均较治疗前好转，组间相比差异性明显，提示小半夏加茯苓汤治疗化疗迟发性呕吐较甲氧氯普胺疗效更好[7]。

（3）茯苓"生津止渴"的实验研究与临床应用

日本学者研究发现，茯苓三萜化合物可使胰岛素分化诱导活性增强[8]。茯苓多糖可减缓四氧嘧啶诱导糖尿病模型大鼠体重的负增长,降低 MDA,升高 SOD;降低糖尿病模型大鼠的血糖,且与茯苓多糖的浓度和用药时间呈正相关[9]。将香菇、茯苓和人参按 5∶4∶1 剂量配伍,以其水提取物干预糖尿病小鼠,能显著降低血糖,改善糖耐量[10]。

茯苓汤(茯苓、天花粉、麦冬等)治疗糖尿病 80 例,能明显改善糖尿病患者口燥咽干、烦渴多饮、尿频量多等症;尚具有降血糖作用[11]。

(4) 茯苓"息风止痉"的实验研究

不同剂量茯苓总三萜可明显对抗小鼠最大电休克和戊四氮惊厥,抑制大鼠皮层定位注射青霉素诱发的癫痫发作和痫性放电,产生抗癫痫作用[12]。采用最大电休克惊厥模型,比较知母、茯苓、川芎、全蝎等 12 种中药乙醇提取物的抗惊厥作用,其效能从大到小依次为全蝎、知母、茯苓、川芎、白胡椒、远志、酸枣仁、僵蚕、地龙、草果、蝉蜕、蜈蚣[13]。

(5) 茯苓"止咳化痰"的临床应用

小半夏加茯苓汤(半夏 10g,生姜 6g,茯苓 12g)配合西药治疗夜间阵发性剧烈咳嗽 71 例,服药 2 天,夜间阵咳消失者 37 例,服药 3 天夜间阵咳消失者 24 例,无效 10 例,总有效率 85.92%[14]。

(6) 茯苓"安胎"的临床应用

对肾虚证胎漏与滑胎,以生熟地黄、茯苓为主加减;肝肾不足证及脾肾两亏证均加茯苓 12g,共治 93 例,总有效率 95.7%[15]。

❖ **参考文献**

[1] 侯安继,陈腾云,彭施萍,等.茯苓多糖抗衰老作用研究[J].中药药理与临床,2004,20(3):10-11.

[2] 张志军,冯霞,蒋娟,等.茯苓多糖对小鼠血清 IgA、IgG 和 IgM 生物合成水平的影响[J].中国免疫学杂志,2013,29(11):1213-1315.

[3] 李燕凌,张志旭,胡令.茯苓多糖抗氧化性研究[J].天然产物研究与开发,2012,24(8):1126-1128.

[4] 吕苏成,曹巧莉,芦森,等.茯苓多糖对老年人免疫功能的影响[J].上海免疫学杂志,1992,12(2):封2,70.

[5] 高桥邦夫,田井孝明.止吐药[P].日本公开特许公报,1996,08-119864.

[6] 隋艳华,邱德文,李江,等.小半夏加茯苓汤止吐作用的实验研究[J].中国中医基础医学杂志,1998,4(3):26-29.

[7] 陈娟,方明治,杨兴华.小半夏加茯苓汤治疗化疗致迟发性呕吐的临床疗效观察[J].天津中医药,2013,30(3):148-150.

[8] 左藤真友美,田井孝明.胰岛素作用增强活性组成物[P].日本公开特许公报,1998,10-330266.

[9] 郑彩云.茯苓多糖抗糖尿病作用的实验研究[J].中国医疗前沿,2010,5(14):12-13.

[10] 陶群,周志文,柳冬月,等.香菇茯苓复方降血糖作用的实验研究[J].湖北中医杂志,2011,33(7):3-5.

[11] 杨红.茯苓汤治疗糖尿病 80 例临床观察[J].云南中医中药杂志,1999,20(1):13-14.

[12] 张琴琴,王明正,王华坤,等.茯苓总三萜抗惊厥作用的实验研究[J].中西医结合心脑血管病杂志,

2009,7(6):712-713.

[13] 王莉,徐宁,孙娟,等.12 种中药乙醇提取物抗惊厥作用和时间-体存生物当量的比较研究[J].中西医结合心脑血管病杂志,2010,8(4):460-462.

[14] 胡建生.小半夏加茯苓汤配合西药治疗夜间阵发性咳嗽观察[J].实用中医药杂志,1998,14(12):28.

[15] 倪鸿珠.治疗"胎漏"与"滑胎"93 例临床分析[J].辽宁中医杂志,1993,20(9):30-31.

第 35 节　枳　　实

一、枳实历代本草学功能主治考察分析

枳实,《本草经》列为木部中品,"主大风在皮肤中,如麻豆苦痒,除寒热结,止痢,长肌肉,利五脏",把治疗大风皮肤瘙痒置于诸病症首位。其后,《别录》补充"除胸胁痰癖,逐停水,破结实,消胀满、心下急、痞痛,逆气,胁风痛,安胃气、止溏泄、明目"之用,确认并强化了治疗结实痞满、停痰留饮的功用。《药性论》增加"解伤寒结胸,入陷胸汤用。主上气喘咳,肾内伤冷,阴痿而有气,加而用之"。《衍义》认为"枳实、枳壳一物也",或基于此,宋以前枳壳未能单列条次;又云"仲景治伤寒仓卒之病,承气汤中用枳实,此其意也,皆取其疏通决泄、破结实之意。他方但导败风壅之气,可常服者",说明张仲景治疗结胸、痞满,乃法《本草经》"除寒热结"之用,并得到历代本草的普遍认可和转载。《补遗》所谓"泻痰,能冲墙倒壁,滑窍泻气之药",强调了枳实破结、散痞、导滞、推荡之力。这与早期本草"止痢"和"止溏泄"作用趋势截然不同。

金元以后,枳实功用多有总结与阐释。《法象》所云枳实"除寒热,破结实,消痰癖,治心下痞,逆气胁痛",大体承袭《本草经》和《别录》所述。《药性赋》归纳其用有四:"消胸中之虚痞,逐心下之停水,化日久之稠痰,削年深之坚积。"《主治秘诀》则认为"其用有五:主心下痞一,化胸胁痰二,消宿食三,散败血四,破坚积五",其中消宿食、散败血是总结出来的新认识。《纲目》对枳实功用做一元化解释:"大抵其功皆能利气。气下则痰喘止,气行则痞胀消,气通则痛刺止,气利则后除。"由此可知,枳实乃调节气机升降出入之剂。《景岳》概括最全:除胀满,消宿食,削坚积,化稠痰,破滞气,平咳喘,逐瘀血停水,解伤寒结胸,去胃中湿热。《得配》充实"泄下焦湿热,除中脘火邪"的功用。总体说来,晚期本草所记所议,大体没有超出以上论述内容。

综合诸家本草,枳实功用主要有破气散结、散痞止痛、消导积滞、化痰、利水消肿、活血化瘀、止咳平喘、祛风止痒、止泻止痢、止呕、明目 11 种。其他功用则属散见(见表 35-1)。

表 35-1 枳实历代本草学功用分类汇总

功能	出处
破气散结	1. 除寒热结(《本草经》);2. 破结实(《别录》);3. 伤寒结胸(《药性论》)
散痞止痛	1. 痞痛,2. 消胀满(《别录》)
消导积滞	1. 消食(《日华子》);2. 去胃中湿热(《珍珠囊》)
化痰	1. 除胸胁痰癖(《别录》);2. 泻痰(《法象》);3. 消痰痞、化稠痰(《药性赋》)
利水消肿	1. 逐停水(《别录》);2. 治肺气水肿、水肿胁胀(《备要》)
活血化瘀	散败血、逐瘀血(《景岳》)
止咳平喘	1. 主上气喘咳(《药性论》);2. 痰喘、平咳喘(《纲目》)
祛风止痒	大风皮肤苦痒、除风、皮肤痒(《日华子》)
止泻止痢	1. 止痢(《本草经》);2. 泻痢(《日华子》);3. 溏泄、泄下焦湿热(《景岳》)
止呕	安胃气、逆气(《别录》)
明目	明目(《别录》)

二、枳实古代方剂配伍应用规律考察分析

1. 含枳实复方治疗病症分类

以枳实为关键词,在整个数据库检索,得含枳实复方 865 首,用于 435 种病症。为便于对含枳实复方所治病症构成进行统计分析,首先应对相同或相近病症做分类整理,一并介绍符合纳入条件的代表方剂(见表 35-2)。

表 35-2 含枳实复方所治常见病症归类和代表方剂

病症	病症归类	代表方剂
痞满	一切气、痞气、癖气、诸癖结胀满、腹胀、脾气虚腹胀满、两胁胀满	香橘汤(《普济方》):香附子、陈皮、枳实、白术各四两
食积	留饮宿食、脾胃不和不能饮食、脾胃气虚弱不能饮食、痰饮食不消、痃癖不能食	调中汤(《普济方》):厚朴四两,枳实、桂心各一两
伤寒	伤寒、伤寒两感、伤寒五日候、伤寒六日候、伤寒过经不解、伤寒七日候	枳实散(《普济方》):枳实一两,陈皮三分,葱白、麦冬半两
痰饮	一切痰饮、痰癖、支饮、风痰、痰嗽、热痰、留饮	蠲饮枳实丸(《御药院方》):枳实、半夏、陈皮各三两,黑牵牛半两
痈疮	痈疽、瘭疽、毒肿、脚气上生风毒疮、肺脏风毒生疮、乳痈、丹毒	桔梗汤(《圣惠方》):桔梗、枳实、白术各二两,栀子仁一两,炙甘草半两
神志不安	怔忡惊悸、风惊悸、伤寒心悸、伤寒谵语、虚劳惊悸、胆虚不得眠、虚劳不得眠	甘草散(《圣惠方》):炙甘草、茯神、远志、苍术各一两,枳实半两
便秘	大便秘涩不通、伤寒大便不通、脚气大小便不通、时气大便不通、乳石发大小便不通、大便不通	枳实丸(《旅舍备要》):枳实、人参各一钱,大黄、牵牛花各半两

病症	病症归类	代表方剂
水肿	乳石发浮肿、产后血风血虚浮肿、小便不通、伤寒小便不通、热病小便不通、水气、诸肿	枳术汤(《大全良方》)：枳实二钱半、白术五钱
诸热	诸热、时气五日、时气六日、瘟病、三焦实热、热病四日、伤寒汗后余热不除、热病三日	小承气汤(《普济方》)：大黄四两、厚朴二两、枳实三枚
咳嗽	咳嗽上气、喘、喘促、咳逆上气、伤寒咳嗽、上气、咳嗽、伤寒上气、气嗽	如圣加枳实汤(《济生拔萃方》)：甘草、桔梗、枳实各五钱，五味子一钱半
痹病	肝风筋脉抽掣疼痛、伤寒后腰脚疼痛、脚气疼痛皮肤不仁、中风百节疼痛、诸痹、腰痛、腰脚疼痛、久腰痛、身体疼痛、风身体疼痛	瓜蒌汤(《圣惠方》)：瓜蒌根一枚、陈皮、半夏各一两，枳实二两，薤白五个
诸痔	痔漏、诸痔、牝痔、肠痔、痔	白矾丸(《圣济总录》)：白矾灰一两，黄芪、枳实各二两
脚气	脚气缓弱、脚气、一切脚气、脚气冲心、风脚气、干湿脚气	枳实散(《普济方》)：枳实、桂心各二两，白术、赤茯苓各三分
出血	肠风下血、脏毒下血、诸失血、血妄行、坠堕致伤吐唾出血、伤寒鼻衄	黄芪汤(《普济方》)：黄芪二两、枳实三十个、甘草半两、大枣三十个

2. 含枳实复方治疗病症分类构成分析

将含枳实复方分布于 24 类病症的构成情况列表(见表 35-3)。可以确认，枳实配伍在复方中用于痞满最为普遍，总计 127 方。而治疗食积、脾胃虚弱、便秘、呕吐、泄痢，含枳实复方合为 189 首，均属于脾胃气机升降失调的病变，与痞满关系密切。所治伤寒、痈疮、诸热、骨蒸、黄疸计 128 方，均属外感热病、热毒之类。用于痰饮、咳嗽 70 方，属于肺系病症。而治疗疼痛和神志不安用方 87 方，显示对精神情志异常的调节作用。此外，含枳实复方还用于水肿、诸痔、瘾疹瘙痒、虚劳、视物不清、中风、脚气、出血、月水不调、胎动不安、消渴等病症。

表 35-3　古代含枳实复方治疗病症一览表

病症	方数	病症	方数	病症	方数	病症	方数
痞满	'27	神志不安	34	呕吐	27	视物不清	19
食积	78	便秘	32	痹病	24	中风	18
疼痛	53	脾胃虚弱	31	诸痔	22	脚气	17
伤寒	44	水肿	30	泄痢	21	黄疸	13
痰饮	43	诸热	30	瘾疹瘙痒	21	出血	11
痈疮	35	咳嗽	27	虚劳	20	消渴	8

三、枳实古今功用比较分析

1. 枳实古今功用一致性考察分析

总体说来,古今将枳实用于痞满得到普遍认可。历代本草学围绕《别录》明确的"破结实,消胀满"不断充实,广泛应用于寒热结、坚积、心下痞、心下急、胀满、癥结痃癖、结胸、胸中虚痞、痞痛、胁风痛、胸腹闭痛、痞胀等病症。古代含枳实复方推广应用到痞满、食积、便秘、泄痢、痰饮、胸痹心下坚痞痞急等众多病症。《药典》确定枳实"破气消积,化痰散痞",用于"积滞内停,痞满胀痛,泻痢后重,大便不通,痰滞气阻,胸痹,结胸,胃下垂,脱肛,子宫脱垂",需要指出,《药典》所称用于"痰滞气阻",可以理解为痰涎壅滞。倘若如此,除三种脏器下垂外,《药典》其他规定基本因应了古本草和古方剂确认的枳实功用。

2. 枳实功用古今差异部分考察分析

（1）稽古发隐

1）止痛:通过比较可以明显看出,《别录》最早记载枳实止痛功能,经历代本草传承下来。古代含枳实复方用于膈痰风厥头痛、头痛、首风、伤寒头痛、心腹痛等53首方剂,以各种疼痛为干预对象,说明枳实"止痛"功能得到古代医家的普遍认可。而《药典》却未予收录。

2）利水消肿:历代本草记载枳实逐停水,治肺气水肿、水肿胁胀。古代含枳实复方治疗涌水、小便不通、伤寒小便不通、水气、诸肿、大腹水肿、气肿等,计30方,提示枳实有利水消肿的功能。遗憾的是,这一功能同样未能得到《药典》的认同。

3）止咳:本草有枳实止咳的记载,用于上气喘咳、痰喘和咳喘。古代含枳实复方用于咳嗽上气、喘、喘促、咳逆上气、伤寒咳嗽、上气、咳嗽、伤寒上气、气嗽、三焦咳等,计27方,提示枳实有止咳的功能。应当指出,《药典》用于"痰滞气阻",并未明确止咳功能,说明这一功能并未得到《药典》确认。

4）止呕:本草有枳实安胃气、除逆气的记载。古代含枳实复方用于呕吐、呕哕、伤寒呕哕、恶阻、时气呕逆、伤寒干呕等,计27方,提示枳实有止呕的功能。《药典》同样未予收录。

5）祛风除湿:历代本草并无枳实祛风除湿的记载,不过,古代含枳实复方用于中风百节疼痛、诸痹、腰脚疼痛、风身体疼痛、风痹、白虎风等,计24方。提示枳实有祛风除湿的功能。《药典》同样未予收录。

6）止痒:早在《本草经》中即有枳实"主大风在皮肤中,如麻豆苦痒"的记述。古代含枳实复方用于风瘙瘾疹和风瘙痒者21方,提示枳实或有祛风止痒功能。

7）安神:历代本草确无枳实安神的记载,但古代含枳实复方用于怔忡惊悸、风惊悸、伤寒心悸、伤寒谵语、虚劳惊悸、胆虚不得眠、虚劳不得眠等的治疗,计34方,提示枳实或有安神的功能。

8）清热泻火解毒:历代本草没有枳实清热泻火解毒的记载,但古代含枳实复方用于痈疽、瘭疽、毒肿、脚气上生风毒疮、肺脏风毒生疮、乳痈、丹毒、一切恶疮、头疮、浸淫疮等的治疗,计35方,提示枳实或有清热泻火解毒的功能。

（2）疑问

根据历代本草和古代方书配伍应用情况,发掘出枳实的潜在功能主要有止痛、利水消肿、止咳、止呕、祛风除湿等。在《药典》中,这些都未予收录,唯独确定枳实"破气消积,化痰散痞"。关于枳实化痰,首见《别录》记载,古代方剂虽有伍用,总计才有 43 首方剂,而古代含枳实复方治疗疼痛、大便不通、水肿、咳嗽、呕吐方剂,或明显多于痰饮,或与之持平,《药典》唯独收录其化痰功能,令人费解。问题在于:枳实确实具有直接化痰作用吗? 含枳实古代方剂所治病症中,与治疗痰饮频率相当者又当如何认识?

3. 枳实潜在功能现代研究和应用考察

通过比较可以看出,枳实古今功用差异较大。古代应用广泛但《药典》和统编教材《中药学》没有收载的情况比较突出。从历代本草记载和古代方剂配伍应用,可以归纳出枳实尚有止痛、利水消肿、止咳、止呕、安神、祛风除湿、清热泻火解毒等潜在功能。尽管尚未得到《药典》认可,但枳实现代实验研究和临床应用却提供了认证这些功能的重要渠道和信息。

（1）枳实"止痛"的实验研究和临床应用

用枳实乙酸乙酯提取物皮下注射,可抑制疼痛小鼠的扭体反应,提高热板法致痛的阈值,提示枳实具有镇痛作用[1]。枳实挥发油也能显著减少醋酸引起的疼痛小鼠扭体反应次数及自发活动次数,同样证实了枳实的镇痛作用[2]。临床上,用自制的枳实提取物溶液离子导入治疗软组织疼痛 40 例,取得了满意疗效[3]。

（2）枳实"利水消肿"的实验研究

枳实和 N- 甲基酪胺给实验犬静脉注射,犬的尿量均明显增加,同时血压与肾血管阻力也明显增高,提示枳实的利尿机制可能是抑制了肾小管的重吸收[4]。

（3）枳实"止咳"的实验研究

柠檬烯为枳实的提取物,药理实验表明,柠檬烯具有镇咳、祛痰、抗菌作用[4]。

（4）枳实"安神"的实验研究

枳实乙酸乙酯提取物给小鼠皮下注射,结果小鼠安静少动,提示枳实乙酸乙酯有明显的镇静作用[1]。另外,枳实提取物的抗焦虑作用也得到了实验证实[5]。这些都为枳实安神提供了佐证。

（5）枳实"祛风除湿"的实验研究

枳实黄酮提取物具有抗炎作用,国外学者[6-7]详细研究了作用机制,结果表明,枳实总黄酮提取物通过抑制 COX-2、一氧化氮合酶（iNOS）及促炎细胞因子的表达,阻断脂多糖诱导小鼠巨噬细胞中的核因子 κB 和丝裂原活化蛋白激酶信号通路,为枳实治疗痹病提供了依据。

（6）枳实"清热泻火解毒"的实验研究

枳实醋酸乙酯提取物对中枢神经系统具有广泛的抑制作用,可降低由伤寒菌苗引起的家兔体温升高[1]。枳实挥发油对铜绿假单胞菌、金黄色葡萄球菌、大肠埃希菌等都有很好的抑制作用,对革兰氏阳性菌和阴性菌均有抗菌作用,其中对革兰氏阳性菌的抑制活性较革兰氏阴性菌强[8]。

❖　**参考文献**

［1］王喜云,周永慧.枳实醋酸乙酯提取物的中枢抑制作用［J］.中药药理与临床,1985,1（1）:90-91.

［2］孙文基,绳金房.天然活性成分简明手册［M］.北京:中国医药科技出版社,1998.

［3］张颖.枳实提取物药导治疗软组织疼痛40例［J］.湖北中医杂志,2009,15（04）:41.

［4］常新全,丁丽霞.中药活性成分分析手册［M］.北京:学苑出版社,2002:352.

［5］SAKETI S,BANANEJ M,JAHROMY M H. Effect of *Citrus aurantium* L. essential oil and its interaction with fluoxetine on anxiety in male mice［J］. Journal of Behavioral and Brain Science,2014,4（7）:285.

［6］KANG S R,PARK K I,PARK H S,et al. Anti-inflammatory effect of flavonoids isolated from Korea *Citrus aurantium* L. on lipopolysaccharide-induced mouse macrophage RAW 264.7 cells by blocking of nuclear factor-kappa B（NF-κB）and mitogen-activated protein kinase（MAPK）signalling pathways［J］. Food Chemistry,2011,129（4）:1721.

［7］KIM J A,PARK H S,KANG S R,et al. Suppressive effect of flavonoids from Korean *Citrus aurantium* L. on the expression of inflammatory mediators in L6 skeletal muscle cells［J］. Phytotherapy research:PTR,2012,26（12）:1904.

［8］SIDDIQUE S,SHAFIQUE M,PARVEEN Z,et al. Volatile components,antioxidant and antimicrobial activity of *Citrus aurantium* var. bitter orange peel oil［J］. Pharmacology online,2011（2）:499.

第36节　栀　　子

一、栀子历代本草学功能主治考察分析

栀子,列属《本草经》木部中品,"主五内邪气,胃中热气,面赤,酒疱皶鼻,白癞,赤癞,疮疡"。所谓"五内邪气",乃五脏感受邪热之气。《别录》补治"目热赤痛,胸心大小肠大热,心中烦闷"诸疾,《集注》称其"解玉支毒"。玉支者,羊踯躅也,乃大毒之品。两书所记侧重栀子热证之用。不但祛五脏邪热,且清胃、大小肠之热,泻热范围较为广泛。

晋唐时期,栀子功能主治范围迅速扩大。《药性论》以其"杀蟅虫毒,去热毒风,利五淋,主中恶,通小便,解五种黄病,明目。治时疾,除热及消渴,口干,目赤肿痛"。利五淋、通小便、解五种黄病,体现了栀子清热利湿功能。从明目及治目赤肿痛,可知栀子有清肝明目功用。《食疗》补充"主喑哑,紫癜风,黄疸,积热心躁"之功,并以栀子仁烧灰治"下鲜血",首次提出栀子止血功能。《图经》则"疗血痢挟毒热下者"。

金元以来,栀子功用又有补充。《医学启源》取栀子"去上焦虚热,治风热"及"止渴"。《法象》用治"血滞而小便不利"。《补遗》云"泻三焦火,清胃脘血,治热厥心痛,解热郁,行结气"。《蒙筌》增加"去赤目作障,止霍乱转筋"。《纲目》云其"治吐血,衄血,血痢下血,血淋,损伤瘀血,及伤寒劳复,热厥头痛,疝气,汤火伤"。《本草正》以其"清心肺之火""耳目风热赤肿疼痛""治大小肠热秘热结"。《新编》强调"专泻肝中之火""止心胁疼痛,泄上焦火邪,祛湿中之热"。《医林纂要》增"泻心火,安心神,敛相火妄行,瀹三焦之水道"之用,首次明确栀子有安神功能。至此,栀子功能主治大体臻于完备。

综合历代本草文献,凝练栀子功用,大体有清热泻火、清热利湿、清肝明目、凉血止血、疏散风热、止渴、宁心安神、止痛、通便、解毒、祛风止痒等 11 种(见表 36-1)。

表 36-1　栀子历代本草学功用分类汇总

功能	出处
清热泻火	1. 主五内邪气,2. 胃中热气,3. 面赤,4. 疮疡(《本草经》);5. 胸心大小肠大热(《别录》);6. 时疾,7. 除热(《药性论》);8. 去上焦虚热(《医学启源》);9. 解热郁,10. 泻三焦火(《补遗》);11. 清心肺之火(《本草正》);12. 泄上焦火邪(《新编》)
清热利湿	1. 酒疱皶鼻(《本草经》);2. 利五淋、3. 通小便、4. 解五种黄病(《药性论》);5. 血痢(《图经》);6. 血滞而小便不利(《法象》);7. 霍乱(《蒙筌》);8. 血淋(《纲目》);9. 黄疸(《食疗》);10. 汤火伤(《纲目》);11. 祛湿中之热(《新编》);12. 瀹三焦之水道(《医林纂要》)
清肝明目	1. 目热赤痛(《别录》);2. 明目、3. 目赤肿痛(《药性论》);4. 赤目作障(《蒙筌》);5. 泻肝中之火(《新编》)
凉血止血	1. 清胃脘血(《补遗》);2. 下鲜血(《食疗》);3. 吐血、4. 衄血、5. 下血(《纲目》)
疏散风热	1. 疗风热(《医学启源》);2. 去热毒风(《药性论》);3. 耳目风热赤肿疼痛(《本草正》)
止渴	1. 消渴、2. 口干(《药性论》);3. 止渴(《医学启源》)
宁心安神	1. 胸心大热、2. 心中烦闷(《别录》);3. 积热心躁(《食疗》);4. 安心神(《医林纂要》)
止痛	1. 热厥心痛(《补遗》);2. 热厥头痛、3. 心胁疼痛(《新编》);4. 损伤瘀血、5. 疝气(《纲目》)
通便	1. 大肠大热(《别录》);2. 热秘(《本草正》)
解毒	1. 解玉支毒《集注》;2. 杀䗪虫毒(《药性论》)
祛风止痒	1. 白癞、2. 赤癞(《本草经》);3. 紫癜风(《食疗》)

二、栀子古代方剂配伍应用规律考察分析

利用数据库,考察栀子在古代方剂中配伍应用情况。借助含栀子复方所治病症的分类构成,即可把握古代干预的优势病症,全面提炼出其功能主治。

1. 含栀子复方治疗病症分类

以栀子为关键词,在数据库检索所治病症,得含栀子复方 1 699 首,用于 577 种病症。为方便统计分析,首先对相同或相近病症分类归纳整理,并介绍符合纳入条件的代表方剂(见表 36-2)。

表 36-2 含栀子复方所治常见病症归类和代表方剂

病症	病症归类	代表方剂
目赤肿痛	目赤肿痛、目赤痛、暴赤眼、丹石毒上攻眼、肝实眼、目积年赤、五脏风热眼、风目赤、目涩痛、疮疹入眼、时气后患目、热病热毒攻眼、斑豆疮入眼、风毒冲目虚热赤痛、伤寒后热毒攻眼、白睛肿胀、目痒急及赤痛、赤脉冲贯黑睛、目暴肿、目风肿、目生钉翳、目睛疼痛、目赤磣痛赤肿、缘目生疮、目飞血赤脉、针眼、时气热毒攻眼、目内生疮、目赤烂、胎赤眼、目脓漏、眼痛	1. 胡黄连散（《普济方》）：胡黄连一两，真珠一分，栀子仁半两，炙甘草半两；2. 地龙粪饼子（《普济方》）：地龙粪，栀子仁，牛蒡根等分；3. 栀子汤（《仁存方》）：黄连、黄柏、栀子仁等分，乳汁
伤寒	伤寒、伤寒后劳复、阳毒、阴阳毒、伤寒余热不退、伤寒汗后余热不除、伤寒五日候、伤寒杂治、伤寒四日候、伤寒六日候、伤寒潮热、伤寒两感、伤寒九日以上候、伤寒咳嗽、伤寒可汗、伤寒后肺痿劳嗽、伤寒食毒、伤寒虚汗不止、伤寒余热、伤寒后夹劳、伤寒八日候、伤寒舌肿、伤寒一日候、伤寒后咽喉闭塞不通、伤寒三日候、夹食伤寒、咽喉肿痛、伤寒咽喉痛	1. 栀子五物散（《普济方》）：栀子仁三两，前胡三两，知母三两，黄芩一两，石膏四两；2. 三物汤（《普济方》）：栀子仁五枚，鳖甲一两，干姜一两，生地黄一两
疮疡	疮疡、汤火疮、五色丹毒、热疮、一切恶疮、丹毒、痛疮、诸疔疮、诸疮、㿔疮、诸疮肿、疖、毒肿、热肿、鼻疮酒齇、热病生热毒疮、乳石发身体生疮、渴利后发疮、头面身体生疮、妊娠诸疮、瘑疮、恶核、唇疮、吻疮、下注疮、唇生核、肺脏风虚生疮、代指、恶脉、灸疮、疬疡风、咽喉生疮、身体风毒疱	1. 无名（《圣惠方》）：栀子仁二两，牛酥少许；2. 破棺丹（《济生拔萃方》）：栀子仁一两，牵牛花一两，大黄一两，甘草七钱，京三棱七钱
黄疸	黄疸、伤寒发黄、时气发黄、三十六黄、诸黄、热病发黄、谷疸、急黄、发黄、阴黄、黄汗、内黄、女劳疸、风疸、胃疸	1. 栀子柏皮汤（《经验良方》）：黄柏二两，甘草一两，栀子十五个；2. 栀子汤（《圣济总录》）：栀子五钱，枳壳五钱，大黄一两，豆豉二十枚
热病	三焦实热、热病、壮热、热病五日、热病三日、热病六日、结热、热病四日、潮热、骨热、肺脏壅热、骨蒸、心实、肝实、三焦热、胃实热、胃热、胆实热、脾实热、温壮、热病咳嗽、热病一日、热病烦躁、热病口干	1. 子芩散（《普济方》）：子芩、升麻、栀子仁、大青、炙甘草各一分；2. 山栀子汤（《普济方》）：栀子仁、黄芩、前胡、甘草等分
痈疽	诸痈疽、诸痈、诸疽、便痈、附骨痈、乳痈、石痈、缓疽、便毒、发背、发背溃后、下阴疳蚀、痈疽发背发渴、㿔疽、痈疽发背作寒热、脑疽、肠痈、痈溃后	1. 无名（《普济方》）：大黄、栀子仁、忍冬草、牡蛎壳各三钱；2. 连翘散（《普济方》）：连翘、栀子仁、甘草、防风等分
出血	伤寒发斑、伤寒鼻衄、脏毒下血、热病发斑、鼻血不止、疮疹发斑、乳石发吐血衄血、虚劳咳唾脓血、吐血、伤寒吐血、热病吐血、舌上出血、鼻久衄、鼻衄、大衄、血妄行、热病鼻衄、咳嗽上气唾脓血、呕血、吐血衄血、尿血、小便出血、吐血口干、肠风下血、时气发斑	1. 苦参汤（《普济方》）：苦参三分，黄连二两，栀子仁五枚，大黄一两，生地黄一两；2. 山栀子汤（《普济方》）：栀子仁三分，大青一两，升麻一两，阿胶半两，豆豉一百枚

续表

病症	病症归类	代表方剂
痢疾	血痢、热痢、热病痢下脓血、伤寒下痢、伤寒下脓血痢、滞下脓血、疮疹便脓血、下痢、脓血痢、下赤痢白痢、诸痢乳石发下痢、赤痢、时气下痢、水谷痢、赤白痢、下痢烦渴、痢兼渴、蛊痢	1. 黄连汤（《普济方》）：黄连三分，栀子仁三分；2. 无名（《肘后方》）：栀子仁十四枚
风热	风热、诸热、诸风、热毒风、风邪、风毒	1. 越桃饮（《普济方》）：栀子仁一两，甘草一两，石膏半两，白蜜一匙，藿香叶半两；2. 无名（《活人书》）：连翘、防风、炙甘草、栀子仁各一钱
烦躁不安	伤寒发狂、伤寒烦躁、伤寒后不得眠、伤寒后心虚惊悸、热病发狂、心狂、惊悸、伤寒百合、伤寒虚烦、惊热、时气发狂、子烦、伤寒谵语、风惊悸、风惊恐、心脏风热、虚劳不得眠、虚劳惊悸、时气谵语、心热、心烦热、心胸烦热、烦热	1. 无名（《圣惠方》）：栀子仁一两，豆豉二合，葱白十个；2. 无名（《普济方》）：栀子仁、炙甘草、黄柏各一两
淋涩	小便淋涩、血淋、膀胱实热、淋秘、小便赤涩、热淋、黄病小便淋涩、劳淋、沙石淋、气淋、淋沥、卒淋、子淋、小便不通、时气小便不通、小便难、伤寒小便不通	1. 立效散（《普济方》）：瞿麦穗、甘草、栀子仁等分，灯心五十个，葱白七个；2. 五淋散（《普济方》）：栀子仁三两，赤芍五两，甘草五两，当归五两，赤茯苓六两
时气	时气五日、时气劳复、时气六日、时气二日、时气余病不退、时气四日、时气令不相染易、时气瘴疫、时气疫疠、时气结胸、时气七日、时气咳嗽、时气杂病、时气口干、时气烦渴	1. 黄芩汤（《普济方》）：黄芩三两，栀子仁三两，芍药三两，豆豉一升；2. 大黄汤（《肘后方》）：大黄五钱，黄连五钱，黄柏半两，豆豉一升，栀子仁半两
便秘	大便秘涩不通、大便不通、秘结、风秘、大小便秘涩、伤寒大便不通、时气大便不通、热病大便不通、痈疽大小便不通、乳石发大小便不通、大小便不通、脚气大小便不通	1. 升麻汤《普济方》：升麻四两、大黄四两、前胡三两、栀子仁三两；2. 神效丸《卫生家宝》：栀子仁、大黄、甘草等分
疼痛	乳石发寒热头痛、时气头痛、伤寒头痛、热病头痛、头痛、脚气痰壅头痛、游肿赤痛、身体疼痛、腰痛、中风百节疼痛、风走注疼痛、胃脘痛、心腹痛、历节风、风湿腰痛、产后恶露不尽腹痛、风入腹拘急切痛、阴疝、诸疝、寒疝	1. 轻体丸（《普济方》）：乳香一两，没药一两，栀子仁二两，草乌头二两，芍药二两；2. 仓卒散（《普济方》）：附子一枚，栀子仁四十九个
痉病	惊痫、一切痫、癫痫、风痫、中风角弓反张、痫、热痫、一切惊风、急惊风、破伤风、夹惊伤寒	1. 青金丸（《普济方》）：当归、川芎、栀子仁、大黄等分；2. 金莲散（《普济方》）：连翘、栀子仁、炙甘草、防风、蝉蜕等分
烦渴	伤寒烦渴、骨蒸烦渴、消渴、热病烦渴、疮疹壮热烦渴、胃热渴、疳渴不止、消中、烦渴、消渴口舌干燥、消渴烦躁、消肾、渴利、暴渴、久渴、渴疾、痈烦渴、膈消	1. 黄连解毒汤（《德生堂方》）：黄连、黄柏、黄芩、栀子仁各一两；2. 洗心饮子（《广南四时摄生论》）：甘草、芍药、栀子仁、杏仁等分
虚劳	心劳、热劳、脾劳、虚劳骨热、肝劳、虚劳烦热、热病后虚劳、急劳、虚劳寒热	人参汤（《普济方》）：人参一两，青蒿灰二钱，炙甘草一两，地骨皮、栀子仁各半两

病症	病症归类	代表方剂
疟疾	伤寒后发疟、山岚瘴气疟、温疟、瘅疟、痰疟、诸疟、疟疾、劳疟、寒热往来、疟病发热身黄小便不利、手少阴心疟、疟病发渴、足厥阴肝疟、足少阳胆疟、疟母、久疟、手太阴肺疟	1. 无名（《普济方》）：常山二两，鳖甲二两半，升麻两半，栀子仁一两；2. 露宿汤（《普济方》）：恒山一两，秦艽半两，栀子仁半两
疥癣瘙痒	大风癫疾、大风眉须堕落、风瘙瘾疹、疥癣、诸疥、风癣、紫白癜风、面皯疱	无名（《普济方》）：蒺藜子、栀子仁各一斤
中风	中风、心中风、卒中风、风瘫痪、中风半身不遂、风口眼㖞斜、风气、肝中风、中风四肢拘挛不得屈伸、风腰脚不遂、语声不出、目偏视风牵、恶风、中风口噤	栀子丸（《海上名方》）：栀子仁、草乌头、干姜等分
诸毒	诸毒、酒毒、蛊毒、金银铜石毒、中药毒、猘犬啮、疮疹后余毒	黄芩散（《普济方》）：黄芩半两，大黄半两，栀子仁三钱，玄参六钱

2. 含栀子复方治疗病症分类构成分析

将含栀子复方所治病症予以列表（见表 36-3）。由表 36-3 不难看出，栀子所治病症以热证为主，其中伤寒、热病、时气、疮疡、痈疽、风热、疟疾主要为火热病症，黄疸、痢疾、淋涩为湿热病症，目赤肿痛多属肝经风热。其他如烦躁不安、出血、便秘、烦渴、痉病亦与热证密切相关。此外，含栀子复方在疼痛、虚劳、疥癣瘙痒、乳石发等病症也有较多分布。

表 36-3　古代含栀子复方治疗病症一览表

病症	方数	病症	方数	病症	方数	病症	方数
目赤肿痛	182	出血	67	时气	47	疟疾	30
伤寒	135	痢疾	62	便秘	45	疥癣瘙痒	30
疮疡	123	风热	62	疼痛	45	乳石发	30
黄疸	119	烦躁不安	62	痉病	41	中风	22
热病	116	淋涩	53	烦渴	38	诸尸	19
痈疽	70	目生翳膜	51	虚劳	30	诸毒	12

三、栀子古今功用比较分析

1. 栀子古今功用一致性考察分析

自《本草经》确立栀子清热功能，后世本草以此为基础不断扩展，综观其特点有三：一是热证范围的补充扩大，由主五内邪气、胃中热气扩充到泻三焦火；二是由清热泻火发展为清利湿热，治疗黄疸、痢疾及淋涩；三是由清里热发展为内外并治，兼能疏散风热。此外，栀子止血功能在古代本草文献及方剂中也有较多应用。《药典》确定栀子功效为"泻火除烦，清热利湿,凉血解毒;外用消肿止痛",主治"热病心烦,湿热黄疸,淋证涩痛,血热吐衄,目赤肿痛,火毒疮疡",外治扭挫伤痛,与古代本草及方剂文献中提炼出来的功用基本相吻合。

2. 栀子功用古今差异部分考察分析

（1）稽古发隐

1）止痛:历代本草文献记载栀子可用于心痛、头痛、心胁疼痛、损伤瘀血、疝气等多种疼痛。古代含栀子方剂治疗疼痛的范围更加广泛,如头痛、腰痛、身痛、胃脘痛、腹痛、疝气、打仆损伤等。《药典》对栀子止痛功能的描述为外用消肿止痛,外治扭挫伤,显而易见,未及栀子内服止痛的功用。

2）宁心安神:《药典》云栀子能"泻火除烦",用治"热病心烦"。本草文献记载栀子治胸心大热、心中烦闷、积热心躁、中恶等,有安心神之功。古代含栀子复方治伤寒发狂、伤寒烦躁、热病发狂、虚劳不得眠等心神不安病症者62首,与本草功能主治相合,不独用于热病心烦,所治显然超出了《药典》规定的范围。

3）泻下:本草文献有栀子治大肠大热、热秘的记载,古代含栀子复方治疗大便秘涩不通、大便不通、秘结、风秘等多达45首,提示栀子确有泻下通便作用,而《药典》对此功用未予收录。

4）疏散风热:栀子以清三焦火热而著称,现今侧重用于清里热。而根据本草文献记载,栀子还有疏散风热之功,如疗风热、喑哑、去热毒风、耳目风热赤肿疼痛等。古代含栀子复方治风热者有62首,数量较多,强化了栀子疏散风热功能,而《药典》对此并未提及。

5）止渴:古代方剂中治烦渴方剂38首,其中用于热病、伤寒等病烦渴的方剂21首,其余17首方剂均用治消渴。自《药性论》明确栀子治"消渴",《本草正》提出栀子"解消渴",加之配伍栀子治疗烦渴,可知古代医家用栀子治疗消渴已成共识。但《药典》同样未对该功能予以收录。

6）止痉:历代本草文献中并未记载栀子有止痉功能,但古代含栀子复方治痉病方达41首。因此,栀子能否止痉,当做进一步考察认证。

（2）疑问

关于栀子止痉,古代本草文献中并无记载,但古代含栀子复方治疗痉病方剂多达41首。已知清热是栀子的基本功能,导致痉病的主要病因是热邪,由此提出疑问:栀子是有直接止痉作用还是通过清热间接产生抗惊厥作用?

3. 栀子潜在功用现代研究和临床应用考察

综上可知,栀子古今功用存在一定差异。在古代本草、方剂中应用较多的功能,《药典》并未收录的情况时有发生。基于历代本草记载和古代方剂配伍应用,可以归纳出栀子止痛、安神、泻下、疏散风热、止渴、止痉等潜在功能,且已得到实验研究和临床应用的证实。

（1）栀子"止痛"的实验研究与临床应用

栀子止痛在临床上应用较为广泛,除外用治疗跌仆损伤等疼痛外,内服亦有较好止痛效果。疱疹止痛灵治疗带状疱疹后遗神经痛效果良好,可明显缩短病程,临床总有效率达96.5%,优于西药索米痛,该方君药为栀子,其止痛的有效化学成分为栀子醇[1]。栀子苷能减少醋酸所致的小鼠扭体数,并可显著提高热板所致疼痛小鼠痛阈值,具有较强的镇痛作用[2]。

（2）栀子"宁心安神"的实验研究

超临界 CO_2 萃取的栀子油可诱导小鼠入睡,延长睡眠时间,与戊巴比妥钠有协同作用;栀子中含有改善睡眠作用的活性成分[3]。栀子黄色素能缩短小鼠睡眠潜伏期,延长小鼠睡眠时间,具有改善睡眠作用[4]。酸柏栀油软胶囊(酸枣仁油、柏子仁油、栀子油组成)可抑制小鼠自主活动起效较慢,随用药时间延长镇静作用逐渐增强,且无耐受现象;还能缩短小鼠潜伏期、延长睡眠持续期、增加入睡小鼠睡眠数,具有较好的镇静、催眠作用[5]。

（3）栀子"泻下"的实验研究

研究表明,灌胃不同苦寒药后,小鼠均出现不同程度腹泻,以栀子组最为明显[6]。临床等效剂量的栀子无明显泻下作用,但随剂量增大泻下作用逐渐增强[7]。栀子中含有的去乙酰车叶草苷酸、都桷子甙、栀子苷、栀子苷酸均有一定导泻作用[8]。由于栀子不含蒽醌类物质,没有相关的不良反应,故栀子可能成为泻下通便比较理想的替代药物。

（4）栀子"疏散风热"的实验研究

芩栀胶囊(栀子、黄芩)临床上用于治疗感冒及流感。实验研究表明,该药可明显延长甲、乙型流感病毒、金黄色葡萄球菌、肺炎双球菌感染小鼠的存活天数,提高感染小鼠存活率,可明显逆转感染小鼠的肺炎性病变[9]。栀子提取物 ZG 对流感病毒致小鼠肺部炎症有明显抑制作用,可明显降低流感病毒感染后小鼠的死亡率、延长存活时间,在体外对流感病毒引起的细胞病变有明显抑制作用[10]。

（5）栀子"止渴"的实验研究

古代本草及方剂中均有栀子治疗消渴的记载,现代研究也证实了这一点。栀子水提取物、栀子总苷和栀子苷能明显降低四氧嘧啶诱导的糖尿病小鼠的血糖水平,升高空腹血清胰岛素,有较好的降糖作用[11]。栀子能显著降低由外源性葡萄糖致高血糖、肾上腺素、地塞米松和四氧嘧啶诱导糖尿病小鼠的血糖,对正常小鼠也有一定的降糖趋势,对正常小鼠和数种糖尿病模型小鼠具有降低血糖的作用[12]。

（6）栀子"止痉"的实验研究

研究表明,超临界 CO_2 萃取的栀子油,可延长戊四氮引起的小鼠惊厥潜伏期,具有一定抗惊厥作用[3]。

4. 栀子潜在功用在名老中医经验中的应用

栀子"宁心安神"在名老中医经验中的应用。曹某,女,72 岁。心烦懊忱持续 2 年,逐渐加重。西医诊断为神经官能症,服镇静安神药未见好转,转请中医治疗。患者烦躁不宁、焦虑不安,脐部筑动上冲于心,筑则心烦愈重,并有脘腹胀满如物阻塞之感,伴失眠、惊惕不安、呕恶纳呆,大便不调、溺黄,舌尖红、苔腻,脉弦滑。辨证:火郁胸膈,下迫胃肠。立法:宣郁清热,下气除满。处方:栀子 14g,枳实 10g,厚朴 15g。7 剂药后心烦减半,心胸霍然畅通,性情渐趋平稳安静,夜能寐,食渐增。又自进 7 剂。复诊时仍有睡眠多梦、口舌干燥、口苦太息、小便黄赤等热未全解之症,转用柴芩温胆汤和栀子枳实厚朴汤,清化痰热,治疗月余而病除[13]。

❖ **参考文献**

［1］李有田,洪英杰,李洋,等.疱疹止痛灵治疗带状疱疹后遗神经痛疗效观察——疱疹止痛灵主药栀子化学成分作用的研究［J］.辽宁中医杂志,2009,36（1）:21–23.

［2］杨宇,杨光,曾宪阳.栀子苷镇痛作用及其机制初步研究［J］.武警医学,2013,24（3）:218–220,223.

［3］李宝莉,陈雅慧,杨暄,等.栀子油的提取和对中枢神经系统的作用［J］.第四军医大学学报,2008,29（23）:2152–2155.

［4］郝昭琳,江璐,车会莲,等.栀子苷和栀子黄色素改善睡眠作用的研究［J］.食品科学,2009,30（15）:208–210.

［5］李宝莉,朱梅,符兆英,等.酸柏栀油软胶囊对小鼠镇静催眠促学习记忆作用的影响［J］.中国老年学杂志,2012,32（8）:1639–1642.

［6］邱赛红,李飞艳,尹健康,等.9味苦寒药对小鼠胃肠运动与肝肾功能影响的实验研究［J］.湖南中医学院学报,2004,24（5）:1–3,6.

［7］李飞艳,陈斌,李福元.栀子泻下及对胃肠运动影响的实验研究［J］.光明中医,2010,25（4）:608–610.

［8］南京中医药大学.中药大辞典［M］.上海:上海科学技术出版社,2006:2242.

［9］姚干,何宗玉,方泰惠.芩栀胶囊抗病毒和抗菌作用的实验研究［J］.中成药,2006,28（2）:225–228.

［10］王意忠,崔晓兰,高英杰,等.栀子提取物抗病毒试验研究［J］.中国中药杂志,2006,31（14）:1176–1178.

［11］费曜,罗华丽,刘凡.栀子对四氧嘧啶糖尿病小鼠糖代谢及肾功能的影响［J］.中药药理与临床,2012,28（1）:42–45.

［12］黄洪林,杨怀瑾,刘立超,等.栀子降血糖作用的实验研究［J］.中药新药与临床药理,2006,17（1）:1–3.

［13］陈明,刘燕化,李芳.刘渡舟临证验案精选［M］.北京:学苑出版社,1996.

第 37 节 厚 朴

一、厚朴历代本草学功用考察分析

厚朴,《本草经》列为木部中品,"主中风,伤寒,头痛,寒热,惊悸,气血痹,死肌,去三虫"。《别录》所述"主温中益气,消痰下气,疗霍乱及腹痛胀满,胃中冷逆,胸中呕逆不止,泄痢,淋露,除惊,去留热,止烦满,厚肠胃",除外"除惊",均属新增。《药性论》补充"主疗积年冷气,腹内雷鸣,虚吼,宿食不消,除痰饮,去结水,破宿血,消化水谷,止痛,大温胃气,呕吐酸水,主心腹满,病人虚而尿白"。《日华子》充实"健脾,主反胃霍乱,转筋,冷热气,泻膀胱,泄五脏一切气,妇人产前产后腹脏不安,调关节,杀腹脏虫,明耳目"之用。《纲目》引王好古语"主肺气胀满,膨而喘咳"。至此,历代本草学对厚朴功用的认识已臻完善。

明清以来,诸家本草多针对厚朴前述功能详加阐释,创新认识较少。

综合诸家本草,厚朴功用大致概括为祛风解表、宁心安神、祛风湿、杀虫、温补脾胃、化痰止咳、降逆止呕、消痞散满、利水通淋、活血消癥、聪耳明目、止泄和止痛等13种(见表37-1)。

表37-1 厚朴历代本草学功用分类汇总

功能	出处
祛风解表	1. 中风,2. 伤寒,3. 寒热(《本草经》);4. 去留热(《别录》)
宁心安神	1. 惊悸(《本草经》);2. 除惊(《别录》)
祛风湿	调关节(《日华子》)
杀虫	1. 去三虫(《本草经》);2. 杀腹脏虫(《日华子》)
温补脾胃	1. 温中益气、胃中冷逆(《别录》);2. 大温胃气(《药性论》);3. 健脾(《日华子》)
化痰止咳	1. 消痰下气(《别录》);2. 肺气胀满、膨而喘咳(《纲目》引王好古)
降逆止呕	1. 呕不止(《别录》);2. 主反胃(《日华子》);3. 呕吐酸水(《药性论》)
消痞散满	1. 腹痛胀满(《别录》);2. 泄五脏一切气(《日华子》);3. 主心腹满(《药性论》)
利水通淋	1. 淋露(《别录》);2. 去结水(《药性论》);3. 泻膀胱(《日华子》)
活血消癥	1. 气血痹(《本草经》);2. 死肌(《本草经》);3. 破宿血(《药性论》)
聪耳明目	明耳目(《日华子》)
止泄	1. 霍乱,2. 泄痢,3. 厚肠胃(《别录》)
止痛	1. 头痛(《本草经》);2. 止痛(《药性论》);3. 腹痛(《开宝本草》)

二、厚朴古代方剂配伍应用规律考察分析

1. 含厚朴复方治疗病症分类

以厚朴为关键词,在整个数据库检索,得含厚朴复方2 295首,用于589种病症。为便于对含厚朴复方所治病症构成进行分析,将含厚朴复方主治病症相同或相近者分类归纳整理,保留配伍频次≥2次者,得含厚朴复方2 047首,用于341种病症。含厚朴复方所治病症归类和符合纳入条件的代表方剂介绍如次(见表37-2)。

表37-2 含厚朴复方所治常见病症归类和代表方剂

病症	病症归类	代表方剂
泄痢	冷痢、下痢、诸泻、吐利、濡泻、诸痢、白滞痢、下赤痢白痢、泄泻、久痢、赤白痢、泄痢、滞下脓血、水泻、水谷痢、洞泄注下、下痢里急后重、气痢、血痢、胃风腹胀泄痢、下痢不能饮食、疳痢、	1. 枳壳汤(《普济方》):枳壳、赤茯苓、干姜各一两,甘草半两,厚朴一两半;2. 厚朴饮(《普济方》):厚朴一两、白术三两、龙骨三两、肉豆蔻半两

病症	病症归类	代表方剂
泄痢	飧泄、瀼痢、痔泻、脓血痢、久赤白痢、久痢羸瘦、大便不禁、痔泻、脓血痢、冷热痢、暴痢、休息痢、一切痢	
脾胃虚弱	脾胃虚冷水谷不化、脾虚冷、脾胃气虚弱不能饮食、胃虚冷、脾胃气虚弱呕吐不下食、脾胃俱虚、脾胃气虚弱肌体羸瘦、脾脏虚冷泄痢、脾脏冷气攻心腹疼痛、饮食劳倦、补虚进饮食、脾脏冷气腹内虚鸣、热病后脾胃气虚不能饮食	1. 半夏饮(《普济方》):半夏、厚朴各二两,人参、陈橘皮、白术各一两;2. 厚朴汤(《普济方》):厚朴三两,人参、陈橘皮各一两
伤寒	伤寒杂治、伤寒、伤寒食毒、伤寒头痛、阴毒、伤寒可汗、肺脏伤风冷多涕、伤寒六日候、伤寒厥逆、伤寒后不思饮食、阳明病脉并治、伤寒五日候、伤寒两感、伤寒心腹胀痛、风气、伤寒后劳复、伤寒身体疼痛、伤寒下脓血痢、伤寒七日候、伤寒后腰脚疼痛、可温、风冷	1. 对金饮子(《德生堂方》):厚朴二两、甘草二两、苍术二两、陈皮四两;2. 厚朴汤(《普济方》):厚朴三两、人参一两、陈橘皮一两
霍乱	霍乱、霍乱吐利、伤寒霍乱、霍乱呕吐、霍乱下痢、霍乱心腹痛、霍乱心腹胀满、霍乱心腹筑悸、霍乱心烦、霍乱烦渴、霍乱心下痞逆、干湿霍乱、霍乱干呕	1. 香薷散(《普济方》):香薷叶四两,白扁豆、厚朴各二两;2. 厚朴汤(《普济方》):厚朴一两,陈皮半两,藿香、高良姜、当归各三分
呕吐	呕吐、胃反、呕逆不下食、伤寒呕哕、嗳酸、虚劳呕逆、气呕、干呕、寒呕、热吐、呕哕、上气呕吐	1. 厚朴散(《普济方》):厚朴、炙甘草、草豆蔻各二两,陈皮六两,生姜二斤;2. 三乙承气汤(《经效良方》):大黄、厚朴、枳壳、槟榔各半两,甘草一两
痞满	一切气、脾气虚腹胀满、伤寒心腹痞满、虚劳心腹痞满、腹胀、心腹胀痛、两胁胀满、诸癖结胀满、三焦胀、厥逆气	1. 四七汤(《三因方》):半夏五两、茯苓四两、紫苏叶一两、厚朴三两;2. 四七汤(《百一选方》):人参三两、茯苓三两、半夏、厚朴各三两半
积聚	积聚、积聚心腹胀满、虚劳积聚、痃气、久积癥痞、癖气、痃癖不能食、寒癖、寒疝积聚、痃癖、八瘕、产后积聚癥块、伏梁、癥瘕	1. 桂心丸(《圣惠方》):桂心、白术、诃黎勒皮各一两,厚朴一两半;2. 半夏厚朴汤(《要方》):厚朴三两、半夏一斤、茯苓四两、生姜五两、紫苏叶二两
脾胃不和	兼理脾胃、脾胃不和不能饮食、脾胃不和、伤寒后脾胃气不和、脾胃冷热不和	1. 调中汤(《普济方》):厚朴四两、枳实一两、桂心一两;2. 厚朴丸(《御药院方》):厚朴四两、干姜二两、川椒二两、桂花二两
噎膈	五膈、膈气宿食不消、膈气呕逆不下食、咽喉中如有物妨闷、膈气呕吐酸水、膈气痰结、膈气心胸中痛、五噎、膈气妨闷、膈气咽喉噎塞、膈噎	1. 养胃丸(《圣济总录》):丁香半斤、白术十一两、人参十一两、厚朴一斤、生姜五斤;2. 四味汤(《圣济总录》):半夏一两、厚朴一两、陈橘皮一两、赤茯苓二两
疟疾	诸疟、疟疾、山岚瘴气疟、久疟、足太阴脾疟、足阳明胃疟、瘅疟、疟母	1. 三味汤(《大衍方》):厚朴三寸、草果三寸、甘草二寸;2. 香薷饮(《普济方》):香薷四两、厚朴二两、白扁豆二两、乌梅肉、生姜汁

病症	病症归类	代表方剂
咳嗽	肺虚、上气、虚劳痰饮、伤寒咳嗽、痰嗽、咳嗽、上气胸膈支满、咳逆上气、上气喉中有水鸡声、诸咳嗽、喘促、肺痿、伤寒烦喘、久上气	1. 厚朴汤(《普济方》):厚朴一两、人参半两、干姜一钱半、炙甘草一分、草豆蔻半两;2. 厚朴汤(《普济方》):厚朴一两、人参半两、干姜一钱半、炙甘草一分、草豆蔻半两
虚寒	三焦虚寒、冷气、温中、瘤冷、心中寒、中寒	1. 姜朴丸(《杨氏家藏方》):厚朴一斤、甘草半斤、附子四两;2. 橘皮汤(《普济方》):陈皮、半夏、厚朴各半两、藿香、葛根各三钱
食积	虚劳食不消、伤寒后宿食不消、积聚宿食不消、留饮宿食、时气宿食不消	1. 白术散(《普济方》):白术二两、陈皮、人参、厚朴、炙甘草各一两;2. 藿香汤(《普济方》):藿香叶、厚朴、半夏、炙甘草各一两、陈皮半两
痹病	中湿、腰痛、风湿痹、腰胯疼痛、风腰脚疼痛、身体腰脚疼痛、脾痹、周痹、风湿腰痛	牵牛汤(《普济方》):黑牵牛二两、厚朴半两
腹痛	心腹痛、肠痹、血气心腹疼痛、腹痛、产后恶露不禁腹痛	草果散(《大全良方》):厚朴二两、肉豆蔻一个、草豆蔻一个
痰饮	一切痰饮、寒痰、痰逆不下食、风痰、伤寒胸膈痰滞、痰饮食不消	1. 藿香散(《局方》):藿香叶、厚朴、半夏、炙甘草、陈皮各半两;2. 四七汤(《危氏方》):半夏五两、茯苓四两、紫苏叶二两、厚朴二两
安胎	恶阻、养胎胎教、安胎	人参散(《大全良方》):人参四两、厚朴二两、生姜二两、枳壳二两、甘草二两
便秘	大便秘涩不通、伤寒大便不通、大便不通	1. 大黄丸(《要方》):大黄、赤芍、厚朴各三两,枳实一两五钱、火麻仁五合;2. 麻仁丸(《圣济总录》):火麻仁三两、大黄三两、厚朴二两、枳壳一两半
脚气	一切脚气、一切风寒暑湿脚气、脚气冲心、脚气缓弱、脚气肿满	槟榔汤(《普济方》):槟榔七枚、陈皮一两、厚朴二两、生姜四两、吴茱萸二两

2. 含厚朴复方治疗病症分类构成分析

现将含厚朴复方≥22首的主治病症予以列表(见表37-3)。由表37-3可知,厚朴配伍在复方中,侧重治疗脾胃相关疾病,包括泄痢、脾胃虚弱、霍乱、呕吐、痞满、脾胃不和、噎膈、食积、腹痛和便秘等,用于伤寒、虚证(虚损、虚劳及虚寒)、积聚的方剂,也占较大比重。此外,还用于咳嗽和痰饮等的治疗。

表37-3 古代含厚朴复方治疗病症一览表

病症	方数	病症	方数	病症	方数	病症	方数
泄痢	312	霍乱	112	虚劳	88	脾胃不和	81
脾胃虚弱	192	呕吐	103	虚损	86	噎膈	65
伤寒	118	痞满	100	积聚	86	疟疾	62

病症	方数	病症	方数	病症	方数	病症	方数
咳嗽	47	食积	42	腹痛	34	便秘	25
月水不调	44	痈疽	41	痰饮	31	中风	23
虚寒	43	痹病	35	安胎	28	脚气	22

三、厚朴古今功用比较分析

1. 厚朴古今功用一致性考察分析

《别录》确认厚朴"主温中益气,消痰下气"后,后世本草充实主治霍乱、腹痛胀满、呕逆不止、肺气胀满、膨而喘咳,古代含厚朴复方用治泄痢、霍乱、呕吐、痞满、噎膈、咳嗽、痰饮、便秘等。《药性论》确认"主宿食不消"功能后,古代含厚朴复方广泛用于食积、积聚等所致宿食不消。不难看出,《药典》确定厚朴"燥湿消痰,下气除满",用于"湿滞伤中,脘痞吐泻,食积气滞,腹胀便秘,痰饮喘咳",基本继承了古代本草方剂的上述功用,可以反映厚朴功用古今记载大体相同的一面。

2. 厚朴功用古今差异部分考察分析

（1）稽古发隐

1）祛风解表:《本草经》首载"主中风,伤寒,头痛,寒热",古代含厚朴复方用于伤寒者118首,提示厚朴可能有祛风解表之功。而《药典》未予认同。

2）祛风湿止痛:《本草经》首载厚朴主"头痛",《集注》则"治腹痛",《药性论》泛称"止痛",《日华子》云"主调关节",古代含厚朴复方治疗痹病35首,治疗腹痛34首,提示厚朴有祛风湿止痛之功。而《药典》尚未认可这一功能。

3）活血消癥:《本草经》首载厚朴"主气血痹,死肌",《药性论》则用以"破宿血",古代含厚朴复方治疗积聚86首,治疗月经不调44首,提示厚朴可能有活血消癥功能。《药典》同样未予收录。

4）宁心安神:《本草经》首载厚朴"主惊悸",《别录》用以"除惊"。古代含厚朴复方虽仅有7首用于霍乱心烦、心虚、虚劳惊悸,但已体现出本草所记与方剂所用彼此呼应。对此,《药典》则不曾顾及。

5）杀虫:《本草经》首载厚朴"去三虫",《日华子》则"杀腹脏虫",《景岳》强调"杀肠脏诸虫"。古代含厚朴复方有10首用于诸虫。厚朴是否具有杀虫之效,有待确认。

（2）疑问

根据历代本草记述和古代含厚朴复方的临床应用,可以确认厚朴具有止泻和消痞散满的功能,体现了厚朴对脾胃功能的双向调节作用。需要思考的问题是,产生双向调节作用的条件是什么? 具体与哪些因素有关? 揭示这两个问题,对出现泄泻、痞满或便秘时恰当配伍使用厚朴是非常必要的。

3. 厚朴潜在功能现代研究和应用考察

现已明确,厚朴古今功用存在一定的差异。在古代本草、方剂中比较广泛使用的功能,《药典》弃之不收者比较突出。从历代本草记载和古代方剂应用,可以提炼出厚朴祛风解表、祛风湿止痛、活血消癥、宁心安神及杀虫等潜在功能。深入考察发现,一些潜在功能已得到当今实验研究和临床应用的证实。

(1)厚朴"祛风解表"的实验研究

用 K-B 纸片扩散法,100% 厚朴浸出液滤纸片对金黄色葡萄球菌、白色葡萄球菌、伤寒杆菌、甲型链球菌、乙型链球菌均有明显抑制作用[1]。以甲型 H1N1 流感病毒滴鼻感染小鼠,建立小鼠病毒性肺炎模型,并以黄连香薷饮全方及拆方组合进行给药治疗。结果表明:香薷单味药、黄连 – 厚朴药对和黄连香薷饮全方均具有显著的抗甲型 H1N1 流感病毒的作用[2]。

香朴感冒软胶囊(香薷、厚朴、黄芩等)为新研制的 6 类新药,适用于暑天暑湿感冒及胃肠型感冒[3]。

(2)厚朴"祛风湿止痛"的实验研究

采用甩尾法、醋酸扭体法观察不同姜制厚朴的镇痛作用,通过二甲苯所致小鼠耳郭肿胀和冰醋酸致小鼠毛细血管通透性增加,探讨厚朴各样品的抗炎作用。结果表明,厚朴各剂量组、各炮制品均表现有显著或极显著延长小鼠甩尾潜伏期、减少醋酸扭体反应次数及抑制醋酸所致小鼠腹腔毛细管通透性增加作用,生厚朴及不同姜制厚朴各剂量组均能显著或极显著抑制二甲苯所致小鼠耳肿胀。厚朴生品和不同姜制厚朴均表现出抗炎镇痛作用[4]。

采用小鼠甩尾实验和热板实验测定不同提取工艺条件下厚朴提取液的镇痛作用,结果表明三种厚朴提取物均能延长小鼠的甩尾痛阈和热板痛阈[5]。

(3)厚朴"活血消癥"的实验研究

对厚朴抗血栓及抗凝作用的研究发现,厚朴 3g/kg 组及 10g/kg 组的血栓形成时间分别为(527 ± 237)s 和(607 ± 179)s,与对照组(358 ± 138)s 比较,10g/kg 组明显延长大鼠体内血栓形成时间[6]。

对小鼠的背部皮下或右后足跖部移植肿瘤细胞,分别定时腹腔内给予各种剂量的厚朴酚,在背部皮下移植肿瘤 8 天后以及足跖部移植 21 天后切除肿瘤。结果表明:厚朴酚对背部皮下移植及右后足跖移植均有抑制肿瘤增殖的作用,新生血管数也明显减少[7]。

(4)厚朴"宁心安神"的实验与临床研究

研究厚朴酚对慢性温和刺激抑郁模型小鼠的抗抑郁作用。结果表明:厚朴酚具有显著的抗抑郁作用[8]。研究厚朴活性成分和厚朴酚的 5 个衍生物的抗焦虑作用,得到了 2 个明显抗焦虑活性的化合物,为发现新型抗焦虑先导化合物奠定基础[9]。

将 192 例产后抑郁症患者随机分成研究组(用半夏厚朴汤合并西酞普兰系统治疗)和对照组(单用西酞普兰系统治疗),共治疗 4 周,采用汉密尔顿抑郁量表、汉密尔顿焦虑量表、副反应量表评定疗效。结果:半夏厚朴汤合并西酞普兰可有效、快速治疗产后抑郁症患者的抑郁及焦虑症状,疗效优于单用西酞普兰[10]。

❖ **参考文献**

[1] 王志强,宓伟,刘现兵,等.厚朴体外抑菌作用研究[J].时珍国医国药,2007,18(11):276.

[2] 吴巧风,宓嘉琪,吴新新,等.黄连香薷饮抗流感病毒作用的拆方研究[J].中华中医药学刊,2014,32(9):2057-2059.

[3] 韩亮,冯毅凡,李卫民,等.香朴感冒软胶囊质量标准研究[J].中成药,2006,28(1):41-44.

[4] 钟凌云,霍慧君,祝婧,等.不同姜制厚朴抗炎镇痛作用实验研究[J].中药材,2012,10(10):1576-1579.

[5] 张慧敏,任虹,何瑶,等.厚朴不同提取工艺对小鼠镇痛作用的影响[J].成都大学学报(自然科学版),2013,32(3):235-237.

[6] 朱自平,张明发,沈雅琴,等.厚朴、桑白皮的抗血栓及抗凝作用[J].西北药学杂志,1997,12(增刊):32.

[7] 池田浩治.厚朴酚抑制肿瘤细胞增殖[J].国外医学(中医中药分册),2002,24(4):248.

[8] 傅强,马占强,杨文,等.厚朴酚对慢性温和刺激所致抑郁小鼠的抗抑郁作用研究[J].中药药理与临床,2013,29(2):47-51.

[9] 崔帅,张剑,黄建梅,等.和厚朴酚衍生物的合成及其抗焦虑活性研究[J].西北药学杂志,2015,30(3):279-282.

[10] 洪丽霞,陈麟,张艳,等.半夏厚朴汤合并西酞普兰对产后抑郁症疗效的对照研究[J].精神医学杂志,2012,25(1):45-47.

第 38 节　独　　活

一、独活历代本草学功能主治考察分析

独活,列属《本草经》草部上品,此间与羌活混同,功用"主风寒所击,金创止痛,贲豚,痫痉,女子疝瘕"。《别录》补充"疗诸贼风,百节痛"。由贼风所见口噤、角弓反张、口喎、不能言语等可知,贼风与百节痛虽均属风邪为患,但性质明显不同。《唐本草》称"疗风宜用独活,兼水宜用羌活",借以将独活与羌活的功用初步区别开来。《药性论》增治"奔喘逆气,皮肌苦痒,手足挛痛,劳损,主风毒齿痛"。《法象》确认独活乃"足少阴肾行经药也。若与细辛同用,治少阴经头痛如神"。《汤液》强调独活"治足少阴伏风,而不治太阳,故两足寒湿痹,不能动止,非此不能治"。两者均明确独活作用于足少阴,一则上治少阴头痛,一则下治足寒湿痹。《药性赋》增加治"诸风掉眩,颈项难伸"之用。《经疏》论云"猝中,或口眼㖞斜,或口噤不语,或手足瘫痪,左右不仁,或刚痉柔痉,即角弓反张,此药(独活、羌活)与诸风药并用可也",是

对前期所治"诸贼风"的进一步细化和确认。《药鉴》借助配伍阐明独活功用:君荆、翘,散下身之痛毒;佐黄柏,止血崩如神;臣楂根,逐痘毒极验。《景岳》总结其用:专理下焦风湿,两足痛痹,湿痒拘挛,或因风湿而齿痛,头眩喘逆,奔豚疝瘕,腰腹疼痛等证。至此,独活功用大体臻于完善。

综合诸家本草所述,独活功用可概括为祛风除湿、止痛、解表、止痉、平肝息风、平冲降逆、止痒、解毒、止血9种(见表38-1)。

表38-1　独活历代本草学功用分类汇总

功能	出处
祛风除湿	诸风湿冷、足寒湿痹、下焦风湿、拘挛、颈项难伸(《本草经》)
止痛	1. 百节痛风(《别录》);2. 手足挛痛、齿痛、头痛(《药性论》);3. 两足痛痹、腰腹疼痛(《景岳》)
解表	风寒所击(《本草经》)
止痉	1. 痫痉(《本草经》);2. 刚痉、柔痉(《经疏》)
平肝息风	1. 猝中、口眼㖞斜、口噤不语、手足瘫痪(《经疏》);2. 真中风、诸风掉眩(《药性赋》);3. 头眩(《景岳》)
平冲降逆	1. 贲豚(《本草经》);2. 奔喘逆气、喘逆(《药性论》)
止痒	1. 皮肌苦痒(《药性论》);2. 湿痒(《景岳》)
解毒	1. 痈毒,2. 痘毒(《药鉴》)
止血	血崩(《药鉴》)

二、独活古代方剂配伍应用规律考察分析

历代本草记载的独活功用与其在古代方剂中配伍应用之间的吻合情况,是考察两者差异性和差异程度的重要途径;也是发现可能存在失传功用的重要手段。现借助数据库,确认含独活复方治疗病症的总体构成和分布规律,从中提炼独活古代临床应用的功能主治,以与历代本草和《药典》相对照,即可将功用差异全面显现出来。

1. 含独活复方治疗病症分类

以独活为关键词,在整个数据库检索,得含独活复方1 619首,用于499种病症。为便于对含独活复方所治病症构成进行统计分析,首先应对相同或相近病症做分类整理,并介绍代表方剂(见表38-2)。

表38-2　含独活复方所治常见病症归类和代表方剂

病症	病症归类	代表方剂
风湿痹	腰胯疼痛、血风体痛、风湿痹、中湿、腰脚冷痹、风痹、诸痹、行痹、风冷痹	三黄汤(《普济方》):麻黄、独活各一两,细辛、黄芩各半两

病症	病症归类	代表方剂
诸痛	头痛（首风、头面风、伤寒头痛、风眩头痛、风头痛等）、腹痛（产后恶露不尽腹痛、肾脏虚冷气攻腹胁疼痛、心痛、膀胱气痛、腹痛、风入腹拘急切痛、血气心腹疼痛、产后血晕气攻腹痛等）、牙疼（牙齿疼痛、齿风肿痛、牙齿疼痛等）、伤痛（伤折风肿、闪肭、伤折疼痛、伤折恶血不散、接骨、打仆损伤等）	干地黄丸（《要方》）：独活一两、生干地黄三两、酒适量
脚气	一切脚气、脚气缓弱、脚气肿满、风湿脚气、脚气痹挛、脚气冲心、江东岭南瘴毒脚气、干湿脚气	独活酒（《圣惠方》）：独活、附子各二两半，醇酒五升
痈疽疮疡	疮疡、诸痈疽、诸发、一切恶疮、脚气上生风毒疮、恶核肿、肺脏风毒生疮、诸疔疮	皂角煎丸（《圣惠方》）：皂角、防风、威灵仙、独活、羌活、甘菊花各二两
痉病	破伤风、风痉、风口噤、风痓、天瘹惊风、痫、伤寒阴阳刚柔痉、一切痫、一切惊风、急惊风	防风汤（《普济方》）：防风、羌活、独活、川芎等分
外感	风热、风气、伤寒、中风伤寒、伤寒两感、风成寒热、风成寒中、中风发热、伤寒五日候	独活丸（《御药院方》）：独活、川芎、菊花、防风、全蝎各一两，半夏二两
瘙痒	大风癞病、风瘙瘾疹、风瘙痒、风瘖瘰、风癣、诸疥	疏风散（《普济方》）：独活、滑石、生地黄、悬豆各三两，朴硝半两，栀子仁一两半
惊悸	血风惊悸、心中风、怔忡惊悸、风惊悸、语言妄乱、风惊恐、脚气风经五脏惊悸、惊痫、虚劳惊悸	七味羌活膏（《御药院方》）：天麻、全蝎、人参、白僵蚕各半两，羌活、独活、乌蛇肉各一两
咳嗽	咳嗽上气唾脓血、伤寒咳嗽、咳嗽失声、气嗽、诸咳嗽、虚劳咳嗽	黑灵丸（《普济方》）：羌活、独活各一钱，巴豆、半夏各三十枚
水肿	水肿、乳石发浮肿、风水、产后血风血虚浮肿、伤寒后身体虚肿、脚气变成水肿、消渴后成水病	独活散（《圣济总录》）：独活、附子各一两，牵牛花二两
便秘	大便秘涩不通、风秘、脚气大小便不通、大便不通	芎劳丸（《圣惠方》）：川芎、独活、槟榔各一两，牵牛子二钱，威灵仙、大黄各二两
泄痢	赤痢、吐利、热痢	神术丸（《普济方》）：苍术一斤，藁本、川芎各六两，细辛、粉草各六钱，独活四两
诸热	三焦实热、时气疫疠、心烦热、疮疹壮热口渴、热病一日	木通散（《普济方》）：木通、木香、槟榔、独活各一两，丹参七钱
出血	月水不断、崩中漏下、诸血、小便出血、诸失血	止血方（《普济方》）：槟榔一个、木香二两、独活二钱

2. 含独活复方治疗病症分类构成分析

将含独活复方分布于 24 类病症的构成情况列表（见表 38-3）。可以确认，独活配伍在复方中用于中风病最为普遍，总计达 414 方。此外，在风湿痹、疼痛、脚气、疮痈、痉病、外感、瘙痒、虚损、惊悸、目赤肿痛、虚劳、眩晕、咳嗽、水肿等方面的应用也比较普遍。而中风、风湿痹、诸痛、痉病、外感、瘙痒、眩晕、目赤肿痛、诸热等多半属风邪为患，不过有内风、外风之别。

表38-3　古代含独活复方治疗病症一览表

病症	方数	病症	方数	病症	方数	病症	方数
中风	414	外感	66	眩晕	22	诸热	14
风湿痹	234	瘙痒	63	咳嗽	19	出血	10
诸痛	120	虚损	62	水肿	18	痞满	10
脚气	104	惊悸	49	便秘	16	耳鸣	10
痈疽疮疡	96	目赤肿痛	48	泄痢	15	喉痹	7
痉病	78	虚劳	25	痔瘘	15	瘰疬	7

三、独活古今功用比较分析

1. 独活古今功用一致性考察分析

总体说来,独活用于风湿痹病得到古今普遍认可。自《别录》明确疗"百节痛",历代本草增治两足寒湿痹、诸风湿冷、足寒湿痹、下焦风湿、拘挛等病症。古代方剂则进一步推广应用到风湿痹、中湿、腰脚冷痹、风痹、诸痹、行痹、风冷痹、鹤膝风、白虎风、筋痹等。《药典》确定独活"祛风除湿,通痹止痛"功能,用于"风寒湿痹,腰膝疼痛,少阴伏风头痛,风寒挟湿头痛",传承了治疗风湿痹的传统功能。《药典》用于"少阴伏风头痛,风寒挟湿头痛",与历代本草治疗百节痛风、手足挛痛、两足痛痹、齿痛、头痛、腰腹疼痛等,以及古代含独活复方用于首风、头面风、头痛、风头痛等,大体相同。

2. 独活功用古今差异部分考察分析

（1）稽古发隐

1）平肝息风:自《别录》确认独活"疗诸贼风",《药性赋》补充"诸风掉眩,颈项难伸",《经疏》细化为治疗"猝中,或口眼㖞斜,或口噤不语,或手足瘫痪,左右不仁,或刚痉柔痉,即角弓反张",并通过古代含独活复方广泛用于中风、中风半身不遂、中风角弓反张、偏风、风瘫痪、风偏枯等得以确认,说明独活"平肝息风"是传统的主流功能。而《药典》却忽视这一功能,弃之不取。

2）解毒疗疮:本草学用独活治疗痈毒、痘毒。古代含独活复方用于疮疡、诸痈疽、诸发、一切恶疮、恶核肿、毒肿等,用方多达96首。本草、方剂所论基本吻合,《药典》同样未能收录独活解毒疗疮功能。

3）宁心定悸:历代本草学未曾记载独活宁心定悸的功用,古代含独活复方大量用于血风惊悸、心中风、怔忡惊悸、风惊悸、虚劳惊悸等,《药典》同样未能收录独活宁心定悸功能。

（2）疑问

根据历代本草和古代方书的应用记载,可以确认独活以平息内外之风见长。祛除外风,与《药典》确定的"祛风除湿,通痹止痛"相吻合,所治病症也一边倒地依从这一功能;在平息内风方面,古代方药显然偏重于此,为当今《药典》所忽视,进而发掘出独活平肝息风的潜在功能。对古今功用的这一重大差别,应当引起学术界的高度重视,并在平息内风方面展开深入研究,可望取得有重要价值的成果。

3. 独活潜在功能现代研究和应用考察

通过比较可以看出,独活古今功用存在一定差异。古代应用广泛,但《药典》和统编教材《中药学》收载的功用比较局限。从历代本草记载和古代方剂配伍应用,可以归纳出独活平肝息风、解毒疗疮等潜在功能。尽管尚未得到《药典》认可,但独活的现代实验研究和临床应用却提供了认证这些功能的重要渠道和信息。

(1)独活"平肝息风"的实验研究

研究表明,独活及其活性成分具有预防神经系统疾病的功能,包括抗缺血性脑损伤、抗惊厥等。对于大鼠大脑中动脉闭塞模型,所含蛇床子素能明显降低脑梗死体积及脑含水量,表明蛇床子素对缺血性中风有良好的预防作用[1]。蛇床子素能减少脑缺血再灌注损伤的梗死面积,改善神经元行为功能和慢性脑供血不足而引起的认知障碍,具有修复海马旁回损伤的作用[2,3]。独活还具有神经保护作用,有效抑制脑脊髓炎小鼠的神经功能损伤[4]。

(2)独活"解毒疗疮"的实验研究

欧前胡素是独活的活性成分之一,作为环氧酶和脂氧酶的双重抑制剂,被认为是一种新型抗炎剂[5]。欧前胡素能够抑制大鼠腹膜巨噬细胞中前列腺素的产生,还能抑制环氧酶-2和前列腺素 E 合成酶的产生[6]。欧前胡素对多种细菌,如铜绿假单胞菌、革兰氏阳性菌、变形杆菌、金黄色葡萄球菌等均有不同程度抑制作用[7]。研究发现,欧前胡素对革兰氏阳性菌和革兰氏阴性菌均有较强的抑制活性[8]。以上证实了独活的活性成分具有抗炎、抗菌作用,即发挥中医的解毒疗疮作用。

(3)独活"宁心定悸"的实验研究

蛇床子素有明显的抗心律失常、扩张血管、保护心血管等作用。经过蛇床子素注射液预处理,兔急性心肌缺血再灌注损伤明显减轻,心肌细胞凋亡减少,表明蛇床子素对心肌损伤有保护作用[9]。蛇床子素能明显提高兔心室电致颤的阈值,对乌头碱诱发的大鼠心律失常治疗效果也很明显[10]。对氯仿诱发的小鼠室颤、氯化钙诱发的大鼠室颤,用蛇床子素均有明显的预防作用,能够延长肾上腺素诱发家兔心律失常发生的间隔时间,并缩短心律失常的持续时间[11]。

❖ **参考文献**

[1] CHAO X,ZHOU J,CHEN T,et al. Neuroprotective effect of osthole against acute ischemic stroke on middle cerebral ischemia occlusion in rats[J]. Brain Research,2010,1363(6):206-211.

[2] MAO X,YIN W,LIU M,et al. Osthole,a natural coumarin,improves neurobehavioral functions ang reduces infarct volume and matrix metalloproteinase-9 activity after transient focal cerebral ischemia in rats[J]. Brain Research,2011,1385(18):275-280.

[3] JI H J,HU J F,WANG Y H,et al. Osthole improves chronic cerebral hypoperfusion induced cognitive deficits

and neuronal damage in hippocampus[J]. European Journal of Pharmacology,2010,636(1-3):96-101.

[4] 赵丹,张晓丹,郝海光,等.独活对实验性变态反应性脑脊髓炎小鼠的神经保护作用研究[J].现代中药研究与实践,2013,27(01):31-33.

[5] ABAD M J,HERAS D L,SILVAN A M,et al. Effects of furocoumarins from Cachrys trifida on some macrophage functions[J]. The Journal of pharmacy and pharmacology,2001,53(8):1163-1168.

[6] BAN H S,LIRA S S,SUZUKI K,et al. Inhibitory effects of furano-coumarins isolated from the roots of *Angelica dahurica* on prostaglandin E$_2$ production[J]. Planta Medica,2003,69(5):408-412.

[7] LECHNER D,STAVRI M,OLUWATUYI M,et al. The anti-staphy1ococcal activity of *Angelica dahurica* (Bai zhi)[J]. Phytochemistry,2004,65(3):331-335.

[8] ROSSELLI S,MAGGIO A,BELLONE G,et al. Antibacterial and anticoagulant activities of coumarins isolated from the flowers of Magydaris tomentosa[J]. Planta Medica,2007,73(2):116-120.

[9] 马同强,梁智星.蛇床子素预处理对兔心肌缺血/再灌注损伤的保护作用研究[J].山西职工医学院学报,2008,18(2):6-8.

[10] 周俐,上官珠,连其深,等.蛇床子素抗心律失常作用实验研究[J].现代应用药学,1996,13(2):11-13.

[11] 沈丽霞,金乐群,张丹参,等.蛇床子素的抗实验性心律失常作用[J].张家口医学院学报,2001,18(1):9-10.

第39节　秦　艽

一、秦艽历代本草学功能主治考察分析

秦艽,收载于《本草经》草部中品,"味苦,平。主寒热邪气,寒湿风痹,支节痛,下水,利小便。"《别录》云其"味辛,微温,无毒,疗风无问久新,通身挛急"。《药性论》以其"利大便,瘥五种黄病,解酒毒,去头风"。《四声》补治"疗酒黄,黄疸"。《日华子》补充"味苦、冷,主传尸骨蒸,治疳及时气"。此间,秦艽的药性经历由平、微温到寒较大反差的变化,《别录》或因微温而未扩大用于外感热病;而《日华子》或因性寒而拓展用于传尸、骨蒸和时气。

金元时期,秦艽功用又有增益。《法象》补"治口噤及肠风泻血"。《珍珠囊》则"去阳明经风湿痹,口疮毒"。《医学启源》云"养血荣筋,中风手足不遂者用之,去手足阳明下牙痛,以去本经风湿"。"养血荣筋"首次明确了秦艽具有补益功能。

明清时期,对秦艽的药性认识仍有寒温之别,故而对其功用的记载也有一定出入。《蒙筌》宗《本草经》及《别录》之说,认为秦艽"气平,微温"。而《本草正》则称"性沉寒,沉中有浮,手足阳明清火药也""清黄疸,解温疫、热毒",治"虚劳骨蒸发热,潮热烦渴,及妇人胎热,

小儿疳热瘦弱等证"。《纲目》以其"治胃热,虚劳发热"。《冯氏锦囊秘录》所言"秦艽风药中之润剂,散药中之补剂,故养血有功",为后世医家所认可。《逢原》用治"妇人带疾"。《求真》则称"除肠胃湿热,兼除肝胆风邪,止痹除痛"。《分经》谓"燥湿散风,活血"。至此,秦艽功用已臻完备。

综合历代本草文献,概括秦艽功用有祛风除湿、疏散风邪、清热利湿、清热泻火、清虚热、止痛、清热解毒、平肝息风、利尿、补虚、通便、止血、止痉、活血、消疳 15 种(见表 39-1)。

表 39-1 秦艽历代本草学功用分类汇总

功能	出处
祛风除湿	1. 寒湿,2. 风痹(《本草经》);3. 通身挛急(《别录》);4. 阳明经风湿痹(《珍珠囊》);5. 风湿(《医学启源》);6. 燥湿散风(《分经》)
疏散风邪	1. 寒热邪气(《本草经》);2. 疗风(《别录》)
清热利湿	1. 黄病(《药性论》);2. 酒黄,3. 黄疸(《四声》);4. 妇人带疾(《逢原》);5. 肠胃湿热(《求真》)
清热泻火	1. 口疮毒(《珍珠囊》);2. 妇人胎热(《本草正》);3. 胃热(《纲目》)
清虚热	1. 传尸(《日华子》);2. 骨蒸发热,3. 潮热烦渴,4. 虚劳发热(《纲目》);5. 小儿疳热瘦弱(《本草正》)
止痛	1. 肢节痛(《本草经》);2. 去头风(《药性论》);3. 牙痛(《医学启源》);4. 止痹除痛(《求真》)
清热解毒	1. 时气(《日华子》);2. 温疫,3. 热毒(《本草正》)
平肝息风	中风手足不遂(《医学启源》)
利尿	1. 下水,2. 利小便(《本草经》)
补虚	养血荣筋(《医学启源》)
通便	利大便(《药性论》)
止血	肠风泻血(《法象》)
止痉	口噤(《法象》)
活血	活血(《分经》)
消疳	治疳(《日华子》)

二、秦艽古代方剂配伍应用规律考察分析

由历代本草学中归纳总结出来的功能,在古代临床实际应用如何,可通过古代方书的配伍情况予以确认。利用数据库,考察含秦艽复方所治病症的分类构成,分析其在古代干预的优势病症,即可全面提炼出其功能主治,以便进行比较分析。

1. 含秦艽复方治疗病症分类

以秦艽为关键词,由数据库检得含秦艽复方 883 首,用治 383 种病症。为方便统计分析,

首先对相同或相近病症分类归纳整理,并介绍代表方剂(见表39-2)。

表39-2　含秦艽复方所治常见病症归类和代表方剂

病症	病症归类	代表方剂
中风	中风、诸风、中风偏枯、中风口噤、风偏枯、中风半身不遂、卒中风、中风身体不遂、风瘫痪、风痱、风瘅曳、偏风、风腲腿、风口眼㖞斜、风口噤、中风失音不语、中风舌强不语、脾中风、肺中风、心中风、肝中风	1. 独活酒(《普济方》):独活一斤,桂心三两,秦艽五两,酒一斗半;2. 秦艽散(《圣济总录》):秦艽、白术、桂心、附子、石斛各一两
痹病	风湿痹、风湿痹身体手足不遂、风身体疼痛、脚痹、历节风、白虎风、风腰脚疼痛、风腰脚不遂、著痹、风湿腰痛、中风百节疼痛、行痹、骨痹、诸痹、周痹、风不仁、风痹手足不遂、风痹、筋痹、肝痹、心痹、血痹、肾痹、脉痹、腰痛强直不得俯仰、腰脚冷痹、风冷痹、身体疼痛、肾著	1. 录验方(《普济方》):杏仁、防风、秦艽、羌活、附子等分;2. 麝香丸(《圣济总录》):麝香半两,秦艽四两,独活二两,白术二两,槟榔二两
虚劳	虚劳、虚劳寒热、热劳、虚劳潮热、虚劳羸瘦、虚羸、虚劳心腹痛、虚劳食不消、虚劳少气、虚劳惊悸、虚劳浮肿、劳瘵、风劳、劳疟、肾劳、冷劳、急劳、气劳、心劳、肝劳、肺劳	1. 秦艽汤(《普济方》):秦艽一两,炙甘草一两,桂心五钱,柴胡五钱,当归五钱;2. 三安散(《普济方》):柴胡二两,秦艽二两,甘草五钱
骨蒸	骨蒸、潮热、骨热、骨蒸羸瘦、骨蒸烦渴、骨蒸肺痿、盗汗、鬼疰、传尸复连殗殜、诸疰	1. 秦艽散(《普济方》):秦艽一两,炙甘草一两;2. 秦艽散(《普济方》):秦艽一两,炙甘草一两,薄荷叶半两
疥癣瘙痒	风瘙瘾疹、紫白癜风、风瘙痒、头风白屑、头不生发、大风癞病、大风眉须堕落、白秃、白癞、疥癣、干疥、诸疥、疬疡风、风瘑疮	狼毒散(《要方》):狼毒、秦艽等分
疮疡	肺脏风毒生疮、诸疔疮、诸疮口不合、诸疮、痈疽、一切恶疮、五色丹毒、身体风毒疮、妊娠诸疮、口舌疮、口疮、渴利后发疮、发背、恶核肿、恶核、疮疹入眼、疮疡、附骨疽、冷疮、瘑疮、鼻中生疮、风疽、下部诸疾、蝼蛄瘘	大黄散(《圣济总录》):大黄、秦艽、藜芦、硫黄、硇砂各一两
外感风邪	风邪、贼风、风头眩、风头旋、风肿、风气、风目赤、风成寒中、风成寒热、头面风、热毒风、风热、风冷、风毒、蛊风、漏风、恶风、中风发热	桂心汤(《圣济总录》):桂心、秦艽、白术、附子、石斛各一两
黄疸	黄疸、诸黄、诸疸、阴黄、伤寒发黄、黄疸病、急黄、黄病小便淋涩、酒疸、内黄、三十六黄、时气发黄、风疸、发黄、热病发黄、女劳疸	1. 秦艽汤(《圣惠方》):秦艽一两,旋覆花半两,赤茯苓半两,炙甘草半两;2. 秦艽散(《要方》):秦艽六铢,瓜蒂五钱
伤寒	伤寒后夹劳、伤寒口舌生疮、伤寒后脚气、伤寒烦渴、伤寒潮热、伤寒杂治、伤寒五日候、伤寒狐惑、伤寒后咽喉闭塞不通、伤寒后身体虚肿、伤寒后劳复、伤寒汗后余热不除、伤寒毒攻手足、伤寒百合、伤寒、寒热往来羸瘦、寒热往来、寒热、阳毒	1. 生地黄丸(《永类钤方》):生地黄二两,柴胡半两,秦艽半两,黄芩半两,赤芍一两;2. 秦艽散(《圣惠方》):秦艽二两,鳖甲二两,炙甘草一两,豆豉一合

病症	病症归类	代表方剂
补虚	虚损、补虚益血、补虚益气、补虚益精髓、补虚轻身延年、补虚驻颜色、肺虚、服石后将息补饵、平补、脾胃俱虚、肾虚、心虚、五痿、肾肝虚眼黑暗、风消、羸瘦、肉苛	秦艽汤(《普济方》):秦艽三两,牛乳汁一斤
目赤肿痛	目赤痛、目涩痛、目睛疼痛、目内生疮、目积年赤、目痒急及赤痛、目生花翳、目生钉翳、五脏风热眼、胎赤眼、丹石毒上攻眼、暴赤眼、瘢疮入眼外障、风毒冲目虚热赤痛、热病热毒攻眼、目脓漏	1. 秦皮洗眼汤(《普济方》):秦皮、秦艽、玄参各一两,柴胡二两,甘草半两;2. 洗眼黄连汤(《圣惠方》):黄连、甘草、秦皮、秦艽各一两,黄柏二两
热病	热病六日、三焦实热、热病、结热、肺脏壅热、诸热、心实、肺实、肝实	秦艽散(《医方妙选》):秦艽一两,大黄、黄芪、糯米、赤小豆各半两
疟疾	山岚瘴气疟、疟疾、久疟、足少阳胆疟、诸疟	1. 露宿汤(《普济方》):恒山一两,秦艽半两,栀子仁半两;2. 秦艽汤(《普济方》):秦艽半两,柴胡半两,恒山二分,乌梅肉三枚,糯米;3. 秦艽散(《如宜方》):秦艽半两,柴胡一两,常山一两,炙甘草半两
时气	时气瘴疫、时气谵语、时气余热不退、时气三日、时气六日、时气烦躁、时气发狂、时气八九日、时气	无名(《圣惠方》):秦艽五钱,大青五钱,炙甘草半两
出血	肺脏壅热吐血、诸血、血暴下兼带下、血妄行、吐血不止、堕胎后血出不止、肠风下血、时气发斑、吐血后虚热胸中痞口燥	鹿角胶散(《圣济总录》):鹿角胶,阿胶,秦艽,糯米,乌梅肉等分
月经不调	月水不断、月水不通、月水不调、月水不利	1. 菖蒲散(《普济方》):菖蒲一两,当归一两,秦艽三分,吴茱萸半两;2. 地黄丸(《普济方》):生地黄二两,柴胡半两,秦艽半两,黄芩半两,赤芍半两
小便难	小便难、小便赤涩、小便不通、膀胱气痛、胞转、胞痹	1. 秦艽散(《普济方》):秦艽一分,冬葵子一两;2. 陶效方(《圣惠方》):秦艽二分,冬瓜子二两

2. 含秦艽复方治疗病症分类构成分析

将含秦艽复方所治病症列表如下(见表 39-3)。由表 39-3 可以看出,含秦艽复方所治中风、痹病、疥癣瘙痒、外感风邪、伤寒和痉病等,均属风邪为患,但性质各不相同。以治中风独占鳌头,此中风皆为中风偏枯、中风口喋、风偏枯、中风半身不遂、卒中风之类,显系内风所致。其他则有风湿、风热和动风之别。含秦艽复方用于虚劳、骨蒸等,体现清虚热之用;用于疮疡、目赤肿痛、热病、疟疾、时气等,发挥清热泻火和清热解毒之功;用于黄疸、脚气,当取清热利湿之效。治疗痹病,止痛必是应有之意。此外,含秦艽复方在惊悸、咳嗽、痔漏等病症也有一定数量的分布。

表 39-3　古代含秦艽复方治疗病症一览表

病症	方数	病症	方数	病症	方数	病症	方数
中风	121	外感风邪	40	疼痛	28	胤嗣	11
痹病	87	黄疸	38	痉病	27	痔漏	11
虚劳	85	伤寒	33	目赤肿痛	21	时气	11
骨蒸	47	脚气	31	咳嗽	18	出血	9
疥癣瘙痒	42	补虚	28	热病	12	月经不调	8
疮疡	41	惊悸	28	疟疾	12	小便难	8

三、秦艽古今功用比较分析

1. 秦艽古今功用一致性考察分析

《药典》确定秦艽有"祛风湿,清湿热,止痹痛,退虚热"功能,与历代本草学和古代方剂文献提炼出来的祛风除湿、清热利湿、清虚热、止痛等功效基本相符。《药典》确定秦艽主治"风湿痹痛,中风半身不遂,筋脉拘挛,骨节酸痛,湿热黄疸,骨蒸潮热,小儿疳积发热",与古代方剂文献中含秦艽复方所治痹病、中风、痉病、黄疸、骨蒸、疳积等亦相符合。

2. 秦艽功用古今差异部分考察分析

（1）稽古发隐

1）疏散风邪:从《别录》"疗风无问久新"、《药性论》"去头风"的记载,可知秦艽确有疏散风邪之功。古代含秦艽复方治风邪、贼风、热毒风、头面风等外感风邪病症者 40 首,而《药典》只言其祛风湿,而未言其疏散风邪。

2）平肝息风:《药典》收载秦艽主治中风半身不遂,但却未明确与其相对应的功能。显然,由"祛风湿、清湿热、止痹痛"无法派生出治疗中风半身不遂的临床应用。《医学启源》最先记录秦艽治疗"中风手足不遂",古代含秦艽复方治疗中风方剂数多达 121 首,两者彼此照应,提示秦艽具有平肝息风的功能。

3）清热泻火(清热解毒):《药典》载秦艽清湿热,退虚热,未言其有清热泻火之功。本草文献中秦艽可治妇人胎热及胃热,古代含秦艽复方用治疮疡、目赤肿痛、热病、疟疾、时气等,说明秦艽有清热泻火功用。

4）止血:《法象》云秦艽治肠风泻血,古代含秦艽复方用于肺脏壅热吐血、血暴下兼带下、血妄行、吐血不止、肠风下血等多种出血病症,方剂数量虽少,但有一定的代表性。对此《药典》同样没有收载。

5）止咳:古代本草文献及《药典》均未提及秦艽有止咳功用,但古代含秦艽复方用治咳嗽方剂有 18 首,分别用于虚劳咳嗽、咳嗽失声、咳嗽上气唾脓血、咳嗽上气、咳嗽喘急等的治疗。对此不应视而不见。

（2）疑问

关于秦艽补虚，含秦艽复方中治虚劳方剂 85 首，补虚方剂 28 首，提示秦艽或有补虚作用，但历代本草文献与《药典》均未提及。而秦艽退虚热的功用是毋庸置疑的，那么这些方剂中应用秦艽是取其退虚热以治虚劳或虚证发热，还是秦艽确有补虚作用呢？

3. 秦艽潜在功用现代研究和临床应用考察

文献研究表明，秦艽古今功用存在一定差异。基于古代本草学记载和古代含秦艽复方的应用，可以归纳出秦艽具有疏散风邪、平肝息风、清热泻火（清热解毒）、止血、止咳等潜在功用，并已得到当今临床应用和实验研究的证实。

（1）秦艽"疏散风邪"的实验研究

秦艽提取物可明显延长甲、乙型流感病毒感染小鼠存活天数和存活率，对甲、乙型流感病毒感染小鼠肺指数、肺组织形态学都有保护作用，具有较好的抗流感病毒感染作用[1-2]。以秦艽鳖甲饮治疗病毒性感冒 36 例，结果显效 9 例，有效 24 例，好转 3 例，有较好的临床疗效[3]。

（2）秦艽"平肝息风"的实验研究和临床应用

秦艽水煎液能上调"四管闭塞法"家兔全脑缺血再灌注损伤模型双侧海马 CA1 区热休克蛋白 70（HSP70）的表达，对脑损伤有一定的保护作用[4]。大秦艽汤能延长实验性脑缺血大鼠的凝血酶原时间，减少纤维蛋白原含量，降低血小板黏附率和聚集率，具有抗凝血、抗血小板黏附及聚集作用[5]。大秦艽汤对急性脑梗死、急性脑出血均有较好的治疗作用[6-7]。

（3）秦艽"清热泻火"的实验研究

秦艽水煎醇沉液、水浸液灌胃给药均能使伤寒菌苗所致发热家兔体温降低，有较好的退热作用[8]。葡萄球菌是引起皮肤软组织感染的主要致病菌，体外实验表明[9]，秦艽醇提取物对金黄色葡萄球菌、表皮葡萄球菌、粪链球菌有较强的抑菌活性，提示秦艽具有一定清热泻火解毒作用。

（4）秦艽"止血"的临床应用

防风秦艽汤治疗内痔出血，依据出血量分成 3 组，平均服药 3~12 剂，结果每次便血量不超过 25ml 的患者，服用本方效果均显著，每次便血量超过 25ml 的则效果较差[10]。

（5）秦艽"止咳"的实验研究和临床应用

秦艽提取物可明显延长氨水所致咳嗽小鼠的引咳潜伏期，减少咳嗽次数，增加小鼠酚红排出量及大鼠排痰量，有明显的止咳祛痰作用[11]。

❖ 参考文献

［1］李福安,李永平,童丽,等 . 秦艽抗甲型流感病毒的药效学实验研究［J］. 世界科学技术：中医药现代化,2007,9(4):41-45.

［2］李永平,李向阳,王树林,等 . 秦艽提取物抗病毒的药效学实验研究［J］. 时珍国医国药,2015,21(9):2267-2269.

［3］朱守庆 . 秦艽鳖甲饮治疗病毒性感冒 36 例［J］. 江苏中医,1992,24(7):4-5.

［4］刘建红,李福安,李建华.秦艽水煎液对家兔全脑缺血再灌注损伤模型 HSP70 表达的影响[J].青海医学院学报,2008,29(1):29-32.

［5］王玮,邓庚,陈利达,等.大秦艽汤对脑缺血大鼠凝血及血小板黏附、聚集功能的影响[J].中国中医药科技,2015,17(2):116-117.

［6］屈小元,赵恒芳.大秦艽汤化裁治疗急性脑梗塞 42 例[J].陕西中医,2005,26(11):1155-1156.

［7］凌玲.中医辨证治疗急性脑出血 103 例[J].陕西中医,2004,25(10):874-875.

［8］高亦珑,赵淑红,徐力生,等.宁夏栽培秦艽的降温和对心血管作用的实验研究[J].宁夏医科大学学报,2011,33(5):401-402.

［9］李娅,赵锡兰,杨凤琴,等.秦艽醇提取物对 8 种细菌的体外抑菌实验[J].中国医院药学杂志,2011,31(23):1940-1942.

［10］杨凤利,余静.防风秦艽汤治疗内痔出血 200 例体会[J].宁夏医学杂志,2005,27(10):70.

［11］杨建宏,王莉,马丰才.秦艽提取物镇咳祛痰抗炎镇痛作用的实验研究[J].中药药理与临床,2015,26(1):51-52.

第 40 节　桔　　梗

一、桔梗历代本草学功用考察分析

桔梗,始载于《本草经》,"主胸胁痛如刀刺,腹满,肠鸣幽幽,惊恐悸气"。以止痛、行气、安神为主要功能。《别录》补充"利五脏肠胃,补血气,除寒热、风痹,温中,消谷,疗咽喉痛,下蛊毒"诸用。《药性论》拓展其用:治下痢,破血,去积气,消积聚、痰涎,主肺气气促、嗽逆,除腹中冷痛,主中恶及小儿惊痫。《日华子》:下一切气,止霍乱转筋,心腹胀痛,补五劳养气,除邪辟温,补虚消痰,破癥瘕,养血排脓,补内漏及喉痹、疮毒。《衍义》所述"治肺热,气奔促,嗽逆,肺痈,排脓",聚焦在肺部病变。《补遗》以其"能开提气血""载诸药不能下沉",称为"舟楫之剂"。

明清时期,桔梗功用进入归纳总结阶段,新增功用较少。《纲目》增治"口舌生疮,赤目肿痛",取其上升之性。《景岳》认为桔梗:载散药表散寒邪;载凉药清咽疼喉痹,亦治赤目肿痛;载肺药解肺热肺痈,鼻塞唾脓咳嗽;载痰药能消痰止呕,亦可宽胸下气;引大黄可使上升,引青皮平肝止痛;能解中恶蛊毒,亦治惊痫怔忡。《备要》所云"宣通气血,泻火散寒,载药上浮"。《求真》称其"开提肺中风寒,载药上行"。《药性赋》认为其用有四:止咽痛兼除鼻塞,利膈气仍治肺痈,一为诸药之舟楫,一为肺部之引经。不难看出,诸家本草皆从舟楫载药立论。

综合诸家本草,桔梗功能主要有活血、行气、安神、消食、除痹、温中散寒、止痛、清利咽喉、清热泻火、祛痰、宣肺止咳、托疮排脓、载药上行、解表散寒、通窍 15 种(见表 40-1)。此外,因历代本草偶见记载,且与其他功用缺乏明确或潜在的关联性,故细辛用于脑动、开胸中、除喉痹、治大便燥结等,未被收入。

表 40-1　桔梗历代本草学功用分类汇总

功能	出处
活血	1. 破血,2. 消积聚(《药性论》);3. 破癥瘕(《日华子》);4. 宣通气血(《备要》)
行气	1. 腹满(《本草经》);2. 去积气(《药性论》);3. 下一切气(《日华子》);4. 开胸膈(《蒙筌》);5. 宽胸下气(《景岳》);6. 利膈气(《药性赋》)
安神	1. 惊恐悸气(《本草经》);2. 小儿惊痫(《药性论》);3. 惊痫怔忡(《景岳》)
消食	消谷(《别录》)
除痹	除寒热风痹(《别录》)
温中散寒	1. 温中(《别录》);2. 腹中冷痛(《药性论》)
止痛	1. 胸胁痛如刀刺(《本草经》);2. 心腹胀痛(《日华子》)
清利咽喉	1. 喉咽痛(《别录》);2. 清咽疼喉痹(《景岳》);3. 喉痹咽痛(《备要》)
清热泻火	1. 治肺热(《衍义》);2. 主口舌生疮、赤目肿痛(《纲目》);3. 逐肺热(《蒙筌》);4. 泻火(《备要》)
祛痰	1. 消积聚痰涎(《药性论》);2. 载痰药能消痰止呕(《景岳》);3. 补虚消痰(《日华子》)
宣肺止咳	1. 肺气气促嗽逆(《药性论》);2. 气奔促,嗽逆(《衍义》);3. 利肺气(《法象》)
托疮排脓	1. 肺痈(《衍义》);2. 补内漏(《备要》);3. 疮毒,4. 鼻塞唾脓咳嗽(《景岳》);5. 治肺痈排脓(《蒙筌》)
载药上行	1. 为诸药之舟楫(《药性赋》);2. 载药上浮(《备要》);3. 载药上行(《求真》)
解表散寒	1. 除寒热(《别录》);2. 散表寒邪(《蒙筌》);3. 泻火散寒(《景岳》);4. 开提肺中风寒(《求真》)
通窍	1. 除鼻塞(《药性赋》);2. 通鼻中窒塞(《蒙筌》)

二、桔梗古代方剂配伍应用规律考察分析

1. 含桔梗复方治疗病症分类

以桔梗为关键词,借助数据库检索,查得含桔梗复方 2 021 首,用于 696 种病症。对含桔梗复方所治病症相同或相近者进行归类,保留归类后配伍频次≥6 次者,将含桔梗复方所治病症大体归为 49 类。另有含桔梗复方用于少数病症,因难以归类而未纳入统计范围。含桔梗复方所治病症归类处理情况和符合纳入标准的代表方剂如次(见表 40-2)。

表 40-2 含桔梗复方所治常见病症归类和代表方剂

病症	病症归类	代表方剂
咳喘	喘嗽、诸咳嗽、伤寒咳嗽、肺脏壅热、五脏诸嗽、肺中寒、咳嗽上气、咳嗽上气唾脓血、咳逆上气、肺实、咳嗽喘急、咳嗽不得卧、肺气喘急、咳嗽痰唾稠黏、热嗽、久嗽、伤风咳嗽、咳嗽失声、补虚消痰、呷嗽、伤寒烦喘、三焦咳、喘满、咳嗽咽喉作呀呷声、肺胀、上气、久上气、喘促、上气喉中如水鸡声、咳嗽短气、喘、热病喘急、上气喘急、气嗽、肺虚、上气不得睡卧	1. 黄芪汤(《普济方》):黄芪、桔梗、人参、茯苓、山芋各半两;2. 桔梗防风汤(《经验良方》):防风、桔梗、甘草各二两;3. 甘桔汤(《普济方》):甘草、桔梗等分
虚劳	虚劳、热劳、肺劳、虚劳寒热、伤寒后夹劳、血风劳气、脾劳、虚劳咳嗽、虚劳潮热、冷劳、急劳、补益诸虚、风虚劳冷、心劳、风劳、气劳、虚劳不思饮食、虚劳上气、虚劳骨热、伤寒后虚羸、虚劳羸瘦、虚劳呕逆、肝劳、肾劳、虚劳积聚、虚劳少气、劳风、诸劳、虚劳癥瘕、虚劳烦热	1. 五味子汤(《普济方》):五味子二两,白术、桔梗、紫苏茎叶各一两,半夏半两;2. 赤茯苓汤(《普济方》):桔梗、陈橘皮各一两,白术半两,桂花二钱,鳖甲二两,赤茯苓一两半
伤寒	伤寒、伤寒杂治、伤寒两感、伤寒可汗、阴毒、伤寒后劳复、伤寒上气、伤寒过经不解、伤风、风成寒热、可温、风冷、伤寒二日候、伤寒五日候、阳毒、伤寒汗后余热不除、风成热中、风成寒中、伤寒三日候、伤寒百合、伤寒一日候、伤寒后脾胃气不和、坏伤寒、伤寒后不思饮食、伤寒六日候、伤寒食毒、伤寒九日以上候、伤寒舌肿、中寒	1. 茯苓利膈汤(《保生回车论》):茯苓、荆芥穗、桔梗各一两,牛蒡子二两,炙甘草半两;2. 葛根柴胡汤(《普济方》)柴胡、葛根各一两,芍药、桔梗、甘草各五钱
癥瘕积聚	癖气、积聚、疟癖不能食、痰癖、疟癖心腹胀满、痃气、久积癥癖、骨蒸疟癖、寒癖、积聚心腹胀满、积聚宿食不消、癥瘕、疟癖、癖结、产后积聚癥块、疟癖羸瘦、结痕、食癥	土瓜丸(《要方》):土瓜根一斤、桔梗一斤、大黄二斤、杏仁二升
疮疡	肺痈、诸疮、疮疡、一切恶疮、头面风、疮肿伤折、疮疹壮热口渴、热疮、口舌疮、口疮、诸发、诸瘰疬、瘰疬瘘、诸疮生肌肉、发背溃后、妊娠诸疮、发背、诸疔疮、下部诸疫、疮疹出不快、狼瘘、鼻中生疮、痈疮、耳内生疮、鼻疳疮、疮疹已出未出、瘰疬有脓、唇生核、风毒	1. 四顺汤(《普济方》):贝母、桔梗、紫菀各一两,炙甘草半两;2. 麦门冬汤(《普济方》):麦冬二两、桔梗五两、炙甘草三分
中风	诸风杂治、中风、卒中风、偏风、脾中风、中风口噤、中风半身不遂、中风身体不遂、中风失音不能语、中风偏枯、贼风、风口眼㖞斜、风不仁、肺中风、风瘫痪、风𤺄曳、风偏枯	甘草摩膏(《普济方》):炙甘草一两、防风一两、白术三分、桔梗三分、雷丸二两半
痞满	一切气、两胁胀满、诸癖结胀满、痞气、脾气虚腹胀满、心腹胀满、膈气心腹痞满、痞结、霍乱心下痞逆、肝胀、厥逆气	1. 桔梗枳壳汤(《直指方》):枳壳、桔梗各二两,炙甘草半两;2. 枳壳汤(《活人书》):枳壳、桔梗各一两
痰饮	一切痰饮、痰嗽、肺脏痰毒壅滞、风痰、痰饮、热痰、虚劳痰饮、痰实、水饮、寒痰、伤寒胸膈痰滞、膈痰结食、痰饮食不消、悬饮、溢饮	1. 白金散(《普济方》):桔梗、桑根白皮各半两,紫苏子、炙甘草各一两;2. 桔梗汤(《危氏方》):桔梗、半夏、陈皮各十两,枳实五两

病症	病症归类	代表方剂
咽喉肿痛	咽喉肿痛、喉痹、咽喉中如有物妨闷、伤寒咽喉痛、咽喉不利、疮痘攻咽喉、咽干、咽喉生疮、瘿病咽喉噎塞、时气热毒攻咽喉、咽喉肿塞、伤寒后咽喉闭塞不通、咽喉生谷贼	1. 三合汤(《普济方》):升麻、桔梗、甘草各半两;2. 如圣丸(《御药院方》):甘草、桔梗各一两,牛黄、脑子各一钱
脾胃虚弱	脾胃虚冷水谷不化、脾胃不和不能饮食、脾虚冷、理脾胃、胃虚冷、冷气、脾胃气虚弱肌体羸瘦、脾胃气虚弱不能饮食、脾胃俱虚、大肠虚、脾胃不和、脾胃冷热不和、热病后脾胃虚不思饮食、伤寒后脾胃气不和、饮食劳倦	1. 缩砂汤(《局方》):桔梗十六两,丁香六两,缩砂仁、炙甘草各十二两;2. 守中金丸(《局方》):干姜、炙甘草、苍术、桔梗等分
诸痛	伤寒头痛、时气头痛、头痛、腰痛、身体疼痛、腰痛强直不得俯仰、风腰脚疼痛、膈痰风厥头痛、首风、两胁胀痛、伤寒身体疼痛、眼眉昏及头痛、偏正头痛、耳疼痛、伤寒后骨节烦疼、风头痛、偏头痛、身体腰脚疼痛、腰脚疼痛	1. 和解散(《局方》):厚朴、陈皮各四两,藁本、桔梗、甘草各半斤,苍术一斤;2. 神明白术散(《活人书》):白术、附子各二两,桔梗、细辛各一两,乌头四两
心悸怔忡	心虚、怔忡惊悸、风惊恐、肝气逆面青多怒、虚劳惊悸、心烦热、心狂、惊悸、伤寒心悸、薄厥、伤寒发狂、虚劳不得眠、风惊悸、风邪癫狂	石膏汤(《普济方》):石膏二两,升麻、麦冬各一两半,桔梗、甘菊花、黄芪各一两,人参半两
诸热	风热、诸热、三焦实热、中暑、壮热、骨热、热病、潮热、时气呕逆、热病一日	1. 甘桔汤(《钱氏方》):桔梗一两、甘草二两、阿胶半片;2. 人参桔梗散(《普济方》):桔梗、人参、茯苓、炙甘草等分
痈疽	诸痈疽、肠痈、诸痈、浮疽瘘、阴阳毒、痈疽等疮、痈疽发背发渴、风疽、丹毒、产后乳结痈、石疽、附骨痈、痈疮、痈内虚、五色丹毒、石痈	1. 生姜干桔汤(《普济方》):桔梗一两,生姜、甘草各半两;2. 托里散(《普济方》):甘草一两,黄芪、桔梗、青皮各半两
肺痿	肺痿、伤寒后肺痿劳嗽、骨蒸肺痿、肺痿咽燥	1. 贝母丸(《圣惠方》):贝母、杏仁各一两半,桔梗、炙甘草、紫菀各一两;2. 桔梗散(《圣惠方》):桔梗三两、赤茯苓二两、炙甘草一两;3. 如圣汤(《要方》):桔梗一两、炙甘草二两
虚损	补虚益气、虚损、三焦虚寒、虚羸、补虚治风、补虚调腑脏、补虚理腰膝、补虚益血、筋虚极	1. 益气丸(《普济方》):麦冬、人参各三钱,陈橘皮、桔梗各半两,五味子一钱;2. 补气汤(《瑞竹堂方》):黄芪二两,人参、炙甘草各五钱,桔梗、麦冬各一两
噎膈	五噎、膈气痰结、膈气咽喉噎塞、上气胸膈支满、息积、五膈、噎不下食烦闷、膈气宿食不消、膈噎	1. 膈气丸(《十便良方》):半夏曲三两,桔梗三两,肉桂、枳壳各一两半;2. 橘甘汤(《普济方》):桔梗二两,炙甘草、陈皮、半夏各一两;3. 理气丸(《仁存方》):椒红一两,桔梗、桂心、槟榔各半两,木香、杏仁各一分
腹痛	心腹痛、血气心腹疼痛、霍乱心腹痛、积聚心腹痛、乳石发心腹痛噤、中恶心腹痛、腹痛、脾脏冷气攻心腹疼痛、虚劳心腹痛、伤寒心腹胀痛、肾脏虚冷气攻腹胁疼痛	1. 桔梗丸(《普济方》):桔梗一两,木香、诃黎勒核、细辛各半两,厚朴、白术各二两;2. 宽中汤(《普济方》):木香半两,丁香、桔梗、青皮、甘草各一分,高良姜半分

2. 含桔梗复方治疗病症分类构成分析

将含桔梗复方所治 40 类病症予以列表（表 40-3）。由表 40-3 可以看出，含桔梗复方治疗咳喘居于首位，与之相关病症还用于痰饮和肺痿。所治虚劳位居第二，而脾胃虚弱和虚损等与之相关。居第三位的是伤寒，另有咽喉肿痛、诸热、泻痢、目赤肿痛、尸疰、痘疹、疟疾、骨蒸、疮疡、痛疽等亦与伤寒同属外感病（现代感染性疾病），用方数量比较可观。此外，治疗癥瘕积聚、动风（中风、痉病）、气滞（痞满、噎膈）、诸痛（诸痛、腹痛、疝气、痹病、胸痹）等也占较大比重。由这些病症构成了古代含桔梗复方干预的主要对象。

表 40-3　古代含桔梗复方治疗病症一览表

病症	方数	病症	方数	病症	方数	病症	方数
咳喘	210	诸痛	55	噎膈	26	消渴	14
虚劳	155	心悸怔忡	51	出血	24	疥癣瘙痒	14
伤寒	115	诸热	47	腹痛	23	痹病	14
癥瘕积聚	87	月水不调	43	尸疰	23	骨蒸	13
疮疡	80	翳膜障眼	41	脚气	22	痔疾	11
中风	76	痛疽	40	水肿	18	胸痹	10
痞满	72	泻痢	38	痘疹	17	蛊毒	10
痰饮	68	肺痿	36	痉病	15	失音	10
咽喉肿痛	61	目赤肿痛	28	疝气	15	恶露不尽	10
脾胃虚弱	55	虚损	28	疟疾	14	食积	9

三、桔梗古今功用比较分析

1. 桔梗古今功用一致性考察分析

总体说来，由历代本草提炼出来的宣肺止咳、清利咽喉、祛痰、排脓的功能，通过古代含桔梗复方所治咳喘、咽喉肿痛、痰饮、肺痿、疮疡痛疽（包括肺痈）等病症，得到充分体现。《药典》确认桔梗"宣肺，利咽，祛痰，排脓"，用于"咳嗽痰多，胸闷不畅，咽痛，音哑，肺痈吐脓，疮疡脓成不溃"，基本上继承了桔梗的此类传统功用。

2. 桔梗功用古今差异部分考察分析

（1）稽古发隐

1）补益：《别录》始载桔梗"补血气"，《蒙筌》有"养血"之用。古代含桔梗复方治疗虚劳 155 方、脾胃虚弱 55 方、虚损 28 方，合计 238 首，说明桔梗或许具有补益的潜在功能。而《药典》未能作为基本功能收载其中。

2）活血化瘀：《药性论》与《备要》明确提出桔梗"破血""宣通气血"功能。古代含桔梗复方因应本草所述，用于癥瘕积聚 87 方、月水不调 43 方、胸痹 10 方、恶露不尽 10 方、金刃所伤 7 方，共计 157 方，所治多属瘀血阻滞病变，说明桔梗具有活血化瘀的功能。《药典》对此未予收录。

3）止痛:《本草经》记载桔梗治"胸胁痛",《别录》以其除"风痹",《药性论》主"腹中冷痛",《日华子》用来治"心腹胀痛"。古代含桔梗复方治诸痛 55 首,另外用于腹痛、痹病等以疼痛为主要表现者,合计 37 首,进而印证桔梗有止痛功能。《药典》对此未能确认。

4）清热泻火解毒:《衍义》和《蒙筌》以桔梗疗"肺热",《纲目》治疗"口舌生疮"。古代含桔梗复方用于疮疡 80 方、诸热 47 方、痛疽 40 方,以及以发热为主的疾病尸疰、疟疾、骨蒸 50 方,说明桔梗具有清热泻火解毒功能。《药典》对此未能论及。

5）平肝息风:桔梗治疗中风,历代本草学确无相关记载。然而,古代含桔梗复方所治中风病症数量较多,用方 76 首,提示桔梗或有平肝息风之功。而《药典》对该功用未予记述。

6）安神:《本草经》首载其治疗"惊恐悸气",后世本草亦有类似记载,《景岳》主"怔忡",《药性论》疗"中恶",《蒙筌》消"恚怒,尤却怔忡"。古代含桔梗复方治疗心悸怔忡 51 首,据此推测桔梗或有安神的潜在功能。《药典》对此没有记载。

7）止渴:《求真》用桔梗治疗消渴,古代含桔梗复方有 14 首用于消渴病症,古代本草、方剂所论基本吻合,提示桔梗有止渴功能。《药典》同样未予收载。

（2）疑问

《珍珠囊》认为桔梗"一为诸药之舟楫,一为肺部之引经",强调了桔梗在复方中的引领和向导作用,今已沿之成习。然为诸药之舟楫,当能归十二经。历代本草仅确定其归肺、肾、胆、胃四经,似难承担诸药舟楫之能。从古今文献记载情况来看,桔梗本身便具有"宣肺,利咽,祛痰,排脓"的功能,其作为肺部引经之药的作用又当从何而论呢?

3. 桔梗潜在功能的临床应用和现代研究

通过比较可以看出,桔梗古今功能差异较大。古代应用广泛,但《药典》没有收载的情况比较突出。从历代本草和古代方书应用,可以归纳出桔梗补益、活血化瘀、止痛、清热泻火解毒、平肝息风、安神和止渴等潜在功能。尽管尚未得到《药典》认可,但桔梗的现代实验研究和临床应用却提供了认证这些功能的重要渠道和信息。

（1）桔梗"补益"的实验研究

灌胃给药桔梗多糖,能够使小鼠负重游泳时间明显延长,肝糖原的含量明显升高,血乳酸含量下降,能有效提高小鼠的抗疲劳能力[1]。灌胃给药桔梗乙醇提取物,能明显延长小鼠爬杆时间和游泳时间,进而提高运动耐力;明显增加小鼠运动后肝糖原和肌糖原的储备量,从而延缓疲劳的产生[2]。以不同浓度桔梗皂苷 D 处理细胞氧化损伤模型,能抑制氧化型低密度脂蛋白诱导的内皮细胞氧化损伤[3]。小鼠皮下注射桔梗皂苷 D 具有免疫佐剂的活性[4]。

（2）桔梗"活血化瘀"的实验研究

灌胃中药桔梗水煎浓缩剂,能通过影响血瘀证模型大鼠血管细胞黏附分子 –1（VCAM–1）和诱生型 iNOS 表达[5],并能通过对抗内皮功能紊乱,从而改善大鼠血瘀状态[6]。灌胃给药,桔梗可有效地协助丹参等活血药改善脑部微循环,在天王补心丸全方中桔梗配伍丹参对改善脑微循环有重要意义[7]。麻醉犬动脉内注射桔梗粗皂苷,能显著降低后肢血管和冠状动脉的阻力,增加其血流量[8]。体外桔梗阿拉伯半乳聚糖和它的硫酸衍生物干预人血管内皮细胞实验证实,具有抗血管生成活性,呈剂量依赖性的方式抑制人类微血管内皮细胞管状物形成[9]。

（3）桔梗"止痛"的实验研究和临床应用

桔梗皂苷 D 小鼠腹腔注射、侧脑室注射及鞘内给药,均有抗伤害性感受的作用,对热甩尾试验,醋酸所致的扭体反应及福尔马林炎性疼痛都显示出明显的镇痛作用[10]。临床以桔梗为主药口服,治疗内、妇、伤科多种疼痛病症,因而确认其具有止痛功效[11]。

（4）桔梗"清热泻火解毒"的实验研究

以耐甲氧西林的金葡菌及金葡菌标准株为实验菌,桔梗与 4 种抗菌药物干预后对抑制金黄色葡萄球菌两株金葡菌存在联合作用[12]。桔梗多糖提取物体外培养证实,其对大肠埃希菌和金黄色葡萄球菌的最低抑菌浓度为 6.25%,对沙门菌的最低抑菌浓度为 12.5%,对枯草芽孢杆菌、黑曲菌和啤酒酵母的最低抑菌浓度为 25%[13]。甘草和桔梗的复方制剂体外培养证明,对口腔病菌有很强的抑制作用,可能是由于桔梗的主要成分远志酸与甘草次酸有协同作用[14]。灌服桔梗皂苷胶囊能显著降低慢性支气管炎小鼠肺组织肺泡灌洗液中白细胞总数及中性粒细胞、淋巴细胞比例,提高巨噬细胞比例;对鹿角菜胶所致大鼠足肿胀有不同程度的抑制作用[15]。桔梗总皂苷培养后,在体外具有抑制肺炎支原体生长繁殖的作用[16]。

（5）桔梗"平肝息风"的实验研究

腹腔注射桔梗皂苷 D 能够保护沙鼠海马缺血再灌注损伤,通过激活 CA1 区星形胶质细胞和小胶质细胞,改善 CA1 区神经元缺血性损伤[17]。灌胃给药其水提物诱导神经母细胞数目的增加,具有神经性作用[18]。

（6）桔梗"安神"的实验研究

灌服桔梗对大鼠脑中抑制性神经递质有明显的影响,桔梗能促进天王补心丸参与睡眠觉醒机制的安神作用,可能是通过增加失眠大鼠脑组织内 γ- 氨基丁酸的释放,抑制神经的兴奋性,实现增加睡眠、改善睡眠的作用[19]。灌胃给药天王补心丸全方,催眠作用机制在于促进了各脑区及核团内 5-HT 释放,而桔梗有可能为调节的关键[20]。桔梗与氯丙嗪联合灌胃给药后,能促进脑脊液中多巴胺（DA）的含量增高。其作用机制可能是桔梗在与氯丙嗪形成胶束,促进氯丙嗪透过胃肠屏障,使吸收增加,桔梗或能促进氯丙嗪透过血脑屏障,从而增加脑脊液中 DA 含量,进而阻断中脑 - 边缘系统和中脑 - 皮层系统的 D_2 受体而发挥抗精神病作用[21]。

（7）桔梗"止渴"的实验研究

灌胃给药桔梗多糖能够改善链脲佐菌素诱导糖尿病大鼠的典型症状,降低血糖水平,其机制可能与改善胰岛素抵抗、提高抗氧化能力有关[22]。灌服桔梗水提醇沉上清部分能通过提高糖尿病大鼠的胰岛素敏感性,部分修复其胰腺损伤,从而有效改善其糖耐量水平[23]。灌服桔梗总皂苷水溶液,能明显降低 2 型糖尿病肝病大鼠的血糖、改善血脂代谢紊乱、保护肝功能,上调糖、脂代谢调节因子骨形态发生蛋白 -9 的表达,从而减轻 2 型糖尿病肝病大鼠肝脏的损伤,随剂量增长而增强[24]。

❖ **参考文献**

[1] 杨晓杰,于侃超,李娜,等.桔梗多糖抗疲劳活性研究[J].天然产物研究与开发,2015,27(3):459-461,479.

[2] 于婷,李晓东,金乾坤,等.桔梗提取物对小鼠的抗疲劳作用[J].食品工业科技,2012,33(24):394-396,402.

[3] 王茂山,吴敬涛.桔梗皂苷 D 对氧化型低密度脂蛋白诱导的内皮细胞氧化损伤的作用[J].食品科学,2013,34(13):293-296.

[4] XIE Y,YE Y P,SUN H X,et al. Contribution of the glycidic moieties to the haemolytic and adjuvant activity of platycodigenin-type saponins from the root of *Platycodon grandiflorum*[J]. Vaccine,2008,26(27-28):3452-3460.

[5] 刘敏,唐德才,陈菁菁.血府逐瘀汤及方中桔梗、牛膝对血管内皮细胞黏附分子表达的影响[J].辽宁中医药大学学报,2012,14(1):76-78.

[6] 陈菁菁,刘敏,唐德才.血府逐瘀汤及桔梗、牛膝配伍对血清 NO、血浆 ET-1 的影响[J].辽宁中医药大学学报,2011,13(11):123-124.

[7] 刘萍,周文斌,武博,等.天王补心丸中桔梗对丹参改善大鼠脑微循环的促进作用[J].中国中药杂志,2007,32(22):2391-2396.

[8] KATO H,SUZUKI S,NAKAO K,et al. Vasodilating effect of crude platycodin in anesthetized dogs[J]. Japanese Journal of Pharmacology,1973,23(5):709-716.

[9] XU Y X,DONG Q,QIU H,et al. Structural characterization of an arabinogalactan from *Platycodon grandiflorum* roots and antiangiogenic activity of its sulfated derivative[J]. Biomacromolecules,2010,11(10):2558-2566.

[10] CHOI S S,HAN E J,LEE T H,et al. Antinociceptive profiles of platycodin D in the mouse[J]. American Journal of Chinese Medicine,2004,32(2):257-268.

[11] 杨敏,陈勇,张廷模,等.桔梗止痛功效初探[J].四川中医,2010,28(11):63-64.

[12] 杨再昌,杨小生,王伯初,等.从中药筛选金黄色葡萄球菌耐抗菌素抑制剂[J].天然产物研究与开发,2005,17(6):700-703.

[13] 付佳.桔梗多糖的提取及其抑菌活性研究[J].食品工业,2014,35(12):76-78.

[14] 黄冰冰,樊明文,杨祥良,等.桔梗、甘草及其组成的复方对口腔病原菌生长影响的体外实验[J].实用口腔医学杂志,2003,19(2):148-150.

[15] 孙茜苒,张满云,陈勤.桔梗皂苷胶囊抗炎止咳平喘作用研究[J].中药药理与临床,2010,26(4):27-29.

[16] 张俊威,姚琳,蒙艳丽,等.桔梗总皂苷体外抗肺炎支原体作用实验研究[J].中华中医药学刊,2013,31(4):868-870.

[17] CHOI J H,YOO K Y,PARK O K,et al. Platycodin D and 2"-o-acetyl-polygalacin D₂ isolated from *Platycodon grandiflorum* protect ischemia/reperfusion injury in the gerbil hippocampus[J]. Brain Research,2009,1279(7):197-208.

[18] YOO K Y,PARK O K,HWANG I K,et al. Induction of cell proliferation and neuroblasts in the subgranular

zone of the dentate gyrus by aqueous extract from *Platycodon grandiflorum* in middle-aged mice[J]. Neuroscience Letters, 2008, 444(1): 97-101.

[19] 刘萍, 何新荣, 周文斌, 等. 大鼠脑纹状体微透析法研究天王补心方剂中桔梗的应用与抑制性神经递质变化的相关性[J]. 中国中药杂志, 2008, 33(23): 2830-2833.

[20] 李海静, 高月, 刘萍. 天王补心丸全方及全方缺桔梗对少寐大鼠脑神经递质的影响[J]. 中国中药杂志, 2009, 34(2): 217-223.

[21] 何新荣, 宦定才, 曹征, 等. 桔梗与氯丙嗪伍用对大鼠脑纹状体多巴胺的影响[J]. 中国中药杂志, 2009, 34(18): 2386-2389.

[22] 乔彩虹, 孟祥顺. 桔梗多糖降血糖作用及其机制[J]. 中国老年学杂志, 2015, 35(7): 1944-1946.

[23] 陈美娟, 喻斌, 江亚兵, 等. 桔梗水提醇沉上清部分对链脲菌素致糖尿病大鼠糖耐量影响的研究[J]. 中药药理与临床, 2010, 26(1): 52-55.

[24] 栾海艳, 张建华, 赵晓莲, 等. 桔梗总皂苷对2型糖尿病肝病大鼠糖脂代谢影响的研究[J]. 中成药, 2013, 35(6): 1307-1309.

第41节　桑　白　皮

一、桑白皮历代本草学功用考察分析

桑白皮，首载于《本草经》木部中品，"主伤中，五劳六极，羸瘦，崩中，脉绝，补虚益气"。《别录》补充"去肺中水气，唾血，热渴，水肿，腹满，胪胀，利水道，去寸白，可以缝金疮"的功用。不难看出，《本草经》侧重补益诸虚；《别录》倾向驱逐实热之邪，尤其突出利水消肿和去肺中水气（即痰喘）的功能。桑白皮功用早期即发生了本质性变化。

唐宋时期，桑白皮功用继续充实完善。《药性论》增治"肺气喘满""虚劳，客热头痛"。《食疗》称桑根白皮"煮汁饮，利五脏，又入散用，下一切风气"。《日华子》增补较多，包括"调中下气，益五脏，消痰，止渴，利大小肠，开胃下食，杀腹藏虫，止霍乱吐泻"。《衍义》以其治疗"服金石发热渴"及"小肠热"。

金元以降，诸家本草多半诠释前期本草所述的桑白皮功用，另出新识者较少。《补遗》以其"止呕血"，《纲目》论其"散血"之用，《得配》所记"祛痰嗽，散瘀血""除皮肤风热之燥痒""治嗽血"，以及《新编》所云"解渴，祛痰"，大体可代表此间补充的新认识。

综合诸家本草所载，桑白皮功用主要包括泻肺平喘、利水消肿、补虚益气、活血祛瘀、生津止渴、化痰止咳、止血、泻下通便、驱虫、消食、祛风、通淋和止痛等13种（见表41-1），其他功用则属散见，故未予收录。

表 41-1　桑白皮历代本草学功用分类汇总

功能	出处
泻肺平喘	1. 去肺中水气(《别录》);2. 肺气喘满(《药性论》);3. 下气(《日华子》);4. 肺火有余、降气(《纲目》);5. 泻肺气有余而止咳(《药性赋》)
利水消肿	1. 水肿,2. 腹满,3. 胪胀,4. 利水道(《别录》);5. 水气浮肿,6. 消水气(《药性论》);7. 皮里膜外之水肿(《得配》)
补虚益气	1. 伤中,2. 补虚益气(《本草经》);3. 调中(《日华子》);4. 内补不足(《药性论》);5. 生精神(《衍义》);6. 益元气不足而补虚(《药性赋》);7. 益脾(《经解》);8. 助元气,补劳怯虚羸(《新编》)
活血祛瘀	1. 主伤绝(《药性论》);2. 散血(《纲目》);3. 续经脉(《崇原》)
生津止渴	1. 热渴(《别录》);2. 止渴(《日华子》);3. 解渴(《蒙筌》)
化痰止咳	1. 消痰(《日华子》);2. 清痰(《经疏》);3. 祛痰(《新编》);4. 祛痰嗽(《得配》)
止血	1. 崩中(《本草经》);2. 唾血(《别录》);3. 呕血(《补遗》);4. 吐血(《经疏》);5. 嗽血(《得配》)
泻下通便	1. 利大小肠(《日华子》);2. 利二便(《经疏》)
驱虫	1. 去寸白(《别录》);2. 杀腹藏虫(《日华子》)
消食	1. 开胃,2. 下食(《日华子》)
祛风	除皮肤风热之燥痒(《得配》)
通淋	小肠热(《衍义》)
止痛	客热头痛(《药性论》)

二、桑白皮古代方剂配伍规律考察分析

1. 含桑白皮复方治疗病症分类

以桑白皮为关键词,利用数据库检索,得含桑白皮复方 1 216 首,用于 470 种病症。为便于对含桑白皮复方所治病症构成进行分析,对相同或相近的病症做分类归纳整理,并附符合纳入条件的代表方剂(见表 41-2)。

表 41-2　含桑白皮复方所治常见病症归类和代表方剂

病症	病症归类	代表方剂
咳喘	喘嗽、久嗽、诸咳嗽、五脏诸嗽、伤寒咳嗽、虚劳咳嗽、热嗽、咳嗽上气、伤寒上气、肺虚、痰嗽、咳嗽不得卧、咳逆上气、伤寒烦喘、热病咳嗽、咳嗽喘急、热病喘急、喘促、息贲、上气腹胀、暴咳嗽、时气咳嗽、肺实、上气胸膈支满、呷嗽、冷嗽、咳嗽短气、肺中寒、上气不得睡卧、喘满、肺气喘急、三焦咳、咳逆短气、咳嗽咽喉作呀呷声、咳嗽呕吐、喘、卒上气、久上气、肺脏壅热、伤风咳嗽、咳嗽失声、上气喘急	1. 甜葶苈散(《普济方》):甜葶苈、桑白皮各一两、灯心、大枣适量;2. 补肺汤(《大全良方》):桑白皮、生地黄各二两,人参、黄芪、紫菀、五味子各一两,蜜适量;3. 黄芪散(《普济方》):桑白皮、黄芪、人参、茯苓各一两,炙甘草三钱

病症	病症归类	代表方剂
水肿	水肿、水气遍身肿满、咳嗽面目浮肿、水气、诸肿、十水、风水、虚劳浮肿、石水、上气喘急身面浮肿、伤寒后身体虚肿、脚气变水肿、水肿胸满气急、水肿咳逆上气、痢兼肿、小便不通、涌水、肺气面目四肢浮肿、水肿小便涩、卒浮肿、水饮、消渴后成水病、大腹水肿、湿肿、水气脚膝浮肿、水气心腹膜胀、身体肿胀、伤寒小便不通、水癥、消渴饮水腹胀、皮水	1. 赤小豆散（《普济方》）：赤小豆一斤，桑白皮、生姜、白术、陈皮各三两，鲤鱼肠二斤；2. 橘皮汤（《圣济总录》）：桑白皮二两半、紫苏子二两、楮白皮一两半、陈皮一两；3. 五皮散（《普济方》）：桑白皮、大腹皮、茯苓皮、生姜皮、陈皮等分
肺痈	咳嗽上气唾脓血、肺痈、虚劳咳唾脓血、肺脏壅热吐血	1. 白前汤（《普济方》）：白前、桑白皮、桔梗各三两，炙甘草一两；2. 华盖散（《普济方》）：赤茯苓、甜葶苈、桑白皮各一两，大黄半两
消渴	消渴烦躁、虚热渴、消渴饮水过度、消中、渴利、暴渴、消渴、消肾、渴疾、久渴、烦渴、消肾小便白浊、三消、肺消、小便利多	1. 黄芪散（《圣济总录》）：黄芪、桑白皮各一两，葛根二两；2. 梅花汤（《三因方》）：糯壳、桑白皮等分；3. 茯苓散（《圣惠方》）：桑白皮四两，赤茯苓、瓜蒌根、麦冬各半两，升麻二两，陈皮六分
跌仆损伤	诸伤折、金刃所伤、颠仆伤折、打仆损伤、诸骨蹉跌、箭弩金刃入肉、疮肿伤折、坠车落马、接骨、驴马伤、续筋、闪朒、伤折腹中瘀血、从高坠下、伤折疼痛	1. 桑皮方（《圣惠方》）：桑白皮适量；2. 松节散（《御药院方》）：松节、桑白皮、蚕沙、香附子、朴硝等分
肺痿	伤寒后肺痿劳嗽、肺痿、骨蒸肺痿	补肺散（《济生拔萃方》）：桑白皮二两，人参一两，五味子、款冬花各五钱，蛤蚧二个
痰饮	痰实、咳嗽痰唾黏稠、风痰、一切痰饮、热痰、痰饮、支饮、肺脏痰毒壅滞、膈气痰结、上气喉中有水鸡声、伤寒胸膈痰滞、饮食劳倦	玉尘散（《百一选方》）：天南星、半夏、桑白皮、桔梗等分
出血	金疮血不止、虚劳吐血、吐血后胸中痞口燥、唾血、伤寒吐血、肠风下血、鼻衄、伤寒鼻衄、鼻久衄、坠堕致伤吐唾出血、小便出血、崩中漏下、呕血、吐血	1. 白前汤（《圣惠方》）：白前、桑白皮、桔梗各二两，炙甘草一两；2. 乌鱼骨丸（《普济方》）：海螵蛸、肉苁蓉各一斤，桑白皮、芜荑仁各一两
淋秘	卒淋、小便淋秘、淋秘、血淋、砂石淋、热淋、劳淋、气淋、乳石发小便淋涩、子淋、小肠实	1. 葵子散（《圣惠方》）：葵子、瞿麦、木通、桑白皮各一两，滑石二两；2. 车前子散（《普济方》）：车前子、牛膝各一两，蒲黄二两，桑白皮四两
痹病	肝着、伤寒毒攻手足、风湿痹、诸痹、脚痹、柔风、痛痹、皮痹、著痹、风走注疼痛、肝风筋脉抽掣疼痛、中风百节疼痛、身体疼痛、风身体疼痛、伤寒后骨节烦疼、腰脚疼痛牵急不得屈伸、风毒、风脚软	1. 桑根白皮散（《普济方》）：桑白皮、酸枣仁、薏苡仁各一两；2. 防己饮（《圣济总录》）：防己、桑白皮、桂花、麻黄各三两，茯苓四两
诸痛	腰痛、五种腰痛、腰痛强直不得俯仰、伤寒头痛、偏头痛、心腹痛、膀胱气痛、风腰脚疼痛	1. 紫苏汤（《普济方》）：桑白皮二两，紫苏、防风、麦冬各一两半，大腹子三枚，童子小便二合；2. 芎劳散（《普济方》）：桑白皮、羌活、槟榔各三两，川芎一两半，附子一两

2. 含桑白皮复方治疗病症分类构成分析

现将含桑白皮复方分布病症频次≥5 次者予以列表（见表 41-3）。由表 41-3 可知,含桑白皮复方主要用于咳喘,总计 258 首方剂。而肺痈、肺痿、痰饮等,也与咳喘有关,进而确定桑白皮为止咳平喘药。

表 41-3　古代含桑白皮复方治疗病症一览表

病症	方数	病症	方数	病症	方数	病症	方数
咳喘	258	跌仆损伤	30	痞满	22	寄生虫病	8
水肿	207	中风	28	便秘	17	瘰疬	7
脚气	118	肺痿	26	诸痛	12	积聚	7
疮疡痈疽	70	诸热	26	噎膈	10	呕吐	6
虚劳	69	痰饮	26	目赤痛	10	毒虫咬伤	6
伤寒	42	出血	25	肺痨	10	疫疠	5
肺痈	34	淋秘	24	黄疸	9	泄痢	5
消渴	32	痹病	23	痔疮	8	惊悸	5

三、桑白皮古今功用比较分析

1. 桑白皮古今功用一致性考察分析

自《别录》确立桑白皮"去肺中水气,唾血,热渴,水肿,腹满,胪胀,利水道"功用后,围绕桑白皮利水消肿和泻肺平喘的功能,后世医药学家陆续予以确认并扩展。《药性论》明确主"肺气喘满",较"去肺中水气"更加具体而明确。此后,桑白皮"泻肺,止咳平喘"功能得以准确描述和全面传承。在古代方剂中,含桑白皮复方在咳喘和水肿两类病症分布最多,说明利水消肿和泻肺平喘是桑白皮的核心功能,与本草学所述完全吻合。《药典》确认桑白皮"泻肺平喘,利水消肿",用于"肺热喘咳,水肿胀满,尿少,面目肌肤浮肿",其功能主治集中在泻肺平喘和利水消肿,与古本草记载和古代含桑白皮复方所治病症完全吻合。

2. 桑白皮功用古今差异部分考察分析

（1）稽古发隐

1）补虚益气:《本草经》明言桑白皮"主伤中,五劳六极,羸瘦,崩中脉绝,补虚益气",此后诸多本草学以其益五脏、调中、"固元气而补不足";而含桑白皮复方补虚益气、益五脏,治疗肺虚、脾胃不和不能饮食、羸瘦等多种虚证,以及肺痨、消渴等虚损病症。对此《药典》并未提及。

2）活血化瘀:《纲目》最早提出桑白皮有"散血"功能;《得配》进一步确认其"散瘀血"。古代含桑白皮复方所治跌仆损伤、痹病、积聚、诸痛等,均与瘀血阻滞有关,提示桑白皮有活血化瘀功能。但《药典》未能收录此功能。

3）生津止渴:《别录》首先记载桑白皮治疗热渴,历代补充止渴、解渴之用,提示其有生津止渴作用。古代含桑白皮复方治疗消渴者 32 首,进一步证实桑白皮具有生津止渴功能。然而,《药典》未曾收载生津止渴之功。

4)化痰:《日华子》首述桑白皮"消痰"之功,后世诸家本草又有"清痰"(《经疏》)、"祛痰"(《新编》)、"祛痰嗽"(《得配》)的记载。古代含桑白皮复方虽然只有 26 首治疗痰饮,但所治咳喘、肺痿等疾病均可伴有痰涎不利和痰涎壅盛的临床表现,提示桑白皮或有祛痰化痰功能。对此,《药典》同样不曾注录。

5)止痛:《药性论》明确桑白皮主"客热头痛"。古代含桑白皮复方所治病症中,治疗脚气痰壅头痛 7 方、风腰脚疼痛 3 方、金疮止痛生肌 3 方、伤寒头痛 2 方、腰痛 2 方、风湿痹 1 方。故止痛可能为桑白皮的功用之一。

6)止血:早在《本草经》中即有桑白皮治疗"崩中"的记述,后续补治"唾血"(《别录》)、"呕血"(《衍义补遗》)、"吐血"(《经疏》)、"嗽血"(《得配》)等出血病症;古代含桑白皮复方治疗出血者 25 首,初步确认桑白皮有止血作用。

(2)疑问

桑白皮利水消肿,可谓古今一致的认识。这一功能针对多种原因引起的水肿。由《衍义》记载治疗"小肠热",以及古代含桑白皮复方 24 首用于卒淋、小便淋秘、淋秘、血淋、沙石淋、劳淋等诸淋,相当于西医学的尿路感染等。倘若如此,治疗诸淋的功能并非利水消肿所能替代,似当赋予利水通淋新功能。

3. 桑白皮潜在功能现代研究和应用考察

文献研究表明,桑白皮功用古今认识多有不同。通过归纳,初步确认桑白皮尚有补虚益气、活血化瘀、生津止渴、化痰、止血、通淋、止痛、祛风、驱虫等潜在功能,这些潜在功能大部分得到实验研究的证实。

(1)桑白皮"补虚益气"的实验研究

中药的补益作用主要体现在提高机体细胞免疫、体液免疫和抗氧化作用等方面。业已证明[1],桑白皮 30% 乙醇组分对体液免疫和细胞免疫都有促进作用,脂肪油组分能够促进体液免疫。桑白皮多糖可增强淋巴细胞的增殖能力,减少 B 细胞抗体的产生,具有免疫调节作用[2]。另一研究证实[3],桑白皮提取物可以清除 DPPH 自由基,抑制小鼠心肌匀浆中 MDA 的生成,并呈现出一定剂量 – 效应关系,提示桑白皮提取物能够减轻老龄小鼠脾细胞脱氧核糖核酸的损伤程度,从而达到延缓衰老的目的。桑白皮多糖对 DPPH 自由基具有一定的抗氧化活性[4]。

(2)桑白皮"活血祛瘀"的实验研究

在整体条件下,桑白皮丙酮提取物能使豚鼠肠系膜毛细血管交叉数目明显增加,改善血流状态,增加血流速度;在离体条件下,显著抑制去氧肾上腺素引起的主动脉血管环的收缩,在预加格列本脲或普萘洛尔孵育下,其对去氧肾上腺素引起的主动脉血管环的收缩作用仍然有舒张作用,并均具有量效关系[5]。

(3)桑白皮"生津止渴"的实验研究

研究表明[6],桑白皮水提取液对链脲佐菌素所致的糖尿病大鼠具有降血糖作用。另外[7],桑白皮水煎液具有较好的降糖作用,其有效部位为 30% 乙醇组分和脂肪油组分。桑白皮的乙醇提取物可增强过氧化物酶体增殖物激活受体 γ 的转录活性,从而使其成为 2 型糖尿病的潜在治疗品[8]。

（4）桑白皮"祛痰"的实验研究

实验显示[9],桑白皮总黄酮 125mg/kg 能增加小鼠气管酚红排泌量,桑白皮总黄酮 180mg/kg 显著增加大鼠气管分泌液。桑白皮 30%、50% 乙醇组分能明显减少浓氨水引起小鼠咳嗽的次数,并延长咳嗽潜伏期,增加小鼠呼吸道的酚红排泌量[10]。证明桑白皮具有很好的祛痰作用。

（5）桑白皮"止痛"的实验研究

桑白皮总黄酮能明显减少醋酸所致小鼠的扭体次数,而对热板法所致疼痛无明显作用。表明桑白皮总黄酮具有一定的外周性镇痛作用[11]。

❖ **参考文献**

[1] 冯志毅,杨梦,白义萍,等.桑白皮化学拆分组分免疫调节作用研究[J].世界科学技术:中医药现代化, 2014,16(9):1968-1973.

[2] KIM H M,SANG B H,LEE K H,et al. Immunomodulating activity of a polysaccharide isolated from Mori Cortex Radicis[J]. Archives of Pharmacal Research,2000,23(3):240-242.

[3] 王洪侠.桑叶及桑白皮对老龄小鼠脾细胞 DNA 氧化损伤的影响[J].赤峰学院学报(自然科学版), 2007,23(3):77-79.

[4] 陈华,贾巧,赵荣华,等.桑白皮多糖提取工艺研究及抗氧化活性评价[J].重庆大学学报,2014,37(7): 74-80.

[5] 冯冰虹,苏浩冲,杨俊杰.桑白皮丙酮提取物舒张血管作用机制研究[J].中药新药与临床药理,2005, 16(4):247-250.

[6] 钟国连,刘建新,高晓梅.桑白皮水提取液对糖尿病模型大鼠血糖、血脂的影响[J].赣南医学院学报, 2003,23(1):23-24.

[7] 郑晓珂,袁培培,克迎迎,等.桑白皮水煎液及化学拆分组分降糖作用研究[J].世界科学技术:中医药现代化,2014,16(9):1957-1967.

[8] OH T S,CHOI D K,YUN J W. *Morus alba* L. Root Bark stimulates adipocyte differentiation in 3T3-L1 cells[J]. Biotechnology and Bioprocess Engineering,2011,16(5):978-986.

[9] 韦媛媛,徐峰,陈侠.桑白皮总黄酮的镇咳祛痰作用[J].沈阳药科大学学报,2009,26(8):644-646.

[10] 王小兰,赫金丽,张国顺,等.桑白皮水煎液及化学拆分组分止咳祛痰平喘作用研究[J].世界科学技术:中医药现代化,2014,16(9):1951-1956.

[11] 俸婷婷,谢体波,林冰,等.桑白皮总黄酮的镇痛抗炎药理作用研究[J].时珍国医国药,2013,24(11): 2580-2582.

第42节　黄　芩

一、黄芩历代本草学功用考察分析

黄芩,列属《本草经》草部中品,"主诸热,黄疸,肠澼,泄利,逐水,下血闭,恶疮,疽蚀,火疡"。除逐水和下血闭外,其他多属外感热病和热毒疮疡。其后,《别录》补充"疗痰热,胃中热,小腹绞痛,消谷,利小肠,女子血闭,淋露下血,小儿腹痛"功能。《药性论》增加"治热毒,骨蒸,寒热往来,肠胃不利,破壅气,治五淋,令人宣畅,去关节烦闷,解热渴,治热腹中绞痛,心腹坚胀",是新功能增量最多的一次。《日华子》续增"下气,主天行热疾,疗疮排脓,治乳痈,发背"。《图经》增补"疗男子五劳七伤,消渴,不生肌肉,妇人带下,手足寒热者"。《法象》称其治"肺中湿热,疗上热,目中赤肿,瘀血壅盛"。《纲目》新增治"风热湿热头疼,奔豚热痛,火咳肺痿喉腥,诸失血"诸功能。《药性解》充实治疗崩漏、五淋、热疸、风湿留热于肌表,去翳明目,调经安胎,消痰利气,泻大肠火,养阴退阳,滋化源,退热于膀胱的功用。《景岳》进一步补充定喘嗽、疗肺痈、解瘟疫、清咽,治斑疹、鼠瘘、大肠闭结、便血,《得配》言其治吐血。其后明清本草学大多诠释《本草经》确定的功能,创新认识少有推出。

综合诸家本草,黄芩功用主要包括清热泻火、清热燥湿、清热解毒、止痛、止血、利尿消肿、利水通淋、化痰止咳、生津止渴、活血化瘀、通便、安胎12种(见表42-1)。

表42-1　黄芩历代本草学功用分类汇总

功能	出处
清热泻火	1. 诸热(《本草经》);2. 痰热,3. 胃中热(《别录》);4. 骨蒸,5. 寒热往来(《药性论》);6. 天行热疾(《日华子》);7. 上热,8. 目中赤肿(《法象》);9. 肝胆火,10. 肺火,11. 寒热(《纲目》);12. 泻大肠火,13. 热于膀胱(《药性解》);14. 清咽,15. 瘟疫(《景岳》)
清热燥湿	1. 黄疸,2. 肠澼,3. 泄痢(《本草经》);4. 带下(《图经》);5. 肺中湿热(《法象》);6. 下痢(《纲目》)
清热解毒	1. 恶疮,2. 疽蚀,3. 火疡(《本草经》);4. 热毒(《药性论》);5. 疗疮排脓,6. 乳痈,7. 发背(《日华子》);8. 肺痈,9. 鼠瘘(《景岳》)
止痛	1. 小腹绞痛,2. 小儿腹痛(《别录》);3. 风热湿热头痛(《纲目》);4. 腹中绞痛(《药性论》);5. 热痛(《纲目》)
止血	1. 淋露下血(《别录》);2. 诸失血(《纲目》);3. 崩漏(《药性解》);4. 便血(《景岳》);5. 吐血(《得配》)
利尿消肿	1. 逐水(《本草经》);2. 利小肠(《别录》)
利水通淋	1. 退热于膀胱(《药性解》);2. 治五淋(《药性论》)
化痰止咳	1. 下气(《日华子》);2. 火咳,3. 肺痿(《纲目》);4. 消痰利气(《药性解》);5. 喘嗽(《景岳》)

功能	出处
生津止渴	1. 热渴(《药性论》);2. 消渴(《图经》)
活血化瘀	1. 下血闭(《本草经》);2. 调经(《药性解》);3. 瘀血壅盛(《法象》)
通便	1. 肠胃不利,2. 破壅气(《药性论》);3. 大肠闭结(《景岳》)
安胎	安胎(《纲目》)

二、黄芩古代方剂配伍应用规律考察分析

1. 含黄芩复方治疗病症分类

以黄芩为关键词,在整个数据库检索,得含黄芩复方 3 737 首,用于 958 种病症。为便于对含黄芩复方所治病症构成进行统计分析,首先对相同或相近病症做分类整理。含黄芩复方所治病症归类情况和代表方剂如次(见表 42-2)。

表 42-2　含黄芩复方所治常见病症归类和代表方剂

病症	病症归类	代表方剂
热病	壮热、热病烦渴、诸热、三焦实热、热病五日、热病一日、热病发斑、热病三日、时气发斑、时气疫疠、时气五日、时气六日、骨蒸、潮热、骨蒸肺痿、骨蒸羸瘦、骨热、传尸复连瘅瘵	1. 大黄除热汤(《指南方》):大黄三两、黄芩三两、柴胡一两、芒硝一两、甘草一两;2. 大金花丸(《普济方》):黄芩、黄连、黄柏、大黄等分
伤寒	中风伤寒、伤寒潮热、伤寒三日候、伤寒二日候、伤寒六日候、伤寒五日候	三黄散(《圣惠方》):黄芩、栀子仁各一两,大黄一两半,竹叶 20 片,朴硝二钱
目赤肿痛	目赤肿痛、伤寒后热毒攻眼、疮疹入眼、风目赤、丹石毒上攻眼、暴赤眼、五脏风热眼、赤脉冲贯黑睛、目痒急及赤痛、热病热毒攻眼、目暴肿、时气热毒攻眼、目赤痛	1. 二黄散(《危氏方》):黄芩、大黄、防风、薄荷各半两;2. 苍术散(《圣济总录》):苍术一两,黄芩、蝉蜕、木贼各半两
疮疡	肺脏风毒生疮、乳石发身体生疮、发背、一切恶疮、发背诸疮、诸发、热疮、耳聋有脓、汤火疮、丹毒、头疮	消毒散(《普济方》):黄芩、连翘、大黄、牛蒡子、玄参、升麻等分
痈疽	诸痈疽、诸肿、诸痈、痈疽大小便不通、嫖疽、乳痈、痈疽发背发渴、痈疽发背作寒热	1. 大黄散(《普济方》):大黄、黄芩、栀子仁、玄参、升麻、炙甘草各一两;2. 栀子汤(《要方》):大黄四两、黄芩、知母、甘草、芒硝各三两,栀子仁二十七枚
水肿	诸肿、水气、皮水、身体肿胀、小便不通、时气小便不通、伤寒小便不通、疮疹小便不通	赤茯苓汤(《圣惠方》):赤茯苓一两,白术半两,黄芩、木通、杏仁各三分,旋覆花半两
下痢	下痢、伤寒下脓血痢、血痢、热痢、蛊痢、赤痢	1. 黄连丸(《普济方》):黄连、黄芩、黄柏各一两,粥饮下;2. 地肤散(《普济方》):地肤子五两,黄芩、地榆各一两

续表

病症	病症归类	代表方剂
诸痛	头痛、心腹痛、风入腹拘急切痛、伤寒头痛、周痹、腰痛、身体疼痛、脚痹、牙齿疼痛	1. 石膏汤(《济生拔萃方》):黄芩、芍药各七钱,石膏、葛根、麻黄各五钱,甘草七钱;2. 白术汤(《要方》):白术、黄芩各一两,芍药二两
出血	吐血衄血、小便出血、吐血、伤寒吐血、肠风下血、虚劳吐血、鼻衄	1. 竹茹汤(《圣济总录》):黄芩、栀子仁、大黄、蒲黄、荆芥穗等分;2. 当归汤(《圣惠方》):黄芩三两,当归、芍药、干姜、阿胶各二两
痓病	一切痫、惊痫、一切惊风、惊热、破伤风、风痫、痫、热痫、癫痫、伤寒阴阳刚柔痉、痫瘛复发、中风痉病、风口噤、急惊风、天瘹惊风、慢惊风、脐风撮口、风惊、痫瘛不能语、痫瘛身面肿	1. 白术汤(《普济方》):白术、葛根、芍药各一两,黄芩、升麻各五钱,甘草二钱半;2. 地黄汁汤(《普济方》):生地黄汁半合,黄芩三分,栀子仁二分,大黄、炙甘草各一分
咳嗽	咳嗽、热嗽、咳嗽上气、五脏诸嗽、虚劳咳嗽、久嗽、伤寒咳嗽	1. 柴胡汤(《普济方》):柴胡三分,黄芩、炙甘草各一分,大黄、赤茯苓各半两;2. 茯苓汤(《普济方》):赤茯苓、人参、黄芩、大黄等分
心神不安	伤寒发狂、风惊悸、惊啼、伤寒后不得眠、伤寒烦躁、心热、癫、风邪癫狂、虚劳不得眠、心虚、心烦热、热病狂言、时气发狂、热病发狂、怔忡惊悸、心胸烦热、风狂、风癔、语言妄乱、伤寒后心虚惊悸、伤寒百合	1. 苦参饮(《圣济总录》):黄芩二两、苦参一两、炙甘草半两、生地黄汁半合;2. 人参汤(《圣济总录》):人参、黄芩、柴胡、葛根各一两,栀子仁、炙甘草各三分,生姜适量
黄疸	黄疸、黄疸病、时气发黄、三十六黄、伤寒发黄	1. 猪苓汤(《圣济总录》):猪苓、黄芩、大黄、栀子仁、朴硝各一两;2. 必效散(《直指方》):黄芩、龙胆草、栀子仁、茵陈蒿、葶苈子等分
消渴	消中、痈疽发背发渴、虚热渴、消渴烦躁、暴渴、消渴口舌干燥、消渴饮水过度、烦渴、痈烦渴、久渴、渴利后发疮、虚渴、渴利后成痈疽、膈消	1. 黄芩汤(《圣济总录》):黄芩、麦冬、瓜蒌根、栀子仁、淡竹叶、石膏各一两;2. 瓜蒌根散(《普济方》):瓜蒌根三分,黄芩、知母各半两,小麦适量
淋涩	淋沥、血淋、小便赤涩、乳石发小便淋涩、卒淋、劳淋、气淋、黄病小便淋涩、淋秘、膏淋、冷淋、热淋	1. 火府丹(《普济方》):黄芩、木通、生干地黄各一两;2. 黄芩汤(《普济方》):黄芩、瞿麦穗、当归、冬葵子、木通各一两
便秘	伤寒大便不通、热病大便不通、大便不通、风秘、大便秘涩不通、乳石发大小便不通、痈疽大小便不通、大小便秘涩	芒硝散(《普济方》):芒硝二两,大黄、黄芩、栀子仁、甘草各一两
月水不调	月水不通、崩中漏下、月水不断、月水不利、月水不调	1. 地黄丸(《普济方》):生地黄二两,黄芩、柴胡、秦艽、赤芍各半两,乌梅适量;2. 黄叶汤(《危氏方》):黄芩、黄柏各一钱,黄连三钱,阿胶半钱
胎动不安	养胎胎教、安胎、胎惊、胎寒、半产、漏胎、滑胎、子烦	黄芩汤(《普济方》):黄芩、白术等分,当归一个

2. 含黄芩复方治疗病症分类构成分析

现将含黄芩复方分布于 32 类病症的构成情况列表（见表 42-3）。可以确认,黄芩配伍在复方中用于热病最为普遍,若把治疗伤寒、下痢、黄疸、淋涩、疟疾等也归入其中,总计达 1 109 方,而咳嗽、咽喉肿痛和鼻渊中,也有相当一部分与外感病有关。由此确定了黄芩古代应用的基本病症范围。此外,在疮疡、痈疽、出血、水肿、疼痛、精神神经疾病等方面的应用也比较普遍。黄芩用于胎动不安仅有 41 方,与消渴、口舌疮、月水不调配伍频次相当。

表 42-3　古代含黄芩复方治疗病症一览表

病症	方数	病症	方数	病症	方数	病症	方数
热病	448	出血	128	淋涩	67	痘疹	38
伤寒	319	痉病	115	便秘	65	咽喉肿痛	34
目赤肿痛	239	咳嗽	97	月水不调	61	呕吐	30
疮疡	199	中风	93	脚气	57	癥瘕	28
痈疽	153	虚劳	93	痞满	55	诸痔	26
水肿	142	心神不安	92	疟疾	50	诸瘰疬	24
下痢	136	黄疸	89	胎动不安	41	金刃所伤	19
诸痛	135	消渴	68	口舌疮	40	疥癣	12

三、黄芩古今功用比较分析

1. 黄芩古今功用一致性考察分析

在《本草经》主治诸热、黄疸、肠澼、泄痢、恶疮、疽蚀、火疡基础上,黄芩功用拓展到瘟疫、天行、骨蒸、痰热、肺火、肝胆火、目中赤肿、寒热往来、带下、热毒、疔疮、乳痈、发背、肺痈、鼠瘘等病症;古代含黄芩复方据以用于热病、伤寒、目赤肿痛、疮疡、痈疽、下痢、黄疸、淋涩、疟疾、痘疹等众多病症,充分体现了黄芩清热泻火、清热燥湿和清热解毒的基本功用。《药典》确定黄芩"清热燥湿,泻火解毒"功能,用于湿温,暑温,胸闷呕恶,湿热痞满,泻痢,肺热咳嗽,高热烦渴,痈肿疮毒,基本上继承了古本草和古方剂中确认的黄芩治疗诸热的功能。治疗诸失血方面,历代本草记载用于淋露下血、崩漏、便血、吐血、斑疹;古代含黄芩复方则治疗衄血、鼻衄、吐血、小便出血、崩中漏下（月水不断）、肠风下血等;《药典》用于"血热吐衄",表述比较概括,但可看出古今没有明显区别。

2. 黄芩功用古今差异部分考察分析

（1）稽古发隐

1）利水消肿:《本草经》最早记载黄芩逐水功能,经历代本草传承下来,并在古代方剂中得到应用。检索到古代含黄芩复方治疗诸肿、水气、皮水、身体肿胀、小便不通、时气小便不通、伤寒小便不通等 142 首,以水肿为干预对象,说明黄芩"利水消肿"功能得到古代医家的普遍认可。而现代《药典》却未予收录。

2）止痛：治疗疼痛相关病症，本草学用于小儿腹痛、腹中绞痛、头痛、热痛，古代方剂则用于头痛（伤寒头痛）、心腹痛（风入腹拘急切痛）、腰痛、痹痛（周痹、身体疼痛、脚痹）和牙痛，用方较多，本草、方剂所论基本吻合，《药典》同样未能收录黄芩止痛功能。

3）安神：历代本草并无黄芩治疗心神不安的功用。不过，古代含黄芩复方用于伤寒发狂、风惊悸、惊啼、伤寒后不得眠、伤寒烦躁、心热、癫、风邪癫狂、虚劳不得眠、心虚、心烦热、热病狂言、时气发狂、热病发狂、怔忡惊悸、心胸烦热、风狂、风癔、语言妄乱、伤寒后心虚惊悸、伤寒百合达 92 首，尽管《药典》未予收载，但也不应忽视这一功能。

4）止痉：历代本草中，没有黄芩治疗各种病症所致抽搐的功用记载。古代含黄芩复方则不然，有 115 首用于一切痫、惊痫、一切惊风、惊热、破伤风、风痫、痫、热痫、癫痫、伤寒阴阳刚柔痉、中风痉病、风口噤、急惊风、天瘹惊风、脐风撮口、风惊等不同类型的动风病症，提示黄芩有止痉的功能，遗憾的是，这一功能同样未能得到《药典》的认同。

5）平肝息风：历代本草并无黄芩治疗中风的记录，古代含黄芩复方用于中风、风偏枯、中风半身不遂、偏风、卒中风、中风角弓反张等 93 首，提示黄芩或有平肝息风的功能。

6）活血化瘀：《本草经》最早用黄芩"下血闭"，古代含黄芩复方则广泛用于痈疽、疮疡、疼痛、月水不调、癥瘕、恶露不下等与瘀血有关的病症，提示黄芩或有活血化瘀的功能。

7）生津止渴：《图经》已有黄芩治疗消渴的记载，古代含黄芩复方用于消中、痈疽发背发渴、虚热渴、消渴烦躁、暴渴、消渴口舌干燥、消渴饮水过度、烦渴、痈烦渴、久渴、渴利后发疮、虚渴、渴利后成痈疽、消渴饮水腹胀等，总计 68 首。其中治疗的痈疽发背发渴、痈烦渴、渴利后发疮、渴利后成痈疽，与当今糖尿病并发皮肤化脓性感染（疖、痈）完全相同，提示黄芩可能具有生津止渴的功能。

8）通便：历代本草陆续有黄芩破壅气、泻大肠火，治疗肠胃不利和大肠闭结的记载；古代含黄芩复方用于大便不通、风秘、大便秘涩不通、大小便秘涩及多种原因所致的便秘 65 首，对此也应引起我们的重视。

9）明目：《法象》始称黄芩治"上热，目中赤肿"，《纲目》新增泻"肝胆火"，《药性解》充实"去翳明目"功能，古代含黄芩复方用于目赤肿痛、伤寒后热毒攻眼、疮疹入眼、风目赤、丹石毒上攻眼、暴赤眼、五脏风热眼、赤脉冲贯黑睛、目痒急及赤痛、热病热毒攻眼、目暴肿、时气热毒攻眼、目赤痛等 239 首，提示黄芩有清热明目的功能，遗憾的是，这一功能同样未能得到《药典》的认同。

（2）疑问

关于黄芩安胎，首见《纲目》记载，古代方剂虽有伍用，总计才有 41 首方剂，而古代含黄芩复方治疗目赤肿痛、出血、水肿、疼痛、心神不安、痉病、中风、便秘、消渴，或明显多于胎动不安，或与之持平，《药典》唯独收录安胎功能。由此引出两个疑问：黄芩确有安胎作用吗？古代含黄芩复方所治病症中，与治疗胎动不安频率相当甚或明显超出者又当如何理解呢？

3. 黄芩潜在功能现代研究和应用考察

通过比较可以看出,黄芩古今功用差异较大。古代应用广泛但《药典》和统编教材《中药学》没有收载的情况比较突出。从历代本草记载和古代方剂应用,可以归纳出黄芩利水消肿、止痛、明目、安神、止痉、活血化瘀、止渴等潜在功能。尽管尚未得到《药典》认可,但黄芩的现代实验研究和临床应用却提供了认证这些功能的重要渠道和信息。

（1）黄芩"利水消肿"的实验研究

研究表明,黄芩水煎液干预大鼠水负荷模型,具有显著利尿作用;能降低 MsPGN 大鼠尿蛋白含量,保护肾功能,减轻肾小球损伤,对肾炎有一定治疗作用[1]。黄芩苷可降低糖尿病肾病大鼠肾脏组织血管紧张素,改善肾脏血流动力学指标,降低肾组织内增高的 TGF-β_1、蛋白激酶 C,从而调节细胞外基质的沉积和降解[2]。黄芩苷能明显恢复糖尿病肾病大鼠一般状况,降低血糖和尿蛋白,增加肌酐排出,降低血浆血管紧张素 II 含量。黄芩苷可通过降低糖尿病肾病时升高的血浆血管紧张素 II 水平,改善糖尿病肾病大鼠的肾功能[3]。此外,黄芩提取物有抗肾间质纤维化作用,并呈一定的量效关系,这一作用与抗肾组织氧化损伤密切相关[4]。

（2）黄芩"止痛"的实验研究

采用热板刺激法和化学刺激扭体法,以阿司匹林为对照观察和比较黄芩对疼痛反应的影响。同时采用二甲苯致小鼠耳郭肿胀实验模型,观察比较黄芩对炎症的抑制作用。结果表明,黄芩能明显延长小鼠对热刺激反应的潜伏期(痛阈值),作用与阿司匹林组相近,并能抑制小鼠扭体反应。说明黄芩具有一定的抗炎镇痛作用[5]。现已确认,黄芩茎叶总黄酮对昆明种小鼠具有镇痛作用[6]。

（3）黄芩"安神"的实验研究

20% 黄芩浸膏给予家兔静脉注射,剂量为 2g/kg,给药 15 分钟后,家兔表现镇静,30 分钟后转入睡眠,但 8~12 小时后死亡。如果将剂量调整为 1g/kg,家兔于给药 20 分钟后呈轻度镇静现象,仍能继续生存。同样的黄芩浸膏 1g/kg 给予小鼠灌胃或腹腔注射,服药 1 小时后小鼠也有轻度镇静现象。黄芩不论静脉注射或口服,均产生镇静作用[7]。

（4）黄芩"止痉"的实验研究

将黄芩苷等与大白鼠神经细胞一起进行温育,应用新型钙离子荧光指示剂测定神经细胞内游离 Ca^{2+} 浓度变化。结果表明,黄芩苷等均能影响细胞内 Ca^{2+} 释放,细胞外 Ca^{2+} 内流,从而有效地保护神经元免受兴奋性毒性作用。黄芩苷可使去甲肾上腺素、氯化钾及氯化钙所致的大鼠离体主动脉条收缩张力下降,量效反应曲线右移,最大效应降低,提示黄芩苷具有类似维拉帕米的阻滞钙离子通道的作用[8]。陈忻等[9]在鱼藤酮帕金森病大鼠模型上,观察到黄芩苷能阻止鱼藤酮导致的纹状体多巴胺含量的降低,使纹状体多巴胺保持正常水平,说明黄芩苷对鱼藤酮致帕金森大鼠黑质纹状体多巴胺能神经有保护作用。

（5）黄芩"平肝息风"的实验研究

黄芩苷能下调脑缺血再灌注损伤小鼠脑纹状体神经细胞的 Bax/Bcl-2 的比值,可能对脑缺血再灌注损伤具有抗神经元凋亡的作用[10]。黄芩苷可以明显改善大鼠脑缺血再灌注所致的行为学障碍,降低梗死率,降低脑组织含水量,同时可降低脑内 NO、NOS 和 MDA 的含量,增加 SOD 含量,说明黄芩苷对大鼠脑缺血再灌注损伤具有明显的保护作用[11]。以黄连解毒汤(由黄连、黄芩、黄柏、栀子组成)灌胃给药,对小鼠低氧性脑障碍有显著保护作用,对氰化钾所致小鼠脑组织过氧化脂质升高有显著抑制作用[12]。

(6)黄芩"活血化瘀"的实验研究

黄芩所含的黄芩素、汉黄芩素、木蝴蝶素 A、黄芩黄酮 Ⅱ 和白杨素 1.0mol/L 可抑制胶原产生的大鼠血小板聚集,白杨素也能抑制 ADP 产生的血小板聚集,对花生四烯酸产生的血小板聚集,黄芩素和汉黄芩素有抑制作用[13]。

(7)黄芩"生津止渴"的实验研究

腹腔注射链脲菌素糖尿病模型大鼠,病程 2 周,应用黄芩苷每日 150mg/kg 灌胃 1 周,发现治疗前后糖尿病鼠的血糖水平无明显下降,但红细胞山梨醇含量于治疗后显著降低,提示黄芩苷在动物体内有醛糖还原酶抑制作用,可能用于糖尿病慢性并发症的防治[14]。

(8)黄芩"明目"的实验研究

灌服黄芩苷能透过兔眼血－房水屏障进入房水,不同时间点黄芩苷在房水中的质量浓度有很大差异,45 分钟达到高峰,这一结果为黄芩苷治疗眼部疾病提供了实验依据[15]。

❖　**参考文献**

[1] 张丽艳.黄芩潜在功能的逻辑发现及实验研究[D].沈阳:辽宁中医药大学,2013.

[2] 苏宁,李丰,赵平,等.黄芩苷调节 DN 大鼠肾脏局部生物活性物质的实验研究[J].世界中西医结合杂志,2010,5(1):22-24.

[3] 陈津岩,苏宁,陈芝喜.黄芩苷对糖尿病肾病大鼠血管紧张素的抑制作用[J].甘肃中医,2009,22(8):66-68.

[4] 谢红东,杨珂,穆焕德,等.黄芩提取物对大鼠肾间质纤维化的作用及其抗氧化机制[J].中国中西医结合肾病杂志,2009,10(3):240-242.

[5] 王丽娟,王勇,朱旭燕,等.黄芩抗炎镇痛作用的实验研究[J].齐齐哈尔医学院学报,2008,29(11):1304-1305.

[6] 杨鹤松,刘延华,刘艳华,等.黄芩茎叶总黄酮对热刺激引起小鼠疼痛反应的抑制作用[J].承德医学院学报,2010,27(4):439.

[7] 唐汝愚,周文正.黄芩降低血压作用的研究[J].生理学报,1958,22(2):91-93.

[8] 黑爱莲,孙颂三.黄芩苷对大鼠主动脉条收缩的影响[J].首都医科大学学报,1997,18(2):114.

[9] 陈忻,张楠,赵晖,等.黄芩苷对鱼藤酮致帕金森大鼠黑质多巴胺能神经的保护作用[J].中风与神经疾病杂志,2008,25(2):1741.

[10] 李园园,路钢,曾晓峰,等.黄芩苷对脑缺血－再灌注小鼠纹状体 Bax 和 Bcl-2 蛋白表达影响[J].昆明医学院学报,2010,31(1):24-27.

[11] 胡秀梅.黄芩苷对大鼠脑缺血再灌注损伤的保护作用[J].山西医科大学学报,2010,41(2):100-102.

［12］郭月英,于庆海,张毅. 黄连解毒汤实验药理研究［J］. 中成药,1993,15(8):29-31.

［13］KUBO M,MATSUDA H,TANI T,et al. Studies on Scutellariae Radix.XII. Anti-thrombic actions of various flavonoids from Scutellariae Radix［J］. Chemical and Pharmaceutical Bulletin,1985,33(6):2411-2415.

［14］周云平,张家庆. 黄芩甙及甘草流浸膏对糖尿病鼠红细胞山梨醇含量的影响［J］. 中国中药杂志, 1990,15(7):49-51.

［15］弥树勇,崔浩,侯勇生. 黄芩苷在兔眼房水中的药代动力学研究［J］. 黑龙江医学,2009(9):660-662.

第 43 节　黄　　芪

一、黄芪历代本草学功用考察分析

黄芪,载于《本草经》草部上品,"主痈疽,久败疮,排脓止痛,大风癞疾,五痔,鼠瘘,补虚,小儿百病"。显而易见,此间黄芪补虚不占主导地位,祛病为其首务,侧重外科病变。《别录》补治"妇人子脏风邪气,逐五脏间恶血,补丈夫虚损,五劳羸瘦,止渴,腹痛泄痢,益气,利阴气",丰富了黄芪的功用。《药性论》增加"治发背内补,主虚喘,肾衰耳聋,疗寒热"。《日华子》以其"助气,壮筋骨,长肌肉,补血,破癥癖,瘰疬,瘿赘,肠风,血崩,带下,赤白痢,产前后一切病,月候不匀,消渴,痰嗽,并治头风,热毒赤目等",为增补功用最多者。

金元以来,黄芪功用进入归纳总结阶段,间或发现并推出一些新功能。《法象》新增"治虚劳自汗,补肺气,实皮毛,泻肺中火,如脉弦自汗,善治脾胃虚弱,疮疡,血脉不行"。《药性赋》归纳其用有四:温分肉而实腠理,益元气而补三焦,内托阴证之疮疡,外固表虚之盗汗。《发挥》总结其用有五:补诸虚不足一也,益元气二也,去肌热三也,疮疡排脓止痛四也,壮脾胃五也;去诸经之痛,除虚热,止盗汗。除去肌热、壮脾胃外,两书整理的功用基本相同。

需要指出,《金匮要略》防己黄芪汤和防己茯苓汤较早配伍黄芪治疗风水、皮水,但这一功用并未在历代本草学中得以确认并传承下来。《本经疏证》最先察觉,由此引出"风水、皮水乃脾之标",两方"以芪行脾之标"的认识。虽然风水和皮水皆属水肿病症,却未能以"利水消肿"简捷明快地确认黄芪这一功能。《思辨录》对此不以为然,认为"风湿、风水、黄汗等证,仲圣用黄芪,亦只为防己、茯苓之辅而已,惟补虚通痹,则芪之专司"。

综合诸家本草,别除重复,黄芪功用有补虚益气、固表止汗、利水消肿、生津止渴、托疮生肌、止咳平喘、止痛、活血化瘀、止血、退热、止泻止痢 11 种(见表 43-1)。另有用于五痔、大风癞疾、耳聋、瘿赘、妇人子脏风邪气、带下、热毒赤目等,属个案记载。

表 43-1　黄芪历代本草学功用分类汇总

功能	出处
补虚益气	1. 补虚(《本草经》);2. 补丈夫虚损,3. 益气,4. 五劳羸瘦(《别录》);5. 内补(《药性论》);6. 助气,7. 壮筋骨,8. 长肉(《日华子》);9. 补肺气,10. 益元气而补三焦(《药性赋》);11. 补气(《备要》)
固表止汗	1. 自汗,2. 实皮毛(《法象》);3. 盗汗(《药性赋》);4. 充腠理(《景岳》);5. 固表(《备要》)
利水消肿	1. 风水,2. 皮水(《金匮要略》);3. 行脾之标(《本经疏证》)
生津止渴	1. 止渴(《别录》);2. 消渴(《日华子》)
托疮生肌	1. 痈疽,2. 久败疮,3. 排脓,4. 鼠瘘(《本草经》);5. 发背(《药性论》);6. 瘰疬(《经解》);7. 疮疡(《法象》);8. 长肌肉(《景岳》)
止咳平喘	1. 虚喘(《药性论》);2. 痰嗽(《日华子》);3. 泻肺中火(《法象》)
止痛	1. 止痛(《本草经》);2. 腹痛(《别录》);3. 头风(《日华子》);4. 诸经之痛(《发挥》)
活血化瘀	1. 逐五脏间恶血,2. 月候不匀(《日华子》);3. 血脉不行(《法象》)
止血	1. 肠风,2. 血崩(《日华子》)
退热	1. 疗寒热(《药性论》);2. 肌热(《分经》);3. 虚热(《发挥》)
止泻止痢	1. 泄痢(《别录》);2. 赤白痢(《日华子》)

二、黄芪古代方剂配伍应用规律考察分析

仅仅借助历代本草学记载确定黄芪的主要功用是不够的,只有在临床应用的真实记录中考察,才能明确黄芪功用的侧重点,以为当今所取用。而药物临床应用的详细记录保留在历代方剂中,大量考察配伍黄芪复方疾病分布情况,由此提炼出黄芪的功能主治,通过比较即可明确其主要功能。古代方剂数据库则提供了不可或缺的手段。

1. 含黄芪复方治疗病症分类

以黄芪为关键词,在数据库中检索,得含有黄芪复方 3 058 首,用于 825 种病症。为便于对含黄芪复方所治病症构成进行统计分析,首先应对相同或相近病症做分类整理。

在含黄芪复方治疗病症中,主要用于痈疽疮疡、诸虚、虚劳、诸痹、出血、心虚惊悸、肾虚、诸痔、消渴、中风、月水不调、咳喘、诸痛、诸热、伤寒、泄痢、多汗、水肿、脚气、翳膜障眼、宿食不消、脾胃虚弱、痞满、耳鸣耳聋、胎动不安、疥癣瘙痒、瘰疬、痉病、骨蒸等。后续用于恶露不尽、呕吐、疟疾、痔疾、目赤肿痛、痘疹等病症的分类则不予赘述。含黄芪复方所治病症归类情况和符合纳入条件的代表方剂见表 43-2。

表 43-2　含黄芪复方所治常见病症归类和代表方剂

病症	病症归类	代表方剂
痈疽疮疡	诸痈疽、痈疽托里、乳痈、发背、诸痈、痈疽发背发渴、发背溃后、肺痈、痈疽发背作寒热、产后乳结痈、痈内	1. 夏用木通膏(《普济方》):木通、续断各三两,黄芪、芍药各二两,白芷三钱

病症	病症归类	代表方剂
痈疽疮疡	虚、痈疽、诸发、缓疽、久痈、肠痈、痈疽大小便不通、痈有脓、毒肿、痈溃后、发脑、一切疮肿、痈烦渴、渴利后成痈疽、瘰疽、诸疽、石痈、附骨痈、甲疽、风疽、痈肿、痈疽后虚羸、痈虚热、疮疡、一切恶疮、诸疮、诸疮生肌肉、诸疮生恶肉、妊娠诸疮、诸疮肿、肺脏风毒生疮、热疮、脚气上生风毒疮、下注疮、五色丹毒、丹毒、疖、灸疮、诸疔疮、渴利后发疮、手足诸疮、身体风毒疮、瘭疮、热病生热毒疮、面疮、风毒、热毒风	半;2. 黄芪托里散(《普济方》):黄芪、茯苓各一两,乳香一钱半,甘草二钱半
虚劳	虚劳、虚羸、伤寒后虚羸、虚损、风虚劳损、产后蓐劳、虚劳少气、热劳、肾劳、血风劳气、肺劳、虚劳羸瘦、虚劳寒热、虚劳不足、伤寒后夹劳、风虚劳冷、虚劳烦热、虚劳潮热、风劳、热病后虚劳、脾劳、虚劳唾稠黏、气劳、心劳、急劳、冷劳、肝劳、虚劳骨热、风消	1. 枸杞汤(《普济方》):黄芪、枸杞根各三分,麦冬、桂心、炙甘草各五钱,粳米一两;2. 黄芪建中汤(《局方》):黄芪、肉桂、炙甘草各三两,白芍六两
诸虚	补益诸虚、补虚益气、平补、补虚固精、产后调补、补虚理腰膝、补虚益精髓、补虚益血、补虚治风、补虚壮筋骨、虚损羸瘦、补虚调腑脏、补益元阳、四季补益、补虚轻身延年、补虚驻颜色、补虚明耳目、补虚益髭发、补虚消痰	1. 补虚黄芪汤(《御药院方》):黄芪、人参、当归、白术、桂心、炙甘草各三两,生姜、大枣适量;2. 黄芪建中汤(《局方》):黄芪、肉桂、炙甘草各三两,白芍六两,生姜、大枣适量
诸痹	诸痹、肾脏风毒流注腰脚、历节风、风腰脚疼痛、风湿痹、身体腰脚疼痛、腰痛疼痛、身体疼痛、伤寒后骨节烦疼、腰痛强直不得俯仰、风湿腰痛、风湿瘫身体手足不遂、风痹、周痹、脚气痹挛、肝风毒流注脚膝筋脉、伤寒后腰脚疼痛、腰胯疼痛、腰脚疼痛挛急不得屈伸、肾主腰痛、五种腰痛、腰痛、伤寒身体疼痛、风走注疼痛、风身体疼痛、痹气、著痹、腰脚冷痹、热痹、风冷痹、鹤膝风、白虎风、肺痹、血痹、脾痹、脚痹、游肿赤痛、风痹手足不遂	1. 白蒺藜散(《圣济总录》):黄芪、白蒺藜、黑附子、羌活、川芎等分,酒适量;2. 麻黄散(《本事方》):黄芪、细辛各半两,羌活一两,黄芩三分,麻黄一两一钱;3. 防己黄芪汤(《圣济总录》):防己二两,白术一两半,黄芪、麻黄、炙甘草各一两,生姜、大枣适量
出血	崩中漏下、月水不断、血暴下兼带下、产后恶露不绝、堕胎后血出、吐血、脏毒下血、虚劳吐血、诸血、虚劳咳唾脓血、诸失血、鼻衄、吐血不止、大便血、小便出血、唾血、咳嗽上气唾脓血、金疮血不止、肺脏壅热吐血、坠堕致伤吐唾出血、血妄行、伤胃吐血、伤寒鼻衄、吐血后虚热胸中痞口燥、伤折腹中瘀血、呕血、鼻久衄、吐血衄血、热病鼻衄、舌上出血	1. 黄芪汤(《普济方》):黄芪一两半、阿胶二两、炙甘草一两、大枣五十枚;2. 黄芪丸(《普济方》):黄芪、枳壳各一两,威灵仙二两;3. 黄芪散(《普济方》):黄芪、白及、白蔹、黄明胶各二两,糯米饮
惊悸	心虚、怔忡惊悸、虚劳不得眠、虚劳惊悸、伤寒后心虚惊悸、产后闷烦、血风惊悸、心虚惊悸、伤寒后不得眠、风恍惚、心健忘、产后血邪攻心狂语、伤寒发狂、风惊恐、风惊悸、胆虚不得眠、心胸烦热、心烦热、惊悸、中风恍惚、鬼魇、鬼魅、热病狂言、伤寒百合、风惊邪、风狂、风惊、客忤	1. 黄芪汤(《普济方》):黄芪、桂心、芍药各三分,当归、人参、炙甘草各五钱,干姜一两,大枣适量;2. 远志丸(《直指方》):远志、黄芪、茯神、熟地黄、人参各一两,石菖蒲五钱,当归三分

病症	病症归类	代表方剂
痔疮	诸痔、肠风下血、痔漏、牝痔、血痔、气痔、肠痔、牡痔、痔、久痔、脉痔、肛门赤痛、五痔诸疾	1. 枳壳黄芪丸（《经验良方》）：黄芪、鸡冠花各一两，枳壳、黄连各五两，荆芥根二两半；2. 黄芪汤（《普济方》）：黄芪、地骨皮、防风等分
消渴	消渴、消肾、消肾小便白浊、虚热渴、烦渴、消中、消渴口舌干燥、消渴后虚乏、消渴烦躁、消渴饮水过度、虚渴、产后烦渴、久渴、暴渴、肺消、渴疾、膈消	1. 六神汤（《仁存方》）：黄芪、莲房、葛根、枇杷叶、瓜蒌根、炙甘草等分；2. 黄芪散（《圣惠方》）：黄芪、五味子各半两，鸡肫胵一两
中风	诸风、中风、脾中风、偏风、肾中风、中风四肢拘挛不得屈伸、风偏枯、风不仁、风痱、中风半身不遂、风瘫痪、肺中风、肝中风、中风四肢拘挛、中风筋脉挛急、中风偏枯、风腰脚不遂、瘛病、中风口㖞斜僻、中风角弓反张、急风、风摇曳、风脚软、中风身体不遂、风口眼㖞斜、中风舌强不语、中风失音不语、卒中风、心中风、薄厥、肝风筋脉拘挛	乳香宣经丸（《仁存方》）：黄芪、威灵仙、续断、苍术、陈皮、乌药、茯神、白术等分，盐汤
咳喘	虚劳咳嗽、五脏诸嗽、诸咳嗽、冷嗽、咳嗽喘急、咳嗽失声、咳嗽上气、久嗽、气嗽、肺痿、伤寒后肺痿劳嗽、喘嗽、咳嗽不得卧、咳嗽短气、咳逆上气、呷嗽、热嗽、三焦咳、羸嗽、风痰	1. 补肺汤（《大全良方》）：黄芪、人参、紫菀、五味子各一两，桑白皮、生地黄各二两；2. 黄芪汤（《普济方》）：黄芪、桔梗、人参、茯苓、山芋各半两
诸热	诸热、骨热、虚热、寒热、风热、潮热、客热、热病、瘟病、热病七日、温壮、壮热、风成热中、中风发热、中暑、热病烦躁、热病烦渴	1. 黄芪当归汤（《普济方》）：黄芪半两、当归一钱；2. 克效散（《普济方》）：地骨皮二两，防风一两半，黄芪、人参、葛根、炙甘草各半两
泄痢	下痢、热痢、冷痢、诸泻、一切痢、渴利、赤白痢、下痢里急后重、久痢、血痢、赤痢、疳痢、一切痢久不瘥、乳石发下痢、下痢赤白痢、蛊痢、水谷痢、诸痢、泄痢、伤寒下痢、下痢烦渴、一切痢疾、滞下脓血、伤寒下脓血痢	1. 当归散（《普济方》）：黄芪、当归、黄连各三分，干姜、炙甘草各半两；2. 黄芪五味散（《普济方》）：黄芪六两，赤石脂八两，厚朴五两，干姜、艾叶各三两
多汗	盗汗、伤寒后虚羸盗汗、伤寒虚汗不止、虚汗、黄汗、心热多汗、阴汗、漏风	1. 麻黄散（《普济方》）：麻黄根、黄芪、人参、茯苓、龙骨、牡蛎等分；2. 升麻汤（《普济方》）：黄芪、人参、升麻各一两，熟地黄、天竺黄、牡蛎各半两，竹叶适量
胎动不安	安胎、堕胎、养胎胎教、半产、漏胎、胎寒、胎惊、恶阻、损胎、胎风、子烦	1. 黄芪汤（《大全良方》）：黄芪、川芎各一两，糯米一合；2. 鸡汤方（《圣济总录》）：黄雌鸡一只，黄芪、高良姜各一两，桑白皮一两半
水肿	乳石发浮肿、诸肿、风水、水肿胸满气急、水气遍身肿满、水气、产后血风血虚浮肿、血分水分肿满、虚劳浮肿、皮水、伤寒后身体虚肿、热肿、气肿、风肿、恶核肿、脚气变成水肿、脚气肿满、水肿咳逆上气、水肿、咳嗽面目浮肿	1. 芍药汤（《普济方》）：黄芪三分、白芍一两、桂花半两、米醋一合；2. 防己汤（《普济方》）：黄芪、防己、桂心各一两半，赤茯苓三分，炙甘草一两

2. 含黄芪复方治疗病症分类构成分析

现将含黄芪复方分布居前的 28 类病症的构成情况列表(见表 43-3)。由表 43-3 可以看出,《本草经》记载黄芪"主痈疽、久败疮、排脓止痛、大风癞疾、五痔、鼠瘘"功用,通过古代含黄芪复方用于痈疽疮疡、诸痔、疥癣瘙痒、瘰疬等现代皮、外科病症得以体现。而含黄芪复方用于虚劳、诸虚、心虚惊悸、肾虚、消渴、脾胃虚弱、多汗、宿食不消、耳鸣耳聋、痞满等病症,确认其比较广泛的补益功能,作用部位侧重肾、心、脾。含黄芪复方在外感热病(诸热、伤寒)也有可观数量的应用,为甘温除热法的建立提供了佐证。此外,还用于诸痹、出血、中风、月水不调、咳喘、诸痛、水肿、翳膜障眼、脚气、胎动不安等。足以说明无论外感内伤、疑难杂症、正虚邪实、内外妇儿各科病变,均可适当配伍黄芪以取效。

表 43-3 古代含黄芪复方治疗病症一览表

病症	方数	病症	方数	病症	方数	病症	方数
痈疽疮疡	386	诸痔	107	伤寒	59	脾胃虚弱	43
虚劳	361	消渴	107	泄痢	56	耳鸣耳聋	41
诸虚	165	中风	98	多汗	52	痞满	40
诸痹	134	月水不调	93	水肿	48	胎动不安	39
出血	123	咳喘	83	翳膜障眼	47	疥癣瘙痒	37
惊悸	120	诸痛	68	脚气	46	瘰疬	35
肾虚	113	诸热	59	宿食不消	44	痉病	35

三、黄芪古今功用比较分析

1. 黄芪古今功用一致性考察分析

《药典》在 2005 版记载的黄芪"补气固表,利尿托毒,排脓,敛疮生肌"功能基础上做出较大修订,确定为"补气升阳,固表止汗,利水消肿,生津养血,行滞通痹,托毒排脓,敛疮生肌"。如此修订的理由何在?这显然是一个非常严肃的学术问题。通过历代本草文献的研究,可以确认黄芪的传统功能至少包括补虚益气、固表止汗、利水消肿、生津止渴、托疮生肌、活血化瘀、止泻止痢等。由此看来,《药典》确定的黄芪功能更能体现历代本草的主流认识。另一方面,古代含黄芪复方用于痈疽疮疡、多汗、泄痢、出血、月水不调、水肿、消渴、诸痹、脾胃虚弱等,借助《药典》"用于气虚乏力,食少便溏,中气下陷,久泻脱肛,便血崩漏,表虚自汗,气虚水肿,内热消渴,血虚萎黄,半身不遂,痹痛麻木,痈疽难溃,久溃不敛",得到比较充分地体现。亦即,《药典》修订后的黄芪功能,更具完整性、真实性和继承性。

2. 黄芪功用古今差异部分考察分析

(1)稽古发隐

1)止血:《日华子》先期明确黄芪主治"肠风、血崩";古代含黄芪复方用于各种出血(吐血、诸血、诸失血、鼻衄)123 方,并用于诸痔 107 方和月水不调(包括崩中漏下、月水不断)之类出血性疾病,且占较大比重,由此推测黄芪当有止血功能。《药典》对此并未论及。

2)止痛:《本草经》最早记载黄芪止痛,后世本草补充治腹痛、诸痛、头风、诸经之痛。古代含黄芪复方用于诸痛 68 方,而治疗以疼痛为主要临床表现的诸痹高达 134 方,故可确认黄芪有止痛作用。《药典》虽补充"行滞通痹",但并未明确提出止痛功能。

3)安神定悸:客观地说,历代本草中并无黄芪安神定悸和治疗相关病症的记载,然而在古代含黄芪复方中,治疗心虚、惊悸、不得眠、发狂、恍惚者竟达 120 首,安神定悸功能得到充分运用和体现,故而确认此为业已失传的潜在功能之一。

4)平肝息风:在我国古代,并无黄芪治疗中风的本草学记载。但值得注意的是,古代含黄芪复方却有 98 首用于中风、偏风、风偏枯、风瘫痪、中风半身不遂、风不仁、中风偏枯等病症。如此普遍配伍用于中风,不应是偶然现象,而是平肝息风功能不谋而合的潜在应用。

5)止咳平喘:《药性论》以黄芪治"虚喘",《日华子》则疗"痰嗽",《法象》"补肺气""泻肺中火",黄芪止咳平喘功能得以确认。古代含黄芪复方用于咳喘(包括肺虚、肺实、咳嗽、五脏诸嗽、肺脏壅热、诸咳嗽、喘促、冷嗽、咳嗽喘急等)类病症 83 方,不分寒热虚实皆用,提示其或有止咳平喘功能。

6)健脾消食散满:《法象》认为黄芪"善治脾胃虚弱",《发挥》确认"壮脾胃"是黄芪主要功能之一。古代含黄芪复方用于宿食不消、脾胃虚弱和痞满总计 127 首,故而推测黄芪或有健脾消食散满之功。

(2)疑问

在黄芪众多主治中,《药典》确认用于便血、崩漏、半身不遂,但功能中未能明确其止血和平肝息风作用。由此看来,《药典》确定的功能与主治并非完全彼此照应、相互吻合。或许认为,黄芪补气升阳,寓补气摄血、补气固脱之意。不过,历代本草用治吐血、诸血、诸失血、鼻衄等,通治在上各部位出血,不能判断皆为气虚血脱所致,故用补气升阳难以准确表达。同样,黄芪治疗半身不遂,也不可能是简单的补气作用。针对这些问题,都应进一步论证。

3. 黄芪潜在功能现代研究和应用考察

从历代本草记载和古代方剂应用,可以归纳出黄芪有止血、止痛、安神定悸、平肝息风、止咳平喘、健脾消食散满、止痉等潜在功能。尽管尚未得到《药典》认可,但现代实验研究和临床应用却提供了认证这些功能的重要渠道和信息。

(1)黄芪"止痛"的实验研究和临床应用

当今,将黄芪用于镇痛的药效学研究和与疼痛相关的病症已有散在报道。将黄芪注射液与抗病毒药物联合应用,能显著缩短带状疱疹的病程,减轻疼痛程度和降低后遗神经痛的发生率[1]。黄芪单用或配伍治疗痹病及坐骨神经痛均取得较好的疗效[2,3]。用黄芪注射液治疗冠心病心绞痛,每日静脉滴注 30ml,疗效优于对照组[4]。需要说明的是,黄芪注射液的功能为"益气养元",并未明确其有止痛作用,用本剂止痛可谓"歪打正着"。另可注意到,治疗冠心病心绞痛的中药制剂黄芪生脉饮、心通口服液、益气通脉颗粒、益心舒胶囊、山海丹胶囊、养心氏片等均配伍黄芪,不能排除黄芪在方中基于中医辨证发挥补气作用,而针对冠心病心绞痛则发挥止痛作用。

（2）黄芪"止血"的实验研究和临床应用

对于黄芪的止血功能，临床多将其归于益气摄血的范畴，但现代药理研究也表明黄芪本身即有止血的功能。已有研究表明[5]，黄芪为主中药复方可以用于药后流产的止血，对于阴道平均出血时间及出血量都有明显改善。宋海林等[6]检索了 70 个治疗上消化道出血的中药方，其中出现频率最高的单味药是黄芪，占 84.3%，且止血效果显著。

（3）黄芪"平肝息风"的实验研究和临床应用

黄芪能显著抑制脑缺血再灌注大鼠脑组织 MDA 含量的升高和提高 SOD 活性，而清除氧自由基，并从超微结构上证实，其对膜性结构具有一定保护作用[7]。黄芪尚有刺激血管内皮细胞增殖的作用，提示黄芪可用于心脑血管梗死患者，以促进新生血管的生成和缺血损伤组织的修复[8]。治疗脑血管疾病，黄芪用量一般在 30g 以上，常用大剂量 60~120g，甚至用到 250g 及以上[9,10]。在控制椎基底动脉供血不足性眩晕的急性发作时，黄芪注射液和丹参注射液合用有效率与盐酸倍他司汀注射液相近[11]。黄芪甲苷对黑质细胞凋亡有保护作用。因此推测，黄芪甲苷可开发成潜在治疗帕金森综合征的临床用药[12]。

（4）黄芪"安神定悸"的实验研究和临床应用

近年来许多学者对黄芪治疗精神性疾病进行了大量的报道。黄世敬等[13]总结了黄芪治疗抑郁症的配伍规律，有养心通血脉、益气开郁；益肺助宣肃、固表解郁；护肝利疏泄、和中解郁；健脾助运化、升阳解郁；益肾助气化、利水解郁；等等。并通过药理实验证实了其抗抑郁机制主要涉及下丘脑-垂体-肾上腺轴、免疫功能、细胞因子及神经细胞等的调节。此外，全瑞国等[14]的临床观察也发现，应用黄芪注射液辅助治疗慢性精神分裂症患者可以提高治疗效果，降低常规抗精神病药物治疗的不良反应。

（5）黄芪"止咳平喘"的实验研究和临床应用

当今黄芪在呼吸系统疾病的治疗中已经成为不可或缺的药物之一。陈伦等[15]应用黄芪颗粒治疗咳嗽变异性哮喘，治疗组愈显率明显高于对照组，认为其机制可能与黄芪颗粒有效改善调节性 T 淋巴细胞，更好地分泌 IL-10 因子发挥免疫抑制活性、抑制 IL-6 等一系列致炎因子有关。李慧等[16]对黄芪治疗慢性阻塞性肺病的疗效做了 Meta 分析，结果表明黄芪可以改善慢性阻塞性肺病患者的肺功能。

通过对本草学和古方书的比较分析，已发现黄芪有多种潜在功能。其中一部分得到药效学研究和临床实践的证实，尚有部分潜在功能有待验证。鉴此，建立一种由古代方剂数据库检索含某药方剂的病症分布的分析、药物功能的提炼、实验验证和临床疗效评价的方法学体系，不断挖掘药物的潜在功能，通过系统论证使之成为确定的新功能，有利于中药应用范围的扩大和临床疗效的提高。

❖　**参考文献**

[1] 苏晓杰，左文勤. 黄芪注射液治疗带状疱疹疗效观察[J]. 中华皮肤科杂志，1999，32（1）：57.

［2］刘兰.针刺合黄芪桂枝五物汤治疗坐骨神经痛临床观察［J］.湖南中医药大学学报,2007,27(3):65-66.

［3］刘福生.重用黄芪治疗痹证2例［J］.中国社区医师,2008,24(22):45.

［4］赵岚.黄芪注射液治疗冠心病心绞痛临床研究［J］.中国中医药信息杂志,2007,14(4):81-82.

［5］韩定英,何律中,卓有珍,等.黄芪为主中药方剂用于药流后止血初探［J］.中国初级卫生保健,2007,21(4):74-75.

［6］宋海林,王振祥,王娟,等.高频单味中药组方治疗上消化道出血的效果观察［J］.临床合理用药,2014,7(6A):65-66.

［7］陈晓春,薛茜.大鼠脑缺血再灌注损伤及黄芪对脑细胞保护作用的实验研究［J］.陕西医学杂志,2004,33(11):974-976.

［8］李绚,阎蓉华,罗照田,等.黄芪注射液对人脐静脉血管内皮细胞的增殖作用［J］.华西药学杂志,2005,20(1):48-49.

［9］陈春富,贾海燕,吕伟,等.黄芪注射液治疗脑梗死时间效应的观察［J］.临床荟萃,2002,17(9):534-535.

［10］梅志忠,李承晏,吴国祥,等.亚低温联合黄芪对大鼠局灶脑缺血再灌注损伤的神经保护作用［J］.卒中与神经疾病,2001,8(5):275-277.

［11］朱圣科.黄芪加丹参治疗椎-基底动脉供血不足性眩晕40例临床观察［J］.河南中医,2005,25(4):41.

［12］CHAN W S,DURAIRAJAN S S,LU J H,et al. Neuroprotective effects of Astragaloside IV in 6-hydroxydopamine-treated primary nigral cell culture［J］. Neurochemistry International,2009,55(6):414-422.

［13］黄世敬,张永超,张颖.黄芪治疗抑郁症应用与研究［J］.世界中医药,2014,9(5):665-667.

［14］全瑞国,李秉泉,李丽琴,等.黄芪注射液辅助治疗对慢性精神分裂症患者生物学的影响及疗效观察［J］.中国药房,2009,20(9):701-703.

［15］陈伦,祁佳,张宇锋.黄芪颗粒治疗咳嗽变异性哮喘临床研究［J］.现代中西医结合杂志,2015,24(15):1597-1599.

［16］李慧,徐效峰,周秋玲,等.黄芪对慢性阻塞性肺病的疗效的Meta分析［J］.中国全科医学,2013,16(3A):805-807.

第44节　黄　　连

一、黄连历代本草学功用考察分析

黄连,《本草经》收入草部上品,"主热气,目痛,眦伤,泣出,明目,肠澼,腹痛,下利,妇人阴中肿痛。久服令人不忘。"虽较繁杂,但不外清热一功,包括清气分、上焦和下焦之热。《别录》补治"五脏冷热,久下泄澼脓血,止消渴、大惊、除水、利骨、调胃、厚肠、益胆,疗口疮"作用。《拾遗》增治"羸瘦、气急"。《药性论》曰"杀小儿疳虫,点赤眼昏痛,镇肝,去热毒"。《日华子》称其"治五劳七伤,益气,止心腹痛,惊悸,烦躁,润心肺、长肉,止血并疮疥、盗汗、天行热疾,猪肚蒸为丸,治小儿疳气"。至此,黄连的功用大体已臻完备。金元以降,尚有少许补充。如《法象》认为,黄连乃"治心下痞满必用药",《药鉴》用"治一切时气",《发挥》总结其用有五:泻心热一也,去中焦火二也,诸疮必用三也,去风湿四也,赤眼暴发五也。《得配》首提治疗"孕妇腹中儿啼,胎惊子烦"。

综合诸家本草,黄连功用主要包括清热泻火、清热解毒、清热燥湿、止痛、安胎、补益、止血、止渴、消痞散满、消疳、宁心安神 11 种(见表 44-1),其他功用则属散见,故未予注录。

表 44-1　黄连历代本草学功用分类汇总

功能	出处
清热泻火	1. 热气(《本草经》);2. 中焦火,3. 泻心热,4. 赤眼暴发(《发挥》)
清热解毒	1. 阴中肿痛(《本草经》);2. 去热毒(《药性论》);3. 天行热疾(《日华子》);4. 诸疮(《发挥》);5. 时气(《药鉴》)
清热燥湿	1. 肠澼、下痢(《本草经》);2. 久下泄澼(《别录》);3. 泄泻(《药性解》)
止痛	1. 腹痛(《日华子》);2. 心腹痛(《日华子》)
安胎	1. 孕妇腹中儿啼(《得配》);2. 胎惊子烦(《得配》)
补益	1. 五劳七伤(《日华子》);2. 益气(《日华子》);3. 长肉(《日华子》)
止血	1. 脓血(《别录》);2. 止血(《日华子》);3. 止中部见血(《求真》)
止渴	1. 止消渴(《别录》);2. 消中(《药性解》)
消痞散满	1. 调胃,2. 厚肠(《别录》);3. 消心下痞满(《药性赋》)
消疳	1. 杀小儿疳虫(《药性论》);2. 小儿疳气(《日华子》);3. 小儿疳热(《药性解》)
宁心安神	1. 惊悸(《日华子》);2. 烦躁(《日华子》)

二、黄连古代方剂配伍应用规律考察分析

仅仅借助历代本草学记载确定黄连的主要功用是比较困难的,只有在临床应用的记录中考察,才能明确黄连功用的侧重点,以为当今所取用。而药物临床应用的真实记录保留在历代方剂中,大量考察配伍黄连复方疾病分布情况,由此提炼出黄连的功能主治,通过比较即可明确其主要功能。古代方剂数据库则提供了不可或缺的方法与手段。

1. 含黄连复方治疗病症分类

以黄连为关键词,在数据库中检索,得含有黄连复方 3 403 首,用于 755 种病症。为便于对含黄连复方所治病症构成进行统计分析,首先应对相同或相近病症做分类整理,并附符合纳入条件的代表方剂(见表 44-2)。

表 44-2　含黄连复方所治常见病症归类和代表方剂

病症	病症归类	代表方剂
诸痢	下痢、血痢、下赤痢白痢、热痢、赤白痢、诸痢、久痢、冷痢、冷热痢	1. 黄连乌梅丸(《圣惠方》):黄连、乌梅肉各四两;2. 秘传香连丸(《济生方》):黄连、生姜各四两,木香二两
目赤肿痛	目赤痛、暴赤眼、目积年赤、目赤肿痛、风毒冲目虚热赤痛、目赤烂、风目赤	1. 光明散(《海上方》):黄连一两、当归一分、赤芍二钱、大枣五枚、淡竹叶三十片;2. 归连汤(《经验良方》):黄连、当归、赤芍、防风等分,杏仁七枚
疮疡	一切恶疮、疮疡、下注疮、诸疮、头疮、热疮、恶疮、头面身体生疮、瘑疮	1. 黄连散(《圣惠方》):黄连、槟榔各一两,母丁香半两,麝香半钱;2. 槟连散(《济生拔萃方》):黄连、木香、槟榔各半两,白芷三钱
疳疾	小儿一切疳、干疳、疳渴不止、疳泻、内疳、脑疳、无辜疳	黄连肥儿丸(《仁斋直指方》):黄连一两,芜荑仁、麦芽、神曲各半两,青皮、使君子各二钱半
消渴	消渴、消中、消渴饮水过度、消肾小便白浊、久渴、消渴烦躁	1. 三黄丸(《要方》):黄连、黄芩、大黄各四两;2. 黄连牛乳丸(《圣济总录》):黄连一斤,麦冬二两,葛根汁、生地黄汁、牛乳汁各一合;3. 瓜蒌根丸(《普济方》):黄连、瓜蒌根、知母、麦冬各五两
热病	诸热、风热、中暑、心烦热、骨热、热劳、热病烦渴、潮热、烦热、壮热	1. 门冬丸(《十便良方》):黄连半两,麦冬一两;2. 三黄汤(《直指方》):黄连、黄芩、大黄等分
口疮	口疮等疾、口疮、口舌疮、伤寒口舌生疮、热病口疮、口糜	黄芩汤(《普济方》):黄连、黄芩、黄柏、炙甘草各一两
痈疽	诸痈疽、诸痈、发背、乳痈、诸发、瘭疽、阳毒	黄连贴方(《圣惠方》):黄连、黄柏、地榆、白芷各一两,鸡子白调涂
疥癣瘙痒	诸疥、疥癣、大风癞病、风瘙瘾疹、湿癣	浸洗方(《普济方》):黄连、苦参、甘草各一斤,生地黄十五斤
出血	肠风下血、脏毒下血、伤寒吐血、鼻衄、伤寒鼻衄、大衄、诸血、卒吐血	1. 黄连散(《普济方》):黄连、黄柏、柏叶、甘草等分;2. 黄连丸(《德生堂方》):黄连一斤,干姜、枳壳各半斤,木香四两
泄泻	濡泻、诸泻、吐利、洞泄注下、水泻、疳泻、泄泻	黄连当归汤(《圣济总录》):黄连、当归、炙甘草各二两,石榴皮四两
黄疸	黄疸、黄疸病、热病发黄、诸黄、酒疸、三十六黄	大黄散(《普济方》):大黄、黄连、瓜蒌根、黄芩、栀子仁等分
惊悸	心烦热、伤寒百合、癫、惊悸、风惊悸、怔忡惊悸、虚劳惊悸、热病发狂	1. 泻心汤(《普济方》):黄连、黄芩、大黄等分;2. 鹊石散(《医方集成》):黄连、寒水石等分,甘草适量
诸痛	头痛、眼眉骨及头痛、偏正头痛、首风、腰痛、虚劳心腹痛、风身体疼痛	1. 秦皮散(《圣惠方》):秦皮三两,黄连、防风、炙甘草各一两半,淡竹叶适量;2. 槟榔散(《圣惠方》):黄连、槟榔、木香各一两,龙骨半两
痞满	痞气、诸癖结胀满、积聚心腹胀满、一切气、腹胀、乳石发心腹胀满	黄连饮(《圣济总录》):黄连一两,人参、黄芩、当归、桂花、高良姜各半两
痉病	惊热、一切痫、风痫、慢惊风、天瘹惊风、急慢惊风、风痉	1. 钩藤饮子(《普济方》):黄连、大黄、天竺黄、甘草各一两,钩藤、蝉蜕各半两;2. 龙胆汤(《普济方》):龙胆草、黄连、白僵蚕、防风等分

2. 含黄连复方治疗病症分类构成分析

现将含黄连复方分布居前的 23 类病症的构成情况列表(见表 44-3)。可以确认,黄连配伍在复方中用于实热或湿热病最为普遍,若把治疗痢疾、消渴、热病、泄泻、黄疸、时气、疥癣瘙痒等也归入其中,总计达 1 000 余方,而目赤肿痛、痈疽中,也有相当一部分与实热和湿热病有关。由此确定了黄连古代应用的基本病症范围。此外,在疮疡痈疽、口疮、出血等方面,配伍应用也比较普遍。

表 44-3　古代含黄连复方治疗病症一览表

病症	方数	病症	方数	病症	方数	病症	方数
诸痢	605	口疮	123	积聚	45	浮肿	31
目赤肿痛	270	痈疽	109	虚损	39	骨蒸	27
疮疡	262	疥癣瘙痒	75	虚劳	39	痞满	26
痹疾	211	出血	72	黄疸	39	时气	26
消渴	181	泄泻	72	惊悸	38	痉病	25
热病	125	伤寒	58	诸痛	34		

三、黄连古今功用比较分析

1. 黄连古今功用一致性考察分析

从历代本草将黄连用于热气、心热、中焦火、赤眼暴发、时气、天行热疾、阴中肿痛、诸疮、热毒、肠澼、下痢、泄澼、泄泻等,可以归纳出黄连通治火热、热毒、湿热三类病症,具有清热泻火、解毒、燥湿功能。与《药典》确定黄连"清热燥湿,泻火解毒"功能,用于"泻痢,黄疸,高热神昏,目赤,痈肿疔疮,湿疮,耳道流脓,口疮",基本吻合。

2. 黄连功用古今差异部分考察分析

(1)稽古发隐

1)消痞散满:《别录》明确黄连有"调胃、厚肠"功能,《法象》则用于"心下痞满"。早在《伤寒论》中,便有大黄黄连泻心汤、附子泻心汤、半夏泻心汤、生姜泻心汤和甘草泻心汤配伍黄连治疗心下痞;而《普济方》收载治疗痞气、诸癖结胀满、积聚心腹胀满、一切气、腹胀、乳石发心腹胀满等痞满病症配伍黄连的复方有 26 首。由此可见,本草学与古代方剂彼此互应,彰显了黄连消痞散满的基本功能。《药典》在主治中虽称用于"湿热痞满",但功能中并未予以昭示,况且张仲景的五种泻心汤并非全部用于湿热痞和热痞,故而补充黄连这一功能具有充分的文献依据。

2)宁心安神:自《别录》明确用于"大惊",后世本草相继用于惊悸、烦躁。古代含黄连复方用于惊悸、风惊悸、伤寒百合、癫、热病发狂、伤寒发狂、心虚、风恍惚、伤寒虚烦等多种现代精神疾病,体现出宁心安神的功能。《药典》虽称用于"心火亢盛,心烦不寐,心悸不宁",但未能明确宁心安神功能。

3）健脾消疳:《药性论》最初记载黄连"杀小儿疳虫",《日华子》追记"治小儿疳气"。古代含黄连复方治小儿一切疳、干疳、疳渴、疳泻、内疳、脑疳、急疳、鼻疳、奶疳、蛔疳、漏疳、口齿疳等众多疳疾,方达 200 余首,对此应当引起高度重视。疳疾又称疳积,好发于弱小幼儿,以面黄肌瘦、肚腹膨胀、营养障碍,伴慢性消化不良为特征。常因断乳过早,饮食失节,病后失调,以及虫积等因素所致。故后天失养、脾胃虚弱是小儿疳疾的基本病机。黄连广泛用于各种疳疾,揭示其有健脾消疳的功能。《药典》对此并未顾及。

4）止血:《日华子》最早确认黄连有"止血"作用。古代含黄连复方治疗肠风下血、脏毒下血、伤寒吐血、伤寒鼻衄、鼻衄、大衄、诸血、卒吐血等不同部位的出血病症,提示黄连或有止血功能。《药典》明确黄连治疗"血热吐衄",但未能在功能中予以明示。

5）止渴:《别录》对黄连"止消渴"予以首肯。而古代含黄连复方呼应其用,凡消渴、消中、消渴烦躁、消渴饮水过度、消渴口舌干燥、消肾小便白浊、久渴、虚热渴等,皆配伍黄连以取其效,用方高达 181 首,足以说明黄连确有止渴作用。可以注意到,《药典》主治确实收载消渴,但对止渴功能却避而不论。

6）平喘:古代方剂记载黄连可用于平喘,主要用于咳嗽上气、咳嗽肺气喘急等。虽方剂记载数量不多,但可表明黄连具有此功效。而《药典》未予记载黄连平喘功效。

7）止痉:在止痉方面,古代含黄连复方治疗比较广泛,用于惊热、一切痫、风痫、痫瘛复发、癫痫、慢惊风、天瘹惊风、急慢惊风、风痉、一切惊风、风惊等,提示黄连有止痉功能。遗憾的是,这一功能同样未能得到《药典》的认同。

（2）疑问

1）《日华子》用黄连"止血",《求真》确认黄连"止中部见血"。古代含黄连复方用于出血者 72 首,主治多种出血疾患。而相关研究指出[5],黄连的有效成分小檗碱(黄连素)具有抗血小板聚集作用。由此看来,黄连或许具有双向调节作用。对此,尚待进一步确认。

2）自《日华子》提出黄连有"益气"功能,其后本草学呼应者甚少。黄连一直作为治疗实热、湿热诸证的常用药物沿用至今,当今几乎无人认为其有补益作用。不过,个别本草学称其"益气",应当不是空穴来风。从古代众多方剂配伍黄连治疗脾胃虚弱之小儿疳疾,是否应对黄连"益气"功能重新审视?

3. 黄连潜在功能现代研究和应用考察

通过比较可以看出,黄连古今功用差异较大。古代应用广泛但《药典》和统编教材《中药学》没有收载的情况比较突出。从历代本草记载和古代方剂应用,可以归纳出黄连消痞散满、宁心安神、健脾消疳、止血、止渴、平喘和止痉等潜在功能。尽管《药典》在功能上尚未确认,但黄连的现代实验研究和临床应用却提供了认证这些功能的重要渠道和信息。

（1）黄连"消痞散满"的实验研究

史琪荣等指出,通过对实施夹尾激怒法制造的功能性消化不良的大鼠模型测定小肠推进百分比,得出黄连对小肠推进有显著的促进作用[1]。

（2）黄连"宁心安神"的实验研究

Kulkarni S K 等[2]研究显示,黄连有效成分小檗碱有抗抑郁的功效,其作用机制可能与调节大脑中枢单胺类神经递质（NE、5-HT、DA）有关。Peng W H 等[3]指出，其抗抑郁作用机制可能与逆转行为绝望抑郁小鼠海马和皮质的神经递质 NE 和 5-HT 含量有关。Sun S 等[4]研究表明，小檗碱抗抑郁作用机制可能与其抑制有机阳离子转运体 2 和有机阳离子转运体 3 有关。

（3）黄连"平喘"的实验研究

胡黄连苷Ⅱ对哮喘大鼠有抗炎平喘作用，其作用机制为降低哮喘大鼠气道阻力和提高肺顺应性，抑制支气管收缩[5]。胡黄连苷Ⅱ可以明显延长诱喘潜伏期、减轻哮喘症状，对整体动物引喘有保护作用[6]。

（4）黄连"止痉"的实验研究

王凌等指出[7]，将黄连作用于戊四氮和士的宁两种从不同侧面反应癫痫类型的模型，得出黄连可通过抑制 P- 糖蛋白介导进而增强对癫痫的治疗作用。研究发现[8]，小檗碱可通过抑制活性氧的升高、抑制细胞凋亡诱导因子和细胞色素 C 的释放来提高脑内新生细胞的存活率，以达到保护脑神经、清除自由基损伤的作用。胡黄连苷Ⅱ能够抑制大鼠脑缺血再灌注后缺血半影区相关炎性因子表达和细胞凋亡，改善大鼠的神经行为功能[9]。

（5）黄连"止血"的实验研究

张瑞如等研究发现[10]，黄连有效成分小檗碱对腺苷二磷酸（ADP）、花生四烯酸、胶原等诱导的血小板聚集和 ADP 释放均有不同程度的抑制作用。Feng Y B[11]同样指出，黄连对血小板释放有抑制作用。

（6）黄连"止渴"的实验研究

黄连有效成分黄连碱可通过受体后效应降低血糖，具体途径为抑制糖原异生或促进糖酵解[12]。顾月荣等指出黄连碱降糖作用明显，且与降糖作用明确的二甲双胍相比作用更强[13]。王忠琳研究表明，黄连降糖机制主要为增强胰岛细胞膜上受体对葡萄糖的敏感性和改善胰岛素的外周抵抗，且疗效显著[14]。

4. 黄连潜在功用在名老中医经验中的应用

（1）消痞散满

徐景藩教授应用黄连配伍紫苏梗，主中焦脾胃，理气宽中，尤常用于脾胃气滞、胃脘痞胀隐痛的患者，其效甚佳。认为紫苏梗性微辛微温，温而不燥，且其气芳香，有醒脾化湿止呕之功，若兼有中焦湿热，此时与黄连相配，辛开苦降，平调寒热，宣通调和，具理气消痞、清热化湿、通降止呕之功[15]。

（2）宁心安神

全小林教授常用黄连配白茅根、黄连配苦参治疗心律失常，其中苦参剂量为 20~30g，白茅根剂量为 30~60g，黄连 10~30g，并配伍生姜或干姜佐制苦寒之性。黄连配炙甘草，黄连配生地黄，均能治疗脉结代之症，其中生地黄剂量为 30~120g[16]。

颜德馨教授在心悸治疗中，常用桂枝伍以黄连，取交泰丸之意，桂枝辛甘温，温通心阳主升，黄连苦寒清心经实火主降，两者合用，升降气机，通行血脉，共奏清心通阳复脉之功[17]。

❖　**参考文献**

［1］史琪荣,于少云,孙晓迪,等.黄连干姜药对对功能性消化不良大鼠胃排空和血清胃泌素的影响［J］.中国药学杂志,2011,46(13):988–992.

［2］KULKARNI S K,DHIR A. On the mechanism of antidepressant–like action of berberine chloride［J］. European Journal of Pharmacology,2008,589(1–3):163–172.

［3］PENG W H,LO K L,LEE Y H,et al. Berberine produces antidepressant–like effects in the forced swim test and in the tail suspension test in mice［J］. Life Sciences,2007,81(11):933–938.

［4］SUN S,WANG K,LEI H,et al. Inhibition of organic cation transporter 2 and 3 may be involved in the mechanism of the antidepressant–like action of berberine［J］. Prog Neuropsychopharmacol Biol Psychiatry,2013(49):1–6.

［5］何薇,林江涛.胡黄连苷Ⅱ对支气管哮喘大鼠气道炎症和支气管收缩反应影响的研究［C］.中华医学会第五次全国哮喘学术会议暨中国哮喘联盟第一次大会论文汇编.长沙,2006:138–139.

［6］何薇,林江涛.胡黄连苷Ⅱ对哮喘大鼠的抗炎平喘作用［J］.中日友好医院学报,2005,19(2):233–235.

［7］王凌,庄波阳,王少明,等.黄连治疗癫痫的协同作用及对P–糖蛋白介导的抗癫痫药脑转运的调节作用［J］.中国现代应用药学,2015,3(6):660–663.

［8］周希乔.黄连素对成年鼠神经再生的影响及其对缺血性脑卒中神经保护的作用机制［D］.南京:南京医科大学,2008.

［9］LI Q,LI Z. Neuroprotective properties of picroside II in a rat model of focal cerebral ischemia［J］. International Journal Of Molecular Sciences,2010,11(11):4580–4590.

［10］张瑞芬,苏和.黄连的药理研究进展［J］.内蒙古中医药,2010,3(3):114–117.

［11］FENG Y B,WANG N,YE X S,et al. Hepatoprotective effect and its possible mechanism of Coptidis rhizoma aqueous extract on carbon tetrachloride induced chronic liver hepatotoxicity in rats［J］. Journal of Ethnopharmacology,2011,138(5):683–690.

［12］李真,马高峰.生地黄连液对四氧嘧啶小鼠影响的实验研究［J］.辽宁中医杂志,2000,27(12):574.

［13］王睿,顾月容.黄连降糖胶囊与二甲双胍治疗对2型糖尿病疗效比较［J］.中医药学刊,2003,21(7):1189–1190.

［14］王忠琳.黄连地黄汤治疗Ⅱ型糖尿病的研究［J］.山东中医学院学报,1995,19(3):185–189.

［15］陆为民.徐景藩教授黄连配伍用药经验点滴［J］.中医药学刊,2005,23(10):1757–1758.

［16］王佳,冯磊,仝小林.仝小林教授运用黄连不同配伍经验［J］.中医药导报,2015,21(22):16–20.

［17］郭祖文,赵奇焕,颜新,等.颜德馨运用黄连经验［J］.辽宁中医杂志,2013,40(4):642–644.

第 45 节 菟 丝 子

一、菟丝子历代本草学功用考察分析

菟丝子,列为《本草经》草部上品,"味辛,平。主续绝伤,补不足,益气力,肥健。汁去面皯。"主要用于跌仆损伤与虚损不足。《别录》记载菟丝子"味甘,无毒,主养肌,强阴,坚筋骨,主治茎中寒,精自出,溺有余沥,口苦,燥渴,寒血为积"。《别录》与《本草经》对菟丝子"味"之认识明显不同,新增"主治茎中寒,精自出,溺有余沥,口苦,燥渴,寒血为积"诸用。《药性论》取"治男子女人虚冷,添精益髓,去腰痛膝冷,又主消渴、热中",《日华子》以其"补五劳七伤,治鬼交泄精,尿血,润心肺"。两书扩大了补益病症范围,并拓展用于消渴、热中和尿血,明确菟丝子作用趋势的脏腑定位。《图经》认为此药"治腰膝去风,兼能明目,久服令人光泽,老变为少",增加"治腰膝去风""明目"的功效。

明清时期,对菟丝子的功用认识大体进入归纳总结阶段,从归经上予以概括,间或少许补充。《蒙筌》所述"益气强力,补髓添精,虚寒膝冷腰疼""鬼交梦遗精泄,勿厌频吞,肥健肌肤,坚强筋骨,服之久久,明目延年",多为重复其前论述,唯"延年"属于新增。《药性解》补充"驻颜""令人多子"功用。《景岳》概括其用:补髓添精,助阳固泄,续绝伤,滋消渴,缩小便,止梦遗带浊余沥,暖腰膝寒疼,壮气力筋骨,明目开胃,进食肥肌,禁止鬼交,尤安梦寐。内容多属传承,充实安神之用。《备要》确认菟丝子能"补三阴""益阴清热""补肝肾",当属归纳总结后提出的新认识。《逢原》所谓"肝肾气分药也",《得配》云其"入足三阴经血分",皆从《备要》之说。不过,《经读》指出"菟丝,肺药也,然其为用在肾,而不在肺"。《新编》所云"安心定魂",乃"禁止鬼交,尤安梦寐"之意。至此,历代本草对菟丝子的功用认识已臻完善。

综合历代本草所述,菟丝子功用主要包括补益肝肾、固精缩尿、壮筋骨、生津止渴、安神、祛斑、明目、止血、健脾开胃 9 种(见表 45-1),其他功用则属散见。

表 45-1 菟丝子历代本草学功用分类汇总

功能	出处
补益肝肾	1. 腰痛膝冷,2. 男子女人虚冷,3. 添精益髓(《药性论》);4. 助阳,5. 驻颜,6. 令人多子(《药性解》)
固精缩尿	1. 精自出,2. 溺有余沥(《别录》);3. 鬼交泄精(《日华子》);4. 梦遗,5. 补髓添精(《蒙筌》);6. 缩小便,7. 助阳固泄(《景岳》)
壮筋骨	1. 壮筋骨(《别录》);2. 坚强筋骨(《蒙筌》);3. 壮气力筋骨(《景岳》)
生津止渴	1. 燥渴(《别录》);2. 消渴(《药性论》);3. 益阴清热(《备要》)
安神	1. 止鬼交,2. 安梦寐(《景岳》);3. 安心定魂(《新编》)
祛斑	1. 面皯(《本草经》);2. 令人光泽(《图经》)

续表

功能	出处
明目	明目(《图经》)
止血	尿血(《日华子》)
健脾开胃	1. 益气力,2. 补不足(《本草经》);3. 开胃(《景岳》)

二、菟丝子古代方剂配伍应用规律考察分析

借助数据库,检索含菟丝子复方,通过归类分析其适用病症的总体构成和分布规律,把握古代干预的优势病症,提炼出菟丝子在古代临床应用的功能主治。

1. 含菟丝子复方治疗病症分类

以菟丝子为关键词,在数据库中检索,得含菟丝子复方 696 首,用于 202 种病症的治疗。为了便于对含菟丝子复方所治病症的构成统计分析,对相同或相近病症做归类处理,并附符合纳入条件的代表方剂(见表 45-2)。

表 45-2　含菟丝子复方所治常见病症归类和代表方剂

病症	病症归类	代表方剂
肾虚	补虚固精、肾虚、补壮元阳、肾脏虚损阳气痿弱、补虚益精髓、补虚轻身延年、补虚益髭发、补虚治痼冷、伤寒后虚损梦泄、补虚驻颜色、膀胱虚冷、精极、须发黄白、小便遗失、白淫、骨极、遗失不禁、五硬五软、肾寒、小便不通、骨髓虚实、乌髭发	1. 五味子丸(《御药院方》):五味子、蛇床子、菟丝子、远志、肉苁蓉各四两;2. 麦门冬散(《普济方》):麦冬三合、韭子二升、菟丝子三两、车前子六分、泽泻六分
虚损	补益诸虚、平补、补虚益气、补虚益血、四季补益、虚损羸瘦、补益强力益志、五劳七伤、三焦虚寒、肝虚、胆虚寒、筋虚极、风消、补虚治小肠、三焦寒	1. 石斛散(《普济方》):石斛、巴戟天、菟丝子各一两,杜仲、桑螵蛸各一两半;2. 斑龙丸(《百一选方》):鹿角胶、鹿角霜、菟丝子、柏子仁、熟地黄等分
目昏暗	肾肝虚眼黑暗、目昏暗、内障眼、虚劳目暗、肝虚眼、目见黑花飞蝇、将变内障眼、目青盲、目生肤翳、卒生翳膜、内外障眼、远年障翳	1. 驻景丸(《龙木论》):车前子三两、菟丝子五两、熟干地黄三两;2. 枸苓丸(《普济方》):白茯苓八两,枸杞子四两,当归、青盐、菟丝子各二两
消渴	消渴、肾小便白浊、消渴后虚乏、虚热渴、消渴口舌干燥、渴利、肺消、消中	1. 龙凤丸(《危氏方》):鹿茸一两、山药二两、菟丝子二两;2. 双补丸(《仁存方》):五味子、菟丝子等分
痹病	腰痛、肾脏风毒流注腰脚、五种腰痛、风脚软、痹气、久腰痛、风腰脚不遂、腰脚疼痛、血痹、骨痹、肾痹、腰脚冷痹、风湿痹、风冷、身体腰脚疼痛、腰脚疼痛挛急不得屈伸	菟丝子丸(《百一选方》):菟丝子、威灵仙、杜仲等分

病症	病症归类	代表方剂
骨痿	肾脏虚损骨痿羸瘦、补虚理腰膝、补虚壮筋骨	1. 菟丝子丸(《十便良方》):菟丝子二两、牛膝一两;2. 菟丝子丸(《圣济总录》):菟丝子三两,肉苁蓉二两,天雄、骨碎补、薏苡仁、地龙各一两
中风	诸风、风偏枯、偏风、柔风、中风身体不遂、肾中风、中风四肢拘挛不得屈伸、肝中风、中风半身不遂、喑俳、风瘫痪	苁蓉丸(《普济方》):肉苁蓉、牛膝、菟丝子、附子各一两,白面二两
痈疮	下部诸疾、诸疮、痈内虚、诸痈、头面身体生疮、湿阴疮、一切恶疮、阴疮、头疮、诸痈疽	1. 硫黄汤(《普济方》):硫黄四两、蛇床子一两、吴茱萸一两半、菟丝子一两六铢;2. 内托散(《普济方》):菟丝子、牛蒡子、补骨脂、朴硝、大黄等分
淋涩	胞痹、冷淋、小便淋秘、沙石淋、劳淋、血淋、膏淋、卒淋	发灰煎(《十便良方》):菟丝子四两、鹿茸一两、山药一两、乱发灰一分、酒
出血	小便出血、血暴下兼带下、鼻衄、赤白带下、崩中漏下	1. 苁蓉丸(《十便良方》):菟丝子、肉苁蓉、干地黄、鹿茸各一两;2. 苁蓉丸(《指南方》):肉苁蓉一两、菟丝子一两、桑螵蛸一两、干地黄二两、鹿茸二两
脚气	脚气缓弱、一切脚气、风脚气、脚气心腹胀满	钟乳丸(《普济方》):钟乳粉三两、石斛二两、吴茱萸三两、菟丝子二两
食不消	胃虚冷、脾胃不和不能饮食、胃中宿食、补虚进饮食、虚劳食不消	火轮丸(《医方大成》):干姜、附子、肉豆蔻等分,菟丝子一两,米醋

2. 含菟丝子复方治疗病症分类构成分析

将含菟丝子复方所治病症频次≥5次者列表,共得16类(见表45-3)。可以确认,含菟丝子复方用于肾虚最多,突出菟丝子入肾经而补肾虚;其次用于虚损,体现菟丝子味甘能补,两者均属补益,确立了菟丝子以补为用的主导地位。所治目昏暗也占较大比重,表明菟丝子入肝以益肝明目。用于消渴,呼应了由本草学中提炼出来的生津止渴功能。含菟丝子复方治疗痹病、痈疮、诸痛、淋涩、目赤肿痛、脚气、痉病等,说明菟丝子兼有祛邪之用。所治中风、耳聋等,均不离补益肝肾之功。总体说来,与历代本草所述功用大体吻合。

表 45-3 古代含菟丝子复方治疗病症一览表

病症	方剂	病症	方剂	病症	方剂	病症	方剂
肾虚	197	痹病	29	痈疮	14	目赤肿痛	7
虚损	195	骨痿	24	诸痛	9	脚气	7
目昏暗	65	中风	20	淋涩	9	食不消	6
消渴	33	耳聋	20	出血	8	痉病	5

三、菟丝子古今功用比较分析

1. 菟丝子古今功用一致性考察分析

《本草经》指出，菟丝子"补不足，益气力"，明确菟丝子具有补益功用。其后，历代本草据以拓展和补充，补益脏腑涉及肝、肾、肺、心、脾和胃等，相关病症至少包括泄精、梦遗、溺有余沥、驻颜、消渴、泄泻、目昏暗、虚冷、心神不安、腰膝酸痛等。由《药典》确定，菟丝子"补益肝肾，固精缩尿，安胎，明目，止泻；外用消风祛斑"，用于"肝肾不足，腰膝酸软，阳痿遗精，遗尿尿频，肾虚胎漏，胎动不安，目昏耳鸣，脾肾虚泻"，外治"白癜风"。"十二五"规划教材《中药学》依从《药典》功用。可以看出，除消渴外，历代本草的上述功用通过《药典》等当今文献传承下来。《药典》所记用于"肾虚胎漏，胎动不安"，亦与古代含菟丝子复方治疗漏胎相吻合。大体说来，现代对菟丝子功用的认识与古本草和古方剂中确认的功用基本相照应。

2. 菟丝子功用古今差异部分考察分析

（1）稽古发隐

1）壮筋骨：《别录》最早提出菟丝子"坚筋骨"，《景岳》亦收录菟丝子"壮气力筋骨"。检索数据库，含菟丝子复方可用于补虚壮筋骨，提示菟丝子有壮筋骨的功能。然而，《药典》对此未予提及。

2）生津止渴：《别录》云菟丝子主"燥渴"，《药性论》明确菟丝子"主消渴，热中"，后世医家认为菟丝子能"益阴清热"。在数据库中，含菟丝子复方用于治疗消渴、肾小便白浊、消渴后虚乏、虚热等病症，方数多达33首，提示菟丝子具有生津止渴的功效。遗憾的是，《药典》未提及此功能。

3）调精种子：《药性论》中记载菟丝子"填精益髓"，后《药性解》明确提出菟丝子可"令人多子"，对此后世医家也曾多次提及。通过数据库检索，发现古代方剂中亦有配伍菟丝子用于补虚益精髓，提示菟丝子具有调精种子的功能。而现行《药典》及《中药学》教材对这一功能未予标注。

4）祛风散寒除湿：《图经》提及菟丝子能"治腰膝去风"。检索数据库，不难发现古代含菟丝子复方用于治疗腰痛、风脚软、痹气、久腰痛、风腰脚不遂等痹病，方数多达29首，提示菟丝子具有祛风散寒除湿的功能。然而，不论《药典》还是现行《中药学》教材，均未收录此功能。

5）平肝息风：客观地说，古代本草中确无菟丝子治疗中风的记载。但在古代方剂中，配伍菟丝子可用于治疗中风偏枯、偏风、柔风、中风身体不遂、肾中风等中风病症，方数有20首，提示菟丝子或有平肝息风的功能。《药典》及现行《中药学》教材对于该功效主治均未予以注明。

6）止血：古代方剂中有关菟丝子治疗小便出血、血暴下兼带下、鼻衄、崩中漏下等出血病症的方数有8首，古本草中亦有关于菟丝子止血的记载，提示菟丝子或有止血功效。对于这一功效《药典》与《中药学》教材皆未确认。

（2）疑问

《药典》确认菟丝子有安胎作用，可治疗胎动不安。不过，历代本草和古代方剂中，并无菟丝子安胎的功能记载和临床应用。现代药效学研究也未能提供相关证据。由此看来，《药典》如何确定菟丝子安胎尚属有待破解之谜。

3. 菟丝子潜在功能现代研究和应用考察

通过对历代本草学、古方书及《药典》的比较分析，挖掘出菟丝子多种潜在功能。查阅当今文献，发现其壮筋骨、生津止渴、调经种子、祛风散寒除湿、平肝息风等潜在功能已得到实验研究的证实。

（1）菟丝子"壮筋骨"的实验研究

成骨细胞可合成分泌碱性磷酸酶（alkaline phosphatase，ALP）、骨钙素等非胶原蛋白，参与骨形成，负责骨基质的合成、分泌和矿化；破骨细胞参与骨吸收，对骨质疏松等病起重要作用[1]。实验证明，菟丝子能够提高 ALP 活性，促进骨钙素分泌，升高骨形态生成蛋白 –2 基因表达，促进骨髓间充质干细胞、成骨细胞增殖，抑制破骨细胞分化，促进骨形成[2-5]。将菟丝子多糖凝胶置入骨折缺损端，能促进 TGF–β_1 分泌表达，促进骨折修复愈合[6]；菟丝子总多糖能够促进全层关节软骨缺损家兔的血窦、骨小梁形成，恢复正常的软骨[7]。

（2）菟丝子"生津止渴"的实验研究

研究表明，菟丝子多糖能增加糖尿病大鼠体重，降低空腹血糖、餐后血糖及糖化血清蛋白水平，增加肝糖原，还可以降低胆固醇、甘油三酯水平，改善糖尿病大鼠糖脂代谢紊乱[8,9]；另一实验证明，菟丝子多糖能降低 MDA 水平，提高 SOD 水平，增强机体抗氧化系统功能，防止过多的氧自由基对胰岛细胞的损害[10]。

（3）菟丝子"调精种子"的实验研究

实验证明，菟丝子黄酮能升高由雌二醇引起性腺受损大鼠的促性腺激素释放激素水平，降低雌二醇、卵泡刺激素、黄体生成素水平[11]；亦可增加生长分化因子 –9、Smad4 基因表达，促进卵母细胞发育[12]。雷公藤多苷具有生殖系统毒性，导致可逆性不育。文献证实，菟丝子黄酮能增加雷公藤多苷所致睾丸损伤雄鼠的精原细胞、初级精母细胞数量，减少生精细胞凋亡数量，提高雌鼠受孕率及产仔数[13]；菟丝子提取物能提高雄性激素缺乏大鼠的血清睾酮水平，改善肾阳虚大鼠异常的性器官，增加精浆果糖含量，提高精子活性及生殖能力[11,14]。

（4）菟丝子"祛风散寒除湿"的实验研究

研究表明，菟丝子提取物能显著降低 NO、MDA 水平，减少 IL–1β、IL–6、NF–κB、TNF–α、COX–2 表达，抑制角叉菜胶引起的大鼠后足水肿[15]。

（5）菟丝子"平肝息风"的实验研究

实验证明，菟丝子黄酮能够降低与 Bcl–2 相关的 X 蛋白（Bax）、胱天蛋白酶 –3（caspase–3）蛋白表达，升高 Bcl–2 蛋白表达，抑制神经细胞凋亡[16]；菟丝子黄酮亦可降低 TNF–α、IL–β、细胞间黏附分子的表达，抑制炎症，保护脑组织[17]。

❖　参考文献

［1］SIMON L S. Osteoporosis［J］. Rheumatic Disease Clinics Of North America,2007,33（1）:149–176.

［2］刘芳.菟丝子总黄酮对成骨细胞骨代谢的影响［J］.中国实验方剂学杂志,2011,17（19）:232–234.

［3］黄进,张进,徐志伟.菟丝子含药血清促进骨髓间充质干细胞增殖的效应及机制［J］.中华中医药杂志,2011,26（4）:818–822.

［4］杜波,王婧.菟丝子含药血清对成骨细胞代谢调控的影响［J］.中医杂志,2011,52（22）:1951–1953.

［5］程孟春,刘艳秋,王莉,等.何首乌和菟丝子对破骨细胞和成骨细胞增殖及分化的影响［J］.中国中药杂志,2011,36（19）:2737–2740.

［6］李绪松,郑臣校,付光明.局部应用菟丝子总多糖对家兔骨折修复中 TGF-β_1 表达的实验研究［J］.江西中医学院学报,2012,24（1）:61–63.

［7］胡晓梅,王俊锋,杨松涛,等.菟丝子总多糖对家兔全层关节软骨缺损Ⅱ型胶原表达的影响［J］.实用医院临床杂志,2011,8（1）:23–25.

［8］李道中,彭代银,张睿,等.菟丝子多糖对糖尿病小鼠的治疗作用［J］.安徽医药,2008,12（10）:900–901.

［9］徐先祥,李道中,彭代银,等.菟丝子多糖改善糖尿病大鼠糖脂代谢作用［J］.中国实验方剂学杂志,2011,17（18）:232–234.

［10］李道中,彭代银,徐先祥,等.菟丝子多糖降糖作用机制研究［J］.中华中医药学刊,2008,26（12）:2717–2718.

［11］苏洁,陈素红,吕圭源,等.杜仲及菟丝子对肾阳虚大鼠生殖力及性激素的影响［J］.浙江中医药大学学报,2014,38（9）:1087–1090.

［12］崔瑞琴,丁樱.菟丝子黄酮对雷公藤多苷所致生殖损伤雌鼠卵巢损伤表达的影响［J］.辽宁中医药大学学报,2009,11（8）:246–247.

［13］任献青,丁樱,崔瑞琴.菟丝子黄酮干预雷公藤多苷所致雄性幼鼠睾丸组织损伤的实验研究［J］.中国中西医结合儿科学,2010,2（4）:302–305.

［14］章振保,杨庆涛,杨镜秋,等.淫羊藿甙、菟丝子提取物对雄激素部分缺乏大鼠生殖保护作用的比较研究［J］.中国老年学杂志,2006,26（10）:1389–1391.

［15］LIAO J C,CHANG W T,LEE M S,et al. Antinociceptive and anti-inflammatory activities of cuscuta chinensis seeds in Mice［J］. The American Journal of Chinese Medicine,2014,42（1）:223–242.

［16］张曼,王桂敏.菟丝子黄酮对大鼠脑缺血再灌注损伤后细胞凋亡及 Bcl-2、Bax、Caspase-3 表达的影响［J］.中药药理与临床,2014,30（5）:78–81.

［17］杨迪,王桂敏,翟宏颖.菟丝子黄酮对脑缺血再灌注损伤模型大鼠脑组织中炎症反应的影响［J］.中国药房,2013,24（11）:979–982.

第 46 节　猪　　苓

一、猪苓历代本草学功用考察分析

猪苓,早在《本草经》中即被列为中品,"主痎疟,解毒,蛊疰不祥,利水道"。其后数百年间,猪苓功用保持相对稳定。至唐代《药性论》问世,补充"猪苓,臣,微热,解伤寒、温疫、大热,发汗,主肿胀满,腹急痛"的主治内容。此间,猪苓药性由《本草经》性平改为"微热",在利水渗湿之外,尚有治疗外感热病的多种功用。

金元以来,猪苓功用有所增益,逐渐向利水渗湿倾斜和细化;同时注意在与茯苓的比较中阐明其用。《法象》指出猪苓"大燥除湿,比诸淡渗药大燥",《主治秘诀》认为"其用与茯苓同,去心中懊恼",《纲目》称其"能开腠理,利小便,与茯苓同功,但入补药不如茯苓"。具体说来,"治淋肿,脚气,白浊,带下,妊娠子淋,胎肿,小便不利",皆湿邪为患之疾。《分经》则有"升而能降,利湿行水,与茯苓同而泄更甚,利窍,发汗,解湿热"的功能概括。

综合诸家本草所述,猪苓功能主要包括利水消肿、渗湿通淋、清热解毒、截疟、发汗和安神,其他功用则属散见(见表 46-1)。

表 46-1　猪苓历代本草学功用分类汇总

功能	出处
利水消肿	1. 利水道(《本草经》);2. 肿胀满(《药性论》);3. 利小便(《用药心法》);4. 小便不利(《纲目》);5. 利湿行水(《分经》)
渗湿通淋	1. 淋肿,2. 白浊,3. 妊娠子淋(《纲目》)
清热解毒	1. 解伤寒,2. 温疫,3. 大热,4. 解毒(《药性论》);5. 解湿热(《分经》)
截疟	主痎疟(《本草经》)
发汗	1. 发汗(《药性论》);2. 开腠理(《纲目》)
安神	去心中懊恼(《主治秘诀》)

二、猪苓古代方剂配伍应用规律考察分析

1. 含猪苓复方治疗病症分类

以猪苓为关键词,在整个数据库检索,得含猪苓复方 3 737 首,用于 958 种病症。为便于对含猪苓复方所治病症构成进行统计分析,首先应对相同或相近病症做分类整理,并附符合条件的代表方剂(见表 46-2)。

表 46-2 含猪苓复方所治常见病症归类和代表方剂

病症	病症归类	代表方剂
水肿	诸肿,水肿,水气遍身肿满,血分水分肿满,风水,十水,涌水,虚劳浮肿,上气喘急身面浮肿,脚气便成水肿,身体肿胀,伤寒后身体虚肿,消渴后成水病,卒浮肿,水气,产后血风血虚浮肿,痢兼肿,肺气面目四肢浮肿,乳石发浮肿,水蛊,痈瘘身面肿,水气心腹膜胀,水肿小便涩	1. 泽苓散(《普济方》):木通一两半、泽泻半两、猪苓一两、汉防己一两、莱菔子半两;2. 木通汤(《普济方》):桑白皮二两、猪苓一两、商陆一两、小豆花一合、麻子仁半两
淋秘	小便淋秘,小便不通,子淋,膀胱实热,血淋,脚气大小便不通,伤寒小便不通,小便难,淋秘,卒淋,小肠实,冷淋,热淋,疮疹大小便不通,时气小便不通,热病小便不通	1. 猪苓汤(《普济方》):猪苓一两、赤茯苓一两、阿胶五钱、泽泻五钱、滑石一两;2. 猪苓汤(《普济方》):猪苓一两、木通一两、桑白皮二两
泻痢	濡泻,诸泻,吐利,热痢,霍乱,泄泻,水泻,下痢,诸痢,久痢羸瘦,霍乱烦渴,伤寒霍乱,泄痢,下赤痢白痢	1. 猪苓丸(《圣济总录》):猪苓半两、肉豆蔻二枚、黄柏一两;2. 去桂五苓散(《普济方》):猪苓、白术、赤茯苓各五钱,泽泻七钱半
伤寒	伤寒烦渴,伤寒杂治,伤寒两感,坏伤寒,伤寒虚烦,伤寒烦喘,伤寒六日候,中风伤寒,伤寒烦躁,伤寒湿温,伤寒五日候,太阳病脉证并治	1. 五苓散(《指南方》):猪苓、赤茯苓、白术各三分,官桂半两,泽泻一两;2. 猪苓汤(《普济方》):猪苓、赤茯苓、阿胶、泽泻、滑石各一两
热病	热病烦渴,时气谵语,时气烦渴,胎热,瘟病,三焦热,热病狂言,热病咳嗽,骨蒸,结热,时气疫疠,时气七日,时气结胸	1. 猪苓散(《圣惠方》):猪苓一两、赤茯苓一两、木通一两、滑石一两、泽泻一两;2. 五苓散(《普济方》):泽泻一两、白术、茯苓、猪苓各三分,桂心半两
虚损	肾虚漏浊遗精,补虚固精,脾胃俱虚,饮食劳倦,肾劳,补益诸虚,补虚益气,胃虚冷,中寒	1. 猪苓丸(《普济方》):半夏一两、猪苓一两;2. 茯苓丸(《卫生家宝》):猪苓二两,茯苓、半夏各半两
疮毒	蛊病,一切恶疮,阴肿,中药毒,便毒,疮疹后解余毒,阴肿痛,乳痈,痈疽等疮	五苓散(《危氏方》):泽泻二两半,桂心、猪苓、赤茯苓、白术各一两
疟疾	疟疾,山岚瘴气疟,诸疟,疟母,足厥阴肝疟,劳疟	1. 五苓散(《广南卫生方》):泽泻二两半,猪苓、茯苓、白术各一两半,桂花一两;2. 五苓散(《德生堂方》):泽泻二两半,桂心一两,猪苓、白术、赤茯苓各一两半
消渴	消肾小便白浊,消渴,渴疾,消渴饮水腹胀	1. 白羊肾丸(《郑氏家传渴浊方》):半夏三两、猪苓二两、羊肾;2. 沉苓丸(《郑氏家传渴浊方》):茯苓半斤、猪苓五两
黄疸	黄疸,谷疸,诸疸,阴黄,三十六黄,伤寒发黄	猪苓汤(《圣济总录》):猪苓、黄芩、大黄、栀子仁、朴硝各一两
痹病	中湿,风湿腰痛,腰痛,脚痹	五苓散(《医方大成》):泽泻二两半,桂心一两,猪苓、白术、赤茯苓各一两半
咳嗽	一切痰饮,肺气喘急,伤寒咳嗽,水肿咳逆上气,久嗽,肺痿,肺实	五苓散(《三因方》):猪苓、白术、茯苓各三两,桂心二分,泽泻

病症	病症归类	代表方剂
中暑	中暑,伤暑	五苓散(《宣明论》):泽泻二两半,桂心一两,猪苓、白术、赤茯苓各一两半
呕吐	呕吐,寒呕,伤寒呕吐,热吐,胃反	1. 猪苓汤(《大全良方》):猪苓、泽泻、阿胶、滑石、赤茯苓各半两;2. 猪苓散(《普济方》):猪苓、茯苓、白术各三两

2. 含猪苓复方治疗病症分类构成分析

现将含猪苓复方≥6 首的病症予以列表(见表 46-3)。由表 46-3 可知,猪苓配伍在复方中主要用于水肿、淋秘;其次为泻痢、伤寒、热病、疟疾、黄疸和中暑等外感热病,实际用方 210 首。

表 46-3　古代含猪苓复方治疗病症一览表

病症	方数	病症	方数	病症	方数	病症	方数
水肿	72	热病	19	疝气	13	痹病	9
淋秘	40	虚损	19	消渴	11	咳嗽	9
泻痢	24	疮毒	16	黄疸	10	中暑	7
伤寒	23	疟疾	15	脚气	9	呕吐	6

三、猪苓古今功用比较分析

1. 猪苓古今功用一致性考察分析

《本草经》确认猪苓"利水道",《别录》治疗"肿胀满",古代含猪苓复方治疗水肿居于首位,与《药典》确定猪苓"利水",用于"小便不利,水肿"的功用相吻合。古代含猪苓复方较多用于淋秘、泻痢等,体现其通淋渗湿功能,与《药典》主"泄泻,淋浊"等大体相照应。亦即,猪苓利水消肿与渗湿功能得以传承下来。

2. 猪苓功用古今差异部分考察分析

(1)稽古发隐

1)补虚强壮:客观地说,历代本草均未直接论及猪苓的补益作用。但由《纲目》所云猪苓"入补药不如茯苓",可知古代医家并未否认猪苓有补益之功。古代含猪苓复方仍有 19 首用于多种虚损,提示猪苓或有补虚强壮作用。《药典》对此不予收录。

2)清热解毒:《本草经》以猪苓"解毒,蛊疰不祥",疰与"注"通。《诸病源候论》曰:"注之言住也,言其连滞停住也。人有先无他病,忽被鬼排击,当时或心腹刺痛,或闷绝倒地,如中恶之类,其得瘥之后,余气不歇,停住积久,有时发动,连滞停住,乃至于死。死后注易傍人,故谓之鬼注。"由此可知,蛊疰相当于现代临床的传染病。《药性论》以其"解伤寒、温疫、大热",与《本草经》所论相合。古代含猪苓复方治疗伤寒23首,用于热病19首,治疗疮毒16首,提示猪苓或有清热解毒功能。而《药典》未予记载。

3）利湿退黄:在历代本草学中,猪苓利水渗湿,侧重用于水肿、小便不利和淋涩,但古代含猪苓复方除治疗这些病症外,还用于谷疸、诸疸、阴黄、三十六黄、伤寒发黄等黄疸类疾病,提示猪苓或有利湿退黄的功能。

4）截疟:《本草经》首载猪苓主"痎疟",《经疏》注云"其主痎疟者,疟必由暑,暑必兼湿,淡以利窍,引暑湿之气以小便出,所以分消之也"。对猪苓治疗疟疾的机制做出分析。古代含猪苓复方治疗各种疟疾15首,说明古代本草、方剂所论基本吻合,而《药典》未能收录猪苓截疟功能。

5）发汗解表:《药性论》称猪苓"解伤寒、温疫、大热,发汗",《纲目》认为"能开腠理",古代含猪苓复方将其用于伤寒等,共同提示猪苓不仅有清热解毒之功,尚有发汗解表、疏散热邪之能。对此,《药典》同样未予收录。

（2）疑问

《主治秘诀》以其"去心中懊愦",古代含猪苓复方尚有用于心虚、时气谵语、热病狂言、伤寒虚烦等。猪苓是否具有安神功能,有待进一步验证。

3. 猪苓潜在功能现代研究和应用考察

现已明确,猪苓古今功用存在一定差异。从历代本草记载和古代含猪苓复方应用,可以提炼出猪苓补虚强壮、清热解毒、利湿退黄、截疟、发汗解表等潜在功能。深入考察即可发现,一些潜在功能已得到当今实验研究和临床应用的证实。

（1）猪苓"补虚强壮"的实验研究与临床应用

猪苓多糖能明显增强小鼠免疫功能,促进脾细胞对伴刀豆球蛋白和脂多糖的增殖反应,能明显增强小鼠特异的抗体分泌细胞数,增强异型小鼠脾细胞诱导的迟发型超敏反应,并明显增强小鼠脾细胞毒性T细胞对靶细胞的杀伤活性[1]。猪苓及猪苓多糖可显著促进膀胱癌大鼠腹腔巨噬细胞的吞噬功能和表面免疫相关分子的表达[2];上调膀胱癌大鼠外周血的 CD_8^+、CD_3^+、CD_{28}^+ 及 $TCR\gamma\delta^+$ T淋巴细胞水平,增强膀胱癌大鼠对抗原的免疫应答水平,从而促进免疫功能的恢复[3]。猪苓多糖制剂能增加衰老模型小鼠体重,提高体温及胸腺系数,使其接近正常小鼠水平。猪苓多糖还能显著降低衰老模型小鼠肝脏中过氧化脂质的含量,提高红细胞中SOD和肝脏CAT活力,均使其趋于正常小鼠水平。说明该药有清除自由基损伤的作用,对于延缓组织细胞老化、保护机体、抗老防衰是十分有益的[4]。猪苓多糖和猪苓多糖锌对羟自由基和超氧阴离子自由基具有较好的清除作用,清除能力随加入量的增大而增大。猪苓多糖锌比猪苓多糖的体外抗氧化能力高[5]。

对有反复呼吸道感染病史,且有面黄、消瘦、纳差、体弱、跑步无耐力等免疫功能低下的体弱儿童120例,每天肌内注射猪苓多糖,20天为1个疗程。结果显示:猪苓多糖不但能提高细胞免疫功能,对体液免疫有调节作用,并能使免疫功能低下的体弱儿童精力充沛,胃纳增加,体重上升[6]。

通过提高机体免疫力、抗衰老、抗氧化等作用,印证了猪苓具有补虚强壮功能。

（2）猪苓"清热解毒"的实验研究

以大肠埃希菌、枯草芽孢杆菌、金黄色葡萄球菌、热带假丝酵母、酿酒酵母、小麦赤霉为靶标菌,研究发酵液的抑菌作用。结果显示,猪苓发酵液对细菌有抑菌活性;猪苓发酵液中存在抗生素类物质,但稳定性差[7]。

猪苓多糖及其硒多糖配合物的抑菌性能研究表明,猪苓多糖及其硒多糖对大肠埃希菌、金黄色葡萄球菌、啤酒酵母和黑曲霉抑菌作用存在差异,猪苓多糖对大肠埃希菌和金黄色葡萄球菌的抑菌效果明显,而猪苓硒多糖对 4 种菌株的抑菌性能均明显,且猪苓硒多糖的抑菌性能优于猪苓多糖[8]。

（3）猪苓"利湿退黄"的实验研究与临床应用

用猪苓多糖干预四氯化碳构建的建鲤肝细胞损伤模型,能显著降低谷丙转氨酶、谷草转氨酶、MDA 在肝细胞的释放;极显著降低了乳酸脱氢酶在肝细胞的释放,显著提高肝细胞中的 SOD 活性值,提高肝细胞的存活率。说明猪苓多糖能有效抑制四氯化碳所造成的建鲤肝细胞损伤[9]。

通过中西药联合使用治疗急性黄疸型肝炎,以维生素 B_1、维生素 C、葡醛内酯常规剂量口服,加用茵陈、猪苓、茯苓等煎剂口服。患者平均消黄时间,食欲恢复时间,肝功能、谷丙转氨酶恢复时间均明显缩短,且停药后无复发[10]。

关于猪苓截疟、发汗解表等作用,尚无实验研究和临床报道支持,有待进一步验证。

❖ **参考文献**

［1］高梅,谢蜀生,秦凤华,等.猪苓多糖对小鼠免疫功能的增强作用[J].中国免疫学杂志,1991,7(3): 185-187.

［2］曾星,李彩霞,黄羽,等.猪苓及猪苓多糖对膀胱癌模型大鼠腹腔巨噬细胞吞噬和表面免疫相关分子表达的影响[J].中国免疫学杂志,2011,27(5):414-418.

［3］李彩霞,曾星,黄羽,等.猪苓及猪苓多糖对 BBN 诱导的膀胱癌大鼠外周血 T 淋巴细胞亚群表达的影响[J].中药新药与临床药理,2011,21(6):573-576.

［4］张英华,张奎汉,王素芬,等.猪苓多糖抗衰老作用的实验研究[J].中药新药与临床药理,1993,4(2): 15-18.

［5］李志洲.猪苓多糖的提取及其锌配合物抗氧化性研究[J].食品研究与开发,2011,32(2):45-50.

［6］梅力,王少伯,严述常,等.猪苓多糖对免疫功能低下的体弱儿童疗效观察[J].中医杂志,1990,31(3): 40-41.

［7］王小海,刘晚秋,方晓峰,等.猪苓发酵液抑菌活性物质的性质研究[J].微生物学杂志,2009,29(4): 71-74.

［8］李志洲,刘军海,王俊宏,等.猪苓硒多糖连续合成工艺及抑菌性能研究[J].食品与机械,2013,29(1): 31-35.

［9］杜金梁,刘英娟,曹丽萍,等.猪苓多糖对四氯化碳诱导的建鲤肝细胞损伤中生化指标及 CYP3A 表达

的影响[J].华中农业大学学报,2014,3(3):78-83.

[10] 李善姬,赵国晶,段丽莉.中西药联合治疗急性黄疸型肝炎160例疗效观察[J].中国现代药物应用,2011,5(2):128-129.

第47节　麻　黄

一、麻黄历代本草学功用考察分析

麻黄,收入《本草经》草部中品,"主中风,伤寒头痛,温疟,发表出汗,去邪热气,止咳逆上气,除寒热,破癥坚积聚"。除癥坚积聚外,多属外感病症。《别录》补充主"五脏邪气缓急,风胁痛,字乳余疾,止好睡,通腠理""解肌,泄邪恶气,消赤黑斑毒"诸功能。《药性论》称其"治身上毒风瘭痹,皮肉不仁,主壮热""治瘟疫"。《日华子》新增"通九窍,调血脉,开毛孔皮肤,逐风,退热,御山岚瘴气"。《衍义》去节以治"疮疱倒靥黑者"。

金元以降,麻黄功用进入补充完善、归纳总结和理论升华阶段。《药性赋》认为其用有二:其形中空,散寒邪而发表;其节中实,止盗汗而固虚。《主治秘诀》总结其用有四:去寒邪一也,肺经本二也,发散风寒三也,去皮肤寒湿及风四也,泄卫中实,去荣中寒。《法象》明确麻黄"若去节,发太阳、少阴经汗""不去节,止太阳、少阳经汗"。《蒙筌》以"蜜炒煎汤,主小儿疮疱"。《乘雅》充实"治寒风温疟"。《景岳》认为麻黄"伤寒阴疟家第一要药""手太阴之风寒咳嗽,手少阴之风热斑疹,足少阴之风水水肿,足厥阴之风痛目痛,凡宜用散者,惟斯为最"。《备要》补治"痰哮气喘"之用。《参西录》云其"善利小便",受风水肿之证"取其能祛风兼能利小便也",并"治疮疽白硬,阴毒结而不消"。至此,历代本草对麻黄的功用已臻完善。

综合诸家本草所述,麻黄功用包括发散风寒、透疹、止咳平喘、利水消肿、止痛、截疟、退热、宣痹通络、活血消癥9种(表47-1),其他功用则属偶见。

表47-1　麻黄历代本草学功用分类汇总

功能	出处
发散风寒	1. 中风伤寒,2. 发表出汗,3. 除寒热(《本草经》);4. 解肌(《别录》);5. 逐风(《日华子》)
透疹	1. 疮疱倒靥黑者(《衍义》);2. 主小儿疮疱(《蒙筌》);3. 风热斑疹(《景岳》)
止咳平喘	1. 咳逆上气(《本草经》);2. 风寒咳嗽(《景岳》);3. 痰哮气喘(《备要》)
利水消肿	1. 风水水肿(《景岳》);2. 受风水肿,3. 善利小便(《参西录》)
止痛	1. 头痛(《本草经》);2. 风胁痛(《别录》)
截疟	1. 温疟(《本草经》);2. 山岚瘴气(《日华子》);3. 寒风温疟(《乘雅》)

续表

功能	出处
退热	1. 去邪热气(《本草经》);2. 壮热,3. 瘟疫(《药性论》);4. 退热(《日华子》)
宣痹通络	1. 毒风瘰痹,2. 皮肉不仁(《药性论》);3. 皮肤寒湿(《主治秘诀》)
活血消癥	1. 癥坚积聚(《本草经》);2. 调血脉(《日华子》)

二、麻黄古代方剂配伍应用规律考察分析

1. 含麻黄复方治疗病症分类

以麻黄为关键词,在数据库中检索,得含麻黄复方 2 560 首,用于 599 种病症的治疗。为了便于对含麻黄复方所治病症的构成进行统计分析,对相同或相近病症予以归类,保留归类后配伍频次≥5 次者,得含麻黄复方 2 143 首,用于 372 种病症。含麻黄所治常见病症归类和符合纳入条件的代表方剂如次(见表 47-2)。

表 47-2　含麻黄复方所治常见病症归类和代表方剂

病症	病症归类	代表方剂
中风	中风、诸风、风瘫痪、中风半身不遂、偏风、卒中风、风口眼㖞邪、中风四肢拘挛不得屈伸、中风偏枯、贼风、风痱、风弹曳、肺中风、急风、风偏枯、中风身体不遂、柔风、肝中风、中风舌强不语、脾中风、风不仁、心中风、中风筋脉挛急、中风口㖞、肾中风、肝风筋脉拘挛、风脚软、中风口㖞斜僻、中风不随、中风恍惚	1. 三黄散(《圣济总录》):麻黄一两一分,独活、细辛各一两,黄芪半两,黄芩三分;2. 慎火草散(《普济方》):麻黄、丹参、白术各一分,慎火草半两
咳喘	伤寒咳嗽、咳嗽、诸咳嗽、咳逆上气、冷嗽、喘嗽、久嗽、咳嗽上气、气极、肺实、肺中寒、痰嗽、五脏诸嗽、上气、肺气喘急、咳嗽失声、咳嗽上气唾脓血、伤寒后肺痿劳嗽、伤寒烦喘、虚劳咳嗽、肺痿、热嗽、伤风咳嗽、卒上气、肺脏壅热、肺脏痰毒壅滞、时气咳嗽、咳嗽不得卧、上气胸膈支满、伤寒上气、热病咳嗽、咳嗽咽喉作呀呷声、喘、上气不得睡卧、热病喘急、肺胀、三焦咳、咳嗽痰唾稠黏、喘促、短气、气嗽、久上气、咳嗽短气、咳嗽喘急、呷嗽	1. 紫苏汤(《普济方》):紫苏叶一两、麻黄一两半、杏仁二两、炙甘草半两;2. 杏仁散(《普济方》):杏仁、贝母、升麻、麻黄、炙甘草各半两
伤寒	伤寒、伤寒杂治、中风伤寒、伤寒可汗、伤寒一日候、夹惊伤寒、伤寒三日候、阴毒、阳毒、伤寒二日候、伤寒发斑、伤寒后复、夹食伤寒、风成寒热、伤寒湿温、伤寒两感、太阳病脉证并治、坏伤寒、伤寒烦渴、肺脏伤风冷声嘶不出、伤寒五日候、阴阳毒、肺脏伤风冷多涕、伤风、伤寒后失音不语、伤寒过经不解、伤寒六日候、伤寒烦躁、伤寒身体疼痛、伤寒九日以上候、伤寒汗后余热不除、伤寒后身体虚、伤寒后热毒攻眼、伤寒毒攻手足、伤寒咽喉痛、伤寒后咽喉闭塞不通、伤寒食毒、伤寒狐惑、伤寒余热不退、伤寒厥逆、伤寒七日候、风成寒中、风冷、语声不出	1. 麻黄加生地黄汤(《济生拔萃方》):麻黄二两半、桂枝一两、甘草半两、杏仁二十五枚、生地黄一两;2. 麻黄散(《普济方》):麻黄、桂心、柴胡、赤芍各一两,甘草半两

病症	病症归类	代表方剂
痉病	破伤风、中风角弓反张、一切痛、中风口噤、风痉、慢惊风、风痫、伤寒阴阳刚柔痉、风角弓反张、癫痫、惊痫、风口噤、中风痉病、急慢惊风、急惊风、痫、慢脾风、风惊、胎风、痫瘈复发	1. 独活汤（《普济方》）：独活、人参各半两，大黄二两，麻黄二分；2. 麻黄散（《普济方》）：麻黄、白术、独活各一两
诸痛	伤寒头痛、头痛、腰痛、风头痛、牙齿疼痛、肝风筋脉抽掣疼痛、偏头痛、乳石发寒热头痛、伤寒后腰脚疼痛、身体疼痛、脑风、咽喉肿痛、风腰脚疼痛、偏正疼痛、风湿腰痛、腰脚疼痛、血风体痛、风入腹拘急切痛、脚气痰壅头痛、血风走注、风眩头痛、腰疼强直不得俯仰	1. 干葛汤（《经验良方》）：石膏二两，麻黄、葛根、川芎各一两；2. 石膏汤（《王氏博济方》）：石膏、麻黄各二两，何首乌一两，葛根六分
瘟疫	瘟病、时气疫疠、时气三日、时气头痛、时气二日、时气发斑、时气一日、时气余热不退、时气瘴疫、时气杂病、时气七日、时气呕逆、时气八九日、时气四日、尸疰、时气劳复	1. 黑膏子（《普济方》）：麻黄、杏仁各半两，大黄六铢；2. 麻黄黄芩汤（《普济方》）：麻黄一两，黄芩、赤芍、甘草、桂心各一分
痹病	风痹、脚痹、中湿、风身体疼痛、风腿膝、风走注疼痛、风湿痹身体手足不遂、皮痹、肌痹、著痹、肾痹、肺痹、风痹手足不遂、血痹、肝病筋急、肝著、手拳不展、脚拳不展	1. 麻黄散（《圣惠方》）：麻黄五两、桂心二两、酒二升；2. 薏苡麻黄汤（《普济方》）：麻黄四两，甘草、杏仁各二两，薏苡仁半斤
发热	风热、肝实、诸热、热病一日、变蒸、热毒风、中风发热、热病、热病四日、风毒冲目虚热赤痛、小儿脑热鼻干无涕、结热、壮热、大肠实、心实、寒热往来羸瘦	麻黄粥方（《圣惠方》）：麻黄一两、豆豉半合
疥癣瘙痒	大风癞病、风瘙瘾疹、风瘙痒、头面风、大风眉须堕落、疥癣、紫白癜风、刺风	1. 荆芥散（《圣济总录》）：荆芥穗、麻黄、羌活、独活等分；2. 松叶浸酒方（《圣惠方》）：松叶二斤、麻黄五两、清酒二斗
痈疮	五色丹毒、诸疮、诸痛疽、疮疡、一切恶疮、肝风毒流注入脚膝筋脉、肺脏风毒生疮、头疮、乳石发身体生疮、风疽、诸痈、代指	1. 麻黄散（《普济方》）：麻黄、升麻、硝石各半两；2. 洗毒散（《普济方》）：麻黄、地骨皮、蛇床子、地丁等分
水肿	风水、水气遍身肿满、水肿、水气、肺气面目四肢浮肿、诸肿、乳石发浮肿	1. 麻黄汤（《普济方》）：麻黄三两、桂花二两、炙甘草一两、附子二枚；2. 越婢汤（《圣惠方》）：麻黄二两、炙甘草一两、石膏一合、白术四两
疟疾	诸疟、疟疾、山岚瘴气疟、足太阳膀胱疟、温疟、寒疟、伤寒后发疟	1. 麻黄桂枝汤（《医方大成》）：麻黄一两，桂枝、炙甘草各二钱，黄芩五钱，桃仁三十枚；2. 麻黄羌活汤（《普济方》）：羌活、麻黄、防风、甘草各半两
痘疹	一切痘疹、疮疹已出未出、痘疹未见方可表发、疮疹出不快、疮疹入眼、疮疹壮热口渴	1. 薄荷散（《普济方》）：薄荷叶二两，麻黄、炙甘草各一两；2. 红花子汤（《普济方》）：红花子、紫草茸各一两，麻黄、升麻各半两

2. 含麻黄复方治疗病症分类构成分析

现将含麻黄复方分布于 24 类病症的构成情况列表(见表 47-3)。可以确认,含麻黄复方用于中风最多,说明麻黄不但辛散外风,更能平息内风。其次治疗咳喘、伤寒,体现麻黄宣肺平喘、辛温解表之功能。所治痉病、瘟疫、痹病、脚气、发热、痈疮、疟疾、痘疹、黄疸等多属外感风热、湿热和热邪为患,似与麻黄性温不甚相符。但以其疏风散寒,透达肌表,更加适当配伍,使热邪由汗而解,也在情理之中。含麻黄复方治疗诸痛、疥癣瘙痒、虚劳多于水肿,虽非主流功用,但也占一定比重,对此应当给予必要的重视。

表 47-3　古代含麻黄复方治疗病症一览表

病症	方剂	病症	方剂	病症	方剂	病症	方剂
中风	471	痹病	86	水肿	30	痰饮	13
咳喘	360	脚气	67	惊悸	26	黄疸	10
伤寒	352	发热	63	疟疾	25	痞疾	8
痉病	177	疥癣瘙痒	54	痘疹	21	鼻塞	7
诸痛	128	痈疮	45	眩晕	16	恶露不尽	7
瘟疫	94	虚劳	35	月水不调	14	出血	5

三、麻黄古今功用比较分析

1. 麻黄古今功用一致性考察分析

《本草经》指出,麻黄"主治中风伤寒头痛""止咳逆上气",明确了麻黄祛风散寒止咳之功用。其后,历代本草均据以拓展和完善,用于发表出汗、除寒热、解肌,以及风寒咳嗽、痰哮气喘等。直至《景岳》才用于"足少阴之风水水肿",麻黄利水消肿功能得以传承下来。历代含麻黄复方广泛用于咳喘、伤寒、发热等病症,所治水肿用方虽少,但也占一定比重。《药典》确定麻黄"发汗散寒,宣肺平喘,利水消肿",用于"风寒感冒,胸闷喘咳,风水浮肿",统编教材《中药学》确定"发汗解表,宣肺平喘,利水消肿",用于风寒感冒,咳嗽气喘,风水水肿等,与古本草和古方剂中确认的功用基本吻合。

2. 麻黄功用古今差异部分考察分析

(1) 稽古发隐

1) 平肝息风:客观地说,历代本草并无麻黄治疗内风的记载。但在数据库中,含麻黄复方治疗中风、诸风杂治、风瘫痪、中风半身不遂、偏风、卒中风等中风病症高达 471 首,提示麻黄或有平肝息风的潜在功能。《药典》及现行《中药学》教材对于该功用则未予注录。

2) 止痉:历代本草确无麻黄治疗痉病的记录,在数据库中,含麻黄复方治疗破伤风、中风角弓反张、一切痫、中风口噤、风痉、慢惊风等多达 177 首。对这一潜在功能理应高度重视,然而,《药典》未收录该功用。

3) 止痛:古代本草已将麻黄用于头痛和风胁痛的治疗;古代治疗疼痛的含麻黄复方有

128 首,涵盖了头痛、腰痛、身体疼痛等;若将以疼痛为主要临床表现的痹病计算在内,相关复方则更多。对此,《药典》未曾提及。

4)退热:《本草经》称麻黄"去邪热气",其后诸家本草用于壮热、瘟疫、温疟等,用以退热。古代含麻黄复方用于瘟疫 94 首,治疗发热 63 首,尚用于时气余热不退、风热、热毒风、温疟、发黄等病症,提示麻黄有退热功效。

5)宣痹通络:本草学中记载麻黄宣痹通络的功效,古代含麻黄复方治疗风痹、脚痹、中湿、风身体疼痛等痹病方剂 86 首。而这一功用未被《药典》采用。

6)活血消癥:本草学记载了麻黄调血脉、消癥坚积聚的功效,古代含麻黄复方治疗产后恶露不尽腹痛、月水不通、跌仆损伤等瘀血病症,古代本草所论与含麻黄复方适应病症基本吻合,提示麻黄或有活血消癥的功效。

(2)疑问

关于麻黄平肝息风,历代本草并无记载。但数据库检索表明,古代配伍麻黄治疗中风病症高达 471 首,居于首位。并非当今《药典》所记,麻黄发汗散寒,止咳平喘,利水消肿,为风寒感冒首选药物,专门用于驱逐外邪。由此可以引出一个值得思考的问题:麻黄既祛散外风,又平息内风,两者有何关系?当今平息内风为何很少配伍麻黄?

3. 麻黄潜在功能现代研究和应用考察

考察表明,麻黄古今功用存在差异。麻黄在古代本草、方剂中使用比较广泛,《药典》和统编教材《中药学》收载较为局限。从历代本草记载和古代方剂应用,可以归纳出麻黄平肝息风、止痉、止痛、退热、宣痹通络和活血消癥等潜在功能。深入考察即可发现,一些潜在功能已得到当今实验研究和临床应用的证实。

(1)麻黄"平肝息风"作用的实验研究

研究表明,麻黄碱能够促进脑缺血大鼠的皮质生长蛋白及突触素表达,改善脑组织损伤,延缓脑萎缩,提示麻黄可以改善中风引起的脑组织结构改变,具有良好的平肝息风作用[1-2]。

(2)麻黄"止痛"作用的实验研究

文献报道,伪麻黄碱能显著抑制冰醋酸致痛大鼠的扭体次数,且效果优于阿司匹林[3]。麻黄汤亦能抑制醋酸致痛大鼠扭体次数,提高家兔对 K^+ 致痛痛阈,镇痛效果较好[4]。由此可见,麻黄具有良好的止痛作用。

(3)麻黄"退热"作用的实验研究

体温反应指数反映发热高度与发热时间[5]。研究表明,麻黄对发热大鼠解热的 6h 体温反应指数有影响[6];麻黄水煎液及其提取物能显著降低干酵母混悬液引起的大鼠体温升高[7],均可说明麻黄有退热作用。

(4)麻黄"宣痹通络"作用的实验研究

实验表明,麻黄生物碱可以减轻佐剂性关节炎大鼠的足跖肿胀[8],麻黄加术汤能降低类风湿关节炎大鼠的炎症反应,减轻关节损伤[9],提示麻黄有宣痹通络的作用。

(5)麻黄"活血消癥"作用的实验研究

血液黏度是衡量"血瘀"的重要指标[10]。研究发现,麻黄可使血瘀大鼠的全血高切黏度、低切黏度、血浆黏度、血沉、血沉方程 K 值均明显降低[11]。文献报道,麻黄提取物能够抑制肿瘤侵染,提示麻黄可以抗肿瘤,具有消癥的作用[12]。

❖　参考文献

[1] 赵晓科,肖农,周江堡,等.麻黄碱对脑缺血大鼠运动功能恢复的影响及分子机制研究[J].中国康复医学杂志,2005,20(3):172-175.

[2] 李石志,肖农,张晓萍,等.麻黄碱对脑缺氧缺血后新生大鼠神经可塑性影响的研究[J].中国中药杂志,2007,32(16):1684-1687.

[3] 戴贵东,闫琳,余建强,等.伪麻黄碱镇痛、抗炎作用的研究[J].陕西医学杂志,2003,32(7):641-642.

[4] 郭玉成,贾春华,李静华,等.桂麻合方中方与方间镇痛关系的药效研究[J].中国中医基础医学杂志,2005,11(3):220-222.

[5] 余林中,伍杰勇,罗佳波,等.葛根芩连汤配伍与解热药效关系研究[J].中国中药杂志,2004,29(7):663-666.

[6] 朱秋双,刘蕾,任春清,等.麻黄汤配伍解热药效实验研究[J].黑龙江医药科学,2004,27(5):13-14.

[7] 王艳宏,王秋红,夏永刚,等.麻黄化学拆分组分的性味药理学评价——化学拆分组分的制备及其解热作用的研究[J].中医药信息,2011,28(5):7-10.

[8] 高岭,赵晨,曹秀琴,等.伪麻黄碱水杨酸盐对大鼠佐剂性关节炎及免疫系统的影响[J].江苏医药,2003,29(6):467-468.

[9] 徐琦,尹抗抗,谭达全,等.麻黄加术汤对大鼠类风湿性关节炎模型作用机制的研究[J].湖南中医药大学学报,2011,31(5):13-15.

[10] 王柏省,徐晓东.抵当汤与桃核承气汤对血瘀证大鼠血流变影响的比较研究[J].辽宁中医药大学学报,2009,11(10):182-183.

[11] 陈文梅,何基渊.中药麻黄、夏枯草、乌贼骨对抗急性血瘀证形成的实验研究[J].北京中医药大学学报,1997,20(3):39-41.

[12] NAM N H,LEE C W,HONG D H,et al. Antiinvasive, Antiangiogenic and Antitumour Activity of Ephedra sinica extract[J]. Phytotherapy Research,2003,17(1):70-76.

第 48 节　紫　菀

一、紫菀历代本草学功用考察分析

紫菀,载于《本草经》草部中品,主"咳逆上气,胸中寒热结气,去蛊毒、萎蹶,安五脏"。

《别录》续补"咳唾脓血,止喘悸,五劳体虚,补不足,小儿惊痫"之功。两书侧重咳喘、惊悸和虚损病症。唐代《药性论》补治"尸疰""下气""胸胁通气"。《日华子》新增"调中,及肺痿,吐血,消痰,止渴,润肌肤,添骨髓"。《图经》强调用于"久嗽不差",《衍义》以其"益肺气"。

金元诸家乏善可陈,明清医家有所增益。《经疏》用以"开喉痹,取恶涎"。《药品化义》取治"久嗽痰中带血,及肺痿,痰喘,消渴""吐血衄血""便血溺血"并"润大便燥结,利小便短赤",治疗范围扩大到消渴、诸失血和二便不利等肺以外病变。《通玄》治疗"小便不通及溺血者",强化了《药品化义》的部分功用。《乘雅》增加"息贲",认为紫菀可使"表解便利"。《药性解》认为紫菀"苦能入心,而泄上炎之火;辛能入肺,而散结滞之气。行气养血,专治血痰,为血痨要药"。此后,紫菀"通利三焦""通调水道""利小便""通利小肠",即利水通淋功能得到其他本草普遍认可和转录。

综合诸家本草所论,紫菀功用主要包括降气止咳、化痰、润肺、补益、生津止渴、止血、利水通淋、通利咽喉、安神、通便、止痉 11 种(见表 48-1),其他功效则属散见。

表 48-1　紫菀历代本草学功用分类汇总

功能	出处
降气止咳	1. 咳逆上气(《本草经》);2. 咳唾脓血,3. 止喘(《别录》);4. 下气(《药性论》);5. 肺痿(《日华子》);6. 久嗽不差(《图经》);7. 虚劳咳嗽(《求真》);8. 痨嗽(《得配》)
化痰	1. 消痰(《日华子》);2. 取恶涎《经疏》;3. 痰喘(《蒙筌》)
润肺	1. 阴虚肺热(《经疏》);2. 润肺(《备要》);3. 益肺气(《衍义》)
补益	1. 五劳体虚,2. 补不足(《别录》);3. 补虚(《药性论》);4. 添骨髓(《日华子》);5. 养血(《药性解》)
生津止渴	1. 止渴(《日华子》);2. 益阴《经疏》;3. 消渴(《药品化义》)
止血	1. 吐血(《日华子》);2. 溺血、尿血(《通玄》);3. 便血(《逢原》);4. 血痰,5. 吐衄(《药性解》);6. 痰中带血(《药品化义》)
利水通淋	1. 小便不通(《通玄》);2. 小便短赤(《药品化义》);3. 通利三焦(《崇原》);4. 通调水道,5. 溺涩(《求真》);6. 利小便(《得配》);7. 通利小肠(《分经》)
通利咽喉	开喉痹《经疏》
安神	1. 安五脏(《本草经》);2. 止悸(《别录》)
通便	1. 便利《乘雅》;2. 大便燥结(《药品化义》)
止痉	小儿惊痫(《别录》)

二、紫菀古代方剂配伍应用规律考察分析

1. 含紫菀复方治疗病症分类

以紫菀为关键词,利用数据库检索,得含紫菀复方 804 首,涉及 270 个病症。为便于对含紫菀复方所治病症构成进行分析,对相同或相近的病症做分类归纳整理,并附符合条件的

代表方剂(见表 48-2)。

表 48-2　含紫菀复方所治常见病症归类和代表方剂

病症	病症归类	代表方剂
咳喘	咳嗽、咳逆上气、久嗽、诸咳嗽、咳嗽上气、伤寒咳嗽、虚劳咳嗽、喘嗽、时气咳嗽、五脏诸嗽、气嗽、肺中寒、伤寒上气、热嗽、暴咳嗽、冷嗽、呷嗽、上气咳逆、咳嗽呕吐、上气、咳嗽短气、上气不得睡卧、气极、虚劳上气、咳嗽喘急、咳嗽不得卧、肺气喘急、咳逆、乳石发上气喘嗽、喘促、热病咳嗽、伤寒烦喘、上气胸膈支满、咳逆短气、脚气上气、肺胀、肺痹、久上气、三焦咳、热病喘急、咳嗽咽喉作呀呷声、上气呕吐、伤风咳嗽	1. 紫菀丸(《全婴方》):紫菀二钱、款冬花三钱、炙甘草一钱;2. 紫菀散(《圣惠方》):紫菀、贝母各半两,款冬花一分,生姜适量;3. 紫菀散(《圣济总录》):紫菀、杏仁、细辛、款冬花各一两,米饮
痰饮	上气喉中如水鸡声、痰嗽、咳嗽痰唾黏稠、虚劳唾黏稠、肺脏痰毒壅滞、痰癖、水饮、痰实、痰饮、膈痰结食、一切痰饮、伤寒胸膈痰滞、风头旋	1. 前胡汤(《普济方》):前胡、紫菀、枳壳、诃黎勒皮各一两;2. 紫菀散(《要方》):紫菀、款冬花各一两,生姜适量
惊悸	怔忡惊悸、伤寒后心虚惊悸、心虚、伤寒百合、风惊悸、血风惊悸、鬼魇、虚劳惊悸、惊悸、风惊恐、风惊、心狂、肝气逆面青多怒	百合散(《圣惠方》):百合二两,紫菀、杏仁、前胡、麦冬各一两,炙甘草三分
肺痈	咳嗽上气吐脓血、虚劳咳唾脓血、肺痈	四顺汤(《普济方》):贝母、桔梗、紫菀各一两,炙甘草半两
肺痿	伤寒后肺痿劳嗽、肺痿、肺痿咽燥	贝母丸(《圣惠方》):贝母、杏仁各一两半,桔梗、炙甘草、紫菀各一两
伤寒	伤寒、风冷、肺脏伤风冷多涕、阴阳毒、风邪、风成寒中、伤寒谵语、伤寒五日候、伤寒余热不退、伤寒三日候、伤寒两感	紫菀汤(《普济方》):紫菀、升麻、天冬、贝母各一两
声音嘶哑	咳嗽失声、肺脏伤风冷声嘶不出、语声不出、伤寒后失音不语	贝母散(《圣惠方》):贝母一两,紫菀、人参、杏仁各三分,麦冬一两半
出血	伤寒鼻衄、吐血后胸中痞口燥、坠胎后血出不止、鼻衄、呕血、吐血不止、吐血、虚劳吐血、唾血、伤寒吐血、脏毒下血、尿血	紫菀丸(《指南方》):紫菀、五味子等分
诸痛	寒疝心腹痛、诸痹、胞痹、风湿痹身体手足不遂、寒疝、肾痹、肾气、心腹痛、胸痛、身体腰脚疼痛	煮肝散(《普济方》):紫菀、桔梗、苍术、芍药各一两,羊肝半斤
咽喉肿塞	咽喉生疮、咽喉等疾、咽喉不利、咽喉肿塞、伤寒后咽喉闭塞不通、喉痹	紫菀方(《卫生家宝》):紫菀适量

2. 含紫菀复方治疗病症分类构成分析

将含紫菀复方分布病症频次≥5 次者予以列表(见表 48-3)。由表 48-3 可知,含紫菀复方主要用于咳喘,总计 293 首方剂。而所治痰饮、肺痈、肺劳、肺痿等均与咳喘相关,合计400 余方,占压倒多数,进而确定紫菀为止咳平喘专药。此外,用于虚劳、虚损、癥瘕积聚和外感病(诸热、伤寒)等也占一定比重。

表 48-3 古代含紫菀复方治疗病症一览表

病症	方数	病症	方数	病症	方数
咳喘	293	惊悸	29	中风	17
虚劳	67	肺痈	29	声音嘶哑	15
癥瘕积聚	43	肺劳	26	出血	14
诸热	41	肺痿	23	诸痛	11
虚损	37	水肿	21	疮疡痈疽	9
痰饮	33	伤寒	18	咽喉肿塞	8

三、紫菀古今功用比较分析

1. 紫菀古今功用一致性考察分析

早在《本草经》业已明确紫菀"主咳逆上气",后世本草围绕紫菀降气止咳平喘功能予以详细阐述和全面传承。在古代含紫菀复方中,用于咳喘高居榜首,所治痰饮、肺痈、肺劳、肺痿等也与咳喘相关,说明化痰止咳平喘是紫菀的核心功能,与古本草所述完全吻合。《药典》确认紫菀"润肺下气、消痰止咳",用于"痰多喘咳,新久咳嗽,劳嗽咯血"。其功能集中在降气止咳平喘和化痰、润肺,与古本草记载和古代含紫菀复方所治中医肺部病症完全吻合。

2. 紫菀功用古今差异部分考察分析

在古代诸家本草注录和含紫菀复方应用中,除外中医肺部病变,其他功用皆为当今文献所不载。比较突出的功用差异表现在如下几个方面。

（1）稽古发隐

1）补益:《别录》记述紫菀主"五劳体虚",具有"补不足"之功,得到后世诸多本草学者的认可,如《药性论》言紫菀"补虚""劳气虚热",《日华子》曰紫菀"添骨髓",《药性解》讲紫菀"养血"。而利用数据库检索,得含紫菀古代复方涉及虚劳病症者达 67 首,虚损病症者达 37 首。由此推测紫菀或有补益之功,而《药典》未予记录。

2）生津止渴:《日华子》认为紫菀"止渴",《药品化义》补治"消渴",故推测紫菀可能具有生津止渴之功,而《药典》并未言及。

3）通利咽喉:《经疏》记载紫菀"开喉痹"。含紫菀古代复方治疗咳嗽失声、肺脏伤风冷声嘶不出、语声不出等声音嘶哑与咽喉生疮、咽喉等疾、咽喉不利、咽喉肿痛、咽喉肿塞、伤寒后咽喉鼻塞不通等咽喉肿塞,共计 23 方。故"通利咽喉"可能为紫菀潜在功能之一。《药典》对此未予记录。

4）止血:自《日华子》增补紫菀治"吐血",后世本草学将其用于出血病症多有记载。如《通玄》曰紫菀"治溺血、尿血",《药性解》"止吐衄",《逢原》"疗便血",《药性解》"祛血痰",《药品化义》"止痰中带血"。古代含紫菀复方治疗出血用方 14 首。虽然《药典》中收录紫菀治疗咯血,但功能未能予以明确。

5）利水通淋:明清时期确认紫菀利水通淋功用。《通玄》治"小便不通",《药品化义》

疗"小便短赤",《求真》之"通调水道",《得配》治"溺涩""利小便",《分经》"通利小肠",皆利水通淋之用。虽然古代含紫菀复方用于淋秘只有 7 首,但明清本草学如此大量转录,应当引起今人的重视。

6)安神:《本草经》言紫菀"安五脏",《别录》以其主"悸"。古代含紫菀复方治疗怔忡惊悸、虚劳惊悸、心虚、伤寒百合、风惊悸、血风惊悸、鬼魅、惊悸、风惊恐、心狂、风惊、心狂等多种惊悸不安病症达 29 首。但《药典》没有类似功用的记载。

7)止痉:《别录》记载紫菀主"小儿惊痫",古代含紫菀复方尚用于破伤风、痫瘲复发等痉病,故推测止痉可能是紫菀功能之一。《药典》无相关内容。

8)通便:《药品化义》认为紫菀治疗"大便燥结",古代含紫菀复方虽然没有治疗便秘的记载,但现代实验研究已有证明。《药典》对此没有记载。

9)止痛:古代本草虽未论及紫菀止痛,但古代含紫菀复方治疗寒疝心腹痛、诸痹、胞痹、风湿痹身体手足不遂、寒疝、肾痹、肾气等诸痛,提示紫菀或有止痛作用。对此,《药典》也未予以注录。

（2）疑问

古代本草所论紫菀功用和古代含紫菀复方主治病症,侧重化痰、止咳、平喘,用于咳嗽、喘促、痰饮、肺痿、肺痈和肺劳。此外,广泛用于其他多种病症。《药典》仅保留紫菀"润肺下气、消痰止咳",针对咳、痰、喘病症的功用。与古代相差较大,《药典》对紫菀功能如此取舍的原则是什么?

3. 紫菀潜在功能现代研究和应用考察

以上研究发现,紫菀功用古今认识不同。有些古本草提及,古方中广泛使用的功能,《药典》并未收录。从本草著作和古代复方应用中,可以归纳出紫菀尚有补益、止血、利水通淋、通便、止痛、生津止渴、通利咽喉、安神、止痉等潜在功能,其中一些潜在功能已经得到实验研究和临床应用的证实。

（1）紫菀"补益"的实验研究

研究发现,紫菀大黄素具有抗氧化作用[1];紫菀槲皮素和山柰酚是很好的抗氧化剂,具有抑制红细胞溶血、脑脂质过氧化作用,所含槲皮素、山柰酚、东莨菪素和大黄素都能很好地抑制超氧化物自由基的生成[2]。紫菀乙酸乙酯提取物对油脂具有较好的抗氧化作用,并在一定范围内随添加量的增加而增强[3]。

（2）紫菀"止血"的实验研究与临床应用

紫菀丸由紫菀、茜草等分组成,能够显著降低血热出血模型大鼠的全血黏度、血浆黏度,活化部分凝血酶原时间、凝血酶时间,明显增加纤维蛋白含量。紫菀丸高剂量组能明显缩短凝血酶时间,剂量组能显著延长凝血酶原时间[4]。临床重用紫菀治疗尿血,疗效显著[5]。

（3）紫菀"利水通淋"的实验研究

紫菀可能通过提高肠组织中乙酰胆碱酯酶的活力催化生成大量乙酰胆碱,对抗复方地芬诺酯所导致的 M 样症状,进而起到通利作用[6]。大中剂量的紫菀可增加小鼠脑组织中 5-HT 的含量,而 5-HT 大量存在于中枢神经系统,能促进排尿反应[7]。

（4）紫菀"通便"的实验研究

不同剂量的紫菀水煎剂能提高大肠组织中的乙酰胆碱酯酶的活力,减少去甲肾上腺素的含量,从而达到通便的作用[8]。

（5）紫菀"止痛"的实验研究与临床应用

研究发现[9],单味紫菀900ml/L醇沉部分的抗炎止痛效果最好,紫菀中还存在如大黄素、槲皮素等抗炎止痛的药理成分,故紫菀具有一定的抗炎镇痛作用。临床观察发现,紫菀止痛效果明显,特别是对寒热错杂之头痛、胸胁脘腹疼痛,效果比一般止痛药好[10]。

❖　参考文献

［1］YEN G C,CHEN H W,DUH P D,et al. Extraction and identification of an antioxidative compound from juemingzi（*Cassia tora* L.）［J］. Journal of Agricultural and Food Chemistry,1998,46（3）:820–824.

［2］NG T B,LIU F,LU Y H,et al. Antioxidant activity of compounds from the medicinal herb *Aster tataricus*［J］. Comparative Biochemistry and Physiology Part C:Toxicology and Pharmacology,2003,136（2）:109–115.

［3］陈睿,廖艳芳,霍丽妮,等. 紫菀提取物油脂抗氧化效果研究［J］. 化工技术与开发,2012,41（11）:4–6.

［4］于生,陈星,单鸣秋. 紫菀丸对血热出血大鼠血液流变性、凝血时间及肺部的影响［J］. 中国实验方剂学杂志,2013,19（13）:229–233.

［5］黄明. 重用紫菀治尿血［J］. 山西中医,1990（1）:26.

［6］贾志新,王世民,冯五金,等. 紫菀通便利尿作用研究［J］. 中药药理与临床,2012,28（1）:109–111.

［7］程曙杰,吴刚,曹海兵,等. 脑室内注射5–羟色胺受体激动剂对正常清醒大鼠排尿反射的影响［J］. 中国新药与临床杂志,2011,30（3）:203–207.

［8］贾志新,王永辉,冯五金,等. 紫菀通便作用实验研究［J］. 光明中医,2011,26（7）:1351–1353.

［9］李聪,黄芳,窦昌贵,等. 紫菀、款冬花配伍对抗炎作用的影响［J］. 中国临床药理学与治疗学,2009,14（2）:155–159.

［10］刘华珍,徐子亮. 紫菀的止痛功效［J］. 时珍国药研究,1997,8（2）:112.

第49节　旋　覆　花

一、旋覆花历代本草学功用考察分析

旋覆花,始载于《本草经》,"主结气,胁下满,惊悸,除水,去五脏间寒热,补中,下气",侧重用于治疗内伤杂症。《别录》新增"消胸上痰结,唾如胶漆,心胁痰水,膀胱留饮,风气,湿痹,皮间死肉,目中眵瞒,利大肠,通血脉,益色泽",主要针对痰、饮、风、湿、瘀诸疾。《药性论》用以"主肋胁气,下寒热、水肿,主治膀胱宿水,去逐大腹,开胃,止呕逆不下食",《日华子》补充"明目,治头风"。

金元以来,《汤液》引云"发汗吐下后,心下痞,噫气不除者宜此",补充了张仲景旋覆代赭汤的主治病症。《蒙筌》概括旋覆花功用:治头风明目,逐水湿,通便,去心满噫气痞坚,消胸结痰唾胶漆,惊悸亦止,寒热兼除;唯去痞坚、止惊悸为新增内容。《发挥》专门强调"旋覆之咸,以软痞硬",《纲目》认为:旋覆花所治诸病,其功只在"行水、下气、通血脉"三端。《逢原》归纳较详,能"开结下气,行水消痰,治惊悸,祛痞坚,除寒热,散风湿,开胃气,止呕逆,除噫气,故肺中伏饮寒嗽宜之"。《滇南》所述最全,包括:祛头目诸风寒邪,止太阳、阳明头疼,行阳明乳汁不通;(治)乳岩、乳痈、红肿疼痛、暴赤火眼、目疾疼痛、祛风明目、隐涩羞明怕日;伤风寒热咳嗽,老痰如胶,走经络,止面寒腹疼,利小便,治单腹胀,风火牙根肿痛。所治乳病、眼病、牙病、伤风、腹痛等,多属新增主治病症。其他本草所载,大体没有超出上述范围。

综合古代本草学文献,旋覆花功能主要包括止咳、止呕、化痰、利水消肿、祛风除湿、止痛、安神定惊、明目、软坚散结、消痞散满、清热泻火解毒、通便、活血化瘀、开胃 14 种(见表 49-1)。此外,历代本草偶见之记载,因与其他功用缺乏明确或潜在的关联性,故未被归纳进来。

表 49-1 旋覆花历代本草学功用分类汇总

功能	出处
止咳	1. 肺中伏饮寒嗽宜之(《逢原》);2. 伤风寒热咳嗽(《滇南》)
止呕	1. 止呕逆(《药性论》);2. 下气(《本草经》)
化痰	1. 消胸上痰结唾如胶漆、心胁痰水(《别录》);2. 行痰水(《衍义》);3. 降痰涎(《药鉴》);4. 行水消痰(《逢原》);5. 破膈痰如漆(《得配》);6. 消痰痞(《分经》);7. 消痰导饮(《发明》);8. 老痰如胶(《滇南》)
利水消肿	1. 除水(《本草经》);2. 行水(《纲目》);3. 下寒热水肿(《药性论》);4. 膀胱留饮(《别录》);5. 主治膀胱宿水,去逐大腹(《药性论》);6. 通水道,消肿满(《药鉴》);7. 利小便(《滇南》)
祛风除湿	1. 风气湿痹(《别录》);2. 逐水湿(《蒙筌》);3. 散风湿(《逢原》)
止痛	1. 治头风(《日华子》);2. 止太阳、阳明头疼,3. 止面寒腹疼(《滇南》)
安神定惊	1. 惊悸(《本草经》);2. 治惊悸(《逢原》)
明目	1. 目中眵瞒(《别录》);2. 明目(《日华子》);3. 目疾疼痛,4. 目疾疼痛,祛风明目,隐涩羞明怕日(《滇南》)
软坚散结	1. 痞坚(《蒙筌》);2. 软痞硬(《发挥》);3. 乳岩(《滇南》);4. 心下痞坚(《备要》)
消痞散满	1. 主治结气、胁下满(《本草经》);2. 散结利气(《发明》);3. 主肋胁气(《药性论》);4. 胁下虚满(《汇言》);5. 治单腹胀(《滇南》)
清热泻火解毒	1. 去五脏间寒热(《本草经》);2. 下寒热(《药性论》);3. (治)乳痈、红肿疼痛、暴赤火眼、风火牙根肿痛(《滇南》)
通便	1. 利大肠(《别录》);2. 通便(《蒙筌》)
活血化瘀	通血脉(《别录》《日华子》《纲目》)
开胃	1. 开胃(《药性论》);2. 开胃气(《逢原》)

二、旋覆花古代方剂配伍应用规律考察分析

1. 含旋覆花复方治疗病症分类

以旋覆花为关键词,在数据库检索,检得含旋覆花复方 466 首,用于 221 种病症。对含旋覆花复方中配伍频次≥5 次,所治病症相同或相近的病症做分类归纳,借以明确含旋覆花复方所治病症大体分类构成情况。含旋覆花复方所治病症归类处理和符合纳入要求的代表方剂(见表 49-2)。

表 49-2　含旋覆花复方所治常见病症归类和代表方剂

病症	病症归类	代表方剂
痰饮	风痰、一切痰饮、支饮、痰饮、膈痰结食、伤寒胸膈痰滞、痰饮食不消、悬饮、虚劳痰饮、溢饮、痰实、热痰、肺脏痰毒壅滞、留饮、寒痰	1. 破饮丸(《局方》):旋覆花八两、白术一斤一两、肉桂一两、干姜六两、赤茯苓七两、枳实二两;2. 旋覆花方(《圣惠方》):旋覆花、草豆蔻、杏仁、大黄各一两,皂角三两,枳壳半两
头痛	风头痛、脚气痰壅头痛、伤寒头痛、首风、眼眉骨及头痛、头面风、头痛、风眩头痛、膈痰风厥头痛、偏头痛、脑风	1. 覆花散(《海上方》):旋覆花、僵蚕、石膏各一两,葱白适量;2. 独活汤(《济生拔萃方》):旋覆花、独活、防风、当归各七钱
咳嗽	伤寒咳嗽、肺脏壅热、咳嗽上气、咳嗽、咳嗽痰唾稠黏、伤寒后肺痿劳嗽、久嗽、呷嗽、久上气、伤风咳嗽、喘嗽、咳嗽喘急、咳嗽面目浮肿、咳嗽呕吐、三焦咳、热嗽、咳嗽不得卧、肺实	皂角丸(《圣惠方》):皂角三两,旋覆花、杏仁各一两
目赤肿痛	风毒冲目虚热赤痛、目涩痛、白睛肿胀、一切眼疾杂治、五脏风热眼、暴赤眼、目风肿、倒睫拳挛、目赤碜痛赤肿、目睛疼痛、目飞血赤脉、针眼、目赤痛、胎赤眼、眼胎赤痛、目内生疮、疮疹入眼	1. 拨云散(《经验济世方》):黄芩、石膏、荆芥穗、苍术、甘草、甘菊花、旋覆花各一两;2. 大黄汤(《圣济总录》):大黄、麻黄、旋覆花、栀子仁各二两,炙甘草一两,朴硝半钱
眩晕	风头旋、风头眩、目晕	苍术散(《圣济总录》):苍术四两,木贼二两,旋覆花、蝉蜕各一两,炙甘草一两半
内外障眼	内外障眼、目见黑花飞蝇、目昏暗、肝虚眼、内障眼、眼生翳膜、远年障翳、目生花翳、目青盲、目生肤翳、肾肝虚眼黑暗	1. 枸杞子丸(《圣济总录》):枸杞子二两,旋覆花、蜀椒、巴戟天各一两;2. 补肝散(《圣济总录》):旋覆花、羌活、知母各一两,甘菊花三分,防风二两,茺蔚子一两半
水肿	身体肿胀、涌水、脚气变成水肿、水肿小便涩、水气、水气遍身肿满、十水、水气心腹臌胀、肺气面目四肢浮肿	赤茯苓汤(《圣惠方》):赤茯苓一两,旋覆花、白术各半两,木通、杏仁、黄芩各三分

2. 含旋覆花复方治疗病症分类构成分析

将含旋覆花复方所治 21 类病症按频次列表(见表 49-3)。由表 49-3 可以看出,古代含旋覆花复方主要用于痰饮、咳嗽,体现化痰止咳,以降肺气而见长;但其治疗呕吐和噎膈,用

方虽仅 16 首,尚可体现降胃气之功。含旋覆花复方治疗头痛、中风和眩晕者占较大比重,三者在临床上具有一定的关联性。所治目赤肿痛、内外障眼和多泪,均为眼科病变。治疗水肿的含旋覆花复方数量有限,并非想象中那样突出。此外,还用于脚气、伤寒、虚劳、疮疡、癥瘕积聚、虚损、脱发等,所治疾病比较分散,优势尚难体现出来。

表 49-3　古代含旋覆花复方治疗病症一览表

病症	方数	病症	方数	病症	方数
痰饮	65	眩晕	18	多泪	9
头痛	51	虚劳	14	呕吐	9
咳嗽	36	内外障眼	14	虚损	8
脚气	32	疮疡	14	热病	8
目赤肿痛	28	癥瘕积聚	14	肺痿	7
伤寒	19	水肿	12	噎膈	7
中风	19	脱发	11	胎动不安	6

三、旋覆花古今功用比较分析

1. 旋覆花古今功用一致性考察分析

自《本草经》确定旋覆花"主结气,胁下满""下气"与"除水"功能后,后世本草学在此基础上充实其功用范围。《别录》言其"消胸上痰结,唾如胶漆,心胁痰水,膀胱留饮",旋覆花祛痰功能得以确认。《药性论》记载其"止呕逆"。而古代含旋覆花复方治疗痰饮、水肿、咳嗽、呕吐等病症,与本草学功能相吻合。《药典》将旋覆花的功能确定为"降气,消痰,行水,止呕",用于治疗"风寒咳嗽,痰饮蓄结,胸膈痞闷,喘咳痰多,呕吐噫气,心下痞硬",基本上继承了本草学和古代方剂学记载的功能。顺便指出,《药典》确认"行水"功能,却未能明确与之对应的主治病症。

2. 旋覆花功用古今差异部分考察分析

（1）稽古发隐

1）止痛:《日华子》记载旋覆花具有"治头风"之功,《滇南》治疗"太阳、阳明头疼""红肿疼痛""目疾疼痛""腹疼"与"风火牙根肿痛"。古代含旋覆花复方有 51 方主治头痛等病症,方书所论这一功能与本草学基本相吻合,然而这一功能《药典》却未予收录。

2）清热泻火解毒:《滇南》记载旋覆花治"乳痈、红肿疼痛、暴赤火眼、目疾疼痛"及"风火牙根肿痛",古代含旋覆花复方有 50 首治疗目赤肿痛、疮疡、热病等,推测其具有清热泻火解毒功能,《药典》对此未予收录。

3）软坚散结:《发挥》《蒙筌》和《逢原》先后确认旋覆花"去痞坚""软痞硬",《滇南》用治乳岩,加之古代含旋覆花复方治疗癥瘕积聚（包括癖气、积聚、癥瘕、痃气、诸癥）,提示旋覆花或有软坚散结的潜在功能。

（2）疑问

在气机调节方面，通常认为旋覆花以降气、降逆为用，故有止咳、止呕等主要功用。并可用来解释旋覆花治疗多种头痛，以及目赤肿痛、风火牙痛等上焦火热病症。不过，旋覆花所治其他病症可否采用象思维作一元化诠释呢？

3. 旋覆花潜在功能的实验研究和临床应用

综合比较，旋覆花的功用古今确实存在一定的差异。从历代本草记载和古代方剂应用，可以归纳出旋覆花止痛、清热泻火解毒、补益、软坚散结等潜在功能，并得到现代实验研究和临床应用的有力佐证。

（1）旋覆花"止痛"的临床应用

临床上，采用《金匮要略》旋覆花汤治疗胸痹、肋间神经痛、偏头痛、胃脘痛等取得确切疗效[1]。以旋覆花与新绛、代赭石、香附、半夏等配伍，也可用于胸胁疼痛和胃脘痛的治疗[2]。

（2）旋覆花"清热泻火解毒"的实验研究

旋覆花中化学成分具有明确的抑制 c-kit ligand（KL）诱导的肥大细胞白三烯 C4 生成和脱颗粒的作用，且具有较强的抑制脂多糖诱导的巨噬细胞 NO 释放作用[3]，有显著的抗炎作用[4]。旋覆花内酯可解除炎性因子诱导的内皮细胞活化，维持内皮细胞的正常功能，抑制单核细胞在损伤部位的募集和向内膜下迁移，对预防和治疗血管炎性疾病具有重要意义[5]。旋覆花属植物中倍半萜类成分对金黄色葡萄球菌、大肠埃希菌、铜绿假单胞菌和白色假丝酵母有明显抗菌活性[6]。

（3）软坚散结的实验研究

旋覆花提取物对人增生性瘢痕成纤维细胞具有抑制作用，具有防治增生性瘢痕的应用前景[7]。旋覆花素在体外具有一定的抗肿瘤作用，对小鼠肝癌 H22 细胞株、小鼠肉瘤 S180 细胞株、人肺腺癌 A549 细胞株、人卵巢癌 SK-OV3 细胞株作用强[8]。旋覆花汤和旋覆花苦豆子合剂均能减轻四氯化碳引起的肝坏死病变，降低谷丙转氨酶和透明质酸水平，具有防治肝纤维化的作用[9]。

❖ 参考文献

［1］杨舒淳，钟晓玲，王存芬.《金匮要略》旋覆花汤现代应用研究概述［J］.新疆中医药，2007，25（6）：68-70.

［2］姜枫，李超，李运伦.浅析旋覆花善通络脉功用［J］.中国中医药现代远程教育，2014，12（24）：114-115.

［3］朱虹，唐生安，秦楠，等.旋覆花中化学成分及其活性研究［J］.中国中药杂志，2014，39（1）：83-88.

［4］王建华，齐治，贾桂胜，等.中药旋覆花与其地区习用品的药理作用研究［J］.北京中医，1997（1）：42-44.

［5］李睿，刘彬，郑斌，等.旋覆花内酯抑制炎性因子介导的内皮细胞与单核细胞的黏附［J］.细胞生物学杂志，2008，30（6）：755-760.

［6］STOJAKOWSKA A，KEDZIA B，KISIEL W. Antimicrobial activity of 10-isobutyryloxy-8,9-epoxythymol isobutyrate［J］. Fitoterapia，2005，76（7-8）：687-690.

［7］万鲲，高申.旋覆花提取物对人增生性瘢痕成纤维细胞抑制作用的研究［J］.中国药物应用与监测，

2007,4（6）:14.

[8] 魏海青,李军霞,王永利.旋覆花素体外抗肿瘤作用研究[J].河北医药,2011,33（13）:1938-1940.

[9] 李红,王存芬.旋覆花苦豆子合剂防治肝纤维化的实验研究[J].新疆中医药,2009,27（1）:21-23.

第 50 节　滑　　石

一、滑石历代本草学功用考察分析

滑石,收入《本草经》玉石部上品,"主身热,泄辟,女子乳难,癃闭,利小便,荡胃中积聚寒热,益精气"。除"益精气"外,均以祛邪、通利为用。《别录》所谓"通九窍、六府、津液,去留结,止渴,令人利中",其中通津液、止渴功能,当属新增。《药性论》所述"疗五淋,主难产""除烦热,心躁,偏主石淋",主难产、除烦热心躁亦属新增。《日华子》补充"治乳痈"。《图经》《衍义》和《法象》进一步确认滑石利水通淋治疗淋秘的功用。《补遗》概括为"燥湿,分水道,实大府,化食毒,行积滞,逐凝血,解燥渴,补脾胃,降妄火之要药","分水道,实大府"者,利小便而实大便;"化食毒,行积滞"者,寓通于补,助中焦升降有序,即"补脾胃"也。"逐凝血"显系首次推出。

明清以来,《纲目》对滑石利窍有所发挥,称其"不独小便也,上能利毛腠之窍,下能利精溺之窍"。故"上能发表,下利水道,为荡热燥湿之剂","发表是荡上中之热,利水道是荡中下之热;发表是燥上中之湿,利水道是燥中下之湿"。并增"疗黄疸、水肿、脚气、吐血、衄血、金疮血出、诸疮肿毒"之用,大大扩充了滑石的应用范围。《经疏》侧重析理,认为滑石"滑以利诸窍,通壅滞,下垢腻;甘以和胃气,寒以散积热。甘寒滑利以合其用,是为祛暑散热,利水除湿,消积滞,利下窍之要药",其中"祛暑散热"当属新用。《景岳》谓滑石"通乳亦佳,堕胎亦捷",是对《本草经》治"女子乳难"和《药性论》"主难产"的追加说明与确认。

综合诸家本草所述,滑石功能大致概括为利水通淋、清热除烦、祛暑除湿、消积导滞、解毒疗疮、通乳、活血化瘀、止血、堕胎、止渴 10 种(见表 50-1)。

表 50-1　滑石历代本草学功用分类汇总

功能	出处
利水通淋	1. 癃闭,利小便(《本草经》);2. 疗五淋,3. 石淋(《药性论》);4. 利小便治淋涩(《图经》); 5. 治前阴窍涩不利(《法象》);6. 水肿(《纲目》);7. 利水除湿(《经疏》)
清热除烦	1. 身热,2. 寒热(《本草经》);3. 除烦热,心躁(《药性论》);4. 降妄火(《补遗》)
祛暑除湿	1. 祛暑散热(《经疏》);2. 中暑积热(《备要》)

续表

功能	出处
消积导滞	1. 荡胃中积聚(《本草经》);2. 通六腑,3. 去留结(《别录》);4. 化食毒,行积滞(《补遗》)
解毒疗疮	1. 乳痈(《日华子》);2. 诸疮肿毒(《纲目》);3. 诸烂疮(《景岳》);4. 肿毒(《求真》)
通乳	1. 乳难(《本草经》);2. 通乳(《景岳》);3. 乳汁不通(《求真》)
活血化瘀	逐瘀血(《经疏》)
止血	1. 金疮血出(《纲目》);2. 吐血,3. 衄血(《参西录》)
堕胎	1. 难产(《药性论》);2. 堕胎(《蒙筌》)
止渴	1. 利津液(《日华子》);2. 止渴(《别录》);3. 解燥渴(《补遗》)

二、滑石古代方剂配伍应用规律考察分析

1. 含滑石复方治疗病症分类

以滑石为关键词,在整个数据库检索,得含滑石复方 914 首,用于 322 种病症。为便于对含滑石复方所治病症的构成进行统计分析,首先对同类病症做分类整理,并附符合条件的代表方剂(见表 50-2)。

表 50-2　含滑石复方所治常见病症归类和代表方剂

病症	病症归类	代表方剂
淋秘	小便淋秘、小便赤涩、血淋、淋沥、沙石淋、淋秘、热淋、卒淋、子淋、膏淋、气淋、劳淋、石淋、膀胱实热、乳石发小便淋涩、食治五淋	1. 滑石散(《普济方》):滑石、栀子仁、木通等分,葱白适量;2. 通草饮子(《普济方》):通草三两、葵子一升、滑石四两、石韦二两
癃闭	小便不通、伤寒小便不通、小便难、时气小便不通、热病小便不通、脬转、胞转	1. 牛蒡煎(《普济方》):牛蒡叶、生地黄汁、滑石;2. 葵石汤(《普济方》):滑石半两、葵菜根半升
痈疮	痱疮、诸瘭疬、诸疮生肌肉、热毒瘭疬、口疮、诸痈疽、诸疮口不合、诸疮肿、诸痈、口舌疮、久痈、久疮、瘭疬久不瘥、发背、热疮	1. 滑石粉方(《普济方》):滑石、绿豆粉、枣叶各一两;2. 玉屑妙灵散(《仁存方》):滑石二两、米饮
热病	诸热、中暑、风热、壮热、热入血室、热痢	神芎丸(《普济方》):大黄、黄芩各二两,牵牛花、滑石各四钱
水肿	十水、水气、水气遍身肿满、水肿小便涩、诸肿、水肿胸满气急、消渴后成水病、湿肿、乳食发浮肿、虚劳浮肿	七圣散(《卫生家宝》):黄芩一两、大黄一钱、滑石四两
难产	产难、胞衣不出、堕胎后衣不出、横产、逆产、催生、数日不产、产难子死腹中	瞿麦汤(《普济方》):瞿麦穗二两、榆白皮二两、木通二两、冬葵子一合、滑石一两
伤寒	伤寒两感、伤寒杂治、伤寒烦渴、伤寒、夹食伤寒、夹惊伤寒、伤寒虚汗不止、伤寒发狂、伤寒下痢、伤寒湿温、伤寒热渴、伤寒过经不解、伤寒烦躁、伤寒鼻衄	银白散(《普济方》):石膏三钱、滑石一两、炙甘草七分

2. 含滑石复方治疗病症分类构成分析

现将含滑石复方分布居前 12 类病症的构成情况列表（见表 50-3）。含滑石复方用于淋秘、癃闭和水肿的方剂合计 352 首，突出了滑石的利水通淋作用，尤以清热通淋最为擅长。而所治二便不通，也与小便不利、不通有关。其次为痈疮和热病，显示滑石有较好的清热作用。含滑石复方治疗痉病、难产、伤寒、呕吐、疥癣瘙痒、消渴等病症，尚待深入考察。

表 50-3　古代含滑石复方治疗病症一览表

病症	方数	病症	方数	病症	方数	病症	方数
淋秘	202	热病	39	难产	30	呕吐	17
癃闭	114	水肿	36	伤寒	28	疥癣瘙痒	17
痈疮	46	痉病	33	二便不通	24	消渴	12

三、滑石古今功用比较分析

1. 滑石古今功用一致性考察分析

总体说来，滑石利尿通淋作用得到古今普遍认可。历代本草学在《本草经》主"癃闭，利小便"基础上，进一步充实治疗五淋、淋沥、石淋等病症。清代《经疏》补充"祛暑散热"功能。古代含滑石复方大量用于小便淋秘、血淋、淋沥、沙石淋、热淋和中暑等，与本草学记载基本吻合。《药典》确认滑石"利尿通淋、清热解暑"，用于"热淋、石淋、尿热涩痛、暑湿烦渴、湿热水泻"，继承了古代本草学的功用和方剂配伍经验。至于《药典》"外用祛湿敛疮"，用于"湿疮、痱子"，古代含滑石复方已有治疗痱疮的记载，《御药院方》的玉粉散、《普济方》的滑石粉方皆属此类。

2. 滑石功用古今差异考察分析

经与历代本草归纳总结出来的功能和古代含滑石复方主治病症分布的比较分析，可以发现滑石一些潜在功用并未被《药典》所收录。

（1）稽古发隐

1）解毒消肿：本草文献记载滑石具有解诸毒作用，用于乳痈、诸疮、肿毒、痈肿、恶疮等。古代含滑石复方用于诸瘰疬、热毒瘰疬、诸疮生肌肉、诸痈疽等，由此似可确认滑石有解毒消肿的潜在功能。《药典》并未注录这一功能。

2）止呕：本草文献虽未记载滑石具有止呕作用，但含有滑石的古代方剂可用于治疗呕吐、吐哯、热吐等。《药典》未对其止呕功能予以收录。

3）通乳：本草文献记载滑石具有通乳作用，但古代含滑石复方用于乳难尚未见到。然现代文献有关滑石通乳作用的研究已有报道。

4）消积导滞：本草文献记载滑石具有消积导滞作用，古代含滑石复方治疗小儿一切疳等，提示滑石或有消积导滞作用。《药典》未对滑石消积导滞功能予以确认。

5）活血化瘀：本草文献记载滑石具有逐瘀血作用，用于跌仆损伤、产难、胞衣不出、堕胎后衣不出、月水不调等多种病症。古代含滑石复方广泛用于产难、胞衣不出、堕胎后衣不出等多种病症，《药典》并未对其活血化瘀功能予以确认。

6）止血：本草文献记载滑石具有止血作用，用于治疗吐血、衄血、金疮血出等；古代含滑石复方治疗血淋、鼻血不止等，由此表明滑石有止血作用。《药典》未对滑石止血功能予以确认。

7）堕胎：本草文献记载滑石具有堕胎作用，古代含滑石复方治疗产难、催生、数日不产、胞衣不出、堕胎后衣不出、横产等，由此提示滑石有堕胎作用。《药典》未对滑石堕胎功能予以确认。

8）止渴：本草文献记载滑石具有通津液、止渴作用，用于治疗燥渴。古代含滑石复方治疗消渴、消渴饮水过度、消渴烦躁、疮疹壮热口渴等，可以证明滑石确有止渴作用。《药典》未对滑石止渴功能予以确认。

（2）疑问

《本草经》首次记载滑石治疗"女子乳难"，以后历代本草学以"导乳汁"多有记载，现代文献有关滑石通乳作用的研究已有报道[1]。但古方中未见配伍滑石以通乳的复方，《药典》也未收录通乳功能。因此，滑石是否具有直接通乳的作用，便成为值得深入研究的问题。

3. 滑石潜在功能现代研究和应用考察

通过比较可以看出，滑石古今功用差异较大。古代广泛应用，国家《药典》和统编教材《中药学》没有收录的情况比较突出。现初步确认，解毒消肿、通乳、消积导滞、活血化瘀、利尿消肿等是滑石的潜在功能。尽管尚未得到《药典》认可，但对滑石的实验研究和临床应用却提供了印证这些功用的重要信息。

（1）滑石"解毒消肿"的临床研究

临床研究，以滑石为主外用治疗化脓性中耳炎20例，连续用药10次。一般7天左右耳内脓干，10天愈合，观察1年无复发[2]。

（2）滑石"通乳"的临床研究

重用滑石治疗产后缺乳症68例，全为初产妇，年龄23~32岁；缺乳病程1周~3个月；属血气盛而壅闭者52例，血气虚而壅闭者16例。将滑石粉60g(包、先煎)，炒冬葵子30g(杵碎)，每日1剂，水煎服。结果68例中获显效者52例，有效者16例；服药3剂见效者51例，6剂见效者17例[1]。

❖　**参考文献**

［1］王乃汉. 重用滑石治疗产后缺乳［J］. 中医杂志，2000，41（5）：267.

［2］熊大邦. 滑石外用治耳疾［J］. 中医杂志，2000，41（5）：267.

第 51 节　葛　　根

一、葛根历代本草学功用考察分析

葛根,列属《本草经》草部中品,云其"主消渴,身大热,呕吐,诸痹,起阴气,解诸毒"。此后,《别录》多有补充,包括"疗伤寒中风,头痛,解肌发表,出汗,开腠理,疗金疮,止痛,胁风痛;生根汁疗消渴,伤寒壮热",并将"解诸毒"细化为"杀野葛、巴豆、百药毒"。《集注》注曰"生者捣汁饮之,解温病发热""取葛根为屑,疗金疮,断血为要药,亦疗疟及疮至良",明确所治金疮,主要发挥其止血作用。《唐本草》以其"根末之,主猘狗啮",是葛根治疗狂犬病的较早记载。《拾遗》所增"生者破血,合疮,堕胎,解酒毒,身热赤,酒黄,小便赤涩",需要指出,"生者破血"与《集注》为屑"断血"截然不同,提示葛根或有止血和活血双向调节作用;解酒毒再度充实"解诸毒"内容;"身热赤"与"身大热"大同小异。《药性论》新增"治天行,开胃下食,止烦渴,治时疾,解热",其中"止烦渴"与《本草经》"主消渴"大体相近;"解热"则是对治身大热、身热赤的功能概括。《日华子》补充"治胸膈热,心烦闷,热狂,止血痢,通小肠,排脓,破血,傅蛇虫啮,解署毒箭"多种功能,"傅蛇虫啮,解署毒箭"亦属"解诸毒"之类。《证类》序例"诸病通用药"之末顺便介绍了药物间的解毒关系,其中包括"葛根解野葛毒"。《衍义》所云"大治中热、酒、渴病,多食行小便,亦能使人利",大体与前期本草学功能阐述雷同。《药性赋》取"治往来之温疟",是对《集注》疗疟的追加说明。《纲目》引李杲所记,称葛根为"治脾胃虚弱泄泻之圣药"。《丹溪心法》所谓"止渴升阳",当与主消渴和脾胃虚弱泄泻有关。此外,葛根尚可"发散小儿疮疹难出"(《主治秘要》),并可"散郁火"(《纲目》)等。明清其他本草基本继承了前期本草的功用。

综合诸家本草,葛根功用主要归纳有 8 种,即解肌发表、清热泻火、清热解毒、解诸毒、生津止渴、升阳止泻、利小便、止痛(见表 51-1),其他则属散见,故未予收录。

表 51-1　葛根历代本草学功用分类汇总

功能	出处
解肌发表	1. 伤寒中风(《别录》);2. 小儿疮疹(《发挥》)
清热泻火	1. 大热(《本草经》);2. 伤寒壮热(《别录》);3. 胸膈热(《日华子》);4. 中热(《衍义》);5. 散郁火(《纲目》);6. 温病发热(《经疏》)
清热解毒	1. 天行(《药性论》);2. 血痢(《日华子》);3. 时疾(《蒙筌》);4. 温疟(《药性赋》)
解诸毒	1. 酒毒,2. 酒黄(《拾遗》);3. 猘狗啮,4. 蛇虫啮(《日华子》);5. 杀野葛、巴豆、百药毒(《集注》);6. 署毒箭(《景岳》)
生津止渴	1. 消渴(《本草经》);2. 烦渴(《药性论》);3. 渴病(《衍义》)
升阳止泻	脾胃虚弱泄泻(《备要》)

续表

功能	出处
利小便	1. 小便赤涩(《拾遗》);2. 通小肠(《日华子》);3. 行小便(《衍义》)
止痛	1. 诸痹(《本草经》);2. 头痛,3. 胁风痛(《别录》)

二、葛根古代方剂配伍应用规律考察分析

1. 含葛根复方治疗病症分类

以葛根为关键词,在整个数据库检索,得含葛根复方 1 130 首,用于 443 种病症。为便于对含葛根复方所治病症构成进行统计分析,首先对相同或相近病症做分类归纳整理,并附符合纳入条件的代表方剂(见表 51-2)。

表 51-2　含葛根复方所治常见病症归类和代表方剂

病症	病症归类	代表方剂
伤寒	伤寒、伤寒杂治、伤寒烦渴、伤寒烦躁、阳毒、伤寒热后热不除、伤寒可汗、坏伤寒、伤寒三日候、伤寒一日候、中风伤寒、伤寒潮热、阴阳毒、伤寒发斑、伤寒余热不退、伤寒四日候、伤寒湿温、伤寒后劳复、伤寒五日候、夹食伤寒、太阳病脉证并治、伤寒后阴阳易、伤寒八日候、伤寒狐惑、伤寒两感、伤寒过经不解、伤寒二日候、伤寒后骨节烦疼、伤寒九日以上候、伤寒虚烦、伤寒热渴、伤寒七日候、伤寒六日候、伤寒上气、伤寒后夹劳、伤寒余热	1. 普救散(《经效济世方》):苍术半斤、葛根四两、炙甘草二两;2. 不传散(《百一选方》):苍术七两、葛根三两半、甘草二两七钱
热病	热病、瘟病、热病二日、诸热、热病一日、热病三日、热病四日、结热、热病六日、壮热、热病烦躁、热病口干、热病烦渴、时气、时气疫疠、时气二日、时气烦渴、时气烦躁、时气三日、时气余热不退、时气劳复、时气口干、时气七日、时气四日、时气发斑、时气一日、时气杂病、时气八九日、时气五日、时气令不相染易、骨蒸、骨蒸烦渴、潮热、三焦实热、心胸烦热、心烦热、心热、心热多汗、肺脏壅热	1. 黄连葛根汤(《普济方》):葛根三两、黄连三分、黄芩三分、炙甘草半两;2. 葛根汤(《普济方》):葛根半两、麻黄半两、人参半两、肉桂一分、甘草一分
中风	中风、中风半身不遂、偏风、柔风、风痹、风弹曳、中风身体不遂、卒中风、风口眼㖞斜、中风四肢拘挛不得屈伸、急风、中风失音不语、中风偏枯、风腰脚不遂、肝中风、风瘫痪、中风口㖞、中风口眼㖞斜、风偏枯	1. 扶金汤(《普济方》):葛根三两,独活、附子、石膏各二两;2. 葛根汤(《圣济总录》):葛根二寸、竹沥二升、生姜汁一合
疼痛	头痛、风头痛、首风、风眩头痛、腰痛、腰脚疼痛挛急不得屈伸、风湿腰痛、腰痛强直不得俯仰、风入腹拘急切痛、伤寒头痛、伤寒身体疼痛、时气头痛、脚气痰壅头痛、诸痹、身体疼痛、脚痛、风身体疼痛、风湿痹、历节风、中风百节疼痛、热痹、著痹、行痹、血痹、风腰脚疼痛、热病头痛	1. 升麻葛根汤(《如宜方》):升麻、葛根、甘草、白芍等分;2. 葛根汤(《活人书》):葛根一两,麻黄三分,官桂、芍药、炙甘草各半两

病症	病症归类	代表方剂
消渴	消渴、消渴口舌干燥、消渴烦躁、消中、消渴饮水过度、暴渴、热渴、消肾小便白浊、消疾、消肾、虚热渴、烦渴、渴利、膈消、消渴饮水腹胀、产后烦渴、虚渴	1. 澄水饮（《圣济总录》）：水萍、葛根等分；2. 无名（《圣济总录》）：人参一两、葛根二两、白蜜二两
诸毒	解诸毒、解酒毒、酒癖、中药毒、解食诸菜果蕈菌中毒、中水毒、解金银铜铁石毒、服药过剂、蛊毒、服石中毒、乳石发烦渴、乳石发上冲头面身体热、服石后将息补饵、乳石发烦闷、乳石发诸药不治、乳石发寒热头痛、诸虫兽伤、猘犬啮、诸虫咬伤	1. 解酒药（《普济方》）：葛根一两、薄荷一两、缩砂仁一两、甘草一两、盆硝五钱；2. 葛根散（《普济方》）：葛根、甘草、葛花、缩砂仁、贯众等分
痉病	风口噤、中风口噤、风痉、破伤风、中风痉病、中风角弓反张、惊痫、截痫、一切痫、风痫、诸痫、急慢惊风、一切惊风、伤寒阴阳刚柔痉、肝风筋脉拘挛	1. 独活饮（《普济方》）：独活一两、葛根半两、甘草半两；2. 白术汤（《普济方》）：葛根一两、升麻二两、黄芩半两
呕吐	呕吐、呕逆不下食、热呕、干呕、痰呕、热病呕逆、热病哕、伤寒干呕、脚气呕逆、伤寒呕吐、脾胃壅热呕哕、时气呕逆、伤寒呕哕、恶阻	1. 不换金散（《普济方》）：龙胆草一两、葛根一两半、片姜黄一两；2. 三神散（《普济方》）：葛根一两、炙甘草三钱、半夏一两
外感病	中湿、风热、中暑、诸风杂治、中寒、风成寒热、贼风、热毒风、风痰、风成热中、风毒、恶风	干葛散（《普济方》）：葛根三斤、干地黄三斤、豆豉一升
泄泻	诸痢、下痢烦渴、下痢、一切痢、热痢、痢兼渴、血痢、洞泄注下、伤寒下痢、霍乱、霍乱烦渴、霍乱吐利、干湿霍乱、霍乱心下痞逆、吐利	1. 阿胶散（《圣惠方》）：阿胶、葛根各一两，黄连、黄芩各三分；2. 葛根汤（《普济方》）：葛根、人参、白术、桔梗、茯苓等分
目赤肿痛	风毒冲目虚热赤痛、丹石毒上攻眼、斑豆疮入眼、倒睫拳挛、目赤痛、目涩痛、一切眼疾杂治、疮疹入眼、暴赤眼、目痒急及赤痛、伤寒后热毒攻眼、时气热毒攻眼、时气后患目	大黄丸（《普济方》）：川大黄、栀子仁、荠苨各五两，葛根五两
疮疡	疮疡、五色丹毒、疮疹壮热口渴、面疮、诸疮、毒肿、诸疮肿、热疮、口疮、一切恶疮、湿阴疮、疿疮、热肿、伤寒发豌豆疮、热病生热毒疮、妊娠诸疮	1. 黄芪散（《普济方》）：黄芪、柴胡、葛根、甘草、人参等分；2. 平血饮（《澹寮方》）：葛根、白芍、升麻、甘草等分
痈疽	痈疽、痈疽发背发渴、诸痈疽、痈烦渴、身有赤处、妒乳、诸痈、发背溃后、痈疮、痈疽发背作寒热、发背、发脑、游肿赤痛、渴利后成痈疽	黄柏散（《普济方》）：黄柏、郁金各一两，陈皮、人参、葛根各半两
咳喘	诸咳嗽、咳嗽上气唾脓血、痰嗽、咳逆上气、咳嗽不得卧、五脏诸嗽、喘嗽、热病咳嗽、热病喘急、伤寒咳嗽、时气咳嗽	1. 白术厚朴汤（《宣明论》）：厚朴半两、白术一两、炙甘草一两、葛根一两；2. 百部散（《圣惠方》）：百部、贝母、紫菀、葛根、石膏各一两
出血	鼻衄、脏毒下血、吐血、唾血、鼻血不止、伤胃吐血、吐血口干、衄蔑、伤寒吐血、坠堕致伤吐唾出血、月水不断、崩中漏下、金疮血不止、金刃所伤、金疮中风水及痉、箭镞金刃入肉、毒箭所伤	1. 加味理中汤（《普济方》）：人参、白术、炙甘草、干姜、葛根等分；2. 立应散（《圣惠方》）：蒲黄、葛根、石榴花等分

病症	病症归类	代表方剂
癥瘕	癥瘕积聚、食症、积聚、贲豚、痞气、积聚宿食不消、积聚心腹胀痛、肥气	1. 四物汤(《普济方》):当归、延胡索、威灵仙、葛根等分;2. 葛根丸(《普济方》):葛根、薏苡仁、附子、芦根各一两,糯米二合
黄疸	黄疸、酒疸、胃疸、诸疸、急黄、黄疸病、三十六黄、阴黄、热病发黄、时气发黄	葛根汤(《普济方》):葛根、枳实、栀子仁、豆豉各一两,炙甘草半两
虚劳	虚劳、诸劳、虚劳咳唾脓血、虚劳潮热、虚损、虚劳羸瘦、肾劳、热病后虚劳、肝劳	葛根饮(《普济方》):葛根一两、葱白一握、豆豉半升、白米一合
痘疹	痘疹未见方可表发、一切痘疹、疮疹已出未出、疮疹后解余毒、疮疹倒靥、疮疹大盛、疮疹发斑	1. 四味升麻葛根汤(《普济方》):白芍、升麻各一两,甘草、葛根各一两半;2. 葛根汤(《普济方》):葛根、石膏、赤芍、炙甘草、黄芩各五钱

2. 含葛根复方治疗病症分类构成分析

现将含葛根复方分布于 24 类病症的情况列表(见表 51-3)。由表 51-3 可以看出,葛根配伍在复方中用于外感热病最为普遍,如伤寒、热病、外感病等,总计达 346 方。而痉病、黄疸、目赤肿痛和痘疹中,绝大多数与外感病有关,由此确定了葛根古代应用的基本病症范围。此外,配伍葛根治疗中风、疼痛、消渴、诸毒和疮疡痈疽等也比较普遍,体现临床适应病症的多样性。

表 51-3　古代含葛根复方治疗病症一览表

病症	方数	病症	方数	病症	方数	病症	方数
伤寒	182	痉病	46	痈疽	28	脚气	17
热病	130	呕吐	44	咳喘	26	痘疹	16
中风	82	外感病	34	出血	25	痰饮	10
疼痛	74	泄泻	34	癥瘕	18	疥癣	9
消渴	65	目赤肿痛	33	黄疸	17	水肿	9
诸毒	47	疮疡	30	虚劳	17	眩晕	7

三、葛根古今功用比较分析

1. 葛根古今功用一致性考察分析

《药典》确定葛根具有"解肌退热,生津止渴,透疹,升阳止泻,通经活络,解酒毒"功用,用于"外感发热头痛,项背强痛,口渴,消渴,麻疹不透,热痢,泄泻,眩晕头痛,中风偏瘫,胸痹心痛,酒毒伤中"。与历代本草和古代方剂配伍应用情况比较,"解肌退热,生津止渴""升阳止泻""解酒毒"功能基本吻合。《药典》所称"通经活络"实为新增功能,与新增主治"中风偏瘫,胸痹心痛"相呼应。历代本草和古代方剂多有葛根治疗偏风、柔风、风痱、风弹曳、急风、中风口喝和风偏枯的记载,应当说古今认识大体相同。而用于"胸痹心痛",古代本草、方书均无记载,主要依据药效学研究证明葛根有抗心肌缺血、扩冠、增强脑和冠脉血流量、改善心肌氧代谢、抗心律失常、降血压和降血脂活性;且单用葛根制成专治高血压病和冠心病心绞痛的愈风宁心片(胶囊),进而补充到《药典》中。其他主治内容没有超出历代本草学和古代方剂明确的范围。

2. 葛根功用古今差异部分考察分析

(1)稽古发隐

归纳历代本草记载,提炼葛根功能,具体包括解肌发表、清热泻火解毒、解诸毒、升津止渴、升阳止泻、利尿、止痛、止血破血和止呕等,与之相应的主治病症有伤寒、热病、中风、疼痛、消渴、诸毒、痉病、呕吐、泄泻、眼病、痈疽、咳喘、疮疡、出血、脾胃病、癥瘕、黄疸、痰饮、痘疹、疟疾等。这些病症在古代含葛根复方中几乎都有分布。所不同的是,含葛根复方借助病症分布把古代临床配伍应用的倾向性清楚显露出来。

1)清热泻火解毒:《本草经》中最早记载葛根主"大热",后世本草又逐渐将其用于瘟病发热、伤寒壮热、大热、天行、时疾、温疟、血痢、伤寒发狂、胸膈热、中热、郁火、疮等。古代方剂侧重配伍其治疗伤寒、热病,若包括黄疸、疟疾、热痢、痈疽、疮疡等,可以确认配伍葛根侧重治疗感染性疾病,提示具有清热泻火解毒功能。而《药典》未予收录。

2)止痛:由古代本草将其用于"诸痹""头痛""胁风痛",古代方剂亦有 74 方用于头痛、腰痛、风湿腰痛、身体疼痛等各种疼痛。《药典》未收载。

3)止痉:历代本草没有明确记载葛根止痉,而古代方剂配伍葛根治疗风口噤、风痉、破伤风、惊痫、急慢惊风之类的痉病已屡见不鲜。《药典》中同样未予收录。

4)解诸毒:但历代本草及方剂中"解诸毒"范围比较宽泛,包括酒毒、酒黄、猘狗啮、蛇虫啮、署毒箭、杀野葛、巴豆、百药毒等,现仅限于解"酒毒"。葛根是否可以"解诸毒",有待深入研究。

由古代本草、方剂用于出血、痈疽、疮疡、咳喘、癥瘕、呕吐、脾胃病、水肿和咽喉病等,尚可提炼出止血、止呕、止咳、利尿和活血等功能,均属《药典》和统编教材《中药学》所未载。故初步认定此乃葛根的潜在功能。

(2)疑问

在统编教材《中药学》中,葛根收入辛凉解表剂中。随着现实应用范围的不断扩大和潜在功能的深入挖掘,葛根在眩晕、头痛、泄泻、中风、胸痹、酒毒、消渴等病症的治疗上越来越发挥至关重要的作用。葛根作为辛凉解表剂,在治疗感冒时的配伍应用显然逊于其他内科病症的使用,其分类属性因临床实际应用范围的倾斜而产生动摇。在此背景下,葛根在《中药学》的分类是否应做适当调整呢?

3. 葛根潜在功能现代研究和应用考察

(1)葛根"清热泻火解毒"的实验研究

实验证明,葛根素对 SD 大鼠全身炎症反应综合征大鼠有良好治疗效果,可下调促炎性细胞因子 TNF-α 和 IL-6 水平、上调抗炎因子 IL-10 水平[1]。葛根素对金黄色葡萄球菌和表皮葡萄球菌的抑菌作用最强，最低抑菌浓度均为 1.25mg/ml；对大肠埃希菌的最低抑菌浓度为 2.5mg/ml；对枯草芽孢杆菌的最低抑菌浓度为 5mg/ml[2]。杨长友在葛根中提取葛根多糖，观察抑菌活性，其抑制效果由强到弱依次为枯草芽孢杆菌＞大肠埃希菌＞酵母菌＞黑曲霉菌＞八叠球菌[3]。

临床方面，将 168 例病毒性肝炎高胆红素血症患者分为治疗组和对照组，均给予综合性护肝治疗，治疗组加用葛根素注射液静脉滴注。结果表明，葛根素注射液治疗组较对照组在降低黄疸、改善肝功能及临床症状方面有明显疗效，有统计学意义[4]。用赤芍葛根汤（赤芍60g，葛根 30g，生地黄 10g，牡丹皮 10g，泽兰 10g）治疗瘀胆型肝炎 22 例，1 个疗程后，治愈 16 例，有效 4 例，总有效率达 90.9%[5]。采用葛根、黄芩与蛋清调成药糊涂于压疮疮面，治疗老年骨折患者Ⅱ~Ⅲ期压疮 46 例，创面均开放暴露，14 天为 1 个疗程。结果：46 例患者创面愈合良好[6]。以自制竭葛生肌散外用治疗压疮 43 例，治愈 16 例，显效 17 例，有效 9 例，无效 1 例，总有效率达 97.67%，明显优于对照组[7]。

此外，葛根芩连汤广泛用于细菌性痢疾、轮状病毒性肠炎、急慢性结肠炎、慢性腹泻、慢性乙肝腹泻、幽门螺杆菌感染性胃炎、胃溃疡等，与古代含葛根方剂治疗热痢、泄泻基本吻合。这些均体现出葛根具有清热泻火解毒的功能。

（2）葛根"止痛"的实验研究

利用机械刺激法和冷盘法观察葛根素对坐骨神经分支选择损伤模型小鼠的镇痛作用，结果显示：75mg/kg 葛根素的镇痛作用明显强于 100mg/kg 和 125mg/kg 葛根素，而且镇痛效应维持时间明显长于 10mg/kg 盐酸吗啡，提示适当剂量的葛根素对神经病理性痛具有明显的镇痛作用[8]。葛根提取物能明显抑制急性痛风性关节炎模型大鼠的踝关节肿胀，降低脾体指数，提升肾体指数；降低炎症组织 NO 水平，提高血清 NO 水平；明显降低模型大鼠的白细胞、中性粒细胞和淋巴细胞水平；并能显著降低血清尿酸水平的作用[9]。重用葛根合四妙丸加味，治疗男性痛风性关节炎 75 例，年龄 37~83 岁，急性期 46 例，慢性期 29 例，总有效率 96.9%[10]。另有单用大剂量葛根（200g）或加入辨证方（50g）治疗痛风，取得满意疗效[11]。应用解毒清痹方配合葛根素治疗类风湿关节炎 60 例，治愈 2 例（3.33%），显效 16 例（26.67%），有效 30 例（50%），无效 12 例（20%），总有效率 80%。治疗后疼痛关节数、肿胀关节数、晨僵时间、血沉等值均显著下降，治疗前后比较差异显著。治疗后关节压痛度、肿胀度有明显改善，与治疗前比较有显著性意义[12]。

葛根异黄酮具有雌激素样活性，能调节骨代谢。给去卵巢大鼠葛根异黄酮灌胃 4~7 个月时，可显著提高大鼠全身骨矿含量和全身骨矿密度；能提高股骨相对质量体积，甚至恢复骨灰钙盐密度到假手术组（正常）水平；能显著改善骨生物力学指标，提高股骨和胫骨的最大负荷和结构强度[13]。用葛根全粉加入饲料喂养去卵巢小鼠 4 周后，葛根小剂量能显著抑制骨密度下降；抑制股骨干骺端骨量下降和骨小梁宽度减少；同时抑制破骨细胞数的增加。高剂量葛根对骨密度和骨量的提高甚至明显高出正常组[14]。对原发性骨质疏松症患者 20 名，每日服用葛根 30g，停用其他药物及物理疗法，4 周为 1 个疗程。发现葛根治疗组在疼痛视觉模拟评分、活动能力、腰背静息痛三方面较治疗前都显著改善,评分高于阳性对照药阿尔法骨化醇组(0.25μg/d)。其中尤以疼痛视觉模拟评分、活动功能、坐姿、站姿、腰背静息痛、叩击痛、直腿抬高试验、临床症状总积分改善明显,说明葛根在改善骨质疏松症所致骨性疼痛方面有较好疗效。此外,骨代谢生化指标中,血碱性磷酸酶、睾酮、尿钙、尿肌酐等均有所下降,血清骨钙素、尿羟脯氨酸治疗前后有显著性差异,表明葛根能降低骨质疏松症患者的骨转换率,抑制骨吸收[15]。

实验及临床研究表明,葛根广泛用于神经病理性痛、痛风性关节炎、类风湿关节炎、骨质疏松,具有确切的"止痛"作用。

(3)葛根"止痉"的实验研究

流行性肌张力障碍综合征以多发性肌强直为特点,受累肌肉包括舌、口轮匝肌、眼外肌、胸锁乳突肌、上肢肌、腰腹肌,表现为颈向一侧歪斜,头向后仰,舌外伸或向后抽缩,流涎,眼球向一侧凝视或上翻。以重剂葛根汤与东莨菪碱联合治疗本病患者88例,全部治愈。亦有用葛根配伍治疗痉挛性斜颈、面肌痉挛、儿童多发性抽动症、咀嚼肌痉挛症等[16]。

(4)葛根"解诸毒"的实验研究

有学者考察了葛根对香烟生殖毒性的拮抗作用。结果表明,葛根可通过抗损伤和抗氧自由基改善小鼠一般状况,减少香烟导致的精子畸形率、增加精子活性及 LDH-X 酶活性强度,提高睾丸组织 SOD 活性,降低 MDA 含量,说明葛根有助于改善精子质量[17]。也可视为葛根解毒作用的推广应用。

关于葛根止呕、止咳喘、止血等作用,尚无实验研究和临床报道支持,有待进一步证实。

❖ 参考文献

[1] 夏肖萍,费春荣,叶爱青.葛根素对 SD 大鼠全身炎症反应综合征的治疗作用及其机制研究[J].浙江检验医学,2008,6(2):12-14.

[2] 范妤,郭东艳,宋强,等.葛根素的体外抑菌作用[J].陕西中医学院学报,2013,36(6):104-105.

[3] 杨长友.葛根多糖抑菌活性的测定[J].宁德师专学报(自然科学版),2011,23(2):130-133.

[4] 陈波.葛根素治疗病毒性肝炎高胆红素血症[J].河北医学,2010,16(9):1109-1110.

[5] 方正霞.赤芍葛根汤治疗瘀胆型肝炎[J].中国基层医药,1999,6(6):374.

[6] 胡雪平.葛根加黄芩对老年骨折患者Ⅱ~Ⅲ期压疮的治疗和护理[J].中医正骨,2013,25(5):77-78.

[7] 段连凤,徐文江,景凤霞,等.自制竭葛生肌散治疗压疮43例疗效观察[J].中国中医药科技,2013,20(5):508.

[8] 罗敬华,曾晓艳,范桂香,等.葛根素对神经病理性痛模型小鼠的镇痛作用[J].西北药学杂志,2013,28(1):48-50.

[9] 马越,吕圭源,陈素红.葛根提取物抗痛风性关节炎作用及机制初探[J].中药新药与临床药理,2011,22(3):241-245.

[10] 陈双四.葛根治疗痛风性关节炎[J].中医杂志,1999,40(6):325.

［11］刘丽娟,张卓.葛根治疗痛风的临床疗效［J］.吉林大学学报(医学版),2005,31(5):670.

［12］潘峥,周彩云,房定亚.解毒清痹方配合葛根素治疗类风湿性关节炎60例临床观察［J］.中医杂志, 2003,44(11):838,861.

［13］郑高利,张信岳,方晓林,等.葛根异黄酮对去卵巢大鼠骨矿密度和骨强度的影响［J］.中草药,2001, 32(5):422-425.

［14］王新祥,张允岭,吴坚,等.葛根对骨质疏松模型小鼠骨密度和骨组织构造的作用［J］.中国骨质疏松 杂志,2008,14(5):349-354.

［15］孙玉明.葛根对原发性骨质疏松症患者临床症状及骨代谢生化指标影响的研究［D］.南京:南京中医 药大学,2006.

［16］王光辉.中西医结合治疗流行性肌张力障碍综合征88例［J］.中医杂志,2003,44(11):838.

［17］张琳琳.中药葛根对香烟生殖毒性拮抗作用的实验研究［D］.济南:山东中医药大学,2006.

第52节　薏　苡　仁

一、薏苡仁历代本草学功用考察分析

薏苡仁,列为《本草经》草部上品,"主筋急拘挛,不可屈伸,风湿痹,下气",功用侧重于风湿痹。《别录》补充"主除筋骨邪气不仁,利肠胃,消水肿,令人能食",其中"利肠胃"和"令人能食"体现了健脾益胃功能。《拾遗》所记"主不饥",乃"令人能食"之意;"主消渴,煞蛔虫"则为新增功用。《药性论》以薏苡仁"治热风,筋脉拘急""主肺痿肺气,吐脓血,咳嗽涕唾,上气""破五溪毒肿",多属新识新用。这里所谓"上气",与《本草经》"下气"之用,是从主治症状与功能阐明的同一问题。《食疗》云其治"干湿脚气","大验"。

金元以降,薏苡仁功用仍有增益。《纲目》将其用于肺痿、肺痈、拘挛筋急、风痹、泄痢、水肿、中风筋急拘挛、疝疾,补充功用为"健脾益胃,补肺清热,去风胜湿","炊饭食,治冷气;煎饮,利小便热淋"。"健脾益胃,补肺清热,去风胜湿"是对此前本草所述功能的凝练;所治泄痢、水肿、疝疾、冷气和热淋,则是主治内容的进一步充实与完善。

此后,《景岳》所述"去湿利水""微降""利膈开胃"和"清热";《备要》言其"补脾胃,通行水";《逢原》所谓"清脾湿,祛肺热""利筋去湿";《经解》称其"清热利湿",诸家所述大体未能超出前期本草的功能范围。

综合诸家本草,薏苡仁功用归纳为7种,即利水渗湿、祛风除湿、补益脾胃、健脾止泻、解毒排脓、降气止咳、止渴等(见表52-1),其他功能则属散见。

表 52-1　薏苡仁历代本草学功用分类汇总

功能	出处
利水渗湿	1. 消水肿(《别录》);2. 干湿脚气(《食疗》);3. 利小便热淋,4. 水肿(《纲目》);5. 消水肿疼痛(《景岳》);6. 清脾湿(《逢原》);7. 消皮肤水溢发肿(《蒙筌》)
祛风除湿	1. 筋急拘挛,不可屈伸,风湿痹(《本草经》);2. 除筋骨邪气不仁(《别录》);3. 治风湿(《图经》);4. 中风筋急拘挛(《纲目》);5. 疗湿痹,6. 除筋骨邪入作疼(《蒙筌》);7. 久风湿痹(《崇原》);8. 治痿弱拘挛湿痹,9. 利关节(《景岳》);10. 止骨中疼痛(《新编》)
补益脾胃	1. 利肠胃,令人能食(《别录》);2. 主不饥(《拾遗》);3. 炊饭食、健脾益胃(《纲目》);4. 利膈开胃(《景岳》);5. 补脾胃(《备要》);6. 多服开胃进食(《蒙筌》)
健脾止泻	泄痢(《纲目》)
解毒排脓	1. 主肺痿肺气,吐脓血(《药性论》);2. 治肺痈(《图经》);3. 治肺痈脓血(《药鉴》);4. 咳嗽唾脓(《景岳》);5. 祛肺热,肺痈初起可消,已溃可敛(《逢原》)
降气止咳	1. 下气(《本草经》);2. 咳嗽涕唾,上气(《药性论》);3. 虚劳咳嗽(《逢原》)
止渴	1. 主消渴(《拾遗》);2. 主渴消(《蒙筌》);3. 止烦渴(《景岳》)

二、薏苡仁古代方剂配伍应用规律考察分析

1. 含薏苡仁复方治疗病症分类

以薏苡仁为关键词,在数据库中检索,得含薏苡仁复方 453 首,用于 226 种病症的治疗。为了便于对含薏苡仁复方所治病症的构成进行统计分析,首先应对相同或相近病症做归类处理,并附符合纳入条件的代表方剂(见表 52-2)。

表 52-2　含薏苡仁复方所治常见病症归类和代表方剂

病症	病症归类	方剂
痹病	风湿痹、风腲腿、风痹手足不遂、中湿、历节风、风身体疼痛、肝风筋脉抽掣疼痛、著痹、风湿痹身体手足不遂、风腰脚疼痛、风脚软、诸痹、风冷痹、风痹、腰脚冷痹、肝风毒流注入脚膝筋脉、肝病筋急、肝著、筋极、肝痹、筋痹、筋虚极、手拳不展、脚拳不展、五痿、热痹、风冷、蛊风、脚痹、肌痹、肝风筋脉拘挛、五指筋挛、肾痹、骨痹	1. 巨胜浸酒方(《圣济总录》):胡麻一升、生姜一两、干地黄一两、酒二斗、薏苡仁半升;2. 薏苡仁粥(《普济方》):薏苡仁一升
中风	中风、偏风、脾中风、中风四肢拘挛不得屈伸、诸风杂治、中风偏枯、中风筋脉挛急、中风半身不遂、风瘫痪、风痱、风弹曳、食治中风、肝中风、中风身体不遂、肾中风、中风舌强不语、风口眼㖞斜、风不仁、中风百节疼痛	葱豉薏苡仁粥方(《圣惠方》):薏苡仁三合、葱白一握、豆豉三合、薄荷一握、牛蒡根半升
脚气	脚气挛痹、脚气软弱、脚气疼痛皮肤不仁、脚气、风脚气、风湿脚气、一切风寒暑湿脚气、江东岭南瘴毒脚气、脚气上生风毒疮、脚气肿满、脚气杂治、干湿脚气、一切脚气、脚气大小便不通、脚气语言謇涩、脚气痰壅头痛、脚气风经五脏惊悸、脚气春夏防发	茵芋丸(《本事方》):茵芋一两、薏苡仁一两、郁李仁二两、牵牛子三两

病症	病症归类	方剂
痈疽	肺痈、肠痈、诸痈疽、肾脏风毒流注腰脚、乳痈、唇生核、诸瘘、风疽、产后乳结核、痈疽发背发渴、痈疽等疮内消、痈内虚、痈溃后、喉咙生疮、热肿、湿阴疮、结阳、唇紧、狼瘘、风毒瘰疬、热毒风	1. 青莴散(《圣惠方》):青莴茎二个、薏苡仁一个、甜瓜子二个、桃仁五十枚;2. 莴叶汤(《三因方》):薏苡仁、瓜子仁、桃仁各一两
诸痛	身体疼痛、腰脚疼痛、腰痛、腰脚疼痛挛急不得屈伸、腰痛强直不得俯仰、首风、胸痹、胸痹心下坚痞痛急、心痹、脾痛、血风走注	1. 桑根白皮散(《普济方》):桑白皮一两、酸枣仁一两、薏苡仁一两;2. 薏苡仁散(《圣惠方》):附子十枚、炙甘草三两、薏苡仁五百枚
伤寒	风热、伤寒两感、伤寒虚烦、伤寒湿温、伤寒后骨节烦疼、伤寒后脾胃气不和、伤寒后宿食不消、风气、冷气	麻黄杏仁薏甘汤(《普济方》):杏仁三十枚、麻黄三两、薏苡仁一两、炙甘草一两
癥瘕积聚	癖气、疝气、骨蒸疰癖、肥气、膈噎、五噎、癥瘕	葛根丸(《普济方》):葛根、薏苡仁、附子、芦根各一两,糯米二合
月水不调	月水不调、月水来腹痛、月水不利、血气小腹疼痛	温经汤(《普济方》):茯苓六两、土瓜根三两、芍药三两、酒三升、薏苡仁二升半
咳喘	咳嗽、诸咳嗽、咳嗽上气、喘嗽、肺痿、肺实	薏苡仁汤(《普济方》):薏苡仁三两、桔梗二两、甘草二两
水肿	诸肿、水肿、风水、水肿咳逆上气、食治水肿病	三仁丸(《普济方》):郁李仁一两、杏仁一两、薏苡仁一两

2. 含薏苡仁复方治疗病症分类构成分析

现将方数≥7的含薏苡仁复方分布于14类病症的构成情况列表(见表52-3)。可以确认,含薏苡仁复方用于治疗痹病最为普遍,以风湿之邪所致痹病为多,突出了薏苡仁祛风除湿蠲痹作用。特别需要指出,古代含薏苡仁复方治疗中风排在第2位,对此应当引起高度重视。脚气相当于当今医学的脚气病(即维生素 B_1 缺乏症),以手足麻木、刺痛、气悸、气喘和浮肿等为主要临床表现,亦属湿邪为患。用于痈疽疮疡,与其清热排脓、解毒消肿有关。所治虚损、虚劳,说明薏苡仁有一定的补益作用。治疗诸痛,与其蠲痹止痛不无关系。

表 52-3　古代含薏苡仁复方治疗病症一览表

病症	方数	病症	方数	病症	方数	病症	方数
痹病	89	虚损	33	消渴	9	咳喘	7
中风	87	诸痛	14	癥瘕积聚	9	水肿	7
脚气	53	虚劳	13	痉病	8		
痈疽	45	伤寒	12	月水不调	7		

三、薏苡仁古今功用比较分析

1. 薏苡仁古今功用一致性考察分析

《本草经》明确薏苡仁"主筋急拘挛,不可屈伸,风湿痹",祛风除湿作为主流功能得到历代本草普遍认可和传承,同时进一步拓展到水肿、脚气、淋涩、泄痢等湿邪为患的病症。《纲目》总结其前本草所述,确认薏苡仁有"健脾益胃"功能,得到后世本草学的肯定。自《药性论》用于"吐脓血"、《图经》治肺痈,薏苡仁清热排脓功能得以确认。这三方面功能在古代含薏苡仁复方的临床应用中得到充分体现。《药典》确定薏苡仁"利水渗湿,健脾止泻,除痹,排脓,解毒散结",用于"水肿,脚气,小便不利,脾虚泄泻,湿痹拘挛,肺痈,肠痈,赘疣,癌肿";"十二五"规划教材《中药学》增加"清热"功能,用于湿温初起或暑湿邪在气分、头痛恶寒、胸闷身重者(如三仁汤)。大体继承了薏苡仁的主流传统功能。需要指出,把薏苡仁用于癌肿写进《药典》,显系近年增益的功用。这与康莱特注射液(软胶囊)以薏苡仁油为主要成分治疗肺癌、肝癌等癌症有关,似乎也印证了古代含薏苡仁复方用于癥瘕积聚的功用。

2. 薏苡仁功用古今差异部分考察分析

(1)稽古发隐

1)息风止痉:在历代本草中,未见薏苡仁用于中风的直接记载。古代含薏苡仁复方大量用于中风、偏风、诸风、中风偏枯、中风舌强不语、风口眼㖞斜等中风病症,总计 87 首,仅次于痹病 89 首;又有治疗角弓反张、一切惊风、破伤风等痉病方 8 首,说明薏苡仁或许具有息风止痉的潜在功能。但是,《药典》及现行《中药学》教材均未注明这一功能。

2)生津止渴:本草学记载了薏苡仁主消渴、主渴消、止烦渴的功效,古代含薏苡仁复方也用于消渴、肾消小便白浊、虚热渴、消中等的治疗,古代本草、方剂所论基本吻合,提示薏苡仁有生津止渴功能。这一功能也未被《药典》所认同。

3)止痛:古本草中以薏苡仁治疗痹病为主流功用,并有"止痹痛"的记载;古代含薏苡仁复方用于痹病 89 首,同时用于身体疼痛、腰脚疼痛、头痛、胸痹心痛、脾痛等多种疼痛,计 14 首,有理由确认薏苡仁具有止痛的潜在功能,《药典》对此并未予以明确。

4)止咳:《本草经》明确薏苡仁有"下气"之功,后世本草尚有主肺痿、咳嗽涕唾的记录;古代含薏苡仁复方亦治疗咳嗽、咳嗽上气、喘嗽、肺痿、肺实等病症。本草学所述与古代方剂学所用两相吻合。

(2)疑问

古代含薏苡仁复方治疗癥瘕积聚、噎膈等癌肿性疾病,《药典》中亦载薏苡仁可用于治疗癌肿,并且对于薏苡仁活性成分抗肿瘤的作用有了较为深入的药理研究,并制成抗肿瘤制剂康莱特注射液广泛应用于临床。然而,在历代本草中并未见相关记载,或许与其解毒消肿之功有关?

古本草称薏苡仁有"下气"之功,"主肺痿肺气,吐脓血,咳嗽涕唾,上气",提示薏苡仁可通过肃降肺气而止咳。古代方剂中亦有薏苡仁配伍他药治疗咳嗽上气、喘嗽、肺痿、肺实等病症的记载。而《药典》未言明薏苡仁降气止咳的功用。然而,有学者认为薏苡仁治疗咳喘痰饮与其祛除湿邪有关。薏苡仁止咳功效的发挥,是与降气作用,还是与祛湿作用有关? 这一问题有待深入探究。

3. 薏苡仁潜在功能现代研究和应用考察

薏苡仁在古代本草、方剂中使用比较广泛,然而,《药典》和统编教材《中药学》的收载却较为局限。从历代本草记载和古代方剂应用,可以归纳出薏苡仁生津止渴、止痛、止咳、祛风止痒、息风止痉、抗癌、调经、安神等潜在功能。深入考察即可发现,一些潜在功能已得到当今实验研究和临床应用的证实。

(1) 薏苡仁"息风止痉"的临床和实验研究

研究发现,薏苡仁可明显减轻创伤性脑梗死患者神经功能缺损,改善患肢活动能力,结合井穴放血疗效更佳[1]。薏苡仁可通过降低短暂性脑缺血发作患者血浆溶血磷脂酸水平,发挥预防性治疗脑中风的作用[2]。薏苡仁提取液静脉注射还可明显提高大脑中动脉栓塞模型大鼠的 48h 存活率和存活时间[3]。这些数据为薏苡仁息风止痉提供了实验支持。

(2) 薏苡仁"生津止渴"的临床和实验研究

薏苡仁醇提物降低糖尿病患者血糖的疗效优于对照组降糖消渴胶囊[4]。研究发现,薏苡仁多糖能够提高体内 SOD 活性,抑制氧自由基对 β 细胞膜的损伤,从而发挥保护胰岛β 细胞的作用[5];亦可通过增加肝葡萄糖激酶的活性,加速葡萄糖无氧酵解及氧化代谢过程,促进组织细胞对葡萄糖的利用,改善糖耐量异常及胰岛素抵抗[6];并且能够量效相关地降低血清脂质过氧化物水平,提高红细胞与胰腺 SOD 活性,从而对抗脂质过氧化对机体的损伤[7]。

(3) 薏苡仁"止痛"的实验和临床研究

现已明确,薏苡仁内酯是薏苡仁的有效成分之一,对中枢神经系统有着镇静、镇痛、降温及解热的作用。薏苡仁油有镇痛作用,能够显著延长小鼠的扭体潜伏期(痛阈值),减少扭体次数[8]。通过小鼠热板法、甩尾法和醋酸扭体法发现,薏苡仁提取物 4 个极性部位中,石油醚和乙酸乙酯部位的镇痛效果较正丁醇和水液部位明显[9]。薏仁降浊汤能有效地抑制急性痛风性关节炎足肿胀、改善足踝关节滑膜组织的病理改变,降低血清尿酸水平及前列腺素 E_2水平,而发挥抗炎镇痛作用[10]。薏苡仁汤能有效改善类风湿关节炎患者疼痛,降低患者炎性活动度,且起效快、副作用少[11]。

(4) 薏苡仁"止咳"的实验研究

研究表明[12],茯苓、薏苡仁、冬瓜子能够通过下调 TGF-$β_1$、TNF-α 水平,减缓纤维细胞激活向肌成纤维细胞转化过程,进而缓解博莱霉素诱发的肺纤维化进程,这一结果为薏苡仁治疗肺部疾病,发挥止咳作用提供了一定的实验依据。

现代文献考察表明,薏苡仁确有息风止痉、生津止渴、止痛和止咳的潜在功能。古今文献为扩大薏苡仁临床应用范围,治疗中风、消渴、疼痛和咳嗽之类的病症,提供了文献、实验和临床依据。

❖ **参考文献**

［1］张民,胡群亮,程世翔,等.井穴放血和薏苡仁对创伤性脑梗死脑保护作用的比较研究［J］.中国针灸,2013(9):779–783.

［2］王婉钢,张晓平,古青,等.薏苡仁对短暂脑缺血溶血磷脂酸水平的影响［J］.中国药师,2010,13(5):706–707.

［3］高靓,杜元灏,李中正,等.薏苡仁提取液静脉注射对脑缺血大鼠存活率、存活时间及脑水肿影响的实验研究［J］.天津中医药,2011,28(6):500–502.

［4］张云霞,张丽微,孙晶波.薏苡仁醇提物的降糖作用研究［J］.中国中医药杂志,2007,5(8):65–66.

［5］徐梓辉,周世文,黄林清.薏苡仁多糖对四氧嘧啶致大鼠胰岛 β 细胞损伤的保护作用［J］.中国药理学通报,2000,16(6):639–642.

［6］徐梓辉,周世文,黄林清,等.薏苡仁多糖对实验性 2 型糖尿病大鼠胰岛素抵抗的影响［J］.中国糖尿病杂志,2002,10(1):44–48.

［7］徐梓辉,周世文,黄林清,等.薏苡仁多糖对实验性糖尿病大鼠 LPO 水平、SOD 活性变化的影响［J］.成都中医药大学学报,2002,25(1):38,43.

［8］陶小军,雷雪霏,李云兴,等.薏苡仁油的镇痛止血作用［J］.中国实验方剂学杂志,2010,16(17):161–163.

［9］吴月国,张萍,赵铮蓉,等.薏苡仁提取物的镇痛活性部位筛选［J］.中国现代应用药学,2012,29(6):503–506.

［10］胡旭光,温亚,戴王强,等.薏仁降浊汤对大鼠急性痛风性关节炎模型的影响［J］.中成药,2014,36(8):1742–1744.

［11］梁金梅.薏苡仁汤治疗类风湿关节炎的临床研究［D］.武汉:湖北中医药大学,2012.

［12］姜文,周兆山,胡海波,等.茯苓、薏苡仁与冬瓜子对肺纤维化大鼠血清 TGF-β$_1$ 和 TNF-α 浓度影响［J］.齐鲁医学杂志,2013,28(3):237–240.

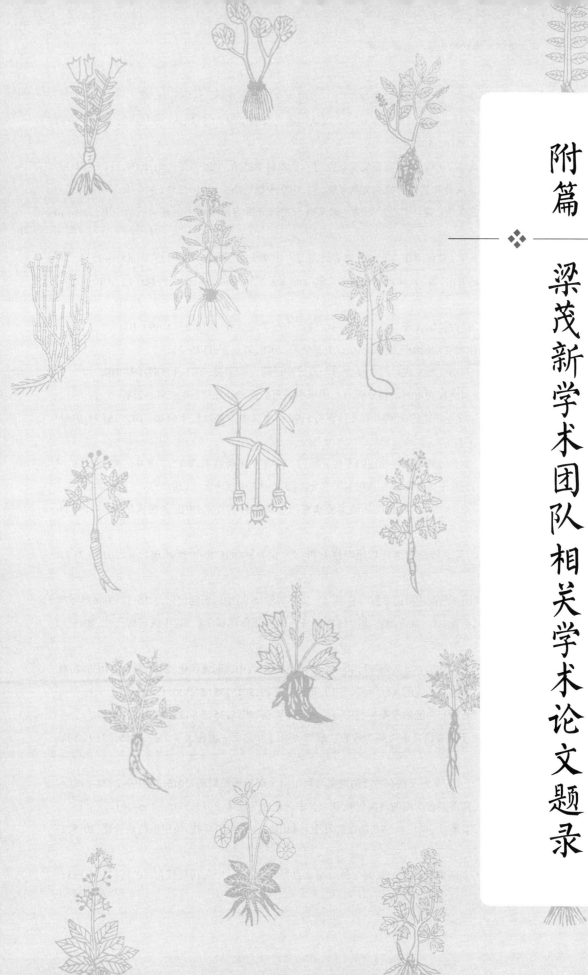

附篇

梁茂新学术团队相关学术论文题录

［1］张文风,梁茂新.大黄"息风止痉"功能研究［J］.中药药理与临床,2009,25(5):74-76.

［2］张文风,梁茂新.肉桂水提液对慢性脑缺血大鼠认知能力及脑组织 NGF、BDNF 表达的影响［J］.中药药理与临床,2009,25(6):58-59.

［3］张文风,梁茂新.人参"止咳化痰"药理实验研究［J］.世界科学技术:中医药现代化,2009,11(5):84-86.

［4］安然,梁茂新.白术失传和潜在功能的文献考察［J］.中华中医药杂志,2010,25(1):14-16.

［5］郑曙琴,梁茂新,高天舒.黄芪潜在功用的文献考察与逻辑分析［J］.中国中医基础医学杂志,2010,16(6):520-521.

［6］郑曙琴,梁茂新,安然.黄芪潜在功能的药效学研究［J］.中华中医药杂志,2010,25(9):1510-1512.

［7］张会宗,梁茂新,杨雪山,等.人参止呕功能的文献考证［J］.世界科学技术:中医药现代化,2010,12(5):783-787.

［8］梁茂新.中药新功能的逻辑发现与论证方法［J］.陕西中医学院学报,2010,33(6):99-100.

［9］安然,梁茂新.白术潜在功能的实验研究［J］.中医杂志,2010,51(12):1125-1127.

［10］安然,梁茂新.中药功能的发现与探索渠道［J］.辽宁中医药大学学报,2011,13(8):160-162.

［11］吕莹,梁茂新.柴胡潜在功用的考察分析［J］.中华中医药杂志,2012,27(10):2514-2517.

［12］张丽艳,梁茂新.黄芩功能的文献考察及计量分析［J］.中国中医基础医学杂志,2012,18(9):1030-1032.

［13］张丽艳,梁茂新.木香传统和潜在功用的考察分析［J］.中华中医药杂志,2012,27(10):2932-2933

［14］张丽艳,梁茂新.五味子传统和潜在功用的考察分析［J］.中华中医药杂志,2013,28(8):2267-2269.

［15］孟莉,刘小虎,向绍杰,等.人参止呕功能实验研究［J］.世界科学技术:中医药现代化,2013,15(2):207-209.

［16］姜开运,梁茂新.葛根传统和潜在功用考察分析［J］.世界科学技术:中医药现代化,2015,17(1):209-213.

［17］张林,梁茂新.龙胆草潜在功用的发掘与利用［J］.世界科学技术:中医药现代化,2015,17(3):675-678.

［18］张红梅,梁茂新,范颖,等.秦艽潜在功用的考察与分析［J］.世界科学技术:中医药现代化,2015,17(5):1031-1035

［19］赵磊,梁茂新.生地黄潜在功能发掘与利用［J］.世界科学技术:中医药现代化,2015,17(5):1036-1041.

［20］卢健,梁茂新.玄参潜在功能的文献学考察［J］.现代中医药,2015,35(5):130-134.

［21］范颖,梁茂新.滑石潜在功能的发掘与利用［J］.现代中医药,2015,35(5):137-139.

［22］范颖,梁茂新.基于文献研究的牛膝功效的发掘与利用［J］.北京中医药大学学报,2015,38(9):594-596,605.

［23］郝明芬,范颖,梁茂新.车前子潜在功能的发掘与利用［J］.时珍国医国药,2015,26(10):2479-2481.

［24］姜开运,梁茂新.猪苓潜在功用的发掘与利用［J］.中药药理与临床,2015,31(5):158-161.

［25］于彩娜,姜开运,梁茂新.桑白皮潜在功能的发掘与利用［J］.世界科学技术:中医药现代化,2015,17(9):1780-1784

［26］姜开运,梁茂新.茯苓潜在功用的发掘与利用［J］.世界科学技术:中医药现代化,2015,17(9):1838-1842

［27］刘倩,范颖,姜开运,等.山茱萸潜在功能的发掘与利用［J］.时珍国医国药,2015,26（11）:2764-2765.

［28］李然,刘立萍,梁茂新.吴茱萸潜在功能的考察与分析［J］.世界科学技术:中医药现代化,2015,17（11）:2410-2414.

［29］刘立萍,李然,梁茂新.桔梗潜在功能的考察与分析［J］.中药药理与临床,2015,31（6）:212-215.

［30］乔铁,梁茂新.中药荆芥潜在功用的考察与挖掘［J］.中药药理与临床,2016,32（1）:216-219.

［31］姜开运,梁茂新.防风潜在功用的发掘与利用［J］.中华中医药杂志,2016,31（2）:376-379.

［32］曹景诚,梁茂新.基于文献分析的麦冬潜在功效探讨［J］.中医杂志,2016,57（2）:166-169.

［33］李然,刘立萍,梁茂新.旋覆花潜在功能的考查与分析［J］.时珍国医国药,2016,27（2）:467-469.

［34］姜开运,梁茂新.细辛潜在功用的发掘与利用［J］.北京中医药,2016,35（3）:267-270.

［35］卢健,梁茂新.基于数据挖掘探析牡丹皮及其复方的潜在功能［J］.广州中医药大学学报,2016,33（4）:603-606.

［36］崔运浩,梁茂新,初杰.白芍潜在功能发掘与利用［J］.中华中医药学刊,2016,34（5）:1240-1243.

［37］姜开运,梁茂新.白芷潜在功用的发掘与利用［J］.中国中医基础医学杂志,2016,22（6）:860-862.

［38］姜开运,梁茂新.厚朴潜在功用的发掘与利用［J］.天津中医药大学学报,2016,34（6）:321-324.

［39］张丽艳,梁茂新.枳实潜在功用的发掘与利用［J］.中华中医药杂志,2016,31（7）:2789-2792.

［40］张红梅,梁茂新,李然.栀子潜在功用的考察与分析［J］.辽宁中医杂志,2016,43（7）:1452-1454.

［41］姜开运,梁茂新.苍术潜在功用的发掘与利用［J］.中华中医药学刊,2016,34（7）:1673-1675.

［42］赵磊,梁茂新.丹参临床应用中的潜在功能发掘［J］.中国实验方剂学杂志,2016,22（18）:148-154.

［43］刘倩,范颖,梁茂新.石斛潜在功能的发掘与利用［J］.新中医,2016,48（9）:210-212.

［44］刘丽,梁茂新.牛蒡子潜在功用的发掘与利用［J］.吉林中医药,2016,36（10）:1046-1049.

［45］张丽艳,梁茂新.防己潜在功用的发掘与利用［J］.中国中医基础医学杂志,2016,22（10）:1385-1386,1400.

［46］刘倩,范颖,梁茂新.菟丝子潜在功能的发掘与利用［J］.世界中医药,2016,11（10）:2157-2159,2163.

［47］范颖,梁茂新.远志潜在功能的发掘与利用［J］.江西中医药,2016,47（10）:10-13.

［48］张丽艳,梁茂新.论陈皮潜在功用的发掘与利用［J］.中华中医药杂志,2017,32（1）:107-110.

［49］陈若冰,张丽艳,梁茂新.基于数据挖掘和分析石菖蒲的潜在功能分析［J］.中国实验方剂学杂志,2017,23（17）:217-221.

［50］陈若冰,张丽艳,梁茂新.山药潜在功能的考察与分析［J］.中华中医药学刊,2017,35（7）:1837-1839.

［51］陈若冰,张丽艳,梁茂新.基于古代方剂数据挖掘分析枸杞子的潜在功能［J］.医学争鸣,2018,9（2）:41-44.